争鸣与分享
——同一个病例不同的专家视角
（第二辑）

主　审　　曾红科　张国强

主　编　　温妙云　马岳峰

副主编　　朱高峰　曾举浩　刘新强　闫圣涛　王桥生

人民卫生出版社
·北　京·

版权所有，侵权必究！

图书在版编目（CIP）数据

争鸣与分享：同一个病例不同的专家视角．第二辑 /
温妙云，马岳峰主编．-- 北京：人民卫生出版社，
2025.5． -- ISBN 978-7-117-37985-4

Ⅰ. R197.323.1

中国国家版本馆 CIP 数据核字第 202558EZ53 号

人卫智网	www.ipmph.com	医学教育、学术、考试、健康，购书智慧智能综合服务平台
人卫官网	www.pmph.com	人卫官方资讯发布平台

争鸣与分享——同一个病例不同的专家视角
（第二辑）
Zhengming yu Fenxiang
——Tongyige Bingli Butong de Zhuanjia Shijiao
（Di-erJi）

主　　编：温妙云　马岳峰
出版发行：人民卫生出版社（中继线 010-59780011）
地　　址：北京市朝阳区潘家园南里 19 号
邮　　编：100021
E - mail：pmph @ pmph.com
购书热线：010-59787592　010-59787584　010-65264830
印　　刷：北京华联印刷有限公司
经　　销：新华书店
开　　本：889×1194　1/16　印张：35
字　　数：1010 千字
版　　次：2025 年 5 月第 1 版
印　　次：2025 年 5 月第 1 次印刷
标准书号：ISBN 978-7-117-37985-4
定　　价：319.00 元

打击盗版举报电话：**010-59787491**　**E-mail：WQ @ pmph.com**
质量问题联系电话：**010-59787234**　**E-mail：zhiliang @ pmph.com**
数字融合服务电话：**4001118166**　**E-mail：zengzhi @ pmph.com**

编　者（以姓氏笔画为序）

丁邦晗（广东省中医院）

丁洪光（广东省人民医院）

于　洋（上海交通大学医学院附属新华医院）

马岳峰（浙江大学医学院附属第二医院）

王旭升（首都医科大学附属北京中医医院）

王灿敏（广东省第二人民医院）

王桥生（南华大学附属第一医院）

文　茵（广东省人民医院）

邓宇珺（广东省人民医院）

邢　锐（广东省第二人民医院）

朱永城（广州医科大学附属第二医院）

朱华栋（北京协和医院）

朱高峰（广东省人民医院）

朱继红（北京大学人民医院）

刘新强（广东省人民医院）

闫圣涛（中日友好医院）

牟雪枫（首都医科大学附属北京天坛医院）

李安娜（广东省人民医院）

杨　帆（广东省人民医院）

何志美（广东省人民医院）

宋　晓（北京协和医院）

张国强（中日友好医院）

陈胜龙（广东省人民医院）

陈晓辉（广州医科大学附属第二医院）

陈溢润（汕头大学医学院第二附属医院）

欧啟添（广东省人民医院）

练　睿（中日友好医院）

钟文宏（广东省人民医院）

徐胜勇（北京协和医院）

奚小土（广东省中医院）

卿国忠（南华大学附属第一医院）

郭　伟（首都医科大学附属北京中医医院）

郭权来（广东省中医院）

郭振辉（中国人民解放军南部战区总医院）

唐俊根（浙江大学医学院附属第二医院）

黄　曼（浙江大学医学院附属第二医院）

黄伟平（广东省人民医院）

黄林强（广东省人民医院）

梁子敬（广州医科大学附属第一医院）

蒋文新（广东省人民医院）

韩永丽（广东省人民医院）

景远文（广东省人民医院）

傅永鸿（广州市第一人民医院）

曾　军（广州市第一人民医院）

曾文新（广东省人民医院）

曾举浩（广东省人民医院）

曾量波（广州医科大学附属第一医院）

温妙云（广东省人民医院）

赖荣德（广州医科大学附属第一医院）

潘曙明（上海市普陀区中心医院）

特邀点评专家（以姓氏笔画为序）

丁　宁（首都医科大学附属北京同仁医院）

丁邦晗（广东省中医院）

马　渝（重庆市急救医疗中心）

王　仲（清华大学附属北京清华长庚医院）

王　华（南方医科大学珠江医院）

王灿敏（广东省第二人民医院）

王国兴（首都医科大学附属北京友谊医院）

王桥生（南华大学附属第一医院）

王海嵘（上海交通大学医学院附属新华医院）

毛恩强（上海交通大学医学院附属瑞金医院）

方　明（中山市小榄人民医院）

方邦江（上海中医药大学附属龙华医院）

尹　文（中国人民解放军空军军医大学第一附
　　　　属医院）

尹海燕（暨南大学附属第一医院）

邓　哲（深圳市第二人民医院）

邓西龙（广州市第八人民医院）

邓宇珺（广东省人民医院）

邓医宇（广东省人民医院）

卢一郡（广西壮族自治区妇幼保健院）

卢中秋（温州医科大学附属第一医院）

卢俊宇（广西医科大学第二附属医院）

叶　珩（广州市第一人民医院南沙中心医院）

乐　胜（惠州市中心人民医院）

主有峰（广州市红十字会医院）

邢　锐（广东省第二人民医院）

邢吉红（吉林大学白求恩第一医院）

吕　波（广东省人民医院）

朱继红（北京大学人民医院）

朱继金（广西医科大学第一附属医院）

刘　志（中国医科大学附属第一医院）

刘　斌（南方医科大学珠江医院）

刘占国（南方医科大学珠江医院）

刘先发（赣南医科大学第一附属医院）

刘笑然（海南医科大学急诊创伤学院）

刘继云（广州市第一人民医院）

刘捷安（东莞市人民医院）

刘雪燕（深圳市人民医院）

刘新强（广东省人民医院）

江稳强（广东省人民医院）

江慧琳（广州医科大学附属第二医院）

许丽君（河南省人民医院）

孙　诚（广东省人民医院）

孙同文（郑州大学第一附属医院）

孙明伟（四川省医学科学院·四川省人民医院）

孙荣青（郑州大学第一附属医院）

孙树印（济宁市第一人民医院）

杜国强（罗定市人民医院）

李　旭（南方医科大学南方医院）

李　欣（广东省人民医院）

李长罗（湖南省长沙市中心医院）

李伟峰（广东省人民医院）

李金庭（东莞市厚街医院）

李春盛（首都医科大学附属北京友谊医院）

李湘民（中南大学湘雅医院）

杨　翃（南方医科大学第三附属医院）

杨光田（华中科技大学同济医学院附属同济医院）

杨春丽（江西省人民医院）

杨晓明（山西医科大学第一医院）

吴彩军（北京中医药大学东直门医院）

何志捷（中山大学孙逸仙纪念医院）

何振扬（海南省人民医院）

何新华（首都医科大学附属北京朝阳医院）

宋　维（海南省人民医院）

宋振举（复旦大学附属中山医院）

张　茂（浙江大学医学院附属第二医院）

张卫星（北京大学深圳医院）

张文武（深圳市宝安区人民医院）

张东山（中南大学湘雅二医院）

张永标（中山大学附属第三医院）

张扣兴（中山大学附属第三医院）

张金娥（广东省人民医院）

张彦峰（梅州市人民医院）

张振辉（广州医科大学附属第三医院）

张海涛（晋城市紧急医疗救援中心）

张新超（北京医院）

陈仲清（南方医科大学南方医院）

陈胜龙（广东省人民医院）

陈晓辉（广州医科大学附属第二医院）

陈粤明（湛江市中心人民医院）

武　钢（南方医科大学南方医院）

林兆奋（上海长征医院）

林珮仪（广州医科大学附属第二医院）

林新锋（广州中医药大学第一附属医院）

欧阳彬（中山大学附属第一医院）

欧阳艳红（海南省人民医院）

罗伟文（梅州市人民医院）

周　宁（湛江市中心人民医院）

周人杰（中国人民解放军陆军军医大学第二附属医院）

周启棣（北京大学深圳医院）

周荣斌（中国人民解放军总医院第七医学中心）

孟新科（深圳市第二人民医院）

封启明（上海市第六人民医院）

赵　灵（珠海市人民医院）

赵　斌（首都医科大学附属北京积水潭医院）

赵丽芸（广东省第二中医院）

胡　北（广东省人民医院）

侯　明（青海大学附属医院）

贺　艳（珠海市人民医院）

秦历杰（河南省人民医院）

聂时南（中国人民解放军东部战区总医院）

顾　伟（清华大学附属垂杨柳医院）

柴艳芬（天津医科大学总医院）

钱　欣（福建省急救中心）

钱克俭（南昌大学第一附属医院）

徐　仲（广州医科大学附属第三医院）

徐　玢（首都医科大学附属北京天坛医院）

徐　杰（天津市泰达医院）

徐　峰（山东大学齐鲁医院）

徐秋林（广东省人民医院）

奚小土（广东省中医院）

卿国忠（南华大学附属第一医院）

高友山（暨南大学附属第一医院）

郭　伟（首都医科大学附属北京中医医院）

郭　杨（北京大学人民医院）

郭力恒（广东省中医院）

郭振辉（中国人民解放军南部战区总医院）

黄　亮（南昌大学第一附属医院）

黄　曼（浙江大学医学院附属第二医院）

黄　飚（广东省人民医院）

黄伟平（广东省人民医院）

曹　钰（四川大学华西医院）

曹春水（南昌大学第一附属医院）

龚　平（深圳市人民医院）

常　平（南方医科大学珠江医院）

符　晖（南华大学附属第一医院）

商德亚（山东省立医院）

梁　庆（广州医科大学附属第一医院）

梁子敬（广州医科大学附属第一医院）

寇秋野（前海人寿广州总医院）

彭正良（南华大学附属第一医院）

蒋文新（广东省人民医院）

蒋龙元（中山大学孙逸仙纪念医院）

蒋东坡（重庆大学附属黔江医院）

韩　云（广东省中医院）

童朝阳（复旦大学附属中山医院）

曾　俊（四川省医学科学院·四川省人民医院）

曾　勉（中山大学附属第一医院）

曾文新（广东省人民医院）

温妙云（广东省人民医院）　　　　　　　窦清理（深圳市宝安区人民医院）
谢　扬（汕头大学医学院第二附属医院）　蔡立华（东莞市人民医院）
谢　宜（潮州市中心医院）　　　　　　　蔺佩鸿（福建医科大学附属第一医院）
谢苗荣（首都医科大学附属北京友谊医院）熊　滨（广西壮族自治区人民医院）
蓝光明（东莞市人民医院）　　　　　　　潘挺军（梅州市人民医院）
楚英杰（河南省心血管病医院）　　　　　潘曙明（上海市普陀区中心医院）
詹　红（中山大学附属第一医院）　　　　戴建伟（汕头大学医学院第二附属医院）
解　建（山东第一医科大学第一附属医院）冀　兵（山西医科大学第一医院）

主审简介

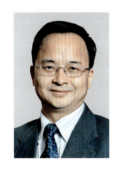

曾红科，医学博士，主任医师，博士研究生导师，享受国务院政府特殊津贴专家，国家临床重点专科负责人，第二届国家名医盛典国之名医（2018年度）"卓越建树"获奖者，首批广东省医学领军人才。2003年被广东省委、省政府授予抗击非典型肺炎一等功，被中共中央组织部授予抗击非典型肺炎优秀共产党员；1998年至今历任广东省人民医院急诊科主任、急危重症医学部主任、重症医学科主任、广东省人民医院党委委员。

科学研究：主要研究方向为高渗盐水减轻脑水肿、脑损伤与血脑屏障。先后主持国自然、省自然及省科学计划等项目18项，以第一作者/通信作者发表论文109篇，其中SCI论文44篇，中华医学系列杂志论文39篇，主编人民卫生出版社《争鸣与分享——同一个病例不同的专家视角》，副主编高等教育出版社《急诊医学》（第2版）和科学出版社《急诊医学》（英文改编版）等。培养博士研究生18名、硕士研究生26名。主持的系列研究《高渗盐水减轻脑水肿的临床和实验研究》获广东省科学技术奖二等奖。

主要学术任职：曾任中华医学会急诊医学分会第八届副主任委员、中国医师协会急诊医师分会第一届副会长、广东省医师协会急诊医师分会第一届主任委员、广东省医学会急诊医学分会第六届主任委员，现任国家卫生健康委临床抗微生物药物敏感性折点研究和标准制定专家委员会委员、中国卒中协会急救医学分会副主任委员、中国病理生理学会第八届炎症发热感染低温专业委员会副主任委员、海峡两岸医药卫生交流协会急诊医学分会副主任委员、广东省医院协会重症医学管理专业委员会主任委员、《中华急诊医学杂志》副总编辑、*World Journal of Emergency Medicine* 杂志编委等。

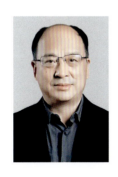

张国强，中日友好医院急诊科主任，国家临床重点专科负责人，医学博士，主任医师，教授，博士研究生导师，科技部重大专项首席专家，享受国务院政府特殊津贴专家，第二届国家名医盛典国之名医（2018年度）"卓越建树"获奖者，曾获"全国先进工作者""中央国家机关五一劳动奖章"荣誉称号。

科学研究：主要研究方向为心肺复苏、脓毒症和应急救援等方面。先后主持国家自然科学基金、国家重点研发计划等项目6项，主编高等教育出版社《急诊医学》（第2版）和人民卫生出版社《争鸣与分享——同一个病例不同的专家视角》，主译科学出版社《急诊医学》（英文改编版）等，培养博士研究生5名、硕士研究生12名。

主要学术任职：中华医学会急诊医学分会候任主任委员、海峡两岸医药卫生交流协会急诊医学分会主任委员，中国医药卫生文化协会急诊急救分会主任委员；《中华急诊医学杂志》《中华危重病急救医学》副总编辑，《实用休克杂志》（中英文）常务编委，*World Journal of Emergency Medicine* 杂志编委。

主编简介

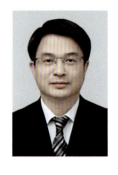

温妙云，广东省人民医院重症监护一科副主任，医学博士，主任医师，教授，博士研究生导师，博士后合作导师，哈佛大学医学院访问学者，首批广东省杰出青年医学人才。2020 年以来先后获得"国际抗疫先锋""中国抗疫医疗专家组组派工作表现突出个人""第七届羊城青年好医生""第二届广东医院最强科室之实力中青年医生"等荣誉。

科学研究：主要研究方向为脓毒症及其免疫机制。先后主持省部级、市级课题 10 余项，发表论文 50 余篇，其中 SCI 论文 20 余篇，中文核心期刊论文 30 篇。获得 1 项实用新型专利授权。培养博士研究生 4 名、硕士研究生 9 名。

主要学术任职：中国中西医结合学会第四届重症医学专业委员会常务委员、中国医学救援协会青年科学家委员会常务委员、广东省医院协会重症医学管理专业委员会副主任委员兼青年委员会主任委员、广东省呼吸与健康学会临床研究专业委员会副主任委员、广东省医学会重症医学分会第五届委员会委员、广东省病理生理学会第八届理事；*World Journal of Emergency Medicine* 青年编委、《中华危重病急救医学》杂志编委。

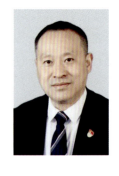

马岳峰，医学博士，主任医师，硕士研究生导师。现任浙江大学医学院附属第二医院党委副书记，兼任《中华急诊医学杂志》总编辑及 *World Journal of Emergency Medicine* 副社长。

科学研究：全面主持《中华急诊医学杂志》工作，推动该刊连续 5 年获评中国科协精品科技期刊，影响因子在临床医学综合类期刊中排名前三，两度斩获中华医学会优秀期刊及中国高校百佳科技期刊荣誉，并于 2024 年成功入选中国科协《高质量科技期刊分级目录总汇》T1 区（急诊医学领域唯一入选期刊）。主导创办英文期刊 *World Journal of Emergency Medicine*，实现办刊突破，2020 年正式被 PubMed 和 SCI-E 数据库收录，是中国大陆急诊医学领域唯一被 SCI 收录期刊，影响因子跃升至 Q1 区，且再次成功入选"中国科技期刊卓越行动计划项目"。致力于急诊急救体系建设与研究，累计发表学术论文 40 余篇，主编及参编医学专著 9 部。牵头组建"中国空中急救医院联盟"，构建标准化航空急救协作网络。创建"中国县级医院急诊科联盟"，建立三级医院 - 县级医院急诊专科的帮扶机制。

主要学术任职：中华医学会急诊医学分会委员、中华医学会急诊医学分会县域急诊急救学组组长、海峡两岸医药卫生交流协会医院管理专业委员会常务委员等。

前　言

承蒙读者厚爱,《争鸣与分享——同一个病例不同的专家视角》在人民卫生出版社面世后,得到临床同行的广泛好评与热烈反响。与普通专科诊疗的从容不迫不同,急危重症的救治如同刀尖上的舞蹈,每一步都踩在生与死的裂隙之间,一个正确的决策或许能让患者绝处逢生,一次医嘱的迟疑也可能令生命坠入深渊。时间即生命,决策即疗效,诊疗方案一旦实施,也就失去了后悔的机会。医学的进步往往凝结于这些临床案例的争鸣与反思之中,每一次诊疗方案的抉择都在为荆棘丛生的急危重症医学铺就新的路径。病例是临床医生最好的一面明镜,对错得失、经验教训、尽显无遗;病例也是医学进步历程中最好的一部史书,无论于医生个人成长,还是与同行交流借鉴,其重要性不言而喻;病例更是一本鲜活的教材,不仅记载了患者复杂多变的病情,也记载了经治医生的临床思维与心路历程。正是这些裹挟着争议、困惑、反思与经验的案例,推动着急危重症医学在荆棘中拓路前行。

基于此,伴随着第十八届南方急危重症论坛的召开,我们隆重推出《争鸣与分享——同一个病例不同的专家视角》(第二辑)。本书入选的 36 个精彩病例继续秉持"以图说话""具有争议性议题"和"蕴含主题思想"这三大核心要素,每一个案例都独具特色,且与第一辑的 33 个病例无一雷同。在病例呈现方式上,首先,根据临床诊治进程,分层递进,分阶段小结并凝练出有争议或存在困惑的议题;然后,在未知晓病例最终结果的前提下,每一个阶段、针对同样的议题邀请多位全国知名同行专家进行同步、背靠背点评,各抒己见,贴近临床实战。书中专家视角多元,部分专家基于病理生理学机制,抽丝剥茧,秉持谨慎态度;也有专家则依托临床直觉,果断作出决策,并引经据典力陈己见;还有部分专家以既往失败案例为鉴,直指诊疗过程中的潜在疏漏。不同的理念在此交锋,不同的学派在此争鸣,每一次观点的碰撞都是对医学真理的叩问,观点的碰撞迸发着耀眼的思维火花。为还原临床实战的惊险与复杂,我们刻意保留这些观点的锋芒与棱角,使点评专家的思维、胆识与局限跃然纸上。我们始终坚守百家争鸣、百花齐放的理念,不以病例治疗的结果论英雄,不对专家观点的对错作定论,请广大读者同行作为最权威的评判者。在这里,众多观点的差异可能让您集思广益,每一次激烈的争辩也可能重塑您的认知。

本书的病例精选于广州、北京、上海、浙江、湖南等地大型三甲医院,在此,谨向贡献珍贵病例的各位同道致以崇高的敬意,你们的无私分享必将为医学的进步添砖加瓦;感谢李春盛主任委员对本书编写的关心与指导;感谢本书的主审曾红科教授和张国强教授对书中病例的悉心指导;感谢所有编者及同事们的辛劳付出。最后,特别感谢来自全国各大医院的 154 位特邀点评专家毫无保留的智慧馈赠,你们的精彩点评,充分展示了同一个病例不同的专家视角,共同构建了临床诊疗思维火花碰撞的真实场景,让这本书不再是冰冷和枯燥无味的病例记载,也让读者翻开此书时有机会亲历一场独具魅力的思维与临床决策盛宴。期待本书的出版能为进一步提升急危重症患者的救治水平贡献一份力量。

由于时间仓促,参写人员水平有限,错漏在所难免,敬请读者对本书存在的问题予以指正。

温妙云　马岳峰

2025 年 4 月

目　录

病例 1　栓塞之惑

患者宋××，女性，82岁，因"双下肢水肿4年余，左下肢疼痛3天"于2024年2月26日（D1）入住肾内科。

一、病史特点

1. 老年女性，慢性病程。

2. 4年前患者无明显诱因出现双下肢水肿，1个月前查血肌酐719μmol/L，入院前23天（PD23）在外院行右颈内静脉临时插管，血液透析治疗，1周2次，后改为隔日一次。PD8查血小板（PLT）9×10^9/L，予以升血小板等治疗，PD2复查血小板升至53×10^9/L。PD4、PD2使用无肝素透析。PD3开始患者出现左下肢疼痛甚至不能行走，伴有脚趾发绀，无气促、胸闷、胸痛。转至我院，门诊拟"慢性肾脏病5期"收住院。近1个月患者食欲一般，精神差，睡眠一般，小便量少，大便无明显异常，体重无明显减轻。

3. 既往史　患者自述2周前出现双下肢不对称性水肿。有慢性肾功能不全病史多年；原发性高血压史多年，近期血压控制可，波动于（100~140）/（60~90）mmHg，服用硝苯地平缓释片30mg q.d.，美托洛尔47.5mg q.d.；无脑梗死、风湿性心脏病、冠心病病史；无输血史、外伤史、手术史、中毒史。

4. 体格检查　体温（T）36.5℃，心率（HR）66次/min，呼吸（R）20次/min，血压（BP）135/60mmHg。心肺、腹部查体无明显异常。双下肢非对称性凹陷性水肿（左侧为重），双侧足背动脉搏动明显，左足底可见散在发绀。

5. 辅助检查　由外院完成。

PD19血常规：白细胞（WBC）6.2×10^9/L，血红蛋白（Hb）63g/L，血小板（PLT）148×10^9/L。

PD8血常规：WBC 7.6×10^9/L，Hb 72g/L，PLT 9×10^9/L。

PD2血常规：WBC 6.2×10^9/L，Hb 75g/L，PLT 53×10^9/L。

PD8感染指标：降钙素原（PCT）0.35ng/mL。

肝功能：总胆红素（TBIL）12.4μmol/L，直接胆红素（DBIL）5.8μmol/L，谷草转氨酶（AST）14U/L，谷丙转氨酶（ALT）80U/L。

肾功能：尿素氮（BUN）14.93mmol/L，肌酐（CREA）405μmol/L。

凝血指标：国际标准化比值（INR）1.13，凝血酶原时间（PT）14.3s，纤维蛋白原（FIB）1.76g/L，活化部分凝血活酶时间（APTT）32.9s，D-二聚体5 030ng/mL。

心肌二项：N端B型钠尿肽前体（NT-proBNP）396.3pg/mL，肌钙蛋白T（cTnT）0.01pg/mL。

PD3血小板相关免疫球蛋白（又称血小板相关抗体）检测：阴性（表1-1）。

PD8心电图：正常心电图（图1-1）。

PD8胸部CT：双肺下叶少许炎症（图1-2）。

PD7心脏彩超：左心室收缩功能正常，左室射血分数（LVEF）69%（图1-3）。

PD6下肢血管超声：左侧髂外静脉至胫后静脉、腓静脉及左侧小腿段肌间静脉血栓形成，双下肢动脉粥样硬化并多发斑块形成（图1-4）。

表 1-1　血小板相关抗体检测

血小板相关抗体检测	检验方法	结果/%	参考值/%
血小板相关抗体检测 IgA（PAIgA）	流式细胞术	2.8	0.00~10.00
血小板相关抗体检测 IgG（PAIgG）	流式细胞术	1.5	0.00~10.00
血小板相关抗体检测 IgD（PAIgD）	流式细胞术	2.0	0.00~10.00
血小板相关抗体检测 IgM（PAIgM）	流式细胞术	2.3	0.00~10.00

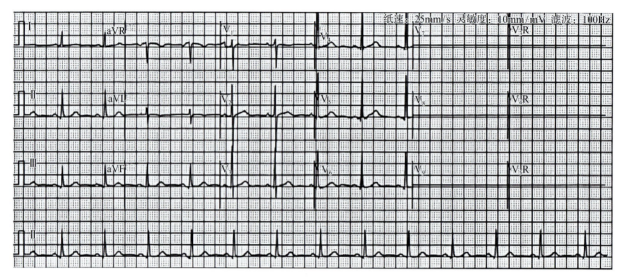

图 1-1　正常心电图

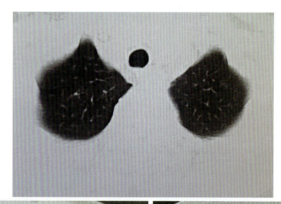

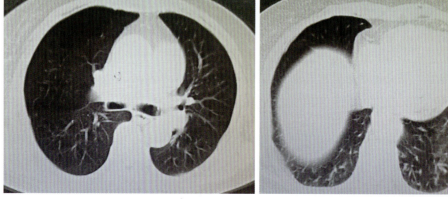

图 1-2　双肺下叶少许炎症

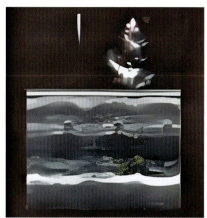

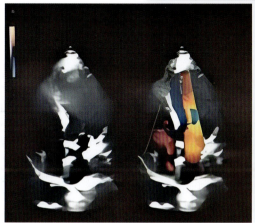
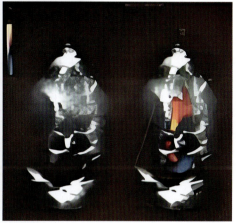

图 1-3　心脏彩超
左心室收缩功能正常，LVEF 69%

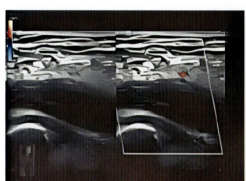
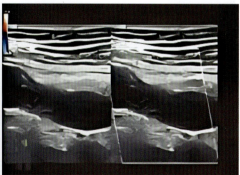

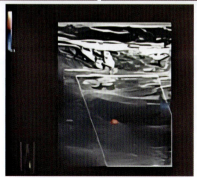

图 1-4　下肢血管彩超
左侧髂外静脉至胫后静脉、腓静脉及左侧小腿段肌间静脉血栓形成，双下肢动脉粥样硬化并多发斑块形成

二、初步诊断

1. 慢性肾脏病 5 期。
2. 下肢静脉血栓形成。
3. 血小板减少。
4. 左下肢疼痛查因。
5. 中度贫血。
6. 原发性高血压（极高危组）。

三、诊疗经过

患者诉左下肢疼痛难忍，D1 予急查血常规提示 WBC 7.99×10^9/L，中性粒细胞（NEUT）6.13×10^9/L，PLT 56×10^9/L；凝血指标：FIB 1.49g/L，D-二聚体 11 560ng/mL；肺动脉 CTA + 双下肢动脉 CTA（图 1-5）：腹主动脉及双下肢动脉粥样硬化，左侧髂内动脉重度狭窄近闭塞；考虑左侧髂静脉、左侧下肢静脉血栓，左下肢肿胀。

考虑患者既往因血小板下降，使用无肝素透析，引起下肢动脉闭塞、下肢静脉血栓可能性大，予以维持性血透、低分子肝素（2 000AXaIU q.12h.）抗凝、扩张血管、降压、补钙、补碱、升红细胞、补铁、补叶酸等治疗，目前血小板低，未予抗血小板治疗。

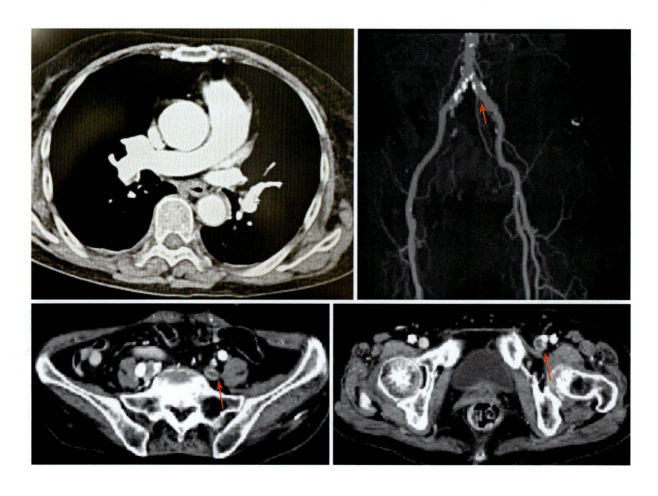

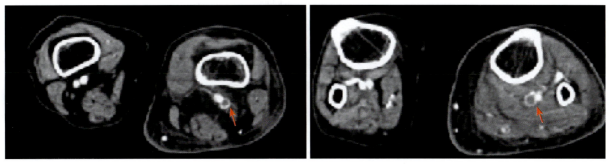

图 1-5　D1 肺动脉 CTA+双下肢动脉 CTA
双肺散在炎症，肺动脉未见异常。左侧髂内动脉重度闭塞，左侧髂内静脉、左下肢静脉血栓

第一阶段小结

患者为老年女性，慢性病程，急性加重。4 天前开始出现左下肢疼痛，逐日加重，查体见左足底、脚趾散在发绀，双下肢非对称性凹陷性水肿（左侧为重）；CT、彩超提示动静脉系统栓塞（左髂内动脉、左髂静脉、左下肢静脉）；D1 血常规 WBC $7.99 \times 10^9/L$，血小板波动明显（由 PD19 $148 \times 10^9/L$ 降至 PD8 $9 \times 10^9/L$，D1 回升至 $56 \times 10^9/L$），D1 D-二聚体 11 560ng/mL 显著升高。依据目前病历资料，现请教各位专家：①考虑患者左足部发绀、血小板减少的原因？②是否同意使用低分子肝素抗凝治疗？③尚需要完善哪些检查以明确诊断？

专家点评

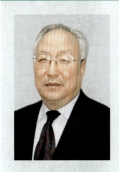

李春盛　　首都医科大学附属北京友谊医院急诊科，博士研究生导师
中华医学会急诊医学分会第六、七届主任委员
海峡两岸医药卫生交流协会急诊医学分会第一、二届主任委员
中国毒理学会中毒与救治专业委员会副主任委员
国务院政府特殊津贴专家
首都医科大学附属北京友谊医院急危重症中心专家指导委员会主任委员
北京市心肺脑复苏重点实验室主任

本例为老年女性，长期原发性高血压史，但没有糖尿病及肾小球肾炎史，提示肾功能不全可能是原发性高血压所致。在血透过程中，左下肢肿胀较右下肢严重，左下肢髂静脉及胫静脉血栓形成并有髂动脉闭塞，仅有 D-二聚体升高，但没有呼吸困难、ECG 没有 $S_1Q_3T_3$ 及右束支阻滞现象；超声心动图没有肺动脉压增高右心室负荷过重；CTA 没有充盈缺损，证明肺动脉栓塞不成立。

左下肢水肿严重伴有疼痛，静脉回流受阻造成水肿但不会痛，疼痛主要来自动脉阻塞，由此可判定左下肢肿痛并左足底发紫是动静脉双重作用的结果，可能是高血压动静脉血管损伤造成。合并血小板减少同时有动静脉血管问题以及血透干预，有无血栓性血小板减少性紫癜需要更深入分析。治疗建议试用血浆置换及髂动脉血管扩通手术。

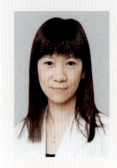

尹海燕　暨南大学附属第一医院副院长，博士研究生导师

美国哈佛大学医学院附属布莱根妇女医院访问学者

国家卫生健康委医疗应急工作专家组重症医学科成员

中国女医师协会重症医学专业委员会常务委员兼秘书长

中华医学会重症医学分会委员

中国医药教育协会血栓与止血危重病专业委员会常务委员

广东省医学会重症医学分会副主任委员

广东省医学教育协会重症医学专业委员会主任委员

广东省医院协会重症医学管理专业委员会副主任委员

　　根据患者临床表现和相关实验室检查结果，患者目前诊断比较明确：①左下肢动脉闭塞；②左下肢深静脉血栓；③血小板减少；④慢性肾脏病5期；⑤中度贫血；⑥原发性高血压（极高危组）。在诊断明确的前提下，分析如下：

　　1. 患者左足部发绀、血小板减少的原因包括以下两条。①左下肢动脉闭塞致左下肢缺血，左足局部组织缺血性坏死；②动静脉系统栓塞引起血小板消耗性减少。

　　2. 是否同意使用低分子肝素抗凝治疗？同意使用。患者已经出现血管内血栓形成，没有出血等反指征，应及时予以低分子肝素抗凝。针对下肢深静脉血栓应予以抗凝治疗，必要时放置静脉滤网。

　　3. 尚需要完善哪些检查以明确诊断？患者已经出现明显左下肢疼痛症状，应及时进行动脉血管造影，通过造影明确血管狭窄或者阻塞的程度，决定下一步治疗方案。同时需要排除腰椎病变引起的下肢疼痛，及时请脊柱外科会诊并进行相关检查。

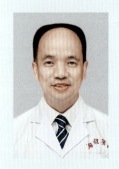

李湘民　中南大学湘雅医院急诊科主任

湖南省医学会急诊医学专业委员会主任委员

湖南省急诊科质量控制中心主任

湖南省中医药和中西医结合学会急诊医学专业委员会主任委员

中国中西医结合学会急救医学专业委员会常务委员

中国医师协会创伤外科医师分会常务委员

　　考虑患者左足部发绀、血小板减少的原因，血小板由PD19 $148 \times 10^9/L$ 降至PD8 $9 \times 10^9/L$，D1回升至 $56 \times 10^9/L$，提示入院前8天开始至入院时，患者血小板减少，且左足底、脚趾散在发绀，考虑左足微小血管白色血栓（又称血小板血栓）可能，除血管本身因素外，不完全排除无肝素血透是导致或诱发加重的因素。

　　左侧髂内动脉重度闭塞，左侧髂内静脉、左下肢静脉血栓形成，左足底、脚趾散在发绀，且已有肺栓塞的高风险，为了杜绝患者病情进一步进展，建议请血管外科会诊考虑下腔静脉滤网置入，并予以低分子肝素抗凝治疗。

　　下一步需要完善凝血全套、血管炎三项、抗心磷脂抗体、狼疮抗凝物、血管性血友病因子（vWF）、免疫全套等检查明确诊断。

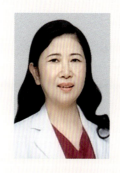

欧阳彬 中山大学附属第一医院神经外科 ICU 主任，博士研究生导师
美国哈佛大学麻省总医院呼吸 ICU 博士后
中华医学会重症医学分会委员
中国研究型医院学会危重医学专业委员会副主任委员
中国医师协会重症医学医师分会神经重症学组委员
中华医学会肠外肠内营养学分会重症营养学组委员
广东省医师协会重症医学医师分会副主任委员
广东省医院协会重症医学管理专业委员会副主任委员

患者左足部发绀的原因考虑足部动脉小血栓形成以及左侧髂内动脉重度闭塞。患者血小板减少怀疑为肝素诱导的血小板减少症（HIT Ⅱ 型）。其 4T's HIT 评分为 7 分。

目前不建议使用低分子肝素抗凝治疗，低分子肝素抗凝后 HIT 发生率为 0.1% ~ 1%。

建议采用患者血浆，诱导正常血小板发生功能改变以识别 HIT，包括 5-羟色胺释放试验、肝素诱导血小板活化试验等，或 HIT-IgG 特异性抗体检测。

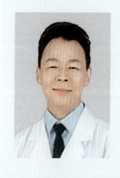

郭振辉 中国人民解放军南部战区总医院原 MICU 主任，博士研究生导师
广东省医院协会重症医学管理专业委员会副主任委员
广东省肝脏病学会重症医学专业委员会副主任委员
广州市医师协会危重症医学医师分会第一届副主任委员
广州市医学会肠外肠内营养学分会第一届副主任委员

患者为老年女性，慢性病程，急性加重。慢性肾脏病 5 期（CKD-5 期）血透后出现下肢不对称肿痛，以左下肢为重；动静脉系统血栓（左髂内动脉、左髂静脉、左下肢静脉）和血小板减少；中度贫血、乳酸脱氢酶增高。

考虑患者左足部发绀、血小板减少的原因。从大的方面看，首先，考虑血小板生成减少，如骨髓抑制（放化疗）、巨细胞成熟障碍等；这类血小板减少一般无血栓形成，与本病例特点不相符，暂不考虑，但可以通过骨髓穿刺检查排除。其次，考虑分布性血小板减少，典型如脾功能亢进，暂无相关临床证据。故本病例偏向消耗性血小板减少可能，同时，患者无脓毒症、弥散性血管内凝血（DIC）等临床表现，考虑免疫性消耗性血小板减少可能性最大。根据病例特点，应考虑以下四种与免疫相关的血小板减少。

1. 肝素诱导的血小板减少症（heparin-induced thrombocytopenia，HIT） HIT 是一类抗体介导的药物不良反应，其发生与患者接触肝素剂量无关，可能导致严重的血栓栓塞并发症，包括肺栓塞、肢体缺血、急性心肌梗死和脑卒中等。典型的 HIT 表现为在接受肝素治疗的 5 ~ 14 天出现血小板减少，在停用肝素后血小板计数能够恢复正常，伴有血栓形成者称为肝素诱导的血小板减少症伴血栓形成（HITT）。目前认为 HIT 是由于机体产生了抗肝素血小板因子 4 复合物抗体而引起血小板聚集消耗，从而表现为血小板减少和/或血栓形成的疾病。

诊断与鉴别诊断要点：根据患者有使用肝素史、血小板减少，合并血栓形成，4T's 评分 5 分，中度可能，存在左下肢缺血表现。但后续使用低分子肝素抗凝治疗后未提示再次出现血小板下降。需要进一步完善的检查：血中肝素-PF4抗体检测。

2. 原发免疫性血小板减少症（primary immune thrombocytopenia，ITP） ITP是一种复杂的多种机制参与的获得性自身免疫病，该病的发生是由于患者对自身血小板抗原免疫失耐受，产生体液免疫和细胞免疫介导的血小板过度破坏与血小板生成受抑，导致血小板减少，伴或不伴皮肤黏膜出血。

诊断与鉴别诊断要点：至少2次检查示血小板计数减少，血细胞形态无异常；脾脏一般不增大；骨髓检查示巨核细胞数正常或增多，有成熟障碍；排除其他继发性血小板减少症。

本例患者有2次以上血小板计数减少，无脾大征象，应考虑ITP可能。但ITP一般多见于儿童，无皮肤瘀点瘀斑和动静脉血栓，故诊断依据不足。

需要进一步完善的检查：血细胞形态分析、骨髓涂片及活检、ITP全套、病毒全套、幽门螺杆菌、T淋巴细胞亚群、自身抗体。

3. 抗磷脂抗体综合征（antiphospholipid antibody syndrome，APS） 有至少下列1种临床表现及1项试验异常者，可诊断为APS。

1）临床表现：①血管血栓≥1处，任何组织或器官的动、静脉或小血管血栓；血栓须经影像学检查证实。②妊娠≥10周，≥1次不能解释的形态学正常的死胎；或妊娠≥34周，≥1次形态学正常的早产儿；妊娠≥10周，≥3次不能解释的自然流产。

2）实验室标准：①血浆LA（按ISTH指南测定）或血清LA阳性≥2次，间隔12周；②血浆或血清ACA（ELISA法检测）IgG和/或IgM滴度>40GPL（或MPL），或>第99百分位，≥2次，间隔12周；③抗β_2GPI抗体（ELISA法检测）血浆或血清抗132GPI IgG和/或IgM滴度>第99百分位滴度，≥2次，间隔12周。

诊断与鉴别诊断要点：患者有下肢静脉血栓，实验室检查提示血小板减少，存在APS可能；但APS更多出现于年轻孕妇，且尚无相关抗体检测支持，需要进一步排除。

4. 血栓性血小板减少性紫癜（thrombotic thrombocytopenic purpura，TTP） TTP为一组微血管血栓出血综合征，其主要临床特征包括微血管病性溶血性贫血、血小板减少、神经精神症状、发热和肾脏受累等。TTP的主要发病机制涉及血管性血友病因子（vWF）裂解蛋白酶（ADAMTS13）活性缺乏、血管内皮细胞vWF异常释放、血小板异常活化等方面。

诊断与鉴别诊断方面，目前TTP的诊断须具备以下各点。①具备TTP临床表现，如微血管病性溶血性贫血、血小板减少、神经精神症状"三联征"，或具备"五联征"。②典型的血细胞计数变化和血生化改变：贫血、血小板计数显著降低，外周血涂片中红细胞碎片明显增多；血清游离血红蛋白增高，血清乳酸脱氢酶明显升高；凝血功能检查基本正常；血浆ADAMTS13活性显著降低，在特发性TTP患者中常检出ADAMTS13抑制物。③排除溶血尿毒症综合征（HUS）、DIC、HELLP综合征、伊文思（Evans）综合征、子痫等疾病。

患者有血小板减少、中度贫血、肾功能不全、血清乳酸脱氢酶明显升高，应考虑TTP可能；需要进一步完善外周血涂片、ADAMTS13活性检测以确定。

是否同意使用低分子肝素抗凝治疗？根据后续应用低分子肝素抗凝血小板无明显进一步降低，而且≥5×10^9/L，如临床没有选择，可以在严密观察下，继续应用。但在HIT排除之前，建议使用非肝素抗凝，如新一代口服抗凝剂；如果血透受影响，可以在血透期间进行枸橼酸局部抗凝。

下一步应围绕以上诊断与鉴别诊断所需的相关检查项目安排检查。①HIT相关检查：血中肝素-PF4抗体的检测；②ITP相关检查：血细胞形态分析、骨髓涂片及活检、ITP全套、病毒全套、幽门螺杆菌、T淋巴细胞亚群、自身抗体；③APS相关检查：抗磷脂抗体（APA）或抗β_2-糖蛋白1（β_2GPI）抗体检测、肾动脉造影；④TTP相关检查：外周血涂片、ADAMTS13活性检测。

D2行四肢血管超声（图1-6）：①左侧大隐静脉近隐股交界处、股总静脉、股浅静脉、股深静脉、腘静脉血栓形成；②右侧股总静脉、股浅静脉、股深静脉、腘静脉、大隐静脉、双侧小隐静脉未见明显异常。

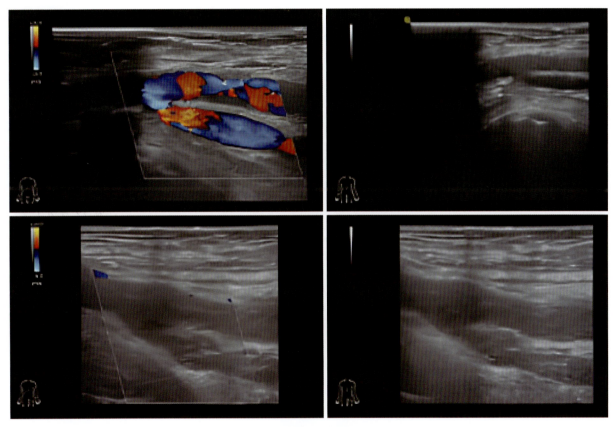

图1-6　四肢血管超声（D2）
双侧下肢动脉多发斑块，左侧股总静脉、股浅静脉、股深静脉、腘静脉血栓形成

D3患者诉左下肢疼痛较前加重，左足底发绀范围较前扩大。复查血常规WBC 8.91×10^9/L、PLT 12×10^9/L，D-二聚体9 250ng/mL，感染指标PCT、CRP正常。请风湿科、血液科、介入科、血管外科会诊。风湿科、血液科考虑血栓原因为自身免疫病引起的可能性大，重点排查血管炎。介入科意见：如病情进展，拟D8行下肢动脉球囊扩张术，但患者血管基础条件差，行下肢动脉球囊扩张的远期疗效不佳。血管外科会诊意见：下肢深静脉血栓形成，但髂内动脉闭塞不能解释目前临床症状，建议拔除静脉穿刺管路，适当抗凝，补充血小板及纠正凝血功能紊乱。遂继续完善各相关检查。暂予加强低分子肝素（6 000AXaIU q.12h.）抗凝，维持性血液透析，输PLT、新鲜冰冻血浆（FFP）等对症治疗。

D5（星期五）患者诉左下肢疼痛加剧并累及右下肢。查体见双下肢浮肿（左侧为甚），双足底发绀明显，左足底发绀已扩大至整个脚掌（图1-7、图1-8），无发热，无气促，无胸痛不适，无活动性出血表现。当日复查血常规 PLT 降至 1×10^9/L，D-二聚体大于 20 000ng/mL。抗核抗体谱、血管炎指标、抗心磷脂抗体、风湿指标、类风湿指标、狼疮抗凝物检测、体液免疫检测、肿瘤相关指标、病毒筛查、抗人球蛋白（直接、间接）、CD55、CD59、ADAMTS13 结果回报均未见异常。易栓症组合提示抗凝血酶Ⅲ活性及蛋白 C 活性下降（表 1-2）。骨髓穿刺检查（图 1-9）：骨髓增生减低，血小板少见。

D1～D5 治疗方案：D2、D4 血液透析（低分子肝素抗凝），D1～D2 低分子肝素（2 000AXaIU

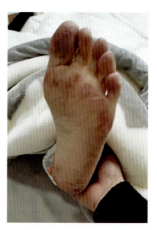
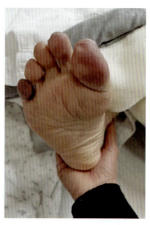

图 1-7 左足底发绀 　　　 图 1-8 右足底发绀

表 1-2 易栓症组合及血管内皮损伤标志

易栓症组合	结果	参考值
抗凝血酶Ⅲ活性	58%	80%～120%
血浆蛋白 C 活性测定	26%	70%～130%
血浆蛋白 S 测定	76%	55%～140%
狼疮抗凝物检测标准化比值	1.14	0～1.20

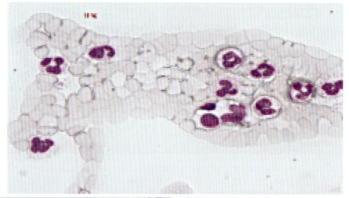
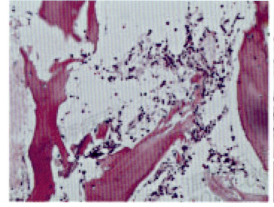
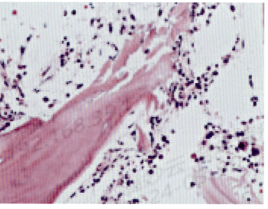

图 1-9 骨髓涂片及病理
骨髓增生减低，血小板少见

q.12h.）抗凝，D3～D5 低分子肝素（6 000AXaIU q.12h.）抗凝。余予降压、补钙、补碱、升红细胞、补铁、补叶酸及输 PLT、FFP 等对症治疗。

D1～D5 核心指标变化趋势图见图 1-10～图 1-15。

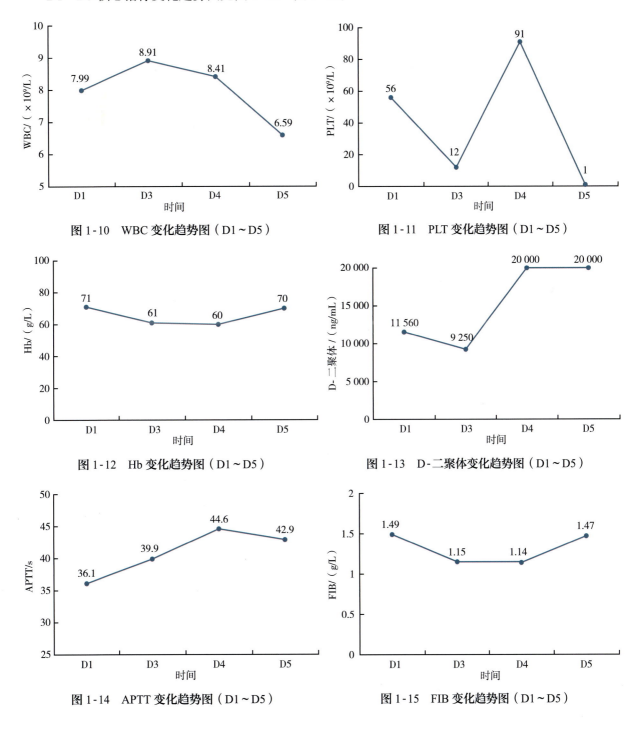

图 1-10　WBC 变化趋势图（D1～D5）　　　　图 1-11　PLT 变化趋势图（D1～D5）

图 1-12　Hb 变化趋势图（D1～D5）　　　　图 1-13　D-二聚体变化趋势图（D1～D5）

图 1-14　APTT 变化趋势图（D1～D5）　　　　图 1-15　FIB 变化趋势图（D1～D5）

第二阶段小结

患者周一（D1）入院，入院后经近 5 天的维持性血透，低分子肝素抗凝，以及输 PLT、FFP、RBC 等对症支持治疗。但临床疗效差，表现为下肢疼痛症状加重，远端脚趾、足底发黑、发绀范围扩大，双下肢栓塞症状进行性加重。

实验室检查 PLT 由 $56 \times 10^9/L$（D1）降至 $1 \times 10^9/L$（D5）、D-二聚体由 11 560ng/mL 升至大于 20 000ng/mL、FIB 由 1.49g/L（D1）降至 1.47g/L（D5）。恰逢周末，如病情未能得到有效控制，患者极可能面临截肢风险。

目前存在的困惑有两方面，一方面，据现有相关检查，未能找到支持自身免疫病——血管炎等的有效证据；另一方面，患者病情在不断恶化，如任其进展，后果不堪设想。您认为：治疗方案该如何调整？是否认同大剂量激素冲击治疗？有何依据？

专家点评

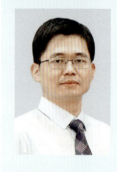

张振辉　广州医科大学附属第三医院院长，博士研究生导师
广州医科大学附属第二医院重症医学科学科带头人
广东省医学会重症医学分会副主任委员
广东省医师协会重症医学医师分会委员兼秘书
广东省医院协会重症医学管理专业委员会副主任委员
广东省医学教育协会重症医学专业委员会副主任委员
广东省中西医结合学会重症医学专业委员会常务委员
广东省临床医学学会临床重症医学专业委员会常务委员

关于诊断：老年女性，在住院前2周已有双下肢不对称肿胀（左侧为主），可能已有血栓形成；在PD19至PD8，血小板由 $148 \times 10^9/L$ 急剧下降至 $9 \times 10^9/L$；但临床不表现为出血，改无肝素抗凝后，左下肢栓塞症状明显加重，有理由认为这次血小板减少的原因并非ITP，而是血栓消耗，而常见的血栓性血小板减少性紫癜（TTP）及溶血尿毒症综合征（HUS）在当时的临床表现和后期的 ADAMTS13 结果都不支持，但抗磷脂抗体综合征（APS）不能排除（需要行抗 β_2-糖蛋白1抗体和抗磷脂抗体检测），这是易栓症的常见原因，且由于病情进展快，还要考虑灾难性抗磷脂抗体综合征（CAPS）。

关于治疗：该患者的抗凝治疗，早期低分子肝素量不足，导致蛋白C、血小板、纤维蛋白原进一步消耗。建议方面，鉴于目前低分子肝素用量（6 000U q.12h.）已达标，不需要加量。可考虑大剂量糖皮质激素冲击治疗，可予以泼尼松 500～1 000mg/d，疗程<5 天，参见《糖皮质激素类药物临床应用指导原则（2023 版）》。此外，根据患者情况变化和对糖皮质激素治疗的反应，必要时可使用免疫抑制剂（须评估感染风险），静脉滴注人免疫球蛋白（丙种球蛋白）或血浆置换（1b，《易栓症诊断与防治中国指南（2021 年版）》）。如果复查抗 β_2-糖蛋白1抗体高，考虑 APS，临床无出血征象，可尝试小剂量抗血小板治疗。

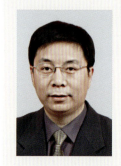

孙同文　郑州大学第一附属医院急诊党支部书记，综合 ICU 主任
国务院政府特殊津贴专家，河南省优秀专家，中原领军人才
中国研究型医院学会危重医学专业委员会主任委员
中国医药教育协会重症医学专业委员会副主任委员
国家卫生健康委医院感染控制标准委员会委员
《中华卫生应急电子杂志》副总编辑
《中华急诊医学杂志》编委、WJEM 编委
Intensive Care Research 杂志主编

　　该患者考虑肝素诱导的血小板减少症（HIT），诊断依据：透析后出现下肢静脉血栓形成，血小板减少。给予低分子肝素抗凝治疗，血小板进一步减少并合并足底皮肤发绀。可查 HIT 抗体明确诊断。

　　治疗：立即停用低分子肝素，改为非肝素类药物替代抗凝，如用比伐芦定或阿加曲班作为替代抗凝药物，同时口服达比加群或利伐沙班或阿哌沙班等。不认同大剂量激素冲击，没有证据，且可继发感染、消化道出血等并发症，雪上加霜。

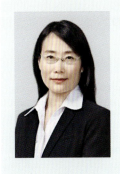

邢吉红　吉林大学白求恩第一医院急诊内科主任，博士研究生导师
中华医学会急诊医学分会委员
中国医师协会急诊医师分会委员
国家急诊医学专业质量控制中心专家委员会委员
长春市医学会第十三届理事会急诊医学分会委员会主任委员
World Journal of Emergency Medicine 杂志编委
《中华急诊医学杂志》编委

　　本病例特点：①老年女性，慢性肾功能不全病史多年。②因肾功能衰竭行规律透析治疗 1 个月，此次因左下肢疼痛入院。③既往史：原发性高血压史多年；否认血管炎、自身免疫病、血液系统疾病。④入院体检：双下肢非对称性凹陷性水肿（左侧为重），双侧足背动脉搏动明显，左足底可见散在发绀。⑤辅助检查：规律透析半个月内，PLT 由 $141×10^9$/L 降至 $9×10^9$/L；抗凝治疗 5 天内，PLT（$56→12→1$）$×10^9$/L；肾功能方面，BUN 14.93mmol/L，CREA 405μmol/L；血小板相关抗体检测阴性；下肢血管超声示左侧髂外静脉至胫后静脉、腓静脉及左侧小腿段肌间静脉血栓形成，双下肢动脉粥样硬化并斑块形成；抗核抗体谱、血管炎指标、抗心磷脂抗体、风湿指标、类风湿指标、狼疮抗凝物检测、体液免疫检测、肿瘤相关指标、病毒筛查、抗人球蛋白（直接、间接）、CD55、CD59、ADAMTS13 结果回报均未见异常；骨髓穿刺检查示骨髓增生减低，血小板少见。

　　临床诊断为：①慢性肾脏病 5 期；②下肢静脉血栓形成；③血小板减少；④左下肢动脉硬化并多发斑块形成；⑤中度贫血；⑥原发性高血压，极高危组。

　　常规行血液透析、低分子肝素抗凝、扩张血管、降压、补钙、补碱、升红细胞、补铁、补叶酸等治疗。患者血小板进行性减少。左下肢疼痛加剧并累及右下肢。查体见双下肢浮肿，双足底发绀明显，左足底发绀已扩大至整个脚掌。

　　讨论的主要是目前血小板进行性减少、下肢血栓进行性加重，诊疗方案调整问题。

一、关于治疗方案调整问题

　　临床上，患者的血小板减少原因可分为原发性和获得性。原发性血小板减少原因以血液疾病为主，获得性血小板减少的病因则涉及感染、创伤、免疫功能紊乱、营养障碍等众多疾病，较为复杂。依据病理生理学分类，血小板减少包括生成减少、消耗增加、破坏增多、分布异常和血液稀释 5 种机制。重症患者的血小板减少往往具有多种原因和多重机制。本患者血小板减少原因分析如下：

　　1. 生成减少　骨髓穿刺提示骨髓增生减低，血小板少见。

2. 消耗增多　患者下肢动静脉血栓形成，可消耗血小板。血液透析时透析器吸附血小板，血小板可减少 10%～15%。患者常规透析期间半个月内血小板从正常水平 141×10⁹/L 骤降至 9×10⁹/L，改为无肝素透析后升至 56×10⁹/L。因发现下肢静脉血栓而应用低分子肝素抗凝，治疗后 5 天内，血小板计数再次下降，由 56×10⁹/L 降低至 12×10⁹/L 后进一步降低至 1×10⁹/L，骤降 50%。因此需要注意肝素诱导的血小板减少症（HIT），它是指在肝素抗凝治疗过程中，由肝素诱导的血小板减少；若同时伴有血栓形成，则称为肝素诱导的血小板减少伴血栓形成。HIT 的主要发病机制是由于血小板释放的血小板第 4 因子（PF4）与肝素形成 PF4-肝素复合物，刺激免疫细胞形成抗 PF4-肝素复合物抗体，进而引起血小板持续活化，激活凝血途径，形成血小板血栓和纤维蛋白性血栓。

HIT 诊断主要依靠临床表现与实验诊断。实验诊断方法为 ELISA 方法检测 HIT 抗体及功能性试验相结合。HIT 抗体检测有 5-羟色胺释放测定（SRA）和肝素诱导的血小板激活试验（HIPA）。其中 SRA 是 HIT 诊断中的金标准。目前常用的诊断肝素诱导的血小板减少症的方法是 4T's 评分，由血小板减少的数量特征、血小板减少的时间特征、血栓形成类型以及是否存在其他导致血小板减少的原因四个要素构成，操作简单。4T's 评分中：0～3 分为低概率（风险＜1%）；4～5 分为中等概率（风险约为 10%）；6～8 分是高概率（风险约为 50%）。该患者评分为 7 分，为高概率分级，临床考虑肝素诱导的血小板减少症可能性大，建议行 HIT 抗体检测进一步明确诊断。因此，治疗方面建议如下：

1. 停用低分子肝素。

2. 换用利伐沙班抗凝，因其直接抑制 Xa 因子活性，起效迅速，对血小板功能无影响并且无发生 HIT 的风险，不需要监测凝血指标。

二、关于大剂量激素冲击治疗问题

糖皮质激素能够抑制自身抗体 IgG 的生成，稳定血小板和内皮细胞膜，减少血小板和红细胞的破坏，刺激骨髓造血，因而可用于治疗免疫性血小板减少。它是特发性血小板减少性紫癜（ITP）的一线治疗药物。大剂量糖皮质激素对于血栓性血小板减少性紫癜（TTP）治疗效果较肯定，是其主要治疗手段。感染性休克患者合并血小板减少，如经过充分液体复苏和血管活性药物治疗仍不能维持血流动力学稳定，也可静脉注射糖皮质激素。

结合该患者的病史、辅助检查结果，不支持特发性血小板减少性紫癜（ITP）、血栓性血小板减少性紫癜（TTP）、感染性休克等诊断。因此，大剂量激素冲击治疗对该患者的血小板减少未必能发挥积极治疗作用。

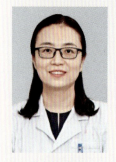

许丽君　河南省人民医院急诊医学科副主任兼北院区主任
中华医学会急诊医学分会青年委员
中华医学会急诊医学分会危重病质量管理学组委员
河南省医学会急诊医学分会常务委员
河南省中西医结合学会急救医学分会常务委员
河南省康复医学会重症康复分会常务委员
郑州市医学会急诊医学专业委员会副主任委员

主要问题及初步诊断如下：

1. 慢性肾脏病 5 期　患者血肌酐升高至 719μmol/L，需要进行血液透析，符合慢性肾脏病 5 期诊断。

2. 下肢静脉血栓形成　左侧髂外静脉至小腿段静脉血栓形成，伴有双下肢动脉粥样硬化及多发斑块形成。

3. 血小板减少　患者血小板数值波动明显，最低至 1×10^9/L。

4. 左下肢疼痛查因　考虑与血栓形成及动脉闭塞有关。

5. 中度贫血　血红蛋白较低，最低为 63g/L。

6. 原发性高血压　血压控制尚可，属于极高危组。

治疗指导意见及治疗方案调整如下：

1. 综合评估与多学科合作　当前治疗方案应继续维持多学科合作，尤其是血管外科、血液科和风湿科。建议加强与心脏科、肾内科的沟通，全面评估患者心肾功能。

2. 抗凝治疗　考虑患者病情复杂，抗凝治疗须谨慎，继续使用低分子肝素（6 000AXaIU q.12h.）。定期监测凝血功能及血小板数值，如患者血小板数值进一步下降，可考虑更换抗凝药物或调整剂量。

3. 血小板管理　血小板数值剧烈波动，需要继续输注血小板，定期监测血小板数值。可考虑应用血小板生成素受体激动剂，如艾曲泊帕，促进血小板生成。

4. 激素治疗　对于是否应用大剂量激素冲击治疗，需要根据患者具体病情决定。鉴于未找到有效的自身免疫病证据，激素治疗风险较高，建议在充分评估利弊后决定是否应用。

5. 下肢疼痛及血栓处理　继续对症治疗，缓解下肢疼痛。考虑到患者下肢静脉血栓，可根据具体情况决定是否行下肢动脉球囊扩张术。可使用血管扩张剂及镇痛药物，如尼莫地平、阿片类药物等，改善下肢血流并缓解疼痛。

6. 营养支持　加强患者营养支持，缓解贫血及改善整体身体状况。补充铁剂、叶酸及维生素 B_{12}，必要时输注红细胞。

7. 心理支持　给予患者及家属心理支持，帮助他们理解病情，配合治疗。

总之，患者病情复杂，需要多学科协作，综合治疗。抗凝治疗及血小板管理需要严密监测，激素治疗需要慎重考虑。改善营养状况及提供心理支持也是治疗的重要组成部分。治疗方案应根据病情变化及时调整，以期达到最佳治疗效果。

周五（D5）下午科室讨论，结合患者病史使用肝素后有血小板下降、血栓形成症状等表现及目前的实验室检测结果，考虑患者 PLT 减少为肝素诱导相关可能性大，4T's 评分为 7 分，属于 HIT（肝素诱导的血小板减少症）高危。即予外送 HIT 抗体检测，同时停用低分子肝素抗凝治疗，改为磺达肝癸钠、枸橼酸钠抗凝，激素甲泼尼龙 40mg i.v.gtt q.d. 治疗并继续输注 PLT。D7 患者双下肢疼痛较前明显缓解，PLT 由 1×10^9/L 升至 143×10^9/L。上述指标变化趋势见图 1-16 ~ 图 1-19。

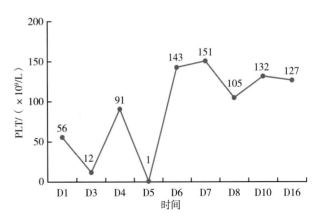

图 1-16　PLT 变化趋势图（D1 ~ D16）

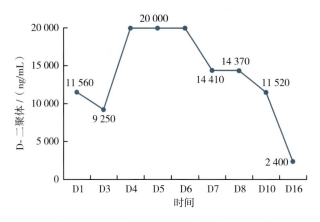

图1-17　D-二聚体变化趋势图（D1~D16）

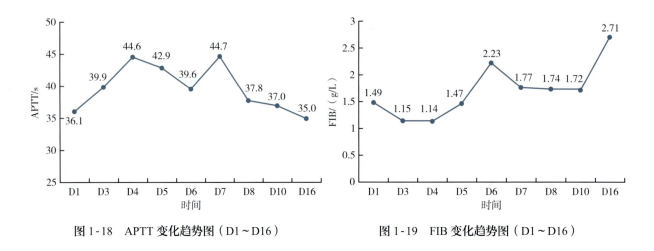

图1-18　APTT变化趋势图（D1~D16）　　　　图1-19　FIB变化趋势图（D1~D16）

D11甲泼尼龙由静脉给药40mg q.d.改为口服36mg q.d.，D13 HIT抗体检测结果回报HIT抗体阳性，OD=2.3（表1-3），考虑诊断HIT明确，患者双下肢疼痛、发绀完全缓解，左下肢肿胀亦大幅减轻（图1-20、图1-21）。

D16复查肺动脉+下肢动脉CTA（图1-22）：左下肢髂内动脉重度狭窄，左下肢静脉血栓较前好转。遂予办理出院，肾内科门诊随诊行维持性血透。出院诊断如下：

1．慢性肾脏病5期。

2．肝素诱导的血小板减少症。

3．下肢静脉血栓形成。

4．下肢动脉闭塞。

5．中度贫血。

随访：患者出院后规律透析，1周三次，透析过程中使用萘莫司他抗凝，口服阿哌沙班片（2.5mg）每日一次抗凝治疗，并1周减4mg甲泼尼龙直至现在每天口服甲泼尼龙片8mg维持治疗。

表1-3　HIT抗体：阳性

项目	检测方法	结果	提示	参考值/范围
HIT相关IgG抗体检测光密度	ELISA法	2.3	↑	<0.40
HIT相关IgG抗体结果	ELISA法	阳性（+）		阴性

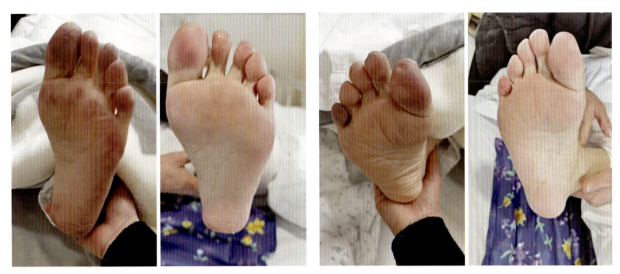

图 1-20　左足底发绀变化　　　　　　图 1-21　右足底发绀变化

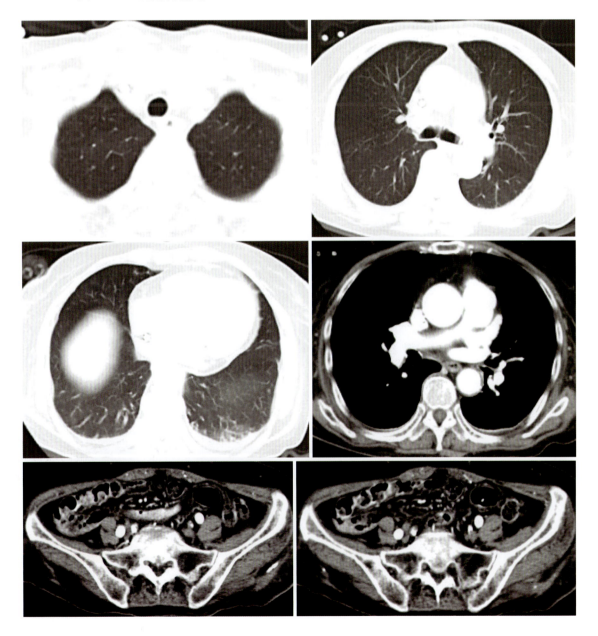

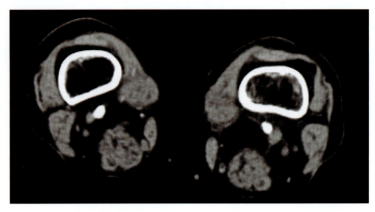

图 1-22　D16 肺动脉 CTA + 双下肢动脉 CTA
双肺散在慢性炎症，肺动脉未见异常，左侧髂内动脉重度狭窄

在没有其他特殊治疗的情况下，患者双下肢脚趾和脚掌发绀时好时坏，变化无常，其发绀无须任何干预经数十分钟后可自行缓解，但无再有足底疼痛表现（图 1-23、图 1-24、图 1-25）。

D109 患者再次入院，其间出现呼吸道感染症状，经支气管肺泡灌洗液 mNGS 检查及胸部 CT（图 1-26）检查证实为耶氏肺孢子菌感染；予磺胺甲噁唑抗感染治疗 1 周余后好转（图 1-27）。住院期间复查彩超（图 1-28）提示右下肢静脉血栓已缓解。此外，患者入院时（D109）查血常规提示 PLT 83×10^9/L，D119 复查血常规发现 PLT 下降至 23×10^9/L，考虑与其透析后使用肝素封管有关，予改为枸橼酸封管后 D123 复查血常规见 PLT 升至 65×10^9/L（图 1-29）。

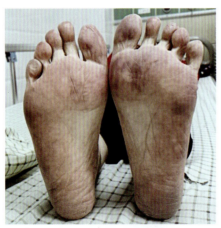

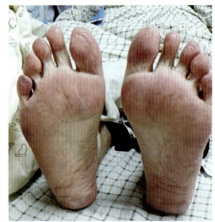

图 1-23　D54 7: 32 双下肢　　　　图 1-24　D54 7: 58 双下肢

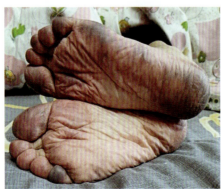

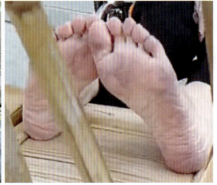

图 1-25　D81 双下肢

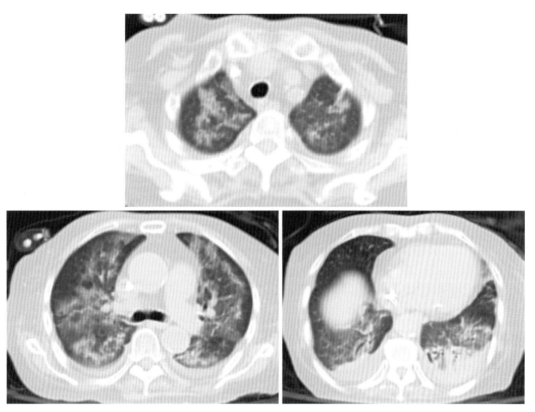

图 1-26　胸部 CT（D112）
双肺感染

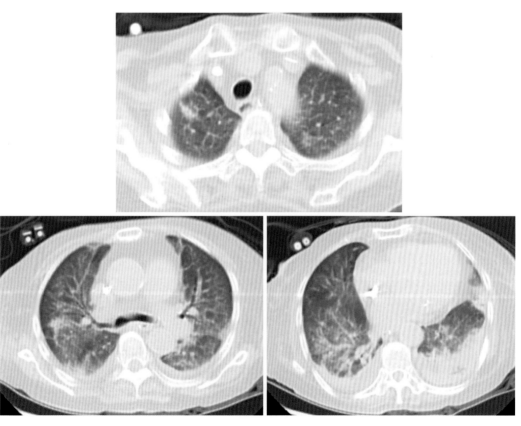

图 1-27　胸部 CT（D120）
双肺感染较前稍有好转

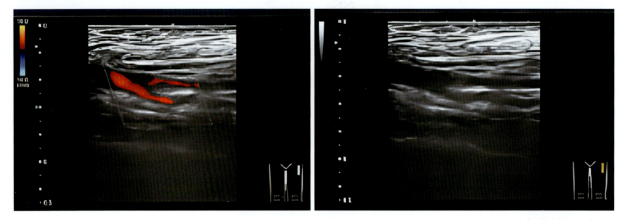

图 1-28　双下肢彩超（D113）
下肢血管未见异常

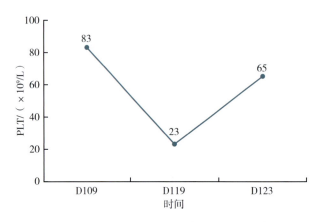

图 1-29　PLT 变化趋势图（D109~D123）

学习心得

　　本例患者是一位老年女性，慢性肾脏病终末期，在开始血液透析后出现双下肢足部发绀、疼痛，伴有血小板减少及动静脉系统栓塞，在予低分子肝素抗凝治疗后栓塞症状不但无减轻反而加重，病情进展迅速，甚至面临截肢等不可预测风险。后经梳理病史后明确为肝素诱导的血小板减少症。及时停用低分子肝素并更改抗凝方案后患者动静脉栓塞症状、血小板减少迅速缓解，结局良好，亦印证当时没有介入治疗左侧髂内动脉重度狭窄是正确的选择。

　　HIT 系指患者使用肝素后不久，或在肝素治疗过程中出现的血小板减少，可分Ⅰ型和Ⅱ型。前者与免疫介导无关；而后者由免疫介导。Ⅱ型 HIT 是目前国际上泛指的 HIT。它的发病机制为肝素进入机体后与 PF4（血小板第 4 因子）结合形成一种 PF4-肝素 IgG 免疫复合物，该免疫复合物通过与血小板上的 FcγRⅡa 受体结合，促使血小板活化和聚集，同时释放能促进血小板凝聚的微小颗粒，使患者外周血中的血小板计数急剧下降。同时部分患者可发生致命性的静脉或动脉血栓事件，而本例患者就已经出现严重的动、静脉栓塞事件。

　　目前，国际上对于 HIT 的主流诊断思路是，在 4T's 评分（表 1-4）和血小板数量动态监测的基础上，联合 HIT 抗体检测和/或血小板功能试验进行排除诊断和确诊。HIT 抗体检测：① HIT 抗体检测呈阴性，可排除 HIT；②中度临床可能性（4~5 分）患者，IgG 特异性抗体呈阳性，可基本确诊；③高度临床可能性（6~8分）患者，IgG特异性抗体呈阳性，可确诊；④心脏外科术前HIT抗体检测结果，不能预测术后血栓并发症或死亡风险。本例对照上述诊断标准，4T's评分达7分，同时HIT抗体检测阳性，可确诊为HIT。

表1-4　4T's评分表

评估要素	2分	1分	0分
血小板减少的数量特征	同时满足以下两点：血小板减少>50%；最低值≥20×10⁹/L	满足以下两点之一：血小板减少30%~50%；最低值处于（10~19）×10⁹/L	满足以下两点之一：血小板减少不超过30%；最低值<10×10⁹/L
血小板计数减少的时间特征	满足以下两点之一：使用肝素5~10天；再次接触肝素≤1天（在过去30天内曾接触肝素）	满足以下两点之一：使用肝素>10天；使用肝素≤1天（在过去30~100天曾接触肝素）	使用肝素<5天（近期未接触肝素）
血栓形成的类型	新形成的静、动脉血栓；皮肤坏死；肝素负荷剂量后的急性全身反应	进展性或再发生的血栓形成，皮肤红斑；尚未证明的疑似血栓形成	无
其他导致血小板减少症的原因	没有	可能有	确定有

注：肝素接触的首日为0天。

4T's评分为四项评分相加，根据得分多少确定HIT的临床可能性：≤3分为低度、4~5分为中度和6~8分为高度临床可能性。

HIT的治疗原则是，立即停用各种类型肝素，使用恰当的替代抗凝剂控制HIT患者凝血酶活性。一般分为初始治疗阶段和维持治疗阶段。初始抗凝治疗药物主要是胃肠外给药的比伐芦定、阿加曲班和磺达肝癸钠；维持治疗多以华法林替代，个别情况下（如孕妇）可使用磺达肝癸钠。

通过本例学习，我们得到一些启发：①用于防治血栓性疾病的肝素本身也可能导致血栓的形成；②ICU重症感染伴血小板减少的患者众多，如同期在使用肝素抗凝，则需要避免HIT的漏诊。

（曾举浩　钟文宏　王桥生）

特别鸣谢（以正文中出现的先后顺序为序）

首都医科大学附属北京友谊医院	李春盛
暨南大学附属第一医院	尹海燕
中南大学湘雅医院	李湘民
中山大学附属第一医院	欧阳彬
中国人民解放军南部战区总医院	郭振辉
广州医科大学附属第三医院	张振辉
郑州大学第一附属医院	孙同文
吉林大学白求恩第一医院	邢吉红
河南省人民医院	许丽君

病例 2　不同寻常的哮喘和肺炎

患者田××，女性，41岁，因"发作性咳嗽、喘息30余年，加重6年，再发2周"于2024年4月10日（D1）急诊入院。

一、病史特点

1. 中年女性，慢性病程，急性加重。

2. 患者约3岁起出现发作性咳嗽、喘息，发作时可闻及哮鸣音，伴咳黄绿色痰、白痰，黄绿色鼻涕。冬春季节好发，多为夜间发作，吸入刺激性气体或"感冒"（表现为咽痛、流涕）后易发作。诊断"支气管哮喘"，服用氨茶碱、异丙嗪或静脉注射抗生素＋氨茶碱＋糖皮质激素治疗后可好转，具体不详。约每个月发作1次，治疗1周可好转。未规律吸入药物控制。曾筛查过敏原提示"花粉、粉尘"过敏，其余不详。18岁后发作频率较前减低，约每年2~3次，口服氨茶碱、异丙嗪1~3天可好转。约2018年（35岁）左右起患者无明显诱因出现病情加重，每年发作4~5次，发作时呼吸困难程度较前加重，发作时间断吸入布地奈德福莫特罗粉吸入剂320μg，每次静脉滴注抗生素＋氨茶碱＋糖皮质激素治疗6~9日可好转。2022年患者发作频率增加为约每年7次，发作时症状较前加重，经静脉给药治疗约10日可好转。2022年12月，患者出现发热共10日，最高体温40℃，伴咳嗽咳痰、关节痛、乏力，测新型冠状病毒核酸阳性，发热后再次出现喘息症状，胸部CT提示"右肺中下叶炎性病变"。此后约每个月发作一次，2023年5月，就诊于北京朝阳医院，检验检查结果不详，予泼尼松5mg q.n.、孟鲁司特、沙美特罗替卡松粉吸入剂500μg b.i.d.，患者喘息症状无明显好转，发作时吸入硫酸沙丁胺醇气雾剂可部分缓解，且出现活动耐量下降，快走或上楼梯即气喘（既往发作间期可上六层楼），平地行走不受限。2023年12月中旬，患者再次出现发热，最高体温39℃，伴畏寒、咳嗽咳痰、喘息、呼吸困难、咽痛。12月30日（PD100）于外院就诊，查血常规：WBC 10.92×10^9/L，NEUT 5.85×10^9/L，LYM 2.7×10^9/L，EOS 1.5×10^9/L，Hb 149g/L，PLT 400×10^9/L；炎症指标：CRP 1.7mg/L，ESR 17mm/h。予甲泼尼龙（MP）40mg静脉滴注，头孢曲松钠2g静脉滴注，口服孟鲁司特后症状减轻。此后患者上述症状每月发作，静脉滴注激素＋抗生素＋茶碱治疗2周后可好转。2024年3月底，患者家人"上呼吸道感染"后再次出现咽痛、咳嗽咳痰、流涕、喘息，呼吸困难加重，自服莫西沙星12日，间断吸入布地格福，其余治疗同前，症状仍持续加重，几乎无法行走。

2024年4月9日（PD1）急诊，患者BP 130/85mmHg，HR 103次/min。双肺明显哮鸣音，言语不成句。查血常规：WBC 10.45×10^9/L，NEUT 3.81×10^9/L，EOS 3.27×10^9/L（31.3%）。血气分析：pH 7.49，$PaCO_2$ 27mmHg，PaO_2 66mmHg，SpO_2 94.7%，Lac 1.7mmol/L，BE –2.2mmol/L。肝肾功能、凝血功能大致正常；LDH 301U/L，CK 2 207U/L，CK-MB、cTnI正常；抗核抗体（ANA）17项、抗中性粒细胞胞质抗体（ANCA）（－）；外周血涂片未见明显异常；胸部CT（图2-1）：双肺多发斑片、渗出影，部分实变，可见支气管扩张、管壁稍增厚，支气管内可疑痰栓。予甲泼尼龙（MP）80mg q.d.×2d、莫西沙星0.4g静脉滴注、氨茶碱0.25g静脉滴注、布地奈德＋复方异丙托溴铵雾化吸入，患者症状减轻，仍有明显喘息，咳黄绿色痰，为进一步诊治于2024年4月10日（D1）收入急诊综合病房。

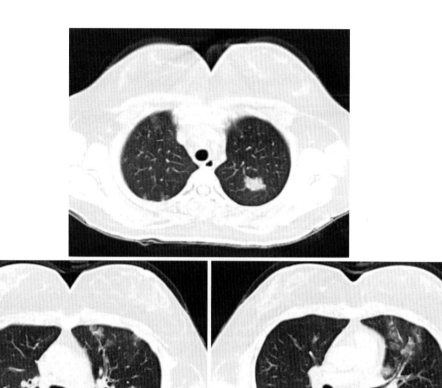

图 2-1　胸部 CT 平扫（PD1）

3. 既往史　"新生儿肺炎"史、"左肾上腺纤维瘤"切除史、胆囊切除史、剖宫产史。个人史：粉尘接触史。婚育史：G3P1，生产时为早产（32 周），否认自然流产、死产。家族史：祖母、父亲、姑母患"哮喘"，父亲及外公患糖尿病，外祖母患"乳腺癌"，大姨患"子宫内膜癌"，母亲患痛风。

4. 体格检查　BP 132/90mmHg，HR 98 次/min，R 22 次/min，SpO$_2$ 97%（鼻导管吸氧 3L/min）。胸背部及双上肢可见散在陈旧皮疹，直径约 3mm，皮肤可见抓痕。心律齐，双肺广泛哮鸣音，腹软，无压痛。

5. 辅助检查　2024 年 4 月 9 日（PD1）

血常规：WBC 10.45×10^9/L，NEUT 3.81×10^9/L，EOS 3.27×10^9/L，CK 2 207U/L，CK-MB、cTnI 正常，ANA17 项、ANCA（−）。

入 ICU 心电图（ECG）（图 2-2）：窦性心动过速，律齐，HR 108 次/min，QTc 0.519s，各导联 T 波低平。

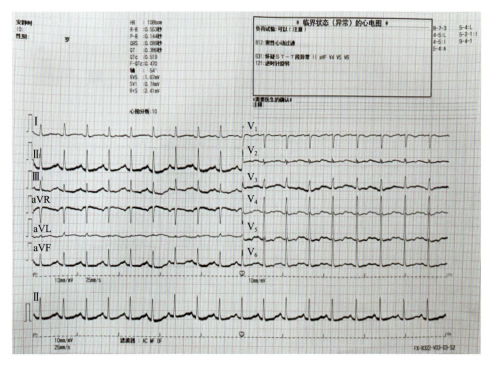

图 2-2　入院心电图（D1）

二、初步诊断

1. 支气管哮喘急性发作。
2. 肺部感染。
3. 嗜酸性粒细胞增多症。
4. QT 间期延长。
5. 胆囊切除术后。
6. 左肾上腺切除术后。
7. 剖宫产史。
8. 失眠症。
9. 新生儿肺炎史。

三、诊疗经过

入院后，予"沙美特罗替卡松气雾剂 500μg b.i.d. 吸入 + 噻托溴铵 q.d. 吸入，甲泼尼龙 40mg q.d. 静脉滴注，茶碱口服，头孢他啶抗感染"，同时筛查病原学及病因学。

实验室检查结果（入院 D1）如下：

血常规 + 网织红细胞分析：WBC 10.27×10^9/L，NEUT 7.34×10^9/L，Hb 137g/L，PLT 281×10^9/L，网织红细胞（RET）64.60×10^9/L，网织红细胞比率（RET%）1.50%。

血生化：ALT 28U/L，AST 20U/L，TBIL 5.2μmol/L，AlB 39g/L，K 3.7mmol/L，UA 351μmol/L，CREA 56μmol/L，总胆固醇（TC）4.84mmol/L，甘油三酯（TG）1.32mmol/L，低密度脂蛋白（LDL-C）3.17mmol/L，免疫球蛋白 G（IgG）8.03g/L，免疫球蛋白 M（IgM）0.87g/L，免疫球蛋白 A（IgA）1.95g/L。

hs-CRP 1.94mg/L，ESR 10mm/h；血清 IgG4 1 292mg/L。

尿便常规、凝血功能、甲状腺功能指标（−）。

血清蛋白电泳（SPE）：未见 M 蛋白；肿瘤标志物：鳞状细胞癌抗原（SCCAg）9.9ng/mL，余正常。

新型冠状病毒、六项呼吸道病原体核酸（鼻咽拭子）均为阴性。

第一阶段小结（D1及以往）

　　患者为中青年女性，慢性病程，反复发作的咳嗽、咳痰、喘息，夜间、冬春季节、吸入刺激性气体或上呼吸道感染时较多发，发作时伴咳黄绿色痰、流黄绿色涕。吸入性糖皮质激素（ICS）、支气管扩张剂、经静脉激素＋茶碱＋抗生素治疗可缓解，但反复发作，规律口服小剂量激素、吸入沙美特罗替卡松气雾剂难以控制。近期上呼吸道感染后症状再发，呼吸困难较前加重。查体可闻及双肺广泛哮鸣音，实验室检查提示嗜酸性粒细胞显著增多，胸部 CT 提示双肺多发斑片渗出影，支气管扩张。

　　目前患者哮喘、肺部感染的诊断基本明确，您认为导致此患者肺部感染的病原体是细菌、真菌还是病毒的可能性大？

专家点评

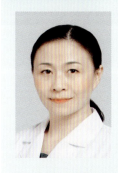

曹　钰　四川大学华西医院急诊科主任，急诊医学研究所执行所长，博士研究生导师

中华医学会急诊医学分会副主任委员、人文学组组长

中国医师协会急诊医师分会副会长

四川省天府名医、急诊医学学科带头人

四川省医学会急诊医学专业委员会主任委员

四川省医师协会急诊医师分会主任委员

　　患者为中年女性，有长达 30 余年的反复"哮喘"发作史，长期使用激素、支气管扩张剂、抗生素等治疗，本次以咽痛、咳嗽咳痰、呼吸困难起病，大环内酯类、莫西沙星治疗后无缓解，仍咳嗽、咳黄绿痰和气紧。胸部 CT 见斑片、渗出和部分实变。无论既往的"哮喘"是否合并其他背景疾病，本次肺部感染诊断明确。对于肺部感染病原，按可能性大小可做如下推断。

　　首先，考虑侵袭性肺部真菌感染（如曲霉菌感染），因长期使用皮质激素（包括吸入和全身使用）、抗生素治疗无效，结合胸部 CT 左肺上叶见较高密度片团影，应首先考虑肺真菌感染。此外，哮喘反复发作需要排除"变应性支气管肺曲霉病（allergic bronchopulmonary aspergillosis, ABPA）"可能，ABPA 是支气管哮喘的病因之一，近年愈发受到重视，表现为哮喘和嗜酸性粒细胞增多，胸部影像可反复出现肺部阴影，部分病例伴有支气管扩张，以上特征在本例患者均存在，尤其对于"哮喘"合并支气管扩张更需要考虑 ABPA，可补充患者既往肺部影像学资料并完善血清曲霉 sIgE 检测以协助诊断。另外，若外周淋巴细胞绝对计数降低，还应警惕耶氏肺孢子菌肺炎（PJP）的可能。在真菌感染方面，需要完善真菌 1,3-β-D-葡聚糖试验（G 试验），半乳甘露聚糖抗原试验（GM 试验），以及痰或支气管肺泡灌洗液（BALF）的真菌荧光染色、核酸检测和培养等搜寻真菌证据。

　　其次，应考虑病毒感染，患者胸部 CT 左肺胸膜下的片状磨玻璃渗出符合病毒性肺炎影像学特点，患者存在免疫抑制因素，若排除了常见的新型冠状病毒和流感病毒感染，还应重点考虑巨细胞病毒、呼吸道合胞病毒、腺病毒等所致的肺炎，完善相关血清学和核酸筛查，必要时取BALF行mNGS检测。

再次，应考虑细菌性肺炎，患者感染部位位于上肺，是结核好发部位，左上肺高密度渗出影符合结核影像学特点，长期激素使用是感染结核的危险因素之一，激素的使用还有可能掩盖潮热、盗汗等结核中毒症状，使得该病例的结核临床表现变得不典型。可完善痰涂片、培养、T-SPOT、X-pert等筛查结核或者其他非结核分枝杆菌（如鸟分枝杆菌、脓肿分枝杆菌等）。若排除结核，长期激素和抗生素使用诱导的多重耐药细菌感染也有可能。

最后，需要考虑非典型病原体感染，如军团菌、衣原体（如鹦鹉热）、支原体等，即便该患者经大环内酯类和氟喹诺酮治疗无效，也不能完全排除部分非典型病原体感染，因大环内酯类和氟喹诺酮对少数非典型病原体疗效不佳，如鹦鹉热衣原体，多西环素为首选治疗药物。但该患者无明显发热和突出肺外表现，也不排除有激素的掩盖，应详细询问非典型病原体感染相关流行病学史，如军团菌感染者有陈旧水体的接触史，鹦鹉热患者有白蛉叮咬史等，可完善相关血清学或BALF mNGS进行鉴别。

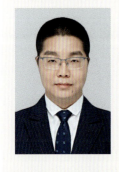

卢俊宇 广西医科大学第二附属医院重症医学科主任，博士研究生导师
中国研究型医院学会休克与脓毒症专业委员会青年副主任委员
中国老年学和老年医学学会老年呼吸与危重症医学分会第一届常务委员
中国医疗器械行业协会生命支持设备技术管理专业委员会第一届常务委员
中国医师协会体外生命支持专业委员会第一、二届青年委员
中国微生物学会微生物毒素专业委员会委员
中华医学会灾难医学分会第三届委员会青年委员

本人认为导致此患者肺部感染的病原体是真菌的可能性大，且可能为变应性支气管肺曲霉病（ABPA）。理由如下：ABPA较常发生于哮喘患者，多于哮喘诊断多年后发病，临床主要表现为咳嗽、咳痰、喘息等；体检时肺部可闻及哮鸣音；实验室检查常有外周血嗜酸性粒细胞计数升高；影像学表现为肺部浸润影或实变影，特征性表现包括黏液嵌塞、支气管扩张等。该患者有上述全部表现，且其实验室检查显示白细胞升高不明显，中性粒细胞比例无明显升高，新型冠状病毒、六项呼吸道病原体核酸（鼻咽拭子）阴性，予甲泼尼龙、莫西沙星、氨茶碱、布地奈德+复方异丙托溴铵等治疗后患者仍有明显喘息，这在一定程度上不支持患者病因系细菌或病毒感染。

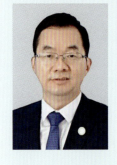

刘先发 赣南医科大学第一附属医院急诊科主任
中国研究型医院学会卫生应急学专业委员会常务委员
中国医师协会急诊医师分会第一届中西医结合急重症专业委员会常务委员
江西省研究型医院学会急症医学分会第一届委员会主任委员
江西省研究型医院学会急、危重症医学分会常务委员
赣州市医学会急诊医学专业委员会第三届委员会副主任委员

根据患者的病史特点，个人觉得病毒感染的可能性较小，因为患者的临床表现为咳黄绿色浓痰，病毒性肺炎以干咳为主，或可有少量黏液痰或痰中带血。患者的肺部CT表现也不是典型

的病毒性肺炎的表现，病毒性肺炎的 CT 表现往往是磨玻璃样的浸润灶且病灶往往靠近胸膜。此外，患者的新型冠状病毒和六项呼吸道病原核酸检测均为阴性。

真菌感染不能排除，因为患者长期使用广谱抗生素及糖皮质激素，存在真菌感染高危因素，且患者的嗜酸性粒细胞也比较高。但患者胸部 CT 没有典型的真菌感染的特征，比如空洞或具有晕征、树芽征的结节。当然要明确是否有真菌感染，还要完善痰真菌涂片和培养以及 G 试验、GM 试验。

最有可能感染的病原菌是细菌。因为患者从小有支气管哮喘，经常咳嗽、咳痰，已出现肺结构改变，有支气管扩张，肺气肿。有肺结构性改变的患者很容易有定植菌，特别是铜绿假单胞菌，其是最常见的定植菌，患者出现咳黄绿色痰也像是铜绿假单胞菌感染的表现。要进一步明确是否有细菌感染，还可以完善 PCT、肝素结合蛋白、痰培养等检查。

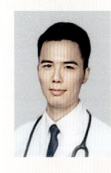

刘新强　广东省人民医院重症医学科副主任医师
中华医学会急诊医学分会灾难学组委员

首先，可以初步排除细菌为病原体，依据如下：患者既往发作性咳嗽、喘息有 30 余年，最近 6 年有加重，2 周前家人上呼吸道感染后再次发作，予以莫西沙星治疗无效。正常情况下莫西沙星可以覆盖常见的革兰氏阴性菌、革兰氏阳性菌以及军团菌等部分非典型细菌，因此可以初步排除细菌为此次的病原菌。

其次，可以排除的是病毒，依据如下：入院后血常规提示白细胞轻度升高，嗜酸性粒细胞显著升高，胸部 CT 提示双肺多发斑片渗出影，支气管扩张，且病毒感染多为自限性的，此阶段病程已经超过 2 周，因此基本也可以排除病毒为病原体。

最后，依据此阶段提供的病史资料以及实验室检查，目前最有可能的病原体为真菌。依据如下：患者既往有反复发作喘息的哮喘病史，结合肺部影像学特点，考虑曲霉菌感染可能。激素在此患者的整个疾病治疗过程中有效，且嗜酸性粒细胞增高，因此考虑曲霉菌导致的变应性支气管肺曲霉病（ABPA）可能，可完善血清总 IgE、曲霉菌特异性 IgE 等检测以进一步明确诊断。

虽然考虑肺部感染的病原菌可能为真菌中的曲霉菌，但是不排除寄生虫导致的嗜酸性粒细胞性肺炎的可能，依据如下：①长期使用激素；②嗜酸性粒细胞持续升高；③肺部的病灶多发且多形态，靠胸膜下，沿支气管血管束播散。可行支气管肺泡灌洗液 mNGS 检测以进一步明确是否存在寄生虫感染。

此例患者按照肺部感染的标准来诊断是足够的，但是仍旧存有疑惑，患者哮喘、肺部感染这些疾病的背后极可能隐藏有其他未诊断的风湿免疫性疾病。患者此阶段病程无发热，白细胞、hsCRP 不高，血清 IgG4 升高，嗜酸性粒细胞持续升高，肺部病灶多发且多形态、靠胸膜下、沿支气管血管束播散，且激素治疗有效，因此患者肺部病灶极可能是非感染性疾病的炎症浸润导致的。

结合上述病史特点以及现有的实验室、影像学特点，不排除此患者合并 IgG4 相关性疾病肺部受累的可能。进一步措施如下：

1. 动态监测患者血清 IgG4 水平的变化。

2. 患者肺部 CT 可见左上肺实性不规则结节，必要时可以在 CT 引导下进行活检。如果病理提示有以下特征：①大量淋巴细胞和浆细胞浸润，伴纤维化；②组织中浸润的 IgG4⁺ 浆细胞/IgG⁺ 浆细胞比值＞40%，且每个高倍镜视野下 IgG4⁺ 浆细胞＞10 个，可进一步支持 IgG4 相关性肺病的诊断。

入院后（D1～D7）因哮喘急性发作，予甲泼尼龙 40mg q.d. 静脉滴注、茶碱 0.1g q.12h. 口服，加强 β_2 受体激动剂及糖皮质激素雾化吸入，鼻导管低流量氧疗，氧合维持满意，哮鸣音有所减少；抗感染治疗方面，患者咳黄绿色痰，已自服莫西沙星 12 日＋静脉滴注莫西沙星 1 日，考虑莫西沙星抗感染效果不佳，入 ICU 后 ECG 提示 QTc 延长，予改为头孢他啶抗感染治疗覆盖铜绿假单胞菌，体温 37.3～37.5℃。

D2 患者因间断流涕呈黄绿色，鼻旁窦 CT 可见双侧上颌窦及筛窦内软组织影，请耳鼻喉科会诊。查体：双侧鼻腔黏膜充血，双侧下鼻甲肥大，较多黏性分泌物；各鼻道未见异常新生物及脓性分泌物。鼻旁窦 CT：双侧上颌窦、筛窦炎（图 2-3）。

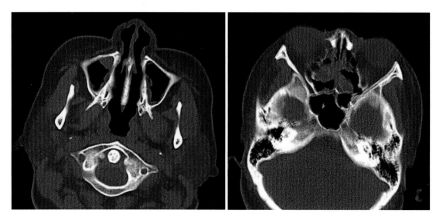

图 2-3 鼻旁窦 CT（D2）
双侧上颌窦、筛窦炎

D2 完善并回报：总 IgE（T-IgE）640.0kUA/L；特异性 IgE：烟曲霉 m3 0.29kUA/L（0 级），霉菌混合 mx2 0.91kUA/L（2 级）。

吸入性过敏原筛选试验（Phadiatop）：phad 0.46PAU/L（1 级）。

血巨细胞病毒/EB 病毒 DNA（CMV/EBV-DNA）、G 试验、GM 试验、曲霉菌 IgG、隐球菌抗原、肺炎衣原体 IgM、肺炎支原体（MP-Ab）（－）。

痰细菌涂片：黄色脓性痰，鳞状上皮细胞数大于 25 个/LPF，白细胞数大于 25 个/LPF，杂菌较多。痰抗酸染色、肺炎支原体 DNA（－）。

抗磷脂抗体谱 6 项（－）；狼疮抗凝物：LA 1.08。

D5 完善并回报：T 淋巴细胞斑点试验（T-SPOT.TB）（－）；嗜肺军团菌（LP）抗体（IgG+IgM）：LP-IgM（＋）1.81S/CO，LP-IgG（－）0.06S/CO。

茶碱：Theo 2.7μg/mL。

过敏原筛查吸入组套（10 项）（－）；大便寄生虫（－）。

痰真菌涂片：烟曲霉（＋）；痰细菌涂片、肺孢子菌 DNA（PCP-DNA）、嗜肺军团菌 DNA（LP-DNA）（－）。

超声心动图：心脏结构与功能未见明显异常。

PD12～D5 治疗方案见表 2-1。

表2-1　治疗方案（PD12～D5）

PD12	PD1～D1	D1～D4	D5
	甲泼尼龙 40mg q.d. 静脉滴注	甲泼尼龙 40mg q.d. 静脉滴注	甲泼尼龙 40mg q.d. 静脉滴注
莫西沙星 400mg q.d. 口服	莫西沙星 400mg q.d. 静脉滴注	头孢他啶 1g q.8h. 静脉滴注	奥马环素 100mg q.d. 静脉滴注

PD100～D6 嗜酸性粒细胞变化趋势见图2-4。

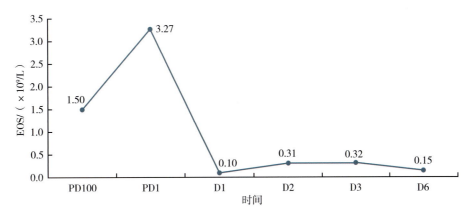

图2-4　EOS 变化趋势图（PD100～D6）

第二阶段小结

经过 7 天的激素和抗生素治疗后，患者自觉症状改善，但仍有低热，体温峰值低于 37.5℃，WBC 波动在（10～11）×10⁹/L，PCT、CRP 基本正常，病情相对稳定，病原学检查提示抗嗜肺军团菌抗体阳性，痰培养结果为烟曲霉，结合肺部影像学表现考虑军团菌感染可能，但患者曾自服莫西沙星 12 天，考虑莫西沙星抗感染效果不佳，且 QT 间期延长，给予奥马环素抗感染治疗。

请问：①根据前一阶段的治疗情况及疗效，考虑肺炎病原体是否明确？是军团菌还是烟曲霉？还是二者均为病原？是否需要加用抗真菌治疗？②患者为中青年女性，反复哮喘发作，肺部影像学表现似乎非社区获得性肺炎的典型表现，是否需要考虑其他疾病？③后续需要进一步完善哪些检查，继续目前的治疗方案还是做相应调整？

专家点评

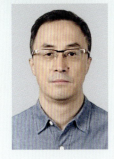

孙明伟　四川省医学科学院·四川省人民医院急救中心主任
中国医师协会创伤外科医师分会委员
中国医师协会急诊医师分会委员
四川省医学会灾难医学专业委员会第三届主任委员
四川省医师协会急诊医师分会副会长
四川省急诊急救质量控制中心业务主任
四川省卫生健康首席专家（急诊医学）

真菌致敏性重症哮喘（SAFS）与变应性支气管肺曲霉病（ABPA）关系密切，SAFS 可能是真菌致敏性哮喘发展为 ABPA 的第一步。梳理患者资料，可发现 ABPA 线索，如哮喘病史，抗烟曲霉的血清 IgE 水平升高（≥0.35kU/L），血清总 IgE 水平增高，胸部 CT 示一过性阴影、支气管扩张，支气管痰栓形成。多次检查示血嗜酸性粒细胞计数＞500/μL。本病例 IgE＞500IU/mL，但小于 1 000IU/mL，mx2 阳性、m3 阴性，激素治疗有效。因此，可以复查胸部 CT，如果阴影消失，则考虑 SAFS，而非 ABPA。

另外，虽然该患者感染相关指标无异常，仍给予抗感染治疗，是否合适？有待商榷。痰培养提示烟曲霉，可支气管肺泡灌洗液查 mNGS，排除支气管扩张伴感染、肺部感染、肺结核，并进一步灌洗排除嗜酸性粒细胞性肺炎、肺癌等，应尽快予以抗真菌治疗，减少激素用量。如果是难治性哮喘，推荐奥马珠单抗等靶向治疗。

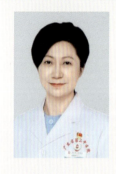

赵丽芸　广东省第二中医院重症医学科主任

世界中医药学会联合会呼吸病专业委员会常务理事

中华中医药学会肺系病分会委员

中国康复医学会重症康复专业委员会委员

广东省中医药学会重症医学专业委员会副主任委员

广东省基层医药学会中西医结合呼吸与危重症专业委员会副主任委员

广东省呼吸与健康学会中医药专业委员会副主任委员

患者抗嗜肺军团菌抗体阳性，痰真菌涂片结果为烟曲霉阳性。结合肺部影像学表现，考虑军团菌与烟曲霉混合感染可能，若条件允许可行支气管肺泡灌洗液病原学二代测序，有助于混合感染的诊断，治疗方面建议继续使用奥马环素并加用三唑类抗真菌药物。

患者为中青年女性，反复哮喘发作多年，有鼻窦炎，此次因重度哮喘发作入院，T-IgE 640.0kUA/L 明显升高，EOS $3.27×10^9$/L（31.3%）明显升高。胸部 CT：双肺多发斑片、渗出影，部分实变，可见支气管扩张，支气管内可疑痰栓。霉菌混合过敏原特异性 IgE（mx2）0.91kUA/L（阳性，2 级），吸入性过敏原筛选试验（Phadiatop）：phad 0.46PAU/L（1 级），提示患者有真菌过敏，但烟曲霉特异性 IgE（特异性 IgE：m3）阴性。结合患者病史及上述相关检查要考虑合并变应性支气管肺真菌病（ABPM）/变应性支气管肺曲霉病（ABPA）。

根据 2024 年 ISHAM 临床实践指南，更新了 ABPA 的诊断标准。

易感条件（囊性纤维化、哮喘、慢性阻塞性肺疾病、支气管扩张）或符合临床影像学表现。

【主要诊断标准】

1. 血清总 IgE＞500IU（√）。

2. 烟曲霉特异性 IgE≥0.35kUA/L。

【次要标准（符合至少 2 条）】

1. 烟曲霉特异性 IgG（＋）。

2. 外周血嗜酸性粒细胞总数＞500 个/μL（√）。

3. 薄层 CT 符合 ABPA 影像学特点［支气管扩张（√）、黏液栓（√）与高密度黏液］或与 ABPA 胸片一致的游走性阴影。

该患者满足 ABPA 诊断标准的部分条件，建议复查烟曲霉特异性 IgE 和烟曲霉特异性 IgG，如果烟曲霉特异性 IgE 和烟曲霉特异性 IgG 仍为阴性，则考虑变应性支气管肺真菌病（ABPM）。

治疗方面建议如下：

1. 激素　口服激素是 ABPA 的基础治疗，能有效抑制过度免疫反应并减轻曲霉菌引起的炎症损伤。患者已经接受了 7 天甲泼尼龙 40mg q.d.，根据指南建议继续给予口服泼尼松 0.5mg/kg，1 次/d，1 周后继以 0.25mg/kg，1 次/d，4~6 周；然后酌情减量，建议每 2 周减 5~10mg，可隔日给药。

2. 抗真菌药　建议选择伊曲康唑，缓解临床症状并降低总 IgE 水平。伊曲康唑 200mg/次，口服，2 次/d，疗程 4~6 个月。

3. 生物制剂　如哮喘症状加重可考虑加奥马珠单抗，须根据基线血清总 IgE 和体重，利用剂量表来确定给药剂量和给药频率（每 2 周或 4 周给药 1 次）。

治疗后观察症状缓解情况、影像学变化及总 IgE 有无下降。

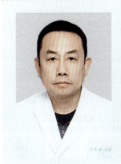

谢 扬　汕头大学医学院第二附属医院急诊科主任，学科带头人

国务院政府特殊津贴专家

全国五一劳动奖章获得者

中国研究型医院学会卫生应急学专业委员会常务委员

中国中西医结合学会灾害医学专业委员会常务委员

中华医学会灾难医学分会现场救援学组委员

广东省医学会应急（灾难）学分会副主任委员

汕头市医学会急诊医学专业委员会主任委员

患者自幼有过敏性支气管哮喘病史，青年期由于免疫力增强好转，近几年免疫力下降又开始加重，需要长期使用激素和抗生素来控制。其病程长导致支气管扩张是根源；近两周"感冒"后症状加重，常规使用的激素和抗生素治疗效果不好，抗生素改用四环素类目前最先进的奥马环素。胸部 CT 检查显示肺部炎症和支气管内有可疑痰栓，病原学检查提示抗嗜肺军团菌抗体阳性。军团菌感染是一种少见的呼吸道感染，由呼吸道吸入引起，我认为患者的临床表现与军团菌感染相一致，有发热、咳嗽、咳痰、咽痛和呼吸困难。

患者的 G 试验、GM 试验和曲霉菌 IgG 均为阴性，特异性 IgE 水平也未明显增高，不太符合变应性支气管肺曲霉病（ABPA）的诊断标准，但痰培养却检测到烟曲霉，所以不能排除烟曲霉感染的复合存在，因为军团菌和烟曲霉感染均与患者自身免疫功能低下有关。

考虑到常规治疗效果差，痰培养出病原体，我认为使用奥马环素并加用抗真菌药物治疗是必要的，还需要肺部影像学的动态检查，必要时经纤维支气管镜取深部痰液培养。

入院后 D2 起加用沙美特罗替卡松气雾剂 500μg b.i.d.、噻托溴铵 2 片 q.d.，并逐渐减停雾化药物，患者静息指脉氧 96%~97%，哮鸣音基本消失，咳痰变少（每日 3 口左右）、颜色变为白色，CK 降至正常。D4 起加用糠酸莫米松鼻喷雾剂喷鼻、鼻渊通窍颗粒治疗鼻窦炎。

患者症状明显好转，呼吸科建议甲泼尼龙 40mg q.d. 静脉滴注使用 1 周后改为泼尼松 30mg q.d. 口服，D12 复查胸部 CT，提示：双肺渗出较前明显吸收，仍见支气管扩张、散在淡片影、索条影（图 2-5）。患者喘憋减轻，但仍有活动后喘憋。复查 ECG（图 2-6）：窦性心律，律齐，胸前导联低电位差，QTc 0.422s。

患者 PD12~D14 治疗方案见表 2-2。

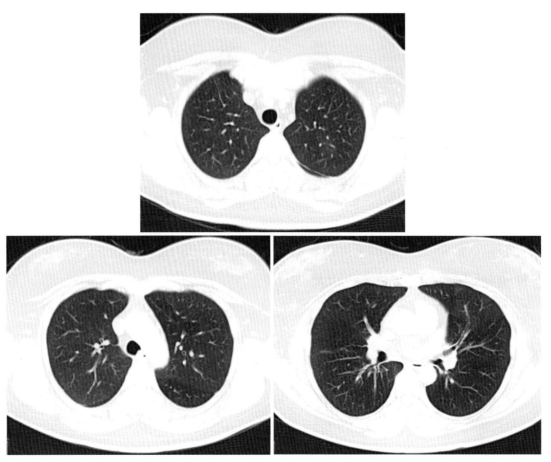

图 2-5　复查胸部 CT（D12）

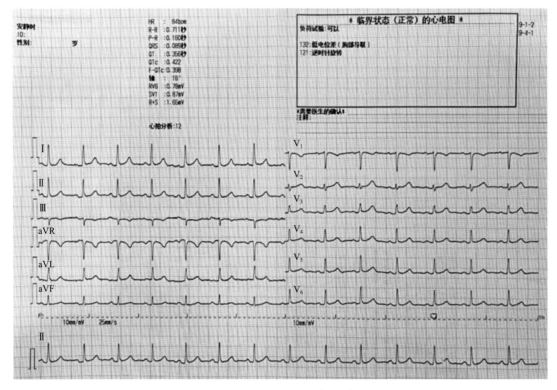

图 2-6　复查心电图（D14）

表 2-2　治疗方案（PD12~D14）

PD12	PD1~D1	D1~D4	D5~D7	D8~D14
	甲泼尼龙 40mg q.d. 静脉滴注	甲泼尼龙 40mg q.d. 静脉滴注	甲泼尼龙 40mg q.d. 静脉滴注	泼尼松 30mg q.d. 口服
莫西沙星 400mg q.d. 口服	莫西沙星 400mg q.d. 静脉滴注	头孢他啶 1g q.8h. 静脉滴注	奥马环素 100mg q.d. 静脉滴注	

第三阶段小结（D8~D14）

经原抗感染方案治疗、激素治疗、扩张支气管及对症支持治疗，患者病情好转，体温趋于正常，胸部 CT 提示病灶较之前有所吸收。目前患者病情已得到控制，但大家对相关致病病原体的意见出现分歧，一种认为是军团菌感染，另一种则认为是军团菌合并曲霉菌感染。请问：①您支持哪一种观点，依据是什么？②患者经激素治疗 2 周后仍有喘憋症状，复查胸部 CT 见支气管扩张、黏液栓较前明显，变应性支气管肺曲霉病（ABPA）诊断是否成立？是否考虑其他疾病？

专家点评

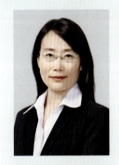

邢吉红　吉林大学白求恩第一医院急诊内科主任，博士研究生导师
中华医学会急诊医学分会委员、复苏学组副组长
中国医师协会急诊医师分会委员
国家急诊医学专业质量控制中心专家委员会委员
长春市医学会第十三届理事会急诊医学分会委员会主任委员
World Journal of Emergency Medicine 杂志编委
《中华急诊医学杂志》编委

军团菌肺炎的临床症状主要包括寒战、发热、干咳、呼吸困难，以及包括头痛、肌痛、腹泻、谵妄在内的肺外器官受累症状等。影像学表现以单肺叶斑片状浸润影最常见，可进展为实变。诊断的金标准是从痰液、胸腔积液、支气管抽吸物、支气管肺泡灌洗液等标本中分离培养出病原体。

此患者具备典型的发热、呼吸困难症状，病原体检查示抗嗜肺军团菌抗体 IgM 阳性，故军团菌肺炎诊断明确。在先后应用莫西沙星、头孢他啶、奥马环素联合激素等治疗 2 周后，复查影像显示炎症渗出吸收，但仍有反复发作喘息，单纯用军团菌感染不能解释。结合患者血常规示嗜酸性粒细胞明显增加，痰涂片亦查到烟曲霉等皆是曲霉菌感染的证据。

因此，对于该患者致病原体考虑为军团菌合并烟曲霉感染。

变应性支气管肺曲霉病（ABPA）是由烟曲霉引起的一种变应性的肺部疾病，临床出现咳嗽、咳痰、胸闷、气短等支气管哮喘的典型症状，伴有发热、疲乏或体重下降等全身症状。影像学检查反复出现肺部片状阴影和支气管扩张征象。本病通常出现于哮喘、慢性阻塞性肺疾病、肺纤维化、支气管扩张等就诊患者中。

其诊断标准，主要包括相关性疾病、必需条件和其他条件三个方面。哮喘和其他呼吸系统疾病是必备条件，实验室检查如烟曲霉特异性 IgE 水平和血清总 IgE 水平检测是诊断 ABPA 的必需检查，血嗜酸性粒细胞计数、典型的影像学表现或者血清曲霉菌特异性 IgG 抗体检测为辅助诊断的相关检查。

诊断标准（必须具备第 1 项、至少满足第 2 项和第 3 项中的 2 条）如下：

1. 相关疾病　①具备哮喘症状；②伴有支气管扩张。

2. 必需条件　①烟曲霉皮肤试验阳性，或者烟曲霉特异性 IgE 升高；②血清总 IgE 升高（高于 1 000kU/L）。

3. 其他条件　①血嗜酸性粒细胞计数升高（>0.5×10^9/L）；②影像学表现为与 ABPA 相符合的肺部病变；③曲霉菌 sIgG 抗体血清检测值升高。

综合患者的相关性疾病、嗜酸性粒细胞计数、影像学表现已经达到 ABPA 诊断标准，故此诊断明确。

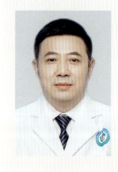

黄　亮　南昌大学第一附属医院急诊科首席专家，博士研究生导师

中华医学会急诊医学分会第六、七、八、九届委员

中国医师协会急诊医师分会常务委员

中国急诊专科医联体副主席

江西省急诊质控中心主任

江西省医学会急诊医学分会第五、六、七届主任委员

根据患者发病时的临床表现及抗嗜肺军团菌抗体检测结果，军团菌感染诊断成立。

肺部曲霉菌感染主要分为三种类型：①变应性支气管肺曲霉病（ABPA）；②肺曲霉球；③侵袭性肺曲霉病，三种类型可以相互重叠或转化。肺曲霉球常继发于肺部疾病的空洞、空腔或扩张的支气管腔内，以肺结核空洞内最常见，典型的 X 线表现为空洞性病变中有一实质性球形阴影、周围环形透亮；侵袭性肺曲霉病常见于免疫功能受损者，临床表现为非特异性，CT 表现为特征性的晕征、斑片状浸润、多发性结节、新月征等。GM 试验、曲霉菌 PCR、抗原检测、病理学活检可有特征性表现。结合本病例临床表现、影像学表现及相关辅助检查，不支持上述两种类型曲霉菌感染。

根据目前国内 ABPA 诊断标准，本病例符合以下条件。

1. 相关疾病史（哮喘、支气管扩张病史）。

2. 血清烟曲霉特异性 IgE 水平增高（>0.35kUA/L）；血清总 IgE 水平升高（>500IU/mL，可作为筛选指标）。

3. 其他条件　①外周血嗜酸性粒细胞>0.5×10^9/L；②影像学检查结果：肺部实变影、支气管扩张等。据此，可以考虑合并 ABPA 诊断。

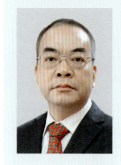

张永标　中山大学中山医学院急诊医学系副主任

中山大学附属第三医院急诊科主任

中山大学附属第三医院粤东医院急诊科双聘学科带头人

中国医师协会急诊医师分会委员

中华医学会急诊医学分会抗感染学组委员

广东省医学会急诊医学分会副主任委员

广东省医师协会急诊医师分会副主任委员

　　患者单份血清嗜肺军团菌 IgM（＋）、IgG（－），嗜肺军团菌感染的可能性大，但未达确诊标准。确诊须满足以下条件中的任何一项：①合格下呼吸道标本嗜肺军团菌培养（＋）；②尿液嗜肺军团菌抗原（＋）；③恢复期和急性期双份血清嗜肺军团菌抗体滴度≥4 倍变化。患者痰真菌涂片烟曲霉（＋），G 试验（－），GM 试验（－），无真菌定量培养结果，且未经抗真菌治疗患者症状明显缓解、双肺渗出明显吸收，提示曲霉菌感染依据不足，考虑曲霉菌定植。

　　根据中华医学会呼吸病学分会哮喘学组《变应性支气管肺曲霉病诊治专家共识（2022 年修订版）》，变应性支气管肺曲霉病（ABPA）的诊断标准为须具备下列条件中的第 1 项、第 2 项和第 3 项中的至少两条。

　　1.　相关疾病　①哮喘；②其他：支气管扩张、COPD、肺囊性纤维化等。

　　2.　必需条件　同时具备：①血清烟曲霉 sIgE＞0.35kUA/L 或烟曲霉皮肤试验速发反应阳性；②血清总 IgE 水平升高，通常＞1 000U/mL，但如果满足其他条件，≤1 000U/mL 也可考虑诊断。

　　3.　其他条件　①外周血嗜酸性粒细胞＞0.5×10^9/L；使用激素者可正常，以往的检验结果可作为诊断条件；②影像学表现为与 ABPA 一致的肺部阴影，一过性病变包括实变、结节、"牙膏征"或"指套征"、游走性阴影，早期轻度的支气管扩张经治疗后可恢复，持久性病变包括支气管扩张、胸膜肺纤维化等；③血清烟曲霉 sIgG 水平升高。

　　该患者烟曲霉 sIgE 0.29kUA/L，血清总 IgE 640.0kUA/L，曲霉菌 IgG（－），不符合上述诊断标准，因此患者 ABPA 诊断不成立。患者有哮喘家族史（姑母有"哮喘"），自幼反复发作性咳嗽、喘息，经治疗可缓解，曾筛查过敏原提示"花粉、粉尘"过敏，支气管哮喘诊断是成立的。反复支气管哮喘发作者可并发支气管扩张、COPD 甚至肺源性心脏病。本次患者可能系因嗜肺军团菌感染诱发支气管哮喘急性发作再次入院的，莫西沙星抗感染治疗效果欠佳而奥马环素有效，可能为莫西沙星耐药株感染，且因反复使用激素和抗生素而发生烟曲霉呼吸道定植。

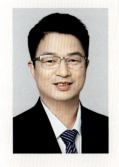

温妙云　广东省人民医院重症医学科主任医师，博士研究生导师
美国哈佛大学医学院访问学者
广东省杰出青年医学人才
中国中西医结合学会第四届重症医学专业委员会常务委员
广东省医院协会重症医学管理专业委员会副主任委员兼青年委员会主任委员
广东省医学会重症医学分会第五届委员会委员
中华医学会急诊医学分会第十届委员会危重病质量管理学组成员
中国医学救援协会青年科学家委员会常务委员
广东省呼吸与健康学会临床研究专业委员会副主任委员
广东省病理生理学会第八届理事
广东省病理生理学会危重病医学专业委员会委员

World Journal of Emergency Medicine 杂志编委

《中华危重病急救医学》杂志编委

　　军团菌肺炎的诊断参照 1992 年中华医学会呼吸病学分会制定的如下诊断标准。

　　1.　临床表现为发热、寒战、咳嗽、胸痛等呼吸道感染症状。

　　2.　X 线胸片有浸润性阴影或胸腔积液。

　　3.　呼吸道分泌物、痰、血或胸腔积液经活性炭酵母浸液琼脂培养基或其他特殊培养基培养有军团菌生长。

4. 呼吸道分泌物直接荧光法检查阳性。

5. 血间接荧光法查前后 2 次抗体滴度呈 4 倍或以上增高，达 1:128 或以上。血试管凝集试验：测前后 2 次抗体滴度呈 4 倍或以上增高，达 1:160 或以上。微量凝集试验：测前后 2 次抗体滴度呈 4 倍或以上增高，达 1:64 或以上。

凡具有 1、2 项，同时具有 3、4、5 项中任何一项者可诊断，但现有检查未能满足 3、4、5 项中任何一项，结合血白细胞、CRP、血沉基本正常，因此认为军团菌合并曲霉菌感染的可能性不大。

2013 年 ABPA 诊断标准如下：

1. 有相关基础肺疾病。

2. 必需条件　①烟曲霉特异性 IgE 升高（>0.35kUA/L）或烟曲霉皮试速发反应阳性；②血清总 IgE 升高（>1 000U/mL）。

3. 其他条件　至少符合 2 项：①外周血 EOS>0.5×10^9/L；②血清烟曲霉特异性 IgG 抗体或沉淀素阳性；③影像学表现符合 ABPA 的表现，包括中心性支气管扩张、黏液痰栓、"指套征"、"牙膏征"、游走性肺实变及结节影等。患者 T-IgE 640.0kUA/L；特异性 IgE：m3 0.29kUA/L（0 级），不具备诊断的必备条件，因此，诊断 ABPA 的可能性不大。

患者有哮喘病史，外周血 EOS 增多（>10%）。肺部 CT 提示双肺多发斑片、渗出影；鼻旁窦 CT 提示双侧上颌窦、筛窦炎。嗜酸性肉芽肿性多血管炎（ANCA 相关性血管炎）的 1990 年美国风湿病协会诊断标准为：①哮喘样表现；②外周血 EOS 增多（>10%）；③单发或多发性神经病变；④肺非固定性浸润影；⑤鼻窦病变；⑥活检提示血管外 EOS 浸润。符合 4 条或以上可诊断。但患者 ANCA（−），目前肺 CT 未能提示肺部浸润影是否非固定，因此需要进一步活检明确血管外是否存在 EOS 浸润，进而明确患者诊断嗜酸性肉芽肿性多血管炎是否成立。

四、病例追踪

D13 心肌 MRI 提示左心室下侧壁基底段心肌中层少许延迟强化，少许心肌病变可能。免疫科会诊考虑嗜酸性肉芽肿性多血管炎（EGPA），有鼻旁窦、肺、心脏受累，重新调整激素为足量激素泼尼松 50mg q.d. 口服，于 D21 带药出院。患者入院后体温及入院前后嗜酸性粒细胞计数变化趋势见图 2-7、图 2-8。

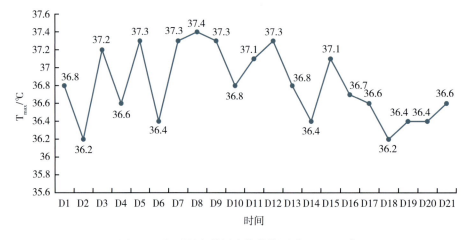

图 2-7　每日最高体温变化趋势图（D1~D21）

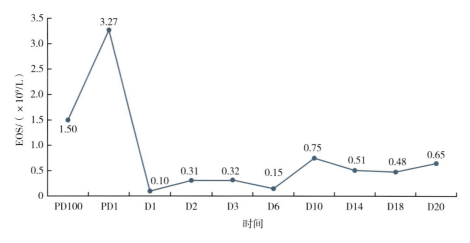

图 2-8　EOS 变化趋势图（PD100～D20）

学习心得

复习病史，该患者为中青年女性，慢性病程，急性加重。临床表现为反复发作的咳嗽、咳痰、喘息，伴呼吸困难进行性加重。吸入型糖皮质激素、支气管扩张剂、经静脉激素＋茶碱＋抗生素治疗后症状可缓解，但反复发作，规律口服小剂量激素、吸入沙美特罗替卡松气雾剂难以控制，病情再次加重。查体可闻及双肺广泛哮鸣音，实验室检查提示嗜酸性粒细胞显著升高、总 IgE 升高，胸部 CT 提示双肺多发斑片渗出影、支气管扩张。近年频发哮喘急性发作，且常规哮喘治疗剂量激素＋抗生素治疗后仍有喘憋症状，反复发生哮喘伴肺部感染，提示患者哮喘、肺部感染背后可能存在其他病因。

1. 嗜酸性肉芽肿性多血管炎（eosinophilic granulomatosis with polyangiitis，EGPA）旧称 Churg-Strauss 综合征（Churg-Strauss syndrome，CSS）或变应性肉芽肿性血管炎，是一种以慢性鼻-鼻窦炎、哮喘和明显的外周血嗜酸性粒细胞增多为特征的多系统疾病。最常受累的器官为肺，其次为皮肤。然而，EGPA 可累及任何器官、系统，包括心血管、胃肠道、肾脏和中枢神经系统。EGPA 相关的并发症和死亡主要是由肺外器官血管炎导致的。EGPA 的临床特征通常分 3 个连续的阶段出现，但这些阶段不一定有明显的区别。

1）前驱期：见于 10～30 岁者，表现为特应性疾病、变应性鼻炎和哮喘。

2）嗜酸性粒细胞增多期：该期的特征包括外周血嗜酸性粒细胞增多和多器官嗜酸性粒细胞浸润，尤其是肺和胃肠道。接近 40% 的 EGPA 患者在出现系统性血管炎（多血管炎）之前，都会表现出肺部阴影、哮喘和外周血嗜酸性粒细胞增多。

3）血管炎期：特征性表现是危及生命的系统性中、小血管炎，常伴有血管及血管外肉芽肿病。血管炎期到来之前可能有非特异性全身症状和体征作为征兆，特别是发热、体重减轻、不适和疲乏。

哮喘是 EGPA 的主要临床特征，见于 >90% 的患者。哮喘常先于血管炎期 8～10 年出现。如果中等剂量的吸入性糖皮质激素不能良好控制哮喘，一般会怀疑 EGPA；很多确诊 EGPA 的患者需要频繁或长期应用全身性糖皮质激素来控制哮喘。随着血管炎期开始，哮喘的程度可能会加重、发作次数可能会增加。少数情况下，哮喘症状在血管炎期之初会减轻。长期使用糖皮质激素治疗哮喘可能会部分或者完全抑制未治 EGPA 的常见临床体征，因此，可能只有在糖皮质激素减量或停用后，该病才会显露出来。30%～60% 的 EGPA 患者中 ANCA 呈阳性。

全身性糖皮质激素治疗是 EGPA 的主要治疗手段。对于有系统性血管炎证据的成人以泼尼松（或等效物）开始治疗，剂量为 0.5 ~ 1mg/（kg·d），最多 80mg/（kg·d）。更大剂量用于有更严重血管炎的患者（如有呼吸衰竭倾向、心脏受累、肾小球肾炎、神经病变者）。急性多器官疾病的初始治疗方法为经静脉糖皮质激素治疗（如，甲泼尼龙 500 ~ 1 000mg/d，连用 3 ~ 5 日），随后给予上述口服糖皮质激素治疗。是否加用环磷酰胺，取决于受累器官、系统数量和受损程度所致的疾病严重程度。

2. 变应性支气管肺曲霉病　是人体对烟曲霉气道定植产生的复杂超敏反应，几乎只发生在哮喘或囊性纤维化患者中。在慢性病例中，反复发作的支气管梗阻、炎症和黏液嵌塞可导致支气管扩张、纤维化和呼吸功能受损。在多达 2/3 的 ABPA 患者中，痰培养可发现曲霉菌，但直接镜检可能看不到菌丝。

ABPA 的临床特征以哮喘和反复发作为主，在重症病例中，可能出现支气管梗阻发作、发热、不适、咳出褐色黏液栓，有时也会出现咯血；哮鸣音有时并不明显，部分患者表现为无症状的肺实变。少数 ABPA 患者合并过敏性曲霉菌性鼻 - 鼻窦炎，伴有鼻充血/鼻塞、鼻窦压痛、深色黏稠鼻腔分泌物等症状。

在 ABPA 患者中，实验室检查异常包括血液总嗜酸性粒细胞计数增多（通常＞500/μL）、血清总 IgE 升高（通常＞1 000U/mL）、免疫测定发现曲霉菌特异性 IgE 阳性、曲霉菌特异性 IgG 或沉淀抗体 IgG（沉淀素）阳性。不能单凭任何一项检查来确诊 ABPA，目前也没有一套公认的诊断标准。全身性糖皮质激素治疗是急性 ABPA 的主要治疗方法，抗真菌治疗药物仅限于伊曲康唑或伏立康唑。

（宋　晓　朱华栋）

特别鸣谢

四川大学华西医院	曹　钰
广西医科大学第二附属医院	卢俊宇
赣南医科大学第一附属医院	刘先发
广东省人民医院	刘新强
四川省医学科学院·四川省人民医院	孙明伟
广东省第二中医院	赵丽芸
汕头大学医学院第二附属医院	谢　扬
吉林大学白求恩第一医院	邢吉红
南昌大学第一附属医院	黄　亮
中山大学附属第三医院	张永标
广东省人民医院	温妙云

病例 3　发热并瘀斑，是 DIC 还是 TMA？

患者赵××，男性，59 岁，农民，因"发热 2 天，全身散在瘀斑 1 天"，于 2023 年 6 月 30 日（D1）由外院转入。

一、病史特点

1. 中年男性，急性起病，既往有胃溃疡伴出血病史。

2. 现病史　患者于 2 天前（2023 年 6 月 28 日，PD2）无明显诱因开始出现恶寒、发热，伴少许头晕，气促，无咳嗽，无呕吐、腹泻，无胸闷。PD1 至番禺区某人民医院就诊，测体温 38.2℃，呼吸频率＞31 次/min，完善相关血液及胸部 CT 检查后拟"社区获得性肺炎"住院，予头孢他啶抗感染、化痰、补液等治疗。后患者在夜间出现气促加重、血压降低、全身皮肤散在紫斑。动脉血气：pH 7.19，剩余碱（BE）-13.3mmol/L。考虑感染性休克转入该院 ICU 监护治疗，给予美罗培南＋莫西沙星＋甲硝唑抗感染，甲泼尼龙、乌司他丁抗炎，输注新鲜冰冻血浆改善凝血等治疗。患者症状无明显缓解，病情仍危重，患者家属要求转上级医院进一步治疗。遂于 6 月 30 日（D1）拟诊"脓毒症"由外院转入我院。

3. 入院症见　神志清楚，精神疲倦，对答切题。发热，大汗，口唇发绀，全身皮肤散在瘀斑，双侧耳缘、四肢末梢青紫，皮肤温度稍低，呼吸急促，四肢中度凹陷性水肿。无畏寒，无咳嗽，无咳痰，无鼻塞流涕，无全身酸痛，无胸闷胸痛，无恶心呕吐，无腹泻，胃纳一般，睡眠可，大便 1 次/d，便质正常，少尿。

4. 体格检查　T 37.6℃，R 22 次/min，BP 148/94mmHg，SpO₂ 100%。呼吸急促，双肺叩诊呈清音，双肺听诊呼吸音粗，双下肺听诊有少许湿啰音。心率 119 次/min，心律齐，听诊无心脏杂音，无心包摩擦音。巩膜及全身皮肤黄染，全身皮肤有皮下出血点及瘀斑，以四肢背侧、面部及胸部居多；双下肢中度凹陷性水肿（图 3-1）。

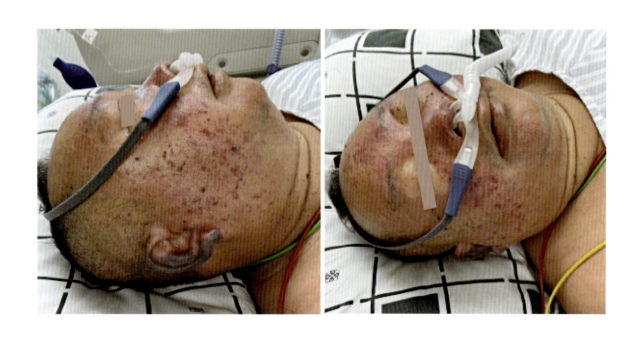

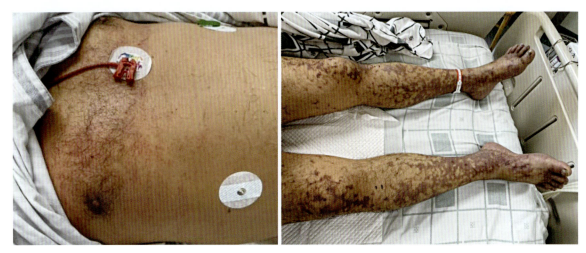

图 3-1　患者皮肤瘀斑情况（D1）

5. 主要辅助检查　2023 年 6 月 29 日（PD2）于当地某人民医院检查以下项目：

血常规：WBC 21.5×10⁹/L，NEUT 20.9×10⁹/L，LYM 0.6×10⁹/L，Hb 132g/L；hs-CRP 120.90mg/L。凝血指标：PT 24s，APTT 85s，FIB 1g/L，TT 25s，D-二聚体＞40ng/mL。肝功能：ALT 135U/L，AST 286U/L，TBIL 82.7μmol/L，DBIL 47.8μmol/L，IBIL 34.9μmol/L，ALB 29.4g/L。PCT 48.91ng/mL；NT-proBNP 13 495.5pg/mL；糖化血红蛋白 A1c（HbA1c）5.81%。

感染八项、抗登革病毒抗体、抗肺炎支原体及衣原体抗体、抗呼吸道合胞病毒抗体、流感 A+B 抗原未见异常。

胸部 CT：①双肺下叶病变，考虑坠积性肺炎；②右肺中叶内侧段、下叶后底段钙化灶；③冠状动脉硬化；④附见轻度脂肪肝，双肾周围炎性渗出。头颅 CT：未见异常。

2023 年 6 月 30 日（D1）我院血气分析：pH 7.315，PaO₂ 78.0mmHg，PaCO₂ 36.0mmHg，Lac 5.20mmol/L，吸氧浓度 40%。

二、初步诊断

1. 初步中医诊断　发热（热毒壅结证）。
2. 初步西医诊断　①脓毒症；②感染性多器官功能障碍综合征；③重症肺炎；④肾功能不全；⑤凝血功能障碍；⑥冠状动脉粥样硬化；⑦肝功能检查的异常结果。

三、诊疗经过

入院后，患者清醒，精神疲倦，低热，全身散在瘀斑，双侧耳缘、四肢末梢青紫，口唇发绀，伴气促、肢体肿胀。舌淡红，苔白厚，脉滑、数。

计划完善血气分析、三大常规、肝功能八项、凝血指标六项等相关检查以评估患者一般情况，完善 C 反应蛋白检测、痰涂片找细菌＋真菌、痰细菌＋真菌培养及鉴定、降钙素原检测、登革病毒 NS1 抗原检测、甲型/乙型流感病毒抗原检测、感染指标 5 项检测、肥达试验、外斐反应、血细菌＋厌氧菌培养及鉴定、胸部＋腹部 CT，了解感染情况和寻找病原体。

治疗上，维持高流量氧疗仪辅助通气。西医方面，予亚胺培南西司他丁钠抗感染，氨溴索促进排痰，泮托拉唑钠抑制胃酸保护胃黏膜，注射用丁二磺酸腺苷蛋氨酸＋注射用谷胱甘肽护肝，胸腺法新＋静脉注射人免疫球蛋白调节免疫，复方异丙托溴铵＋布地奈德抗炎、解痉、平喘，补充白蛋白，以及其他对症支持等治疗。中医方面，辨证为"热毒壅结证"，治以清热解毒为法，汤药辨证给予，患者目前凝血功能异常、出血风险高，暂不予刺激性中医特色疗法治疗。

辅助检查结果（2023 年 6 月 30 日，入院 D1）如下：

血常规：WBC 26.71×10⁹/L，NEUT 25.12×10⁹/L，LYM 1.03×10⁹/L，BASO 0.09×10⁹/L，RBC 4.24×10¹²/L，Hb 114g/L，红细胞压积（HCT）33.8%，MCV 79.7fl，MCH 26.9pg，红细胞体积分布宽度（RDW）15.2%，PLT 13×10⁹/L。

电解质：钾 4.35mmol/L，钠 137mmol/L，氯 108.6mmol/L，钙 1.89mmol/L。

肝功能：ALB 30.1g/L，TBIL 102.3μmol/L，ALT 87U/L，AST 105U/L。

肾功能：CREA 313μmol/L；尿素 14.77mmol/L。

心脏指标：cTnT 0.080μg/L，CK 220U/L，CK-MB 52U/L，LDH 903U/L，AST 84U/L；BNP 78.4ng/L。

血气分析：pH 7.315，PaO₂ 78mmHg，PaCO₂ 36.0mmHg。

凝血指标：PT 17.4s，PT% 44.0%，TT 29.2s，APTT 50.2s，INR 1.57，FIB 1.36g/L，D-二聚体＞64.0ng/mL；纤维蛋白降解产物（FDP）＞120mg/L。

感染指标：PCT 62.88ng/mL，CRP 111.90mg/L，甲型流感病毒抗原阴性（－），乙型流感病毒抗原阴性（－），登革病毒 NS1 抗原（金标准）阴性（－）。

尿常规：尿白细胞酯酶（干化学）2+，尿隐血（干化学）3+，尿白细胞计数 51.5 个/μL，尿红细胞计数 97.7 个/μL。

胸部＋腹部 CT 提示：①两肺多发渗出，两侧胸腔少量积液，左心室明显增大；考虑心衰、肺水肿，未除外合并感染，建议复查。②双肾周散在多发渗出。③膀胱壁增厚，注意膀胱炎，请结合临床。④盆腹壁皮下水肿，左侧为主（图 3-2）。

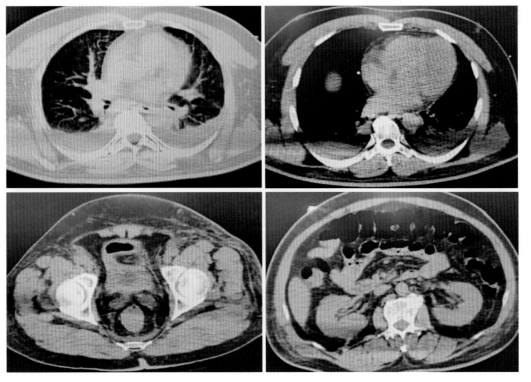

图 3-2　患者胸部、腹部 CT 情况（D1）

第一阶段小结（PD2～D1）

　　患者为中年男性，急性起病，既往有胃溃疡伴出血病史。以发热、瘀斑为首发症状及主要表现，辅助检查示感染指标明显升高，WBC 26.71×10^9/L，NEUT 25.12×10^9/L，PCT 62.88ng/mL，CRP 111.90mg/L。外院及我院胸部影像学检查均提示感染，同时患者合并多器官功能受损（呼吸、循环、肝脏、肾脏、凝血），病情危重，为求进一步治疗转至我院。

　　目前患者脓毒血症、感染性多器官功能障碍综合征的诊断基本明确，您认为导致此患者脓毒血症的责任病灶在哪里？病原体是细菌、真菌还是病毒的可能性大？

专家点评

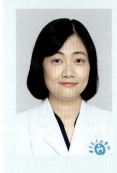

邓宇珺　广东省人民医院重症医学科主任医师
　　　　　广东省老年保健协会重症医学专业委员会委员

　　患者合并多器官损伤、乳酸高、休克等病史，诊断患者脓毒血症、多器官功能障碍综合征（multiple organ dysfunction syndrome，MODS）成立。病情分析如下：

　　1. 虽然患者起病即有气促，并且进行性加重，但是患者体格检查有四肢中度凹陷性水肿；而且患者主诉总病程短，肾功能不全、BNP升高、酸中毒，不能排除气促为肺水肿所致，如肾衰导致血容量负荷过重等，而非原发性肺部感染。

　　2. 患者CT提示双肾渗出、尿白细胞计数高，起病急、发展迅速，PCT异常升高，责任病灶更倾向位于泌尿系统，如急性肾盂肾炎等导致的脓毒血症。可复查尿常规，尿液找病原菌。

　　3. 患者PCT显著升高、发病早期查感染指标八项、抗登革病毒抗体、抗肺炎支原体及衣原体抗体、抗呼吸道合胞病毒抗体、流感A+B抗原均未见异常，考虑革兰氏阴性菌感染可能性大。但是，患者起病初期已使用头孢类、碳青霉烯类、喹诺酮类抗生素，PCT无下降、临床症状无缓解，提示目前抗生素无效。考虑原因：合并真菌或革兰氏阳性菌感染（耐甲氧西林金黄色葡萄球菌感染），目前抗生素主要针对革兰氏阴性菌；目前致病菌对抗生素耐药，为耐碳青霉烯或耐β-内酰胺酶的致病菌（如尿路感染常见的肺炎克雷伯菌、大肠埃希菌等）。

　　4. 因该患者起病急，有发热，血小板显著减少、肾功能不全、凝血功能异常、贫血、肝功能不全，需要警惕继发的系统性疾病，如血栓性血小板减少性紫癜、噬血细胞综合征、血管炎等，需要进一步完善相关检查。

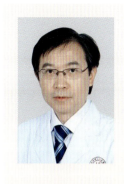

乐 胜 惠州市中心人民医院急诊科副主任，急诊重症监护室主任
广东省医学会应急（灾难）学分会常务委员
广东省医院协会重症医学管理专业委员会委员

患者"发热 2 天，全身瘀斑 1 天"入院，疾病急剧进展，迅速出现多器官功能障碍，实验室检查示白细胞、降钙素原、直接胆红素、血肌酐升高明显，甲型流感病毒、乙型流感病毒及登革病毒抗原均阴性，患者严重脓毒症诊断明确，细菌可能性最大，可能病因如下：

1. 钩端螺旋体病（钩体病） 符合钩体病高发地区及流行季节，患者为农民，是高危人群。临床表现及体征也较符合重症钩体病（黄疸出血型）的特征，该诊断可能性较大，建议完善显微量凝集试验或采集血、尿标本用聚合酶链反应检测钩端螺旋体。

2. 流行性出血热 三痛、三红、肾损害为其主要临床特征，严重者可有 MODS。不符合点：没有明显的"三痛"表现，流行性出血热发病通常不会这么急剧，如并发严重的 MODS，常有严重的休克、早期 PCT 通常正常或轻度升高。结论：该诊断可能性不大，必要时可行汉坦病毒特异性 IgM 抗体检查或 RNA 病毒检测来排除。

3. 恙虫病 重症患者可有发热、血小板减少、MODS 等表现，但该患者皮肤没有焦痂，恙虫病可能性不大。

D2 患者精神疲倦，维持高流量氧疗，低热，全身散在瘀斑，伴气促、肢体肿胀。双侧耳缘、四肢末梢青紫，口唇发绀。胃纳一般，睡眠尚可。

患者发热后继发全身瘀斑，感染病灶未明确，考虑血行感染及肺部感染可能性大，继续予亚胺培南西司他丁抗感染等方案治疗。予完善血宏基因组学二代测序（mNGS）、痰病原学检测。患者全身瘀斑，炎症指标较高，感染较重，凝血功能明显异常、血小板明显下降，弥散性血管内凝血（DIC）或血栓性微血管病（TMA）可能性大，予完善外周血细胞形态 3 项、溶血相关指标及外送血管性血友病因子裂解蛋白酶（ADAMTS13）相关检测，予申请输注新鲜冰冻血浆。外周血细胞形态 3 项示破碎红细胞（又称裂红细胞）约 5%，请血液科医师查看患者后，考虑血栓性血小板减少性紫癜可能性大，暂不予输注血小板。D2 予留置血透管行血浆置换及连续性肾脏替代治疗（CRRT）治疗。

D3 患者发热减退，气促好转，仍全身瘀斑，心烦、口干、少尿、便秘；舌红、苔白厚腻、脉细数沉。继续完善免疫及溶血相关指标的检测，继续追踪 ADAMTS13 检测结果。继续进行血浆置换，予申请输注新鲜冰冻血浆。中医辨证：热入营分证；治法：清营、透热转气；方药：清营汤加减。

D4 患者神志清醒，精神疲倦，维持高流量氧疗，间中低热，无气促，全身散在瘀斑较前消退，四肢肿胀较前好转，双侧耳缘、四肢末梢青紫较前好转，口唇无发绀。胃纳一般，睡眠尚可。便秘。舌红、苔白厚腻、脉细数。血 mNGS、ADAMTS13 结果回报。经血浆置换及 CRRT 治疗，患者凝血功能较前恢复，但血小板计数未见明显上升，予外送复查 ADAMTS13。予输注血小板，其余治疗同前。中药方剂调整：清营汤 + 大承气汤加减（同时配合中药热罨包热敷腹部）。

D5 患者维持高流量氧疗，无发热、恶寒，伴气促，全身散在瘀斑较前消退，四肢肿胀稍有好转。双侧耳缘、四肢末梢青紫，口唇发绀。胃纳、睡眠尚可，大便已解；舌淡红，苔白厚，脉滑、数。

已完成血液科、肾内科、药学部会诊。

主要辅助检查如下：

D1 外周血细胞形态 3 项示破碎红细胞约 5%。

D2 右下肢静脉彩超：右小隐静脉壁弥漫性增厚，考虑炎症可能；上述右下肢静脉主干血流通畅，未见明显血栓。D2 左下肢静脉彩超：左小隐静脉壁弥漫性增厚，考虑炎症可能；上述左下肢静脉主干血流通畅，未见明显血栓。

D3 ADAMTS13 活性（ADAMTS13-Act）：28.4%。ADAMTS13 抑制物（ADAMTS13-Inh）：阴性。

D4 mNGS：检出猪链球菌（表 3-1）。离子 4 项、血氨、甲胎蛋白（AFP）、癌胚抗原（CEA）、肥达试验、外斐反应、溶血性贫血 4 项、抗中性粒细胞胞质抗体未见异常。胸片：双肺感染，双侧胸腔少量积液，建议治疗后复查（图 3-3）。

D5 外送复查 ADAMTS13-Act：59.3%。

表 3-1　血 mNGS 检出猪链球菌

类型	属		种		相对丰度
	名称	检出序列数	名称	检出序列数	
G⁺	链球菌属 *Strepfococeus*	1 766	猪链球菌 *Strepfococeus suis*	1 426	60.38%

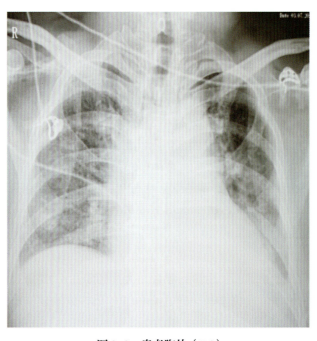

图 3-3　患者胸片（D4）

第二阶段小结（D2 ~ D5）

经过抗感染、激素治疗、血浆置换、输注血小板、中医辨证施治等综合治疗，患者退热，全身散在瘀斑较前消退，病情逐步趋向平稳。多项实验室指标较前改善，血 mNGS 检出猪链球菌，ADAMTS13-Inh 呈阴性，复查 ADAMTS13-Act 较前升高。

请问：①猪链球菌作为该患者目前检测到的主要病原体，其致病途径和类型都有哪些？目前的抗感染治疗方案是否需要调整？②该患者有发热、瘀斑、多器官功能损害，能诊断血栓性血小板减少性紫癜（TTP）吗？还是其他类型的 TMA？是 TMA 合并 DIC？还是单纯的 DIC？

专家点评

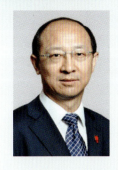

张新超   北京医院（国家老年医学中心）急诊科原主任

中华医学会急诊医学分会委员

中国医疗保健国际交流促进会急诊医学分会主任委员

中国老年医学学会基础与转化医学分会会长

中国医学救援协会教育分会副会长

中国急诊专科医联体副主席

中华医学会北京急诊医学分会副主任委员

北京医师协会急诊医学专科医师分会副会长

    人类猪链球菌病是由猪链球菌（*Streptococcus suis*）感染人而引起的人畜共患病，从事猪屠宰及加工等工作的人员为高危人群。本病主要通过皮肤伤口感染。临床表现为发热、寒战、头痛、食欲下降等一般细菌感染症状，重症患者可合并中毒性休克综合征（toxic shock syndrome，TSS）和链球菌脑膜炎综合征（streptococcus meningitis syndrome，SMS）。我国的人类猪链球菌病主要分布在南方省份，一般呈高度散发。2005—2008 年，我国人感染猪链球菌病报告病例的病死率为 9.09% ~ 18.27%。本例除流行病学资料不详外，其余符合猪链球菌感染特征（主要表现为 TSS）。目前抗感染治疗有效，维持即可。TTP 疑似，不足以确诊。

    1. 支持 TTP   同时出现了五联征表现，包括血小板减少、微血管病性溶血性贫血（破碎红细胞 5%）、发热、肾功能损害、中枢神经系统表现。

    2. 不支持 TTP   ①除了红细胞增多以外，其他表现都可以其他病因解释，如血小板减少由 DIC 所致，发热、肾功能损害、中枢神经系统表现由感染性休克所致；TTP 导致的微血管病性溶血性贫血归根结底是一种溶血现象，除红细胞碎片外要有胆红素的增高，以间接胆红素为主，还要有网织红细胞的增多，该患者以直接胆红素为主。②TTP 的确诊需要 ADAMTS13 活性<10%，而该患者血浆置换前检测值为 28%，同时 ADAMTS13 抑制物为阴性，不符合 TTP。

    该患者在病程中可以明确的诊断是：脓毒症、感染性休克诱发 DIC，经积极抗感染、血浆置换补充纤维蛋白原和凝血因子等治疗后好转。

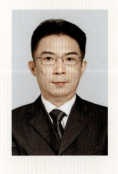

熊 滨   广西壮族自治区人民医院副院长

国务院政府特殊津贴专家

中华医学会重症医学分会委员

中国医师协会重症医学医师分会委员

中国医师协会体外生命支持专业委员会委员

广西壮族自治区卫生健康委员会重症医学质量控制中心主任

广西医学会重症医学分会主任委员

    我们科今年收治了 2 例猪链球菌感染患者，1 例为养殖户，1 例为猪肉商贩，传播途径主要是患者皮肤破损并接触过病猪、死猪的猪肉、内脏、排泄物等造成感染。临床表现：起病迅速，高热，早期器官功能障碍以肝肾、凝血功能障碍明显。虽然猪链球菌对多种抗生素敏感，但是上述患者均在使用大剂量青霉素（480 万 U，q.6h.）后体温下降。治疗效果也好，治疗周期在 2 周左右。

该患者有发热、瘀斑、多器官功能损害，诊断血栓性血小板减少性紫癜（TTP）证据不足，最多能诊断为感染性血栓性微血管病（TMA）：由细菌、病毒或其他微生物感染引起。

血栓性微血管病（TMA）是一组以微血管栓塞为病理特征的疾病，约 33% 的继发性 TMA 为感染导致的，主要发病机制为不受控制的补体激活，其次是直接的内皮损伤、抗 ADAMTS13 抗体的产生。

TTP 疾病早期症状不典型，少数患者可表现为典型的五联征：微血管病性溶血性贫血、血小板减少、神经系统症状、发热及急性肾脏损害。感染患者合并 TMA 则更为复杂，由于重症感染容易导致血小板减少、脓毒血症、弥散性血管内凝血等，与 TMA 表现重叠。

图 3-4 所示的患者出现皮肤瘀斑，考虑为感染导致的 TMA。患者发热、凝血功能异常、血小板减少考虑为感染导致凝血功能异常、骨髓抑制导致血小板减少。此前所述的两例患者在治疗上主要采取抗感染、低分子肝素抗凝、器官功能支持等，并没有考虑 TTP，也没有进行血浆置换、激素冲击、丙种球蛋白冲击等免疫治疗。患者感染得到控制后，瘀斑消退，血小板升至正常，后续骨髓造血活跃甚至出现血小板过高的情况。

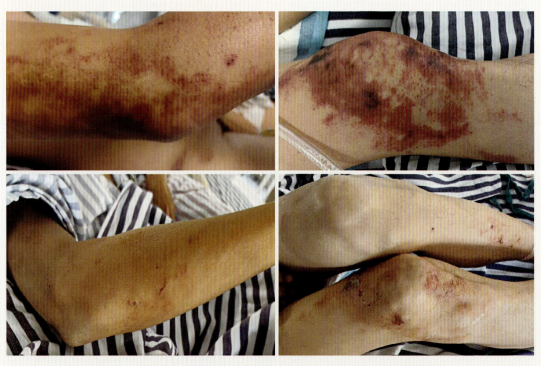

图 3-4　感染性血栓性微血管病皮肤瘀斑治疗前后对比图（外院病例）

D6 患者维持高流量氧疗，无发热、恶寒，气促好转，全身散在瘀斑较前消退，双侧耳缘、四肢末梢青紫、四肢肿胀均有好转，脚踝部可见淡黄色澄清水疱。胃纳、睡眠尚可，留置尿管固定在位，大便正常。舌淡红，苔白厚，脉滑、数。维持原方案，再行 CRRT 治疗。中药守方继服。皮肤科会诊。

D8 患者无气促，基本无发热，无心烦及口干，胃纳、睡眠可，皮肤及巩膜无黄染，全身散在瘀斑、四肢肿胀明显消退，双侧耳缘、四肢末梢青紫好转，双下肢脚踝部散在淡黄色澄清水疱并见张力性水疱。腹胀缓解，四肢水肿明显减轻，多尿（24 小时尿量 3 570mL，进入多尿期），大便次数较前增多、仍较硬；舌淡红，苔白，脉滑。中药汤剂予清营汤 + 大承气汤加减。

D11 患者维持高流量氧疗，间中低热，四肢背侧散在瘀斑，双侧耳缘、四肢末梢少许青紫，双下肢可见少许淡黄色澄清水疱。胃纳、睡眠尚可，留置尿管固定在位（24 小时尿量 5 660mL）。舌淡红，苔白厚。脉滑、数。患者炎症指标明显降低，予改用头孢哌酮钠舒巴坦钠抗感染，予复查病原学检测。中药守方。

D14 患者无发热恶寒，无气促，全身散在瘀斑明显消退，脚背少许肿胀，双侧耳缘、四肢末梢破损已结痂，双下肢未见淡黄色澄清水疱。胃纳睡眠尚可，舌淡红，苔白厚。脉滑。

主要辅助检查如下：

D6 外周血细胞形态 3 项：中性分叶核粒细胞比率（手工）75.0%，淋巴细胞比率（手工）13.0%，嗜酸性粒细胞比率（手工）0，破碎红细胞（5%）。

D8 抗磷脂抗体综合征抗体 6 项未见明显异常。DR 床边全胸正位片对比 D4 胸片，现片示：①双肺感染、双侧胸腔少量积液较前吸收，建议治疗后复查；②心影增大，注意心功能（图 3-5）。D1 送检血培养结果回报阴性。

D13 天疱疮抗体 4 项阴性。D8 送检伤口拭子培养阴性。

患者住院期间主要治疗措施见表 3-2，各项实验室检查指标变化情况见图 3-6 ~ 图 3-18。

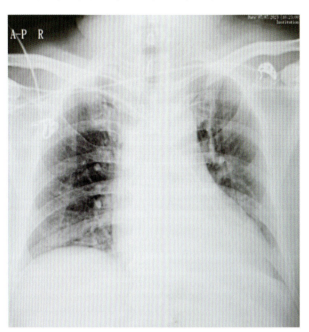

图 3-5　患者胸片（D8）

表 3-2　主要治疗措施一览表

治疗措施	D1	D2	D3	D4	D5	D6	D7	D8	D9	D10	D11	D12	D13	D14
丙种球蛋白	√	√	√	√	√	√	√	√	√	√	√			
激素	√	√	√	√	√	√	√	√	√	√	√			
白蛋白	√	√	√	√	√	√	√	√	√	√	√			
血浆置换			√											
血小板				√										
CRRT			√	√		√								
中药			√	√	√	√	√	√	√	√	√	√	√	√
抗感染方案	注射用亚胺培南西司他丁钠 1.0g q.12h.										注射用头孢哌酮钠舒巴坦钠 3g q.12h.			

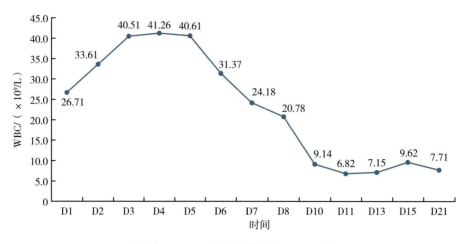

图 3-6　WBC 变化趋势图（D1～D21）

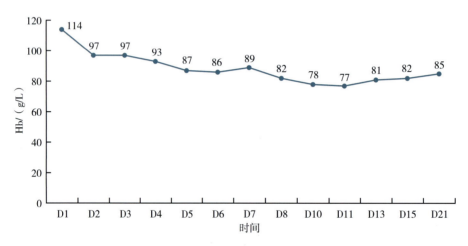

图 3-7　Hb 变化趋势图（D1～D21）

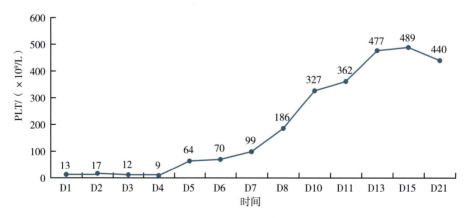

图 3-8　PLT 变化趋势图（D1～D21）

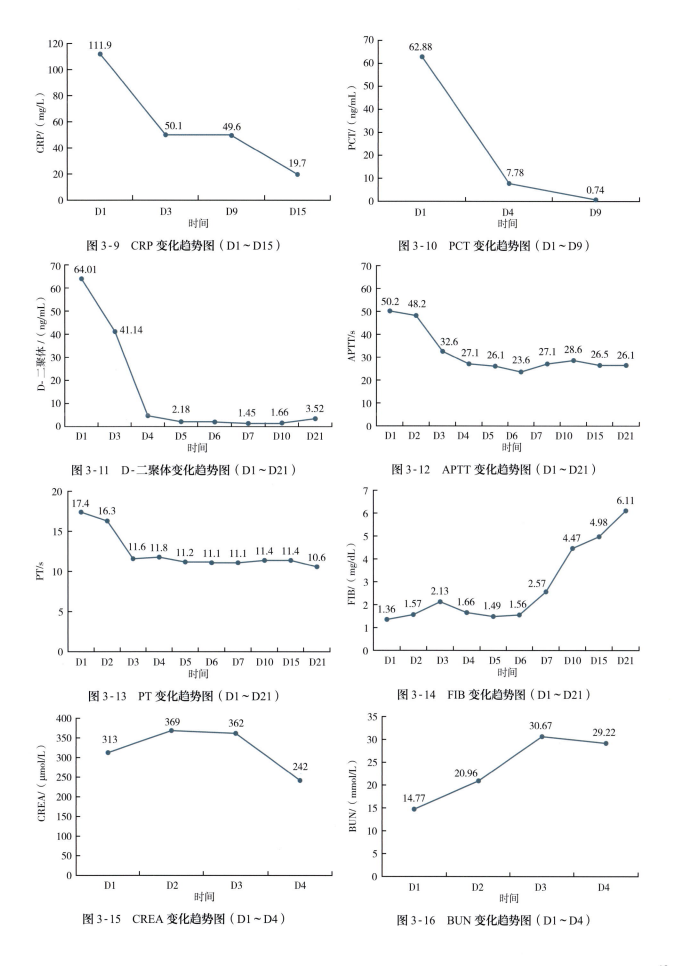

图 3-9　CRP 变化趋势图（D1～D15）

图 3-10　PCT 变化趋势图（D1～D9）

图 3-11　D-二聚体变化趋势图（D1～D21）

图 3-12　APTT 变化趋势图（D1～D21）

图 3-13　PT 变化趋势图（D1～D21）

图 3-14　FIB 变化趋势图（D1～D21）

图 3-15　CREA 变化趋势图（D1～D4）

图 3-16　BUN 变化趋势图（D1～D4）

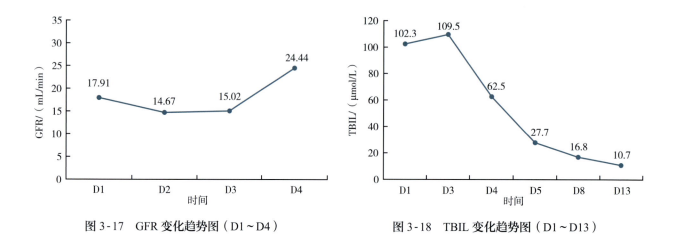

图 3-17　GFR 变化趋势图（D1～D4）　　　　　　　图 3-18　TBIL 变化趋势图（D1～D13）

第三阶段小结（D6～D13）

　　经过积极治疗，患者发热明显好转，瘀斑逐渐减退，双下肢可见张力性水疱，复查胸部影像仍提示感染，但较前吸收。治疗后患者中医症状较前进一步缓解。请问：①根据前一阶段的治疗情况及疗效，考虑肺炎病变是原发感染病灶？还是继发的靶器官受损？②该病例是 DIC 还是 TMA，或是两者兼有？后续需要进一步完善哪些检查，继续目前的治疗方案还是做相应调整？

专家点评

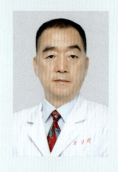

秦历杰　　河南省人民医院急危重症医学部党总支书记、急诊医学科主任
中华医学会急诊医学分会全国委员
中国医师协会急诊医师分会全国委员
中国急诊专科医联体副主席
中国医疗保健国际交流促进会急诊医学分会副主任委员
河南省医学会急诊医学分会第七届主任委员
河南省急诊医疗质量控制中心主任委员

　　患者初发症状无明显呼吸道症状，以恶寒、发热为主。胸部体征为双肺呼吸音粗，双下肺少许湿啰音，心率 119 次 /min，炎症指标高，胸部 CT 示双肺下叶病变等，原发感染社区获得性肺炎（CAP）可能性不大，更多考虑继发损伤可能。

　　血栓性微血管病（TMA）的病理改变主要是内皮细胞损伤，导致血小板聚集、纤维蛋白沉积，形成血栓；一般血小板减少程度较为突出，凝血功能障碍相对较轻。弥散性血管内凝血（DIC）是多种致病因素作用下，以凝血功能失常为主的病理过程。本病例 APTT、PT 基本正常，考虑 TMA 为主。

　　患者治疗效果好，临床症状明显缓解，治疗方案不建议做较大调整。

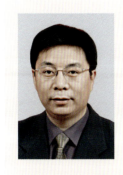

孙同文　郑州大学第一附属医院急诊党支部书记，综合 ICU 主任
国务院政府特殊津贴专家，河南省优秀专家，中原领军人才
中国研究型医院学会危重医学专业委员会主任委员
中国医药教育协会重症医学专业委员会副主任委员
国家卫生健康委医院感染控制标准委员会委员
《中华卫生应急电子杂志》副总编辑
《中华急诊医学杂志》编委，WJEM 编委
Intensive Care Research 杂志主编

　　肺炎的病变并非初始的原发病变，而是由脓毒症、感染性休克导致的心力衰竭、肺部淤血以及坠积性肺炎等继发性病变。

　　目前诊断考虑血栓性微血管病（TMA），猪链球菌血流感染，急性感染引发的暴发性紫癜，以及脓毒症和感染性休克，这些因素都可能导致多器官功能障碍综合征。为了确诊，可以进行紫癜或水疱处的皮肤活检，同时通过心脏彩超检查心脏的大小和左室射血分数（LVEF）。在治疗方面，建议在两周后停止使用抗生素，并考虑添加磺达肝癸钠进行抗凝治疗。

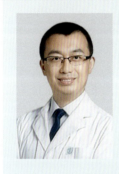

顾　伟　清华大学附属垂杨柳医院急诊医学中心主任
中华医学会急诊医学分会卒中学组委员
中国老年医学学会急诊医学分会常务委员
中国医学救援协会灾害救援分会青年委员会副主任委员
海峡两岸医药卫生交流协会急诊医学分会常务委员
北京医学会急诊医学分会委员
北京医师协会急诊医学专科医师分会常务理事兼副总干事

　　考虑患者的肺部病变是继发的靶器官损伤，而不是原发感染病灶，理由如下：①综合患者的临床表现、实验室检查、影像学依据和诊疗经过，主要诊断是感染性休克继发的多脏器功能衰竭或损伤（肝、肾、呼吸、循环、凝血和血液等系统）。②早期虽存在呼吸困难且氧合指数一度接近 200mmHg，但经过积极治疗，呼吸功能较迅速地恢复，并未进行高水平的特殊呼吸支持治疗。③肺 CT 显示双侧胸腔积液和肺水肿表现，以双下肺为显著，并未见明显的浸润性炎性改变和演变。④mNGS 结果显示的猪链球菌是否为主要致病菌值得商榷，与抗菌治疗的抗菌谱不太符合。

　　DIC 和 TMA 两者之间可能存在某些相似之处或者紧密联系，在诱发因素、病理表现和血液学特征方面都是非常相似的。TMA 是一种急性综合征，以非免疫性溶血性贫血、血小板数目减少以及器官受累致功能障碍等为发病特点。而在脓毒血症发生、发展的过程中经常会出现凝血功能异常，表现为血小板减少、凝血因子异常，严重者可发展成为 DIC。而脓毒症所致凝血功能障碍也可表现为 TMA 的症状特点，包括血小板减少和溶血性贫血。两者的本质都是微血管血栓，因此脓毒症可能是 TMA 的另外一种临床表现形式。该患者早期虽使用血浆置换，但仅使用三天，后期病情并未出现反复或者加重。此外，本例患者凝血功能异常比较明显且肾脏功能恢复较快，这些均不太支持 TMA 的诊断。

　　下一步治疗和检查：①继续使用激素，可逐渐减量；②监测游离血红蛋白、结合珠蛋白、胆红素、乳酸脱氢酶、补体和 ADAMTS13 等的水平；③建议行全身 PET/CT，进一步查找和明确感染部位，为脓毒症提供诊断依据。

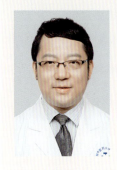

林新锋　广州中医药大学第一附属医院重症医学科主任
中国中西医结合学会重症医学专业委员会常务委员
广东省医院协会重症医学管理专业委员会常务委员
广东省中医药学会重症医学专业委员会主任委员
广东省中西医结合学会重症医学专业委员会副主任委员
广东省肝脏病学会重症医学专业委员会副主任委员
广东省临床医学学会临床重症医学专业委员会副主任委员
广东省医学教育协会重症医学专业委员会副主任委员

　　该病例起病急，进展快，病程清晰，是一个比较典型的猪链球菌感染病例，第四天的血mNGS提示"猪链球菌"的结果已经可以解释之前所有的临床表现，包括肺部炎症，该患者感染后除了全身中毒症状如恶寒、发热外，皮肤受损症状最为典型，其次为肺部感染，同时还有肝肾功能的损伤，但并没有出现休克、神志改变等更严重的情况，应该还是属于普通型。

　　该患者早期就出现皮肤损害，皮下出血，血小板下降，D-二聚体显著升高，PT延长等（没有提供3P检查结果），应该考虑DIC，经过输注血浆（血浆置换）及相应处理以后，各项指标已经基本恢复，后期可持续动态监测凝血功能、血小板等实验室指标及临床症状的恢复情况。

　　中医中药方面，早期患者高热、大便不通，用清营汤联合大承气汤是合理的。但患者第6天大便已解，第6天以后"大便正常"，到第11天以后还守原来的处方值得商榷。急病后的恢复期，往往邪退正虚，患者"舌淡红，苔白厚，脉滑"，从舌脉上看属于"脾虚湿困"，此时用清营汤有"闭门留寇"之嫌，对于清营汤，原著里明确提到"舌白滑者，不可与之"；而用大承气汤峻下更有"伤正"之虞。

四、病例追踪

　　D14转内五科（中医经典科）进一步专科治疗，遵循运动辨证，辨证为阳明证，予桃核承气汤降阳明，配合耳穴压豆、中药热罨包治疗、红外线治疗调理脏腑功能，并于D23病情好转后出院。

学习心得

　　通过复习病史，该患者为中年男性农民，急性起病，既往有胃溃疡伴出血病史。无明显诱因出现发热后迅速合并瘀斑，病情进展迅速，随后出现多器官（呼吸、循环、肝脏、肾脏、凝血）功能受损。通过血mNGS检查明确为猪链球菌感染，通过完善凝血、ADAMTS13等实验室理化检查，鉴别瘀斑原因。经过高流量氧疗仪呼吸支持，经过抗感染（亚胺培南西司他丁钠、头孢哌酮钠舒巴坦钠）、抗炎（甲泼尼龙）、免疫支持（丙种球蛋白、白蛋白）、血浆置换、CRRT、输注血小板等综合治疗以及中医药辨证施治（清营汤、大承气汤、桃核承气汤等），症状逐渐好转，各项指标改善，病情逐步趋于稳定，好转出院。基于本病的诊治，有如下体会。

　　1. 猪链球菌感染属于人畜共患病，早期识别是关键。猪链球菌是一种革兰氏阳性球菌，呈链状排列，无鞭毛，不运动，不形成芽孢，但有荚膜。猪链球菌为兼性厌氧菌，但在无氧时溶血明显，培养最适温度为37℃。菌落细小，直径1~2mm，透明、发亮、光滑、圆形、边缘整齐，在液体培养中呈链状。

猪链球菌在猪中有较高的流行性，其感染在人类中虽不常见，但病情很严重。人群普遍易感，尤其是屠宰工人及农民发病率高，其他人群如运输、清理病/死猪的人群，如司机等也易感染猪链球菌而发病。屠宰厂工人咽部可带菌，他们可表现为健康状态，但具有潜在危险。该病首先在猪群中暴发流行，随后屠宰者及与处理病、死猪有关者等发病。目前尚无证据表明人类猪链球菌病能在人与人间传播。本病主要通过皮肤伤口而感染。猪链球菌经皮肤或黏膜的伤口进入人体，进入血液循环后在血液中迅速生长和繁殖，细菌随血液循环进入人体的各器官、组织，致多器官、组织发生病变，导致脓毒血症。在细菌毒素的作用下，血管内皮损伤，血液处于高凝状态，并发弥散性血管内凝血导致全身性微循环障碍，多器官功能衰竭。临床表现为发热、寒战、头痛、食欲下降等一般细菌感染症状，重症患者可合并中毒性休克综合征（toxic shock syndrome，TSS）和链球菌性脑膜炎（streptococcal meningitis）。链球菌性脑膜炎的主要病理表现是化脓性脑膜炎，脑膜血管充血明显并有大量中性粒细胞浸润，而其他脏器的病理改变轻微。

人类猪链球菌病的不同临床类型预后明显不同。普通型预后良好，若无并发症，一般能够痊愈。脑膜炎型如及时得到治疗，大多数患者预后良好，少数患者可出现严重的并发症，如感音性耳聋或复视。休克型病死率最高，是猪链球菌感染患者死亡的主要原因。因此，对于高危行业人群，出现发热、瘀斑、血小板减少等临床表现，应当警惕该病的可能，及时完善血培养和有关分泌物培养，分离病原菌，以便得到准确的诊断以指导治疗。

2. DIC 与 TMA 相似而不同　脓毒症患者凝血功能紊乱可导致 DIC，在脓毒症患者凝血功能紊乱进展至显性 DIC 之前即可出现血小板减少和凝血酶原时间延长。研究显示脓毒症患者中大约 30% 可合并 DIC，进而造成多器官功能障碍综合征。

DIC 是在许多疾病基础上发生的，致病因素损伤微血管体系，导致凝血活化，全身微血管血栓形成、凝血因子大量消耗并继发纤溶亢进，引起以出血及微循环衰竭为特征的临床综合征。DIC 是多种疾病复杂病理生理过程的中间环节，其常见的基础疾病或诱因包括：脓毒症、恶性肿瘤、创伤、手术、羊水栓塞、血管内溶血等，这些因素可导致大量促凝物质在短时间内出现于循环血液中，引起血管内广泛血栓形成，继而造成凝血因子消耗和纤溶系统大规模激活，造成纤维蛋白降解产物的增多，阻碍正常纤维蛋白聚合以及纤维蛋白原与血小板结合，干扰纤维蛋白凝块形成和血小板聚集，造成继发的出血倾向。

DIC 典型的临床表现包括以下几种。①出血：自发性、多部位（皮肤、黏膜、伤口及穿刺部位）出血，严重者可危及生命。②休克或微循环衰竭：休克不能用原发病解释，顽固而不易纠正；早期即出现肾、肺、脑等器官功能不全。③微血管栓塞：累及浅层皮肤、消化道黏膜微血管；根据受累器官差异可表现为顽固性休克、呼吸衰竭、意识障碍、高颅压、多器官功能衰竭。④微血管病性溶血性贫血：较少发生，表现为进行性贫血、贫血程度与出血量不成比例，偶见皮肤、巩膜黄染。

TMA 是一组具有共同病理特征的急性临床综合征，主要表现为内皮细胞受损、血小板聚集和微血栓形成，血管栓塞，以及红细胞碎裂等微血管系统异常。TMA 是一组微血管阻塞性疾病，具有多种病因和致病机制参与，治疗方法和预后也不同，但是 TMA 具有上述病例共同的病理特征以及微血管病性溶血性贫血、血小板减少及器官损害等临床表现。

TMA 包括多种疾病类型，主要包括血栓性血小板减少性紫癜（TTP）、溶血尿毒症综合征（HUS）和不典型溶血尿毒症综合征（aHUS）3 种疾病，此外还包括药物介导的 TMA 以及其他疾病继发的 TMA，感染、遗传、补体、凝血、药物、代谢等因素均可介导该类疾病发生、发展。

因此，TMA 还可以分为原发性 TMA 和继发性 TMA 两大类，原发性 TMA 主要包括 TTP、HUS 和 aHUS 等，继发性 TMA 主要由结缔组织病、移植、肿瘤、恶性高血压、妊娠和感染等引起。

TTP 是一组以血小板血栓为主的微血管血栓出血综合征，其主要临床特征包括微血管病性溶血性贫血、血小板减少、神经精神症状、发热和肾脏受累等。①遗传性 TTP 系 *ADAMTS13* 基因突变导致其编码的酶活性降低或缺乏所致的；②特发性 TTP 因患者体内存在抗 ADAMTS13 自身抗体（抑制物）而导致 ADAMTS13 活性降低或缺乏；③继发性 TTP 由感染、药物、肿瘤、自身免疫病等因素引发。目前 TTP 的诊断已经不再强调经典的五联征同时存在，只要患者有无法解释的血小板减少及血管内溶血性贫血，且 ADAMTS13 酶活性下降、ADAMTS13 抑制物或 IgG 抗体存在就可以诊断，对于疑似患者可采用 PLASMIC 评分表进行危险度评估。本案例患者首次查 ADAMTS13-Act：28.4%，ADAMTS13-Inh：阴性，后续复查 ADAMTS13-Act：59.3%。诊断上更加倾向于 DIC。

（郭权来　奚小土　丁邦晗）

特别鸣谢

广东省人民医院	邓宇珺
惠州市中心人民医院	乐　胜
北京医院	张新超
广西壮族自治区人民医院	熊　滨
河南省人民医院	秦历杰
郑州大学第一附属医院	孙同文
清华大学附属垂杨柳医院	顾　伟
广州中医药大学第一附属医院	林新锋

病例4 拨开云雾见晴日，删繁就简三秋树

患者张××，男性，59岁，因"咳嗽伴痰中带血10天余，加重3天"于2024年4月13日（D1）急诊入院。

一、病史特点

1. 中年男性，急性病程，既往有原发性高血压史10余年，苯磺酸氨氯地平片5mg q.d. 口服，自诉血压控制良好。

2. 10余天前患者无诱因下出现咳嗽，痰量不多，痰中带血丝，无畏寒、发热，无胸闷、胸痛，无心慌、心悸，无呼吸困难等不适，其间未就诊，症状持续不缓解。PD3至我院门诊就诊，胸部CT提示：两肺多发渗出、实变（首先考虑病毒性肺炎），诊断"肺部感染"，予以左氧氟沙星抗感染治疗，症状未见明显好转，胸闷、气喘加重，伴头晕、乏力，急诊收治入院。

3. 体格检查 T 36.2℃，HR 105次/min，R 22次/min，BP 119/64mmHg，SpO_2 94%（经鼻高流量吸氧，吸氧浓度70%，流量40L/min）。神志清，急性面容，瞳孔直径左3mm/右3mm，对光反射灵敏；双肺呼吸音粗，可闻及少许湿啰音。心律齐，三尖瓣听诊区可闻及可疑杂音，P2＞A2。腹软，无压痛，肝脾肋下未触及，全腹未触及明显包块。双下肢未明显浮肿。四肢肌力正常，病理反射未引出。

4. 辅助检查

PD3胸部CT（图4-1）提示两肺多发渗出、实变（首先考虑病毒性肺炎）。

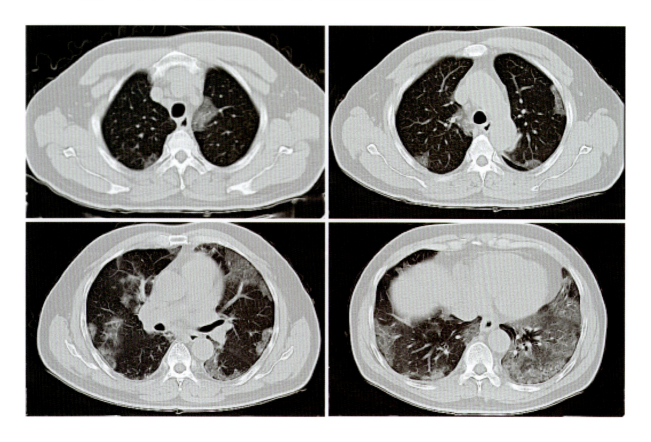

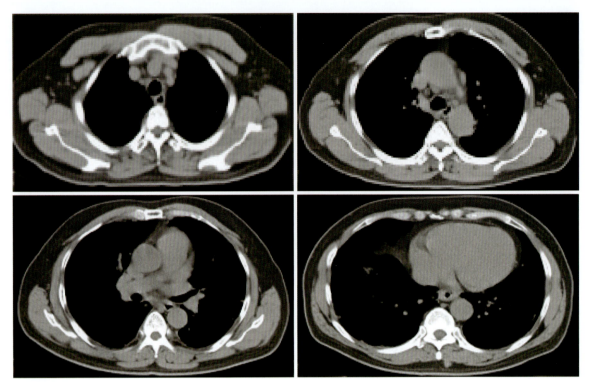

图 4-1　胸部 CT 平扫情况（PD3）

PD2 血常规：WBC 4.4×10^9/L，LYM 0.68×10^9/L，MONO 0.30×10^9/L，NEUT 3.40×10^9/L，NEUT% 77.4%，Hb 135g/L，PLT 147×10^9/L；CRP 73.8mg/L，白介素-6（IL-6）26.4pg/mL。

二、初步诊断

1. 社区获得性肺炎，Ⅰ型呼吸衰竭；急性呼吸窘迫综合征。
2. 原发性高血压Ⅰ级（高危组）。

三、诊疗经过

患者至门诊就诊，血常规提示淋巴细胞绝对值降低，炎症指标轻度增高。行胸部 CT 平扫，提示两肺多发渗出、实变，考虑肺部感染，予左氧氟沙星 500mg q.d. 静脉滴注。2 天后，症状未改善。入院时（D1）急诊完善相关检查，如下：

血常规：WBC 9.1×10^9/L，NEUT 7.89×10^9/L，LYM 0.64×10^9/L，MONO 0.50×10^9/L，NEUT% 87.0%，LYM% 7.0%，RBC 4.83×10^{12}/L，Hb 143g/L，PLT 81×10^9/L。

炎症指标：PCT 0.20ng/mL，IL-6 46.30pg/mL，CRP 90.0mg/L。

凝血功能：INR 1.17，PT 14.9s，APTT 40.7s，FIB 3.24g/L，D-二聚体＞20 000μg/L。

生化指标：TBIL 22.0μmol/L，ALT 68U/L，AST 70U/L，ALB 36.3g/L；CK 231U/L，CK-MB 25U/L，TNT-I 0.415ng/mL，NT-proBNP 41.1pg/mL。

急诊心电图（图 4-2）：窦性心律，T 波改变。

急诊心脏彩超（图 4-3）：感染性心内膜炎。①三尖瓣前叶赘生物，三尖瓣中度关闭不全；②右心增大，肺动脉收缩压轻度增高；③主动脉窦部增宽。

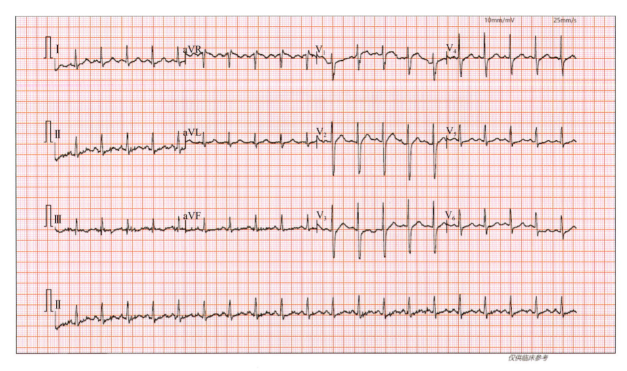

图 4-2　急诊心电图（D1）

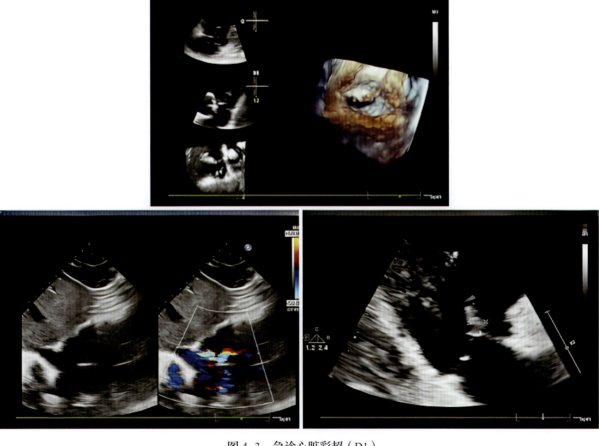

图 4-3　急诊心脏彩超（D1）

EF 56.6%；肺动脉收缩压 41mmHg。TAPSE＝1.78cm

急诊肺动脉 CTA（图 4-4）：肺动脉主干增宽，两肺动脉主干远端及肺内分支多发充盈缺损。下肢深静脉彩超：右侧小腿肌间静脉血栓形成；双侧下肢动脉粥样硬化伴多发细小斑块形成。

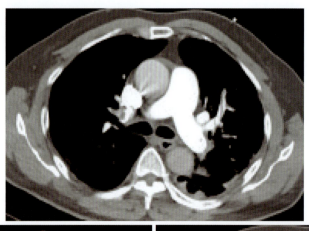

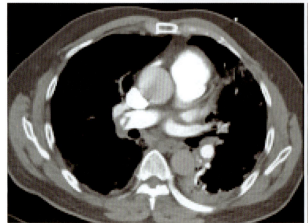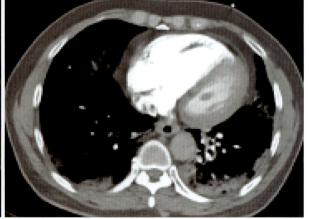

图 4-4　急诊肺动脉 CTA（D1）

更新诊断如下：
1. 社区获得性肺炎　病毒性肺炎首先考虑，Ⅰ型呼吸衰竭。
2. 肺栓塞。
3. 感染性心内膜炎性赘生物。
4. 急性呼吸窘迫综合征（ARDS）。

治疗上予经鼻高流量吸氧（吸氧浓度 70%，流量 40L/min），同时予莫西沙星片 400mg q.d. 口服 + 膦甲酸钠 2g q.12h. 静脉滴注 + 万古霉素 500mg q.12h. 静脉滴注抗感染治疗，同时予依诺肝素 6 000IU q.12h. 皮下注射。

第一阶段小结

患者经门诊输液治疗后症状未改善，急诊收治入院，完善肺动脉 CTA 提示肺栓塞，心脏超声提示感染性心内膜炎，病原微生物未回报，经验性予上述抗感染方案。您如何考虑？诊断如何用"一元论"解释？

专家点评

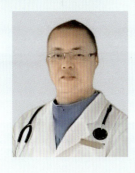

梁　庆　　广州医科大学附属第一医院急诊科主任，博士研究生导师
中央组织部第十批医疗人才"组团式"援藏人才
澳大利亚蒙纳士大学医学院药理系客座高级研究员
澳大利亚纽卡斯尔大学医学院急诊医学系访问学者
广东省医学会急诊医学分会青年委员会委员
广东省医师协会急诊医师分会常务委员
《中国急救医学》杂志编委

　　患者为中老年男性，咳嗽伴痰中带血，急性病程，目前诊断：①重症肺炎，病毒性肺炎可能性大，ARDS，Ⅰ型呼衰；②肺栓塞，脓毒性？中度肺动脉高压；③感染性心内膜炎性赘生物。

　　胸部 CT 示双肺多发感染，病变呈磨玻璃样，累及肺野外带为著，淋巴细胞绝对值降低，左氧氟沙星抗感染效果不佳，为病毒性肺炎特征。由三尖瓣菌性赘生物脱落堵塞肺动脉引起肺栓塞并继发肺动脉高压（PAH）和右心增大，并不能完全解释当前临床全貌。当前患者有使用高级呼吸支持治疗的指征并可考虑一氧化氮（NO）吸入配合低分子肝素（LMWH）抗凝，经验性抗感染方案暂已覆盖，而抗病毒方案仍有强化空间。应及时追溯病史，了解可能的自身免疫或免疫抑制因素。完善病原学检查［痰、血、支气管肺泡灌洗液（BALF）培养及宏基因组学二代测序（mNGS）等，关注病毒学］、自身免疫相关检查等。

　　治疗期间无发热，病原微生物回报及相关治疗指标变化见表 4-1，以及图 4-5～图 4～8。

表 4-1　微生物检查化验结果

标本源	结果
新型冠状病毒核酸检测	阴性
甲乙型流感病毒核酸检测	阴性
人巨细胞病毒（HCMV）/EB 病毒核酸检测	EB 病毒 1.34×10^4 copies/mL
痰液/尿液/粪便细菌培养	痰涂片少量 G^- 菌；余均阴性
血液 mNGS	流感嗜血杆菌，序列数：812；细环病毒，序列数：3
血培养	阴性

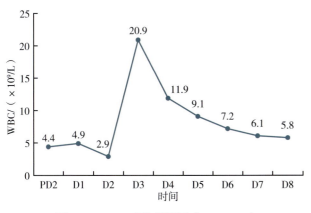

图 4-5　WBC 变化趋势图（PD2～D8）

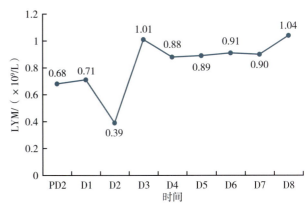

图 4-6　LYM 变化趋势图（PD2～D8）

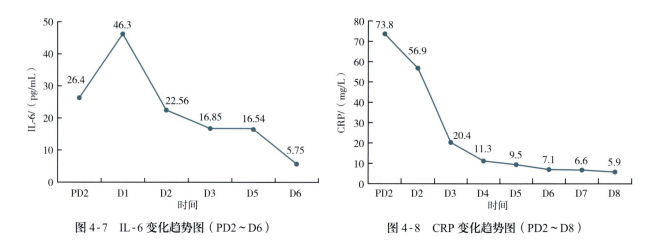

图4-7　IL-6变化趋势图（PD2~D6）　　　　图4-8　CRP变化趋势图（PD2~D8）

其他相关指标：抗核抗体及抗心磷脂抗体相关指标（−）；肿瘤指标正常；蛋白S活性70%，偏低（正常值77%~143%）。血栓标志物：纤溶酶-a2纤溶酶抑制剂复合物4.08μg/mL（正常值<0.85μg/mL），纤维蛋白降解产物（FDP）77.81mg/L（正常值<0.5mg/L），D-二聚体>20 000ng/mL（正常值<500ng/mL）。

D1~D8治疗方案见表4-2。

表4-2　治疗方案（D1~D8）

D1	D2	D3	D4	D5	D6	D7	D8
		莫西沙星片 400mg q.d. 口服					
		膦甲酸钠 2g q.12h. 静脉滴注					
万古霉素 500mg q.12h. 静脉滴注							
		达托霉素 0.5g q.d. 静脉滴注					
		依诺肝素 6 000IU q.12h. 皮下注射					

第二阶段小结

患者炎症指标升高，整个病程中无发热，病原微生物依据方面，仅mNGS提示流感嗜血杆菌，血EB病毒核酸拷贝数轻度增高；抗生素治疗后，患者炎症指标呈下降趋势。针对上述治疗及相关指标变化，您目前如何考虑患者诊断及治疗方案调整？

专家点评

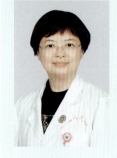

欧阳艳红　海南省人民医院急诊科主任
中国医药教育协会蛇伤防治专业委员会副主任委员
中国女医师协会第二届急诊专业委员会常务委员
海南省医学会急诊医学分会主任委员
海南省医师协会急诊医师分会会长
海南省医学会灾难医学分会副主任委员
海南省中西医结合学会常务委员
海南省中西医结合学会急诊专业委员会副主任委员

　　流感嗜血杆菌是多形性革兰氏阴性杆菌，常定植于人类呼吸道，并可引起呼吸道感染。本病虽然好发于 6 岁以下儿童，但近年来成年人病例呈增多趋势。B 型流感嗜血杆菌的毒力最强。合并病毒感染时可促进流感嗜血杆菌肺炎的发生，尤其在流行性感冒流行之际，流感嗜血杆菌肺炎的发病率增高且病情严重。

　　该患者临床表现和一般肺炎差异不大，本病起病前常有上呼吸道感染史，可表现为发热、咳嗽、咳脓性痰、呼吸急促、发绀。

　　流感嗜血杆菌肺炎的临床症状相较于其他社区获得性肺炎缺乏特异性，但流感嗜血杆菌肺炎的病变部位常见双肺多发小叶性肺炎，易累及外周。其最常见的 CT 表现为磨玻璃影、支气管壁增厚、小叶中心结节及实变，偶见小叶内及小叶间隔增厚引起的网格影。最常观察到的 CT 影像组合是磨玻璃影和支气管壁增厚，和我们这个病例的双下肺影像表现比较符合。结合感染指标有入院后升高，经抗感染后降低，考虑 B 型流感嗜血杆菌引起的重症肺炎可能。同时 B 型流感嗜血杆菌通过血流可以黏附于心脏瓣膜继发感染性心内膜炎。

　　辅助检查如下：mNGS 病原学检查回报流感嗜血杆菌。超声检查提示三尖瓣前叶赘生物。下肢彩超提示右侧小腿肌间静脉血栓形成，双侧下肢动脉粥样硬化伴多发细小斑块形成。肺动脉 CTA 提示肺动脉主干增宽，两肺动脉主干远端及肺内分支多发充盈缺损。结合临床症状考虑：肺栓塞（慢性？亚急性？）、感染性心内膜炎（流血嗜血杆菌）。

　　综上所述，本案例主要诊断考虑：①B 型流感嗜血杆菌引起的重症肺炎、I 型呼吸衰竭、ARDS？②亚急性感染性心内膜炎；③三尖瓣赘生物性质待查：患者本次发病前以及病程中未见明显细菌入血中毒症状（发热、感染指标一般，血培养阴性，未见其他急性感染性心内膜炎体征）。结合心脏彩超推测为亚急性心内膜炎、三尖瓣赘生物可能性大；④肺栓塞（亚急性？其栓子来源考虑三尖瓣赘生物脱落）；⑤EB 病毒感染；⑥右侧小腿肌间静脉血栓形成，双侧下肢动脉粥样硬化伴多发细小斑块形成。

　　目前患者感染可控，存在右心衰竭且三尖瓣赘生物较大，再次发生肺栓塞的可能性很大，建议充分评估风险后积极手术治疗，同时完善赘生物病理及病原学检查；如无条件，则积极查找感染性心内膜炎其他体征及询问病史等线索（多次血培养及二代测序）。

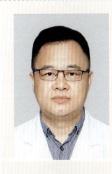

蒋文新　广东省人民医院重症医学科副主任，重症监护二科主任
广东省医学会重症医学分会委员兼秘书
广东省医师协会重症医学医师分会常务委员
广东省重症医学质量控制中心副主任
广东省健康管理学会重症医学专业委员会副秘书长
广东省肝脏病学会重症医学专业委员会副主任委员

　　患者起病早期临床表现以咳嗽、咯血丝痰为主，无发热及呼吸困难。发病过程进展相对不急，1 周后就诊用药后才出现气促症状并需要住院治疗。临床体格检查、血液化验及肺 CT 等辅助检查不支持典型肺炎，而多项凝血与血栓监测指标出现异常，均支持肺动脉栓塞的临床诊断。患者超声所见的感染性心内膜炎性赘生物位于三尖瓣，亦能够解释出现肺动脉栓塞的病理生理学机制。患者血液和痰液标本没有培养出病原菌，但 mNGS 所见的 EB 病毒和流感嗜血杆菌不能排除来源于赘生物，因病原菌生长繁殖的数量还没引起严重炎症反应，但影响了凝血系

统、使之出现功能紊乱，蛋白S活性降低和D-二聚体等指标大幅度升高均支持血栓性疾病的诊断。

一方面，蛋白S缺乏症会使机体抗凝功能下降，使血液处于高凝状态，增加静脉血栓栓塞（VTE）等的发生风险。另一方面，感染性心内膜炎伴有赘生物需要抗凝与抗血小板治疗，积极预防新发血栓案件。由于蛋白S是维生素K依赖性蛋白，且半衰期（48小时）比凝血因子Ⅱ、Ⅸ和Ⅹ更短，在口服华法林后，蛋白S会先于多数凝血因子降低，在短时间内使凝血系统失去控制，引发高凝状态。因此，蛋白S缺乏症患者使用华法林作为初始治疗措施可能引起血栓倾向加重、皮肤坏死等不良结局。在使用华法林治疗的最初5天内建议重叠使用低分子肝素等其他抗凝药物，以缓解华法林引起的短暂的高凝状态。

感染性心内膜炎伴赘生物的抗生素治疗需要足够疗程，而且众多流行病学资料提示此类病例中混合感染比例很高，常常需要青霉素族、头孢类、糖肽类联合，如有合并真菌感染等情况还可加上抗真菌药物。本例患者没有革兰氏阳性球菌证据，虽然mNGS结果常常仅供参考，不是感染诊断的金标准，但这例患者情况稳定，抗生素可更换为注射用哌拉西林钠他唑巴坦钠，同时加强病原菌监测，结合后续效果再予以调整。

给予抗生素治疗及治疗剂量抗凝治疗，患者症状明显改善，D3高流量给氧浓度下调至50%，流量40L/min，SpO$_2$ 98%。D5改鼻导管吸氧（流量3L/min），SpO$_2$ 98% ~ 100%。予以复查胸部CT、肺动脉CTA及食管超声，情况见图4-9 ~ 图4-11。

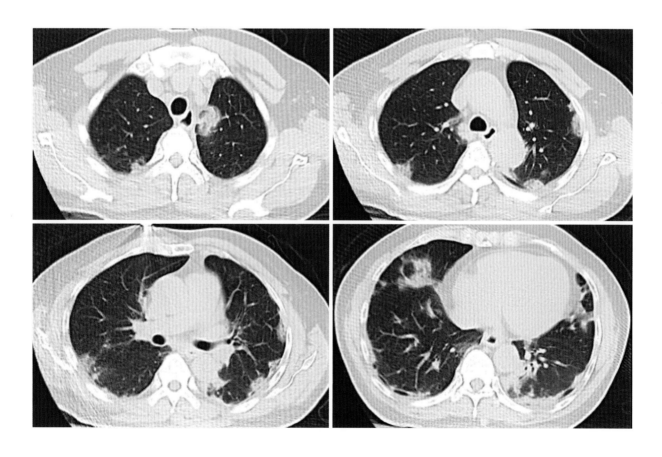

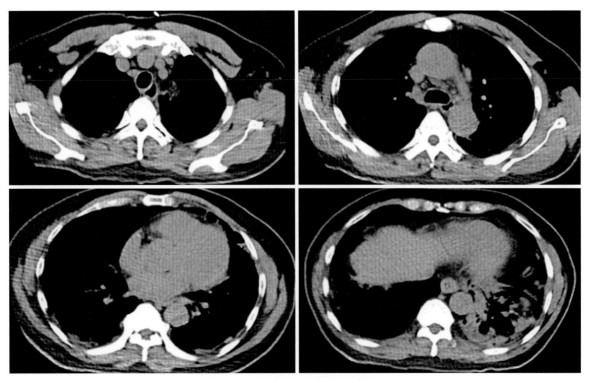

图 4-9　胸部 CT 平扫情况（D6）

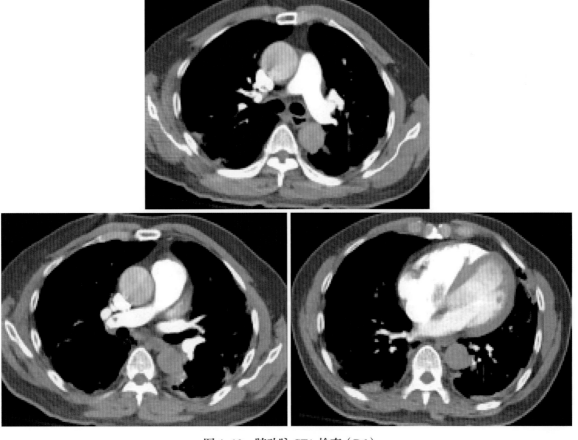

图 4-10　肺动脉 CTA 检查（D6）
左肺上叶尖后段、右肺动脉主干及远端多分支散在充盈缺损，较 D1 明显好转

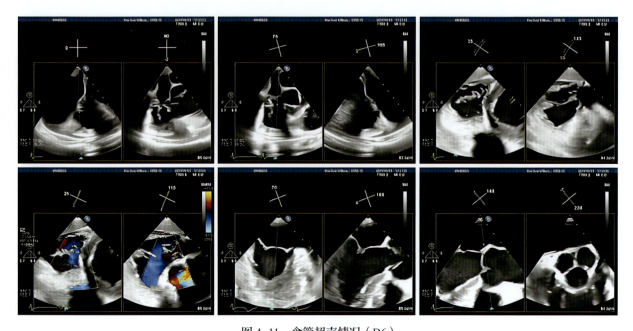

图 4-11　食管超声情况（D6）
①三尖瓣稍增厚，未见明显赘生物样改变（较 D1 变化明显）；结合病史既往团块血栓不除外。
②余瓣膜功能正常，未见明显异常回声

追溯病史：本次发病前存在长途旅行史（江西省至杭州市），火车 13 小时，前 6 小时硬座，后 7 小时硬卧。

第三阶段小结

回顾病程，患者入院前 3 天胸部 CT 提示两肺多发渗出、实变（首先考虑病毒性肺炎）；急诊肺动脉 CTA 提示肺栓塞，心脏彩超提示感染性心内膜炎。患者整个病程中无发热，病原微生物依据方面，仅 mNGS 提示流感嗜血杆菌，血 EB 病毒核酸拷贝数轻度增高。予以抗生素及抗凝治疗后，患者炎症指标呈下降趋势，D-二聚体从大于 20 000ng/mL 下降至 1 960ng/mL，呼吸支持力度逐步下调，改为鼻导管吸氧（流量 3L/min），D8 好转出院。

结合复查的影像学检查及相关检查结果，您认为该患者最后的诊断是什么？是否需要经验性联合应用抗生素？

专家点评

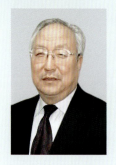

李春盛　首都医科大学附属北京友谊医院急诊科，博士研究生导师
中华医学会急诊医学分会第六、七届主任委员
海峡两岸医药卫生交流协会急诊医学分会第一、二届主任委员
中国毒理学会中毒与救治专业委员会副主任委员
国务院政府特殊津贴专家
首都医科大学附属北京友谊医院急危重症中心专家指导委员会主任委员
北京市心肺脑复苏重点实验室主任

本例患者应诊断为：①肺动脉栓塞，由此引起肺渗出合并感染；②原发性高血压。

诊断证据如下：

1. 59 岁男性，除原发性高血压得到较好控制外，没有其他慢性病基础。

2. 有长途坐车旅行史（13 小时）。

3. 发病以咳嗽、痰中带血为主，但无发热，没有感冒症状，白细胞不高。CT 平扫示肺部有些许斑片影，以靠胸膜处多。诊断为病毒性肺炎，但没有病原学证据及抗病毒治疗。

4. 病后治疗效果不好，但增加胸闷，呼吸困难，咳嗽、咳痰带血症状仍在，肺动脉栓塞三联征出现（胸闷痛、呼吸困难、咳嗽咳痰带血）；查体见 P2＞A2，血白细胞仍不高，无发热，但 R 22 次/min，HR 102 次/min；SpO_2 94%；心电图（ECG）提示 $S_1Q_{III}T_{III}$，V_1R 波高，R 为主 V 导联 T 波低；心脏超声提示右心室大、肺动脉压高（证明右心负荷过重）；血液检查提示血栓标志物升高：纤溶酶-α_2纤溶酶抑制剂复合物 4.08μg/mL（正常值＜0.85μg/mL），纤维蛋白降解产物（FDP）77.81mg/L（正常值＜0.5mg/L），D-二聚体＞20 000ng/mL（正常值＜500ng/mL）。肺动脉 CTA 证明肺动脉有充盈缺损；下肢超声证明有深静脉血栓形成。

5. 治疗方面，在原来治疗的基础上加用抗凝治疗后症状明显改善，D8 出院，通过治疗效果也证明此病例是肺动脉栓塞。

不支持病毒性肺炎：无上呼吸道感染症状，无发热，不会开始就咳嗽、痰中带血，且与肺 CT 及全身病毒血症不相符合，并且没用抗病毒药，从临床表现到早期治疗效果均不支持该诊断。

本病例不足之处：没有动脉血气数据，无论是柏林标准还是目前全球标准，没有诊断 ARDS 的证据。

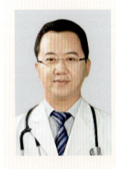

李旭　南方医科大学南方医院急诊科原主任，博士研究生导师

国家自然科学基金委员会医学科学部终审专家

国家科学技术奖励评审专家

中华医学会急诊医学分会临床学组副组长/危重病学组委员

广东省预防医学会急症预防与救治专业委员会主任委员

广东省精准医学应用学会急诊创伤分会主任委员

广东省医学会急诊医学分会副主任委员

广东省医师协会急诊医师分会常务委员

该患者以呼吸道症状首发，救治过程积极，结局恢复良好。从患者临床表现来看，诊断考虑以病毒性肺炎为主，继发细菌性感染，同时合并有感染性心内膜炎。在积极抗感染治疗后患者症状缓解明显，社区获得性肺炎及病毒感染后所继发的常为革兰氏阳性菌感染，首选应用抗革兰氏阳性菌药物。考虑心内膜炎治疗周期较长，从复查的心脏超声结果尚不能明确赘生物的性质，建议保证足够的抗感染疗程，定期复查追踪。

学习心得

肺血栓栓塞症（pulmonary thromboembolism，PTE），是指血凝块突然堵塞肺动脉，引起相应肺实质血流供应受阻的临床病理生理综合征。我国乃至全球的 PTE 患病率和病死率均高。据流行病学调查显示，PTE 患病率呈逐年上升趋势，经治疗院内病死率有所下降但总体仍然较高。PTE 的症状多种多样，但缺乏特异性，易发生漏诊、误诊。PTE 的严重程度存在差异，可能为无症状、隐匿的、血流动力学不稳定甚至猝死。临床上的经典表现"肺梗死三联征"，即同时或先后出现呼吸困难、胸膜性胸痛及咯血，往往仅见于不足30%病例，但具有诊断意义。

栓子导致远端肺组织灌注减低或停止。发生PTE后，支气管动脉提供的侧支循环增加，大部分病例的肺组织得以保持存活，报道显示15%～60%的血栓栓塞事件可发展为肺梗死，多见于两肺下叶。栓塞位置是否超过了肺动脉和支气管动脉之间的生理吻合可能决定着栓塞后是否出现肺梗死。肺梗死的坏死类型为凝固性坏死，好发于中小动脉供血区域，分为完全性梗死和不完全梗死。①完全性梗死：不可复的缺血性损伤，毛细血管通透性增加，之后支气管动脉再灌注，从而导致肺泡出血和随之而来的坏死，最后转变为纤维索条影；②不完全梗死：出现暂时出血性充血，但没有转变为其他急性或慢性肺实质病变。

肺梗死CT表现如下：①形态：呈楔形，宽基底与胸膜相连，尖端像被削尖的凸起（驼峰征）；有时可见病灶尖端至肺门的线样影；有时可见增粗的血管进入病灶尖端。②密度：病灶内见气体密度影；见外周实变影，中央泡沫状实变影（中心透光性实变，网格状影）；肺梗死病灶内可见空洞、囊变或扩张气道；肺实质病灶周围可见少许出血性改变（图4-12）。

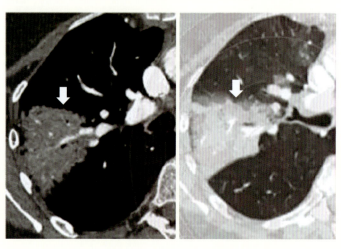

图4-12　肺梗死CT表现

脓毒性肺栓塞（SPE）是肺栓塞的一种少见类型，但病情严重，其特征为含有病原体的栓子脱落后随血流进入肺血管系统导致肺栓塞（或梗死）和局灶性肺脓肿。SPE的诊断依靠临床、微生物学及影像学的证据，其特征性表现总结如下：①多发胸膜下外周结节，<3cm的楔形影和滋养血管征CT表现；②作为可能的脓毒栓子来源，存在活动性肺外感染；③除外其他可能引起肺部浸润影的疾病；④经恰当的抗生素治疗，肺部浸润影吸收。滋养血管征为一支血管影连接肺部周边病灶，出现于2/3以上患者，可作为高度提示SPE的征象。

（唐俊根　黄　曼　马岳峰）

特别鸣谢

广州医科大学附属第一医院	梁　庆
海南省人民医院	欧阳艳红
广东省人民医院	蒋文新
首都医科大学附属北京友谊医院	李春盛
南方医科大学南方医院	李　旭

病例 5　那些年

患者王×，男性，68 岁，因"反复发热 7 年余，言语不清、肢体活动障碍 3 天"于 2018 年 3 月 16 日（D1）收入我院急诊科。

一、病史特点

1. 老年男性，反复发热 7 年余，慢性病程急性发作。

2. 患者 7 年余前（2010 年 6 月 21 日）因"间断胸闷 20 年，加重 7 天"于外院住院，冠状动脉造影示右冠状动脉中段 90% 狭窄，远段 80% 狭窄，置入支架 2 枚。术后腹胀，WBC 15.26×10⁹/L，NEUT% 86.7%，无发热，头孢呋辛静脉滴注后 WBC 降至正常。术后 10 天（2010 年 6 月 31 日）再次出现发热而入院，最高体温 39℃，就诊于同一医院，胸片示双肺淤血，超声心动图示肺动脉高压、卵圆孔开放、心房水平左向右分流。经食管超声心动（7 月 16 日）未见赘生物，考虑肺部感染，予以抗感染治疗，体温得到控制后出院。6 年余前（2011 年 7 月）冠状动脉造影示前室间支近段原支架内血流通畅，旋支近端 40% 狭窄，中间支近段 90% 不规则狭窄，置入支架 1 枚。此后患者院外反复发热，T 37~39℃，多于下午及夜间起热，每次持续 2~3 天，最长 20 天，每年约 15 次，伴乏力纳差、肌肉关节酸痛、盗汗，活动耐量下降，反复就诊于中国医学科学院阜外医院、北京大学第三医院、北京协和医院急诊，考虑感染发热，予头孢类、莫西沙星抗感染、利尿有效。4 年前（2014 年 3 月 21 日）因发热 39.2℃，于我院感染科住院。

完善检查：PPD 强阳性 3+；T-SPOT 阳性；痰查结核分枝杆菌、血细菌培养均阴性；胸部 CT 示右肺下叶一边界模糊点状结节，纵隔淋巴结增大；超声心动图示 EF 67.3%，房间隔缺损，肺动脉收缩压轻度增高，右心房、右心室及左心房扩大，三尖瓣中度关闭不全，二尖瓣轻度关闭不全；转诊于结核病医院，排除肺结核。患者仍反复发热，性质、程度同前，予头孢类抗生素、盐酸莫西沙星可退热。2 年前（2016 年 1 月）因发热 39℃，就诊于我院急诊病房，复查感染、免疫、肿瘤指标未见明显异常，抗感染、体温得到控制后出院。院外反复发热同前。14 天前（2018 年 3 月 2 日）再次发热 38℃，咳嗽、咳黄痰、喘憋、嗜睡，就诊于昌平区医院，予头孢类抗生素静脉滴注共 6 天。3 天前（3 月 13 日）突发言语不清、右侧肢体活动障碍，无意识障碍，头部 CT 未见明显异常，发病 6 小时后转入我院急诊，于 3 月 16 日收住 EICU。

3. 既往史　高血压 20 年，房颤 7 年余，口服华法林，反复消化道出血停药 2 年。7 年前诊断卵圆孔未闭，2 型糖尿病 7 年余，慢性肾功能不全病史 7 年，肌酐 130~140μmol/L。无肝炎及结核病史及密切接触史。

4. 体格检查　T 37.8℃，HR 78 次/min，R 20 次/min，BP 134/52mmHg。嗜睡，呼之可正确回答问题，浅表淋巴结未扪及肿大，颈软，无抵抗。双肺呼吸音粗，心律不齐，未闻及杂音。腹软、无压痛，双下肢无水肿。右侧上、下肢肢体肌力 0 级，右侧巴宾斯基征阳性，左侧肢体肌力 5 级，左侧巴宾斯基征阴性，Kernig 征阴性。

5. 辅助检查
血常规：WBC 16×10⁹/L，NEUT% 71.3%，LMY% 13.6%，MO% 14%，Hb 147g/L，PLT 112×10⁹/L。

尿常规：蛋白 ++，潜血 ++。

大便常规：正常。

生化指标：肝功能相关的酶正常，LDH 197U/L，ALB 38.3g/L，CREA 105μmol/L，GLU 8.03mmol/L。

DIC 全项：PT 13.7s，FIB 546mg/dL，APTT 32.5s，D-二聚体 1 836ng/mL。

二、初步诊断

发热待查：感染性？感染部位？

三、诊疗经过

入院后给予莫西沙星和替考拉宁抗感染，体温降至正常，同时完善化验检查。

感染相关指标：CRP 46.29mg/L，ESR 45mm/h，PCT 0.288ng/mL，铁蛋白 1 382ng/mL，痰、血（4 管 2 次）、尿细菌培养阴性；PPD 阳性；T-SPOT 阳性；痰查结核分枝杆菌阴性；血 G/GM 试验阴性；脑脊液检测示压力 80mmH$_2$O，清透，蛋白质（－），总细胞 4 个/μL，白细胞（－）、单核细胞（－）、多核细胞（－），总蛋白 0.56g/L，葡萄糖 9.05mmol/L，氯 131.4mmol/L，结核分枝杆菌 X-pert.TB（－）。

免疫相关指标：自身抗体谱阴性；免疫 8 项阴性。

肿瘤相关指标：肿瘤常规 6 项阴性。

其他：糖化血红蛋白 8%；甲状腺功能 7 项大致正常。

超声心动图：EF 66.71%，卵圆孔未闭，左向右分流束宽约 0.5cm，双心房、右心室扩大，肺动脉收缩压轻中度增高（56mmHg），二尖瓣轻度反流，三尖瓣中度反流。

床旁腹部彩超：脂肪肝、腹部肠管胀气。

血管彩超：双侧颈动脉硬化伴斑块形成，左侧颈内动脉血栓并管腔大部分闭塞，双侧锁骨下动脉远段、双下肢静脉未见栓塞表现。

CT 平扫：①头颅 CT 平扫（D2）提示左侧颞叶、枕叶、基底节区梗死，脑桥、双侧基底节区及半卵圆中心多发腔隙灶，轻度白质脑病，轻度脑萎缩（图 5-1）；②胸部 CT 平扫（D5）提示双肺慢性支气管炎表现，右肺上叶局灶感染，原右肺下叶结节显示不清，左肺舌叶盘状肺不张或陈旧性病变，心脏左心房和右心房增大，肺动脉主干未见增宽，左、右肺动脉干略增粗，心包积液，纵隔多发肿大淋巴结，左肾萎缩改变（图 5-2）。

D1～D11 治疗方案及护理记录见表 5-1～表 5-3。

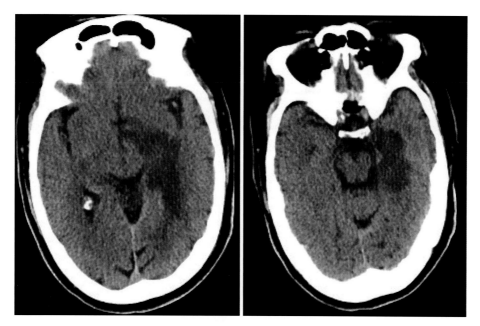

图 5-1　头颅 CT 平扫（D2）

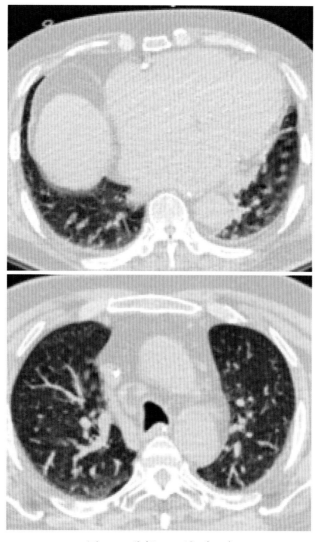

图 5-2　胸部 CT 平扫（D5）

表 5-1 D1～D4 治疗方案及护理记录

日期	2018年3月16日 D1						2018年3月17日 D2						2018年3月18日 D3						2018年3月19日 D4					
住院天数																								
时间/时	4	8	12	16	20	24	4	8	12	16	20	24	4	8	12	16	20	24	4	8	12	16	20	24

体温/℃ ○：40 39 38 37 36 35

脉搏/（次/min）●：140 120 100 80 60 40

血压/mmHg ▼ ▲：160 140 120 100 80 60

药物：替考拉宁、莫西沙星

呼吸（次/min）▶	26	23	22	29	30	29	31	30	30	34	24	20	30	32	34	20	24	25	28	26
大便次数（次/d）▶										2.0					2.0				2.0	
总入量（mL/d）▶										1 670.0					1 930.0				2 170.0	
总出量（mL/d）▶										3 050.0					2 800.0				3 370.0	

表 5-2　D5～D8 治疗方案及护理记录

日期	2018 年 3 月 20 日						2018 年 3 月 21 日						2018 年 3 月 22 日						2018 年 3 月 23 日					
住院天数	D5						D6						D7						D8					
时间/时	4	8	12	16	20	24	4	8	12	16	20	24	4	8	12	16	20	24	4	8	12	16	20	24
体温/℃ 血压/mmHg 脉搏/（次/min）	替考拉宁 莫西沙星																							
○ ▲▼ ●																								
40 160 140																								
39 140 120																								
38 120 100																								
37 100 80																								
36 80 60																								
35 60 40																								
呼吸（次/min）▼	22	24	21	23	23	22	22	18	22	20	22	22	24	21	25	26	23	25	29	22	28	34	33	32
大便次数（次/d）▼							1.0						3.0						1.0					
总入量（mL/d）▼	1 795.0						1 875.0						1 845.0						1 730.0					
总出量（mL/d）▼	1 790.0						1 850.0						1 740.0						1 650.0					

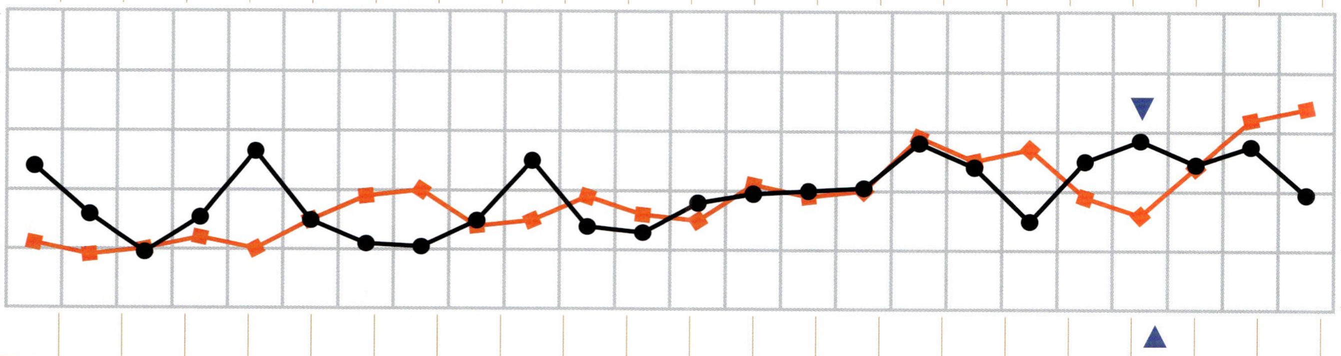

表 5-3　D9～D11 治疗方案及护理记录

日期	2018年3月24日	2018年3月25日	2018年3月26日
住院天数	D9	D10	D11

时间/时：4　8　12　16　20　24

脉搏/（次/min）●：140　120　100　80　60　40

血压/mmHg ▼▲：160　140　120　100　80　60

体温/℃ ○：40　39　38　37　36　35

呼吸（次/min）▼	19					22	25	25	24	26	28	22	24	27	27	26	24	27	27	24	22
大便次数（次/d）▼	5.0							4.0						5.0	
总入量（mL/d）▼	1 145.0					1 065.0					1 620.0	
总出量（mL/d）▼	1 600.0					1 400.0					1 450.0	

替考拉宁
莫西沙星

第一阶段小结

患者为老年男性，因"冠状动脉支架植入术后反复发热 7 年余再次发热伴言语不清、肢体活动障碍 3 天"入院。7 年余前冠状动脉支架植入术后出现反复发热，抗生素治疗有效，此后反复发热，T 37℃～39℃，多于下午及夜间起热，每次持续 2～3 天，最长 20 天，每年约 15 次，反复就诊于多家三甲医院，考虑感染发热，予头孢类、盐酸莫西沙星抗感染和利尿治疗有效。4 年前于我院感染科住院，因 PPD 强阳性转诊于结核病医院，排除肺结核。2 年前就诊于我院急诊科病房，复查感染、免疫、肿瘤指标未见明显异常，抗感染、体温得到控制后出院。14 天前再次发热伴脑梗死入院。

目前患者入院后抗生素治疗有效，体温正常，虽然专家认同是感染性发热，但感染的部位在哪？与支架植入术是否相关？脑梗死与感染的关系？是什么感染？虽然完善了相关检查，但仍然诊断未明。请您在现有资料的基础上，就诊断方面给出一些指导性意见，特别是接下来该做些什么检查？应对策略如何？

专家点评

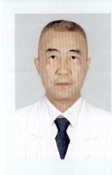

赵　灵　珠海市人民医院重症医学科原主任
广东省医学会重症医学分会副主任委员
广东省健康管理学会重症医学专业委员会副主任委员
珠海市医学会重症医学分会前主任委员

患者因"间断胸闷 20 年，加重 7 天"入院，第一次冠状动脉狭窄支架植入术后出现发热并住院治疗，同期发现肺淤血、肺动脉高压、房间隔缺损。从病史中第一次术后发热距离第二次支架植入术后发热病程间隔约 1 年时间，因此考虑此次反复发热病程与第一次支架手术无相关性。

第二次介入术后（6 年前）患者开始出现发热症状，且以波状热或不规则热为主，伴有四肢关节酸痛，病史中每次发作后使用莫西沙星治疗后症状可缓解。6 年间未再出现心肌梗死或冠状动脉病变，因此考虑此次反复发热与手术植入物感染相关的可能性小。

患者近 6 年来反复发热表现，结核相关检查阳性，多次莫西沙星治疗有效，考虑分枝杆菌感染可能性大，其中肺部影像学表现有动态变化，进一步可行血液、病灶肺段灌洗液的细菌、真菌培养，以及支原体、衣原体、结核分枝杆菌 PCR 检查。

患者有先天性心脏病，房间隔缺损，房颤，肺动脉压增高，右心房、右心室及左心房扩大，三尖瓣中度关闭不全，二尖瓣轻度关闭不全，存在心脏结构异常的基础，伴有反复发热感染症状，不能完全排除心内膜炎的可能。

先天性心脏病，房间隔缺损，房颤，脑梗死：患者 7 年前发现房间隔缺损，伴有左向右分流表现，此后逐渐出现心脏结构改变及肺动脉压增高，出现肺淤血表现。血管彩超示双侧颈动脉硬化伴斑块形成，左侧颈内动脉血栓并管腔大部分闭塞，考虑心脏及血管因素是造成此次左侧颞叶、枕叶、基底节区梗死的主要原因，感染不是造成脑梗死的主要原因。

患者有两次冠状动脉狭窄病史，双侧颈动脉硬化伴斑块形成，左侧颈内动脉血栓并管腔大部分闭塞，单侧肾萎缩，此次入院检查示血小板、血沉、凝血指标异常，原发性或继发性血栓免疫性疾病需要进一步明确。

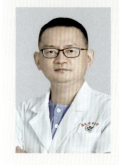

郭力恒　广东省中医院大德路总院重症医学科主任，博士研究生导师
中国中西医结合学会重症医学专业委员会主任委员
中国医师协会中西医结合医师分会心脏介入专业委员会副主任委员
广东省中西医结合学会重症医学专业委员会主任委员
广东省病理生理学会危重病医学专业委员会副主任委员
广东省医学会重症医学分会常务委员
广东省胸痛中心协会理事

该病例属于长期不明原因发热（fever of unknown origin，FUO），可以分为感染、肿瘤性疾病、结缔组织病、最终诊断不明者，几大块来分析。注意把握一些常见病的特征表现。

结核病居于感染性疾病中的首位。尽管该患者长期反复高热，但一般情况相对良好，有别于一般细菌性感染或恶性病变发热患者的消耗和极度衰弱。约 2/3 的结核表现为肺外结核，以老年患者居多，临床表现多种多样，很不典型。包括深部淋巴结结核、肝结核、脾结核、泌尿生殖系统结核、血行播散性结核、脊柱结核等。该患者反复低热，午后及夜间起，乏力纳差、肌肉关节酸痛、盗汗，活动耐量下降，PPD 阳性，且多次莫西沙星临床有效。对于不明原因发热，如果觉得什么都不像，应考虑结核。虽然"外院排除"，但仍要怀疑。

其他要考虑的疾病如细菌性心内膜炎、成人斯蒂尔病（adult-onset Still disease）、多发性肌炎、皮肌炎、系统性血管炎、干燥综合征等，特别是本例患者的铁蛋白明显升高：1 382ng/mL，往往是成人斯蒂尔病的表现。

综上所述，建议进一步完善胸部、腹部 CT 检查，找结核病灶，特别是一些不常见部位的结核。如肾结核可以引起尿常规异常，而该患者尿常规示蛋白 ++、潜血 ++。肺部如有可能，建议活检。对于细菌性心内膜炎或心脏内血栓，建议复查经食管超声心动图。

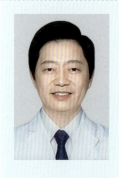

李　欣　广东省人民医院副院长，急诊科学科带头人，博士研究生导师
世界急诊医学协作网（中国）执行主席
国家卫生健康委员会突出贡献中青年专家
国家重点研发计划首席专家
中国医师协会急诊医师分会常务委员
广东省医学领军人才、杰出青年人才
广东省医师协会急诊医师分会主任委员

考虑冠状动脉支架感染合并心内膜炎可能。支架植入物相关感染与下列因素相关。

1. 置入及与血管壁贴附过程中导致内皮细胞脱落，局部血管血流发生改变。
2. 宿主血细胞和血浆蛋白覆盖其上，有利于细菌侵入血管壁。
3. 没有明确病因的情况下，反复使用多种抗生素，增加了有效控制感染的难度，导致感染迁延不愈。

4. 在支架局部可形成动脉瘤、假性动脉瘤、脓肿，部分病例可合并感染性心内膜炎，局部的血栓、菌栓可随血流流至体循环各个器官（包括导致脑栓塞），还可经开放的卵圆孔进入肺动脉，导致全身性的感染。

据统计，冠状动脉支架植入物感染的致病菌83.9%为金黄色葡萄球菌，从该例患者诊治经过来看，亦支持革兰氏阳性球菌感染可能性大。

下一步检查治疗：①完善冠状动脉CTA或造影、经食管心脏彩超，明确是否存在支架相关感染和心内膜炎；②血培养、痰培养等病原学检查，对于合并结核亦进一步排除；③如确诊为冠状动脉支架植入物感染，可采用敏感药物抗感染＋带膜支架覆盖，但多数患者需要外科手术治疗。

根据病史特点，高度考虑患者是感染性发热，感染与支架有一定相关性，感染性心内膜炎可能性大；脑梗死结合腰穿结果和冠心病史、颈动脉硬化伴斑块形成、左侧颈内动脉血栓并管腔大部分闭塞，考虑是脑血管病，脑梗死。针对感染性心内膜炎进一步检查，经过规范的心内膜炎血培养检查、骨髓培养以及骨髓标本的感染方面的基因检测，无病原学证据，反复超声心动图检查示瓣膜未见明显赘生物。因患者急性脑梗死，未进行经食管超声的检查。

PET/CT检查结果：体部＋头部 ^{18}F-FDG PET/CT显像未见明确恶性病变或局灶性感染征象，心脏增大（图5-3）；右心房局灶性FDG代谢增高灶，SUV_{max}=2.7，不除外局部感染等，建议进一步检查。左侧颞叶内侧、基底节区及枕叶脑梗死；右侧小脑FDG代谢减低，可符合交叉性小脑失联络表现，头颈部其他区域除口咽部生理性摄取外，未见异常放射性分布或结构改变；双侧胸腔积液；左肾萎缩；脊柱退行性病变；右肩关节、右肘、右髋及右膝关节炎，SUV_{max}=2.6。

每次发热都出现眼睑下部皮肤红斑，提示感染引起的免疫反应（图5-4）。

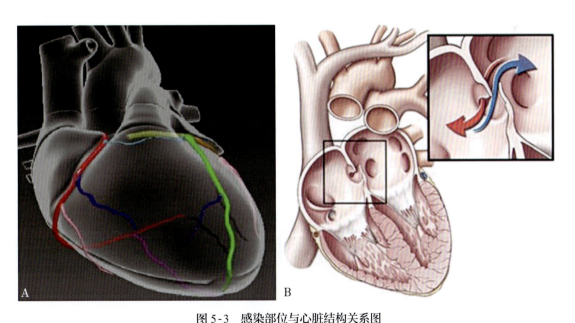

图 5-3　感染部位与心脏结构关系图
A. 支架部位和PET/CT房内的感染灶位置关系密切；B. 卵圆孔未闭，左右心房之间的交通示意图

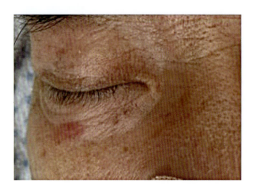

图 5-4　眼睑下部皮肤红斑

四、更正诊断

1. 支架植入术后感染性心内膜炎。
2. 急性脑梗死。
3. 冠心病支架植入术后。
4. 先天性心脏病，房间隔缺损。
5. 原发性高血压。
6. 糖尿病。

第二阶段小结

　　经过细菌学、影像学的多个检查，该病例最终诊断明确。此类病例的诊断与治疗中存在哪些问题？请您提出一些宝贵的批评与指导意见。

专家点评

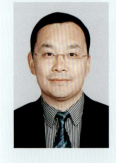

宋振举　复旦大学附属中山医院副院长，博士研究生导师
国家重点研发计划首席科学家
复旦大学应急救援与急危重症研究所所长
中华医学会急诊医学分会第九届青年委员会副主任委员
上海市公共卫生优秀学科带头人
上海市急危重症临床医学研究中心主任
上海市肺部炎症与损伤重点实验室副主任
上海市医师协会急诊科医师分会副会长
上海市医学会急诊医学专科分会副主任委员

　　传统的感染性心内膜炎诊断往往依赖于血培养阳性结果及超声心动图中发现赘生物、脓肿、瓣膜穿孔、动脉瘤、人工瓣膜新发部分裂隙等来诊断。2015 年欧洲心脏病学会指南对感染性心内膜炎的诊断标准提出了多项补充，其中指出：经 ^{18}F-FDG PET-CT（仅当假体植入超过 3 个月时）或放射性标记白细胞 SPECT/CT 发现植入部位附近存在异常活动，应作为一个主要诊断标准；通过成像技术发现近期发生栓塞事件或感染性动脉瘤应视为一个次要诊断标准。

　　该患者的 ^{18}F-FDG PET-CT 提示右心房局灶性 FDG 代谢增高，同其右冠状动脉内植入支架部位相近，故对其感染性心内膜炎诊断并无太大异议。正常情况下，颈内静脉内径一般在 6mm 左右，该患者颈内静脉血栓已导致管腔闭塞，但心脏超声内未见明显血栓或赘生物，栓子来源仍未明，经食管超声仍需要完善。

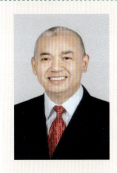

张文武　深圳市宝安区人民医院急诊医学学科带头人
深圳市宝安区人民医院原副院长
中国急诊专科医联体副主席
中国老年保健协会心肺复苏专业委员会副主任委员
中国毒理学会中毒与救治专业委员会副主任委员
中国医师协会急诊医师分会常务委员
深圳市医师协会急救复苏专业委员会主任委员
深圳市社区卫生协会急诊急救专业委员会主任委员

本例患者考虑感染性心内膜炎（IE）的诊断分析如下：

1. 存在易感因素　68 岁男性，有高血压 20 年，房颤 7 年余；7 年前诊断卵圆孔未闭（心房水平左向右分流）；2 型糖尿病 7 年余，慢性肾功能不全病史 7 年；冠心病经皮腔内冠状动脉成形术（PTCA）+ 支架 7 年（第 1 次 7 年、第 2 次 6 年）等。

2. 发热特点　整个病程中发热后给予头孢类、莫西沙星等抗感染治疗有效，提示为感染性疾病。

3. 有心外表现（血管现象、自身免疫现象）　每次发热都出现眼睑下部皮肤红斑，以及本次的急性脑梗死等。

4. 超声心动图检查　存在明显解剖结构异常，但病程中反复超声心动图检查（TTE/TEE）显示瓣膜未见明显赘生物。

5. 病灶在哪里　PET/CT 检查发现：右心房局灶性 FDG 代谢增高灶，不除外局部感染；支架部位和右心房内的感染灶位置关系密切。结合发热特点，推测本例患者的 IE 可能由 PTCA+ 支架植入和房间隔缺损所致左向右分流冲击右房壁共同作用形成局部损伤感染所致。

若上述推测成立，除上述抗感染治疗外，可行房间隔缺损介入手术治疗。

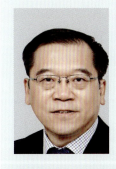

商德亚　山东省立医院急救中心主任
中国医疗保健国际交流促进会胸痛学分会副主任委员
海峡两岸医药卫生交流协会急诊医学分会副主任委员
中国医师协会急诊医师分会常务委员
中华医学会急诊医学分会委员
山东省医学会急诊医学分会主任委员
山东省医师协会急救医学医师分会前主任委员
山东省医院协会卫生应急分会主任委员

按照 2015 年欧洲心脏病学会指南建议：对于人工瓣膜疑似发生心内膜炎，经 ^{18}F-FDG PET/CT（仅当假体植入超过 3 个月时）或放射性标记白细胞 SPECT/CT 发现植入部位附近存在异常活动，应视作一个主要诊断标准。该患者在右心房冠状动脉支架植入位置有 ^{18}F-FDG 代谢升高，若将其作为主要诊断标准，则该患者可以确诊为感染性心内膜炎。已有信息未提供心房位置 PET/CT 的影像学资料，建议增加。

依据 2014 年发表的《成人感染性心内膜炎预防、诊断和治疗专家共识》诊断标准，该患者诊断为感染性心内膜炎的证据不足。国内指南推荐使用改良的 Duke 诊断标准，但该患者血培养阴性，心内膜感染证据缺乏（心脏超声未见赘生物、脓肿，瓣膜反流为反复发热后第 3 年发现的），故不符合主要诊断标准。次要标准可能符合 3 条，仅可以疑似诊断感染性心内膜炎。

但是心内膜炎的感染部位大多为心脏瓣膜，心房或心室腔感染灶多见于心腔内操作或局部体外心脏辅助装置植入，该患者的临床诊治过程中无心腔内操作及人工植入物相关操作。该患者于感染部位植入过支架，但支架与心内膜之间相隔血管内膜及心房肌细胞，心内膜炎很难直接继发于冠状动脉支架感染。

且冠状动脉支架感染罕见，多有明确的病原学证据，局部细菌繁殖多引起内膜损伤。该患者于第一次支架植入术后 1 年时行冠状动脉造影未见支架局部结构或血管内膜严重变化，术后第 7 年行 PET/CT 检查仍未发现局部血管结构变化，仅提示葡萄糖摄取增加，所以支架内感染可能性小。支架结构对周围组织的物理性挤压是否可增加局部心内膜感染的机会值得讨论，进行局部心肌活检，对该部位的诊断应该有指导性意义。

该患者病情复杂，反复发热，迁延不愈，且合并症多。现有最早资料只有第一次支架手术时的信息，但不全面，推测患者第一次行支架植入时即存在房间隔缺损、肺动脉高压、房颤、糖尿病、原发性高血压、肾功能不全。患者入院时主诉为"间断胸闷 20 年，加重 7 天"，未描述心电图变化及相关心肌缺血证据，支架植入术后未再描述心脏相关症状改善情况。结合患者行第二次支架手术，推测第一次术后仍有胸闷症状，该患者胸闷是由先天性心脏病房间隔缺损引起的，还是由心肌缺血引起的，值得商榷。

病史中指出，患者于结核病医院排除肺结核，但未提供排除证据，且未进行诊断性抗结核治疗。患者存在房间隔缺损、肺部有结构性改变等易感因素，细菌性感染应该存在，但结核感染的可能不能完全排除。

且该患者在右肩关节、右肘、右髋及右膝存在关节炎，$SUV_{max}=2.6$，与右心房标准摄取值最大值相当；每次发热都出现眼睑下部皮肤红斑，提示外周血管的免疫反应。虽然查过一部分免疫相关性指标未见异常，也可以继续排查。

学习心得

一直以来感染性心内膜炎（infective endocarditis，IE）的诊断主要采用改良 Duke 标准，该标准以血培养和超声心动图为基石，但相当一部分患者早期症状和体征不典型或缺乏特异性，加之血培养阳性率较低，部分患者诊断仍较困难。特别是血培养阴性、感染累及人工瓣膜或起搏器导线、右心感染性心内膜炎的情况下，Duke 标准的诊断价值值得商榷，诊断依赖临床判断。这类患者有多达 30% 超声心动图结果难以发现赘生物或难以诊断，需要配合心脏或全身 CT、MRI、PET/CT 等方法发现无症状的血管表现和心内膜病灶，从而增加诊断灵敏度。

血培养是确诊感染性心内膜炎的主要方法之一，且阳性培养和药敏试验结果还可以为治疗方案提供依据。为证实持续的菌血症，取样时至少采血 3 次，每次间隔 30 分钟，如难以实现，可间隔 12 小时采集标本或者采取特殊的培养方法：溶血离心法、聚合酶链反应、血清学分析及对外科手术切除的瓣膜组织行组织病理学评估。感染性心内膜炎患者的血培养阴性有 3 个主要原因：之前接受过抗生素治疗，微生物培养技术不适当，以及感染了高度苛养的细菌或非细菌性病原体（如真菌）。当排除了之前使用抗生素治疗的患者后，即使十分小心地开展数量和体积恰当的血培养，仍有 2%～7% 的患者血培养阴性；在已使用抗生素治疗的患者中，这个比例更高。

过去认为，血培养阴性心内膜炎最常见的病原体为 HACEK 菌属。然而，已有研究发现，使用当前的血培养系统至少培养 5 日，易分离出 HACEK 菌属。目前在接受过抗生素治疗的患者中，导致血培养阴性 IE 的最常见病原体是苛养微生物（如动物源性细菌和真菌）和链球菌。大规模的关于血培养阴性心内膜炎的病例系列研究纳入了 819 例心内膜炎患者，其中包括 19 例非感染性心内膜炎（7 例消耗性心内膜炎、9 例系统性红斑狼疮、2 例类风湿关节炎、1 例白塞综合征）、229 例 Q 热、86 例巴尔通体感染、12 例惠普尔养障体感染、8 例真菌感染以及 2 例大芬戈尔德菌感染；该研究中分离出的罕见病原体包括嗜肺军团菌、结核分枝杆菌及乏养菌。该病例多次血培养阴性，与其常年应用抗生素有关，但每次治疗均对头孢类敏感，推测链球菌致病可能性大。

对怀疑 IE 的患者，应尽快完成超声心动图检查，包括经胸超声心动图（TTE）和经食管超声心动图（TEE）。即使 TEE 阴性也不能排除 IE，应择期复查 TEE。超声心动图诊断 IE 有 3 个主要标志：赘生物、脓肿或假性动脉瘤、人工瓣膜开裂。该患者多次 TTE 均未见典型 IE 标志，1 次 TEE 亦无阳性 IE 发现，遗憾的是，7 年余的病程中均未能复查 TEE。

目前，核医学也较多应用于 IE 诊断，2015 年欧洲心脏病学会指南为 ^{18}F-FDG 异常摄取增加对人工瓣膜置换或心脏植入电子设备相关 IE 诊断的意义做了相关解释。右心 IE 更多见于静脉药瘾者和先天性心脏病患者，尽管该例患者不属于人工瓣膜置换或心脏植入电子设备的范畴，但是冠状动脉介入及支架植入可参考上述标准，核医学检查所示的异常高摄取仍为 IE 的诊断提供了有力的证据，且在检查中发现高摄取部位与支架植入位置（右冠状动脉中段）相当，结合患者支架植入术后发热病史，推测 IE 与冠状动脉支架植入有一定的相关性。

冠状动脉支架相关的感染均为个案报道或汇总分析，以发热（90%）、胸痛（53%）、气促（20%）、乏力（20%）为主诉，金属支架、药物洗脱支架（≥3 个月远期感染）均可出现，多数血培养阳性、阴性者取心包积液、组织培养或冠状动脉内血培养协助诊断，影像学上心脏超声、CT、MRI、冠脉造影、PET/CT 等发现假性动脉瘤、心包积液、心肌心包脓肿、血管破裂、感染性心内膜炎、右心房右心室破裂、支架脓肿、支架断裂、支架血栓等得以确诊。冠状动脉支架植入于心外膜，因此更多的是引起心包积液或假性动脉瘤，该例之所以能够出现心内膜炎，考虑其原因，患者有"卵圆孔未闭、左向右分流导致心内膜损伤"的基础，而支架植入过程中暴力扩张血管引发局部心内膜损害以及穿刺血管过程中致病菌的带入为 IE 创造了条件。

按照 2015 年版指南意见，IE 患者应该接受 4~6 周标准的抗感染治疗，该患者既往最长疗程为 20 天，均不足疗程，未能有效清除病原体，同时有可能培养了耐药菌株，为此后的治疗制造了一定的困难，导致了病程的迁延和反复，因此需要 6 周以上乃至更长的疗程确保病原体的清除。能否外科旷置右冠状动脉，以人工血管代替，须结合患者病情权衡利弊，审慎处理。

（郭　杨　温妙云）

特别鸣谢

珠海市人民医院　　　　　　　　　　　　　赵　灵
广东省中医院　　　　　　　　　　　　　　郭力恒
广东省人民医院　　　　　　　　　　　　　李　欣
复旦大学附属中山医院　　　　　　　　　　宋振举
深圳市宝安区人民医院　　　　　　　　　　张文武
山东省立医院　　　　　　　　　　　　　　商德亚

病例 6　洞人心弦

患者杨××，男性，27岁，主因"咳嗽咳痰、发热4天，加重伴喘憋14小时"于2019年3月1日（D1）至我院急诊就诊。

一、病史特点

1. 青年男性，急性起病，病程短。既往体健，否认流感患者、病禽/病畜接触史，否认毒品接触史。

2. 患者4天前（2019年2月25日，PD4）无明显诱因出现咳嗽咳痰、咽痛，自觉恶寒、发热，无寒战，自服"氨酚伪麻美芬片"后症状无明显改善。1天前（2月28日，PD1）咳嗽咳痰加重，伴胸痛，疼痛性质自述不清，就诊于北京隆福医院，测体温37.1℃，查血常规：WBC 5.15×10^9/L，NEUT% 68.4%，PLT 109×10^9/L。诊断为"上呼吸道感染"，给予阿奇霉素口服、中药汤剂口服治疗，上述症状改善不明显。来院当天患者咳嗽咳痰，出现喘憋14个小时，至我院急诊就诊。症见：咳嗽咳痰，痰少不易咯出，喘憋胸痛，自觉发热，有恶寒、咽痛、喷嚏、流涕，无寒战，无心悸，无恶心呕吐，无尿频急痛，无腹痛腹泻。

3. 体格检查　T 37.1℃，HR 97次/min，R 25次/min，BP 101/59mmHg，SpO$_2$ 83%。神志清楚，表情痛苦，步入病房，精神不振。双侧瞳孔等大等圆，对光反射灵敏。呼吸困难，咽部有充血、水肿。双侧扁桃体Ⅰ度肿大。双肺呼吸音粗，右中下肺可闻及干啰音，双肺可闻及湿啰音。心律齐，心率97次/min，各瓣膜听诊区未闻及病理性杂音。腹平软，无压痛，无反跳痛，无肌紧张，墨菲征阴性，麦氏点无压痛，肠鸣音正常。双下肢不肿。四肢肌力5级，肌张力正常，双侧腱反射对称存在，生理反射存在，巴宾斯基征阴性。

二、初步诊断

1. 重症肺炎。
2. Ⅰ型呼吸衰竭。
3. 脓毒血症。

三、诊疗经过

患者咳嗽咳痰，喘憋明显，低氧，积极予氧疗（10L/min）改善氧合，SpO$_2$ 80%~88%。予美罗培南1g q.8h.+莫西沙星0.4g q.d.抗感染，氨溴索化痰。积极完善胸部影像学及病原学检查。

辅助检查如下：

D1 全血细胞分析＋C反应蛋白（急）：WBC 2.01×10^9/L，NEUT 1.50×10^9/L，LYM 0.42×10^9/L，PLT 92×10^9/L，CRP 62.12mg/L。流感病毒抗原检测（急）：阴性。血气分析（吸氧10L/min）：PaCO$_2$ 34.0mmHg，PaO$_2$ 63.3mmHg，SaO$_2$ 92.9%，Ca^{2+} 1.14mmol/L，GLU 6.2mmol/L，Lac 1.0mmol/L。电解质：K$^+$ 3.41mmol/L，Na$^+$ 134.3mmol/L，Ca^{2+} 2.19mmol/L。凝血指标＋D-二聚体：PT 12.6s，D-二聚体0.62ng/mL。快速心肌功能检测（急）：CK-MB 0.27ng/mL。

胸部 CT 平扫（图 6-1）：双肺弥漫性病变，炎症可能性大，建议积极抗炎后密切追踪复查。

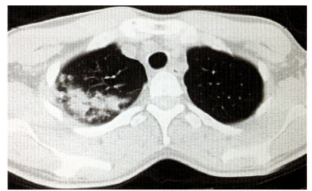

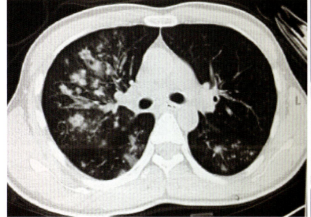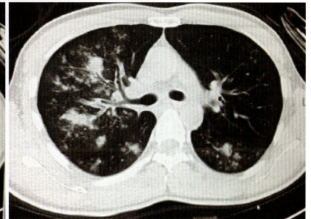

图 6-1 胸部 CT 平扫（D1）

第一阶段小结（PD4 ~ D1）

患者为青年男性，急性起病，既往体健，以咳嗽、咳痰、发热、喘憋为主要表现，辅助检查提示白细胞总数、淋巴细胞总数降低，WBC 2.01×10^9/L，NEUT 1.50×10^9/L，LYM 0.42×10^9/L；感染指标明显升高，CRP 62.12mg/L。肺功能受损明显，PaO_2 63.3mmHg。凝血功能受损，PLT 92×10^9/L，PT 12.6s，D-二聚体 0.62ng/mL。肺部影像学检查有明显阳性改变，外院抗感染治疗效果欠佳。

目前患者重症肺炎、Ⅰ型呼吸衰竭的诊断基本明确，您认为导致此患者肺炎的病原体是细菌、真菌还是病毒的可能性大？

专家点评

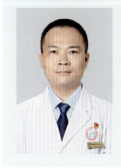

杜国强　罗定市人民医院急诊科主任
中国县域医院出血中心联盟理事
广东省医院协会重症医学管理专业委员会委员
广东省基层医药学会急诊医学专业委员会委员
广东省基层医药学会门（急）诊管理专业委员会委员
广东省预防医学会中毒控制与毒理学专业委员会委员
广东省中西医结合学会灾害医学专业委员会常务委员

侵袭性肺真菌病可能性大，理由如下：

1. 青年男性，急性起病，以咳嗽咳痰、喘憋、胸痛等呼吸道症状为主，经常规抗生素治疗后效果不佳，且病情进展迅猛，很快出现呼吸衰竭。

2. 患者CT表现 存在多发结节、实变、渗出、晕征等多种形态，CT表现为多样化、多发病灶、多种改变并存；发病早期出现晕征为真菌性肺炎的驱动性诊断。同时存在致密、边界相对清楚的实变及多发结节病灶，伴晕征，对侵袭性真菌病的阳性预测价值较大。

3. 该患者的影像学变化与粒细胞减少程度的相关性，也是侵袭性真菌病的临床表现之一，该患者辅助检查提示白细胞总数、淋巴细胞总数降低。

4. 存在结核球并咯血的患者，CT上也可能有"晕征"，建议排查肺结核感染；CT未见明显肺间质病变，病毒感染可能性不大。

综上所述，该患者真菌感染可能性大。

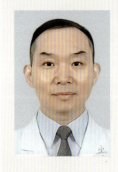

邓 哲 深圳市第二人民医院急诊外科及院前急救科主任，广东省一级创伤中心医疗总监

瑞士沃州中心医院（CHUV）访问学者，澳大利亚蒙纳士大学访问学者

海峡两岸医药卫生交流协会急诊医学分会第三届委员

中国地市级医院急诊专科医联体常务理事

中国研究型医院学会卫生应急学专业委员会常务委员

广东省精准医学应用学会急危重症分会副主任委员

广东省医师协会急诊医师分会常务委员

广东省医学会应急（灾难）学分会常务委员

该患者急性起病，存在急性骨髓抑制，早期临床症状、体征重，胸部CT影像学特点为双肺不均匀分布结节影，周围磨玻璃样渗出，呈气道播散态势。右上肺结节融合成块，双下肺上段近胸膜处可能存在部分血行播散灶。考虑诊断为金黄色葡萄球菌性肺炎可能性大，理由：①可能存在气道及血行混合播散，表现为非对称性分布的结节伴渗出；②重症血流感染可导致骨髓抑制；③患者应用美罗培南＋莫西沙星无明显好转。后续应复查CT观察有无脓腔形成。

次要考虑为结核菌感染，理由：①上叶尖后段及下叶上段为结核好发区域；②实性结节周围可见卫星病灶，局部见树芽征；③常规抗感染疗效不佳。

此外，支原体肺炎也不排除，而病毒性肺炎和真菌性肺炎暂时依据不足。

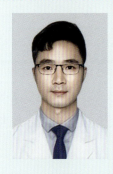

黄伟平 广东省人民医院重症监护一科主任医师

中华医学会急诊医学分会抗感染学组委员

广州市医学会重症医学分会委员

美国VCU Weil重症医学研究所访问学者

华南理工大学医学院兼职教师

总结患者现有的临床特点：27岁男性，既往体健，急性起病，出现呼吸系统症状伴低热，病情进展迅速，出现呼吸衰竭。外周血提示白细胞总数、淋巴细胞及血小板减少，肺部CT显示

双肺散在浸润性病变。

结合目前有限的临床资料，考虑本病例为感染性疾病，其病原体首先要考虑的是非典型病原体，尤其是衣原体（如鹦鹉热衣原体）、支原体等。当然，从临床症状及影像学的改变来看，也要注意排除真菌感染的可能，如霉菌。

下一步可以扩大病原体的筛查范围，完善相关抗体检测、血培养、支气管肺泡灌洗液培养、宏基因组检测等。

入院后（D1）经积极氧疗，患者呼吸急促，呼吸困难持续加重，SpO$_2$不能维持，改为无创呼吸机辅助通气。D2抗感染方案为美罗培南 1g q.8h.+ 莫西沙星 0.4g q.d.+ 去甲万古霉素 0.4g q.12h.+ 奥司他韦 75mg b.i.d.，加地塞米松 10mg q.d.。并继续完善病原学、影像学及超声心动图检查。PD4 ~ D4 治疗方案见表 6-1。

表 6-1　治疗方案（PD4 ~ D4）

PD4	PD1	D1	D2 ~ D4
氨酚伪麻美芬片	阿奇霉素	美罗培南 1g q.8h.+ 莫西沙星 0.4g q.d.	美罗培南 1g q.8h.+ 莫西沙星 0.4g q.d.+ 去甲万古霉素 0.8g q.12h.+ 奥司他韦 75mg b.i.d.
		地塞米松 5mg q.d.	地塞米松 10mg q.d.

辅助检查如下：

D1 呼吸道病原体谱：甲型流感病毒抗体阳性。痰找真菌：阴性。痰找抗酸杆菌：阴性。

D1 超声心动图：各房室不大，静态下未见明显节段性运动异常，三尖瓣少 - 中量反流，LVEF 61%。

D2 床旁胸片（图 6-2）：双肺弥漫渗出、实变：炎症可能性大，与 D1 胸部 CT 定位片比较，病灶范围增大。

D3 床旁胸片（图 6-3）：双肺弥漫渗出、实变，炎症可能性大，较前进展；左侧少量胸腔积液不除外。

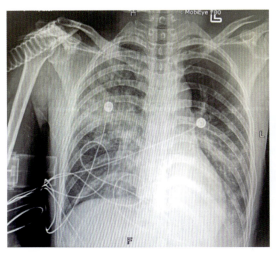 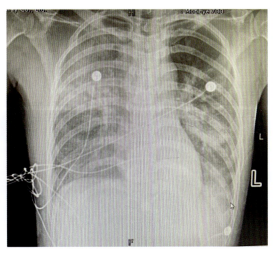

图 6-2　胸片情况（D2）　　　　　　　图 6-3　胸片情况（D3）

D1～D4 体温、白细胞、血小板、变化趋势图见图 6-4～图 6-6，血气变化情况见表 6-2。

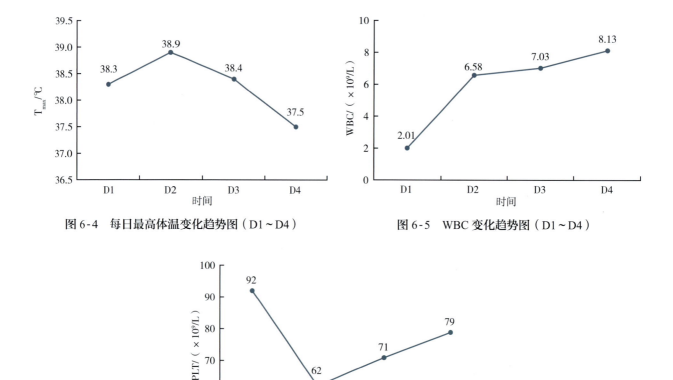

图 6-4　每日最高体温变化趋势图（D1～D4）

图 6-5　WBC 变化趋势图（D1～D4）

图 6-6　PLT 变化趋势图（D1～D4）

表 6-2　血气变化情况（D1～D4）

时间	pH	PaO_2/mmHg	$PaCO_2$/mmHg	氧合指数/mmHg	乳酸/（mmol/L）	氧浓度/%	氧供
D1	7.434	63.3	34	105	1.0	60	面罩吸氧
D2	7.483	101	28.9	168	1.2	60	无创呼吸机辅助通气
D3	7.389	160	37.5	267	1.4	60	无创呼吸机辅助通气
D4	7.402	97	42	162	1.7	50	无创呼吸机辅助通气

第二阶段小结（D1～D4）

　　患者经过 4 天的激素和抗生素治疗后，喘憋症状较前略有改善，发热体温峰值从 38.9℃下降至 37.5℃，但氧合仍较差，仍需要无创呼吸机支持，肺部病变在影像学上持续进展，且病原学检查仍未明确。抗感染方案逐渐升级至美罗培南 1g q.8h.+ 莫西沙星 0.4g q.d.+ 去甲万古霉素 0.8g q.12h.+ 奥司他韦 75mg b.i.d.。

　　请问：①根据前一阶段的治疗情况及疗效，考虑肺炎的病原体更倾向于什么？肺部病变是原发感染病灶还是继发的靶器官受损？②后续需要进一步完善哪些检查，是继续目前的治疗方案，还是需要调整？

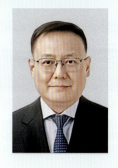

王国兴　首都医科大学附属北京友谊医院急诊科主任，博士研究生导师
中国医药卫生文化协会急诊急救分会秘书长
北京医学会急诊医学分会常务委员兼秘书
北京医师协会急诊医学专科医师分会常务理事兼总干事

前一阶段经过规范抗生素治疗，涵盖革兰氏阳性球菌、革兰氏阴性杆菌、厌氧菌和流感病毒，目前考虑致病微生物不除外以下几方面：①真菌（无基础疾病，发病仅1周，不支持）；②特殊病毒（如汉坦病毒肺综合征、巨细胞病毒等）；③非典型病原体（如耐药支原体、军团菌）；④特殊耐药菌感染（球菌或杆菌）。目前考虑肺部病变是原发病灶。

下一阶段完善检查：①血 mNGS 检测，如条件允许，或者行机械通气后，可考虑进行支气管肺泡灌洗液 mNGS 检测；②血清学检查，除外特殊致病微生物，如结核感染（T-SPOT 检测）、汉坦病毒感染（出血热抗体 IgM、IgG）、病毒抗原或抗体检测（如巨细胞病毒、疱疹病毒等）；③如不能用一元论解释，考虑在原发基础病基础上合并感染（病毒、细菌、真菌、非典型病原体等）。原发病筛查需要与发热待查相鉴别。除外风湿性疾病和血液系统疾病，需要进行相应检查。

患者经治疗后应用无创呼吸机能维持氧合，尽管呼吸窘迫改善不明显，但体温有下降趋势（不除外激素作用），WBC、PLT 有上升趋势，治疗有一定效果，目前无人工气道机械通气的绝对指征，可完善相关检查，待结果回报后进行对因治疗。如检验结果为阴性，呼吸窘迫持续不缓解，可考虑行机械通气，支气管肺泡灌洗，行致病微生物检测。

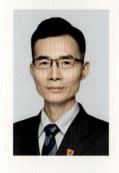

刘捷安　东莞市人民医院急诊医学中心副主任兼普济院区急诊科主任
广东省医学会急诊医学分会常务委员
广东省医师协会急诊医师分会常务委员
广东省医院协会医院门（急）诊管理专业委员会常务委员
广东省预防医学会急症预防与救治专业委员会常务委员
广东省基层医药学会急诊医学专业委员会副主任委员
东莞市医学会急诊医学分会主任委员

肺炎的病原体倾向于甲型流感病毒合并曲霉菌感染，虽然痰中未找到真菌，但从影像学检查看，患者的病灶分布在上叶和下叶上段，基本上都是沿支气管分布的，符合肺曲霉病的影像学改变。从临床表现上看，患者除了咳嗽、咳痰，还有胸痛、喘憋等气道高反应性症状。近几年我们碰到较多甲型流感合并曲霉菌感染的患者，尤其是合并基础疾病 COPD 的预后较差。从胸片上看，肺部渗出较前增多，原因可能为原发感染灶未得到控制。因为，如果是曲霉菌感染，莫西沙星有一定作用，但肯定不足，亦不能排除继发的靶器官受损，如肺水肿或 ARDS。

后续需要完善：①免疫相关检查；②GM 试验；③支气管肺泡灌洗液送 mNGS；④血流动力学监测，如 PICCO、心肺超声、下腔静脉宽度及变异率等。治疗方案：①抗曲霉菌，伏立康唑或棘球白素；②优化液体管理；③俯卧位通气。

D5 患者仍有喘憋，无创呼吸机辅助通气，咳嗽、咳痰，痰少，色黄白相间、质黏，T~max~ 37.9℃，白细胞呈升高趋势，血培养报警 G⁺ 球菌，肺部影像学检查提示病变进展，转入 ICU 治疗。抗生素方案调整为美罗培南 1g q.8h.+ 去甲万古霉素 0.8g q.12h.+ 奥司他韦 75mg b.i.d.。

D7 血培养 + 药物敏感试验回报：金黄色葡萄球菌，苯唑西林等多种抗生素敏感。胸部 CT 提示肺部炎症较前吸收，调整抗生素方案为美罗培南 1g q.8h.+ 去甲万古霉素 0.8g q.12h.。

D9 痰培养 + 药物敏感试验回报：多重耐药鲍曼不动杆菌，复方磺胺甲噁唑敏感。痰真菌培养 + 药物敏感试验：白念珠菌，氟康唑、伏立康唑敏感。D10 氧合改善，停无创呼吸机辅助通气，改为面罩吸氧。

辅助检查如下：

D5 胸部 CT（图 6-7）：双肺多发结节病变内见空洞形成，双肺感染性病变，较前明显加重；心包及双侧胸腔积液，新出现。

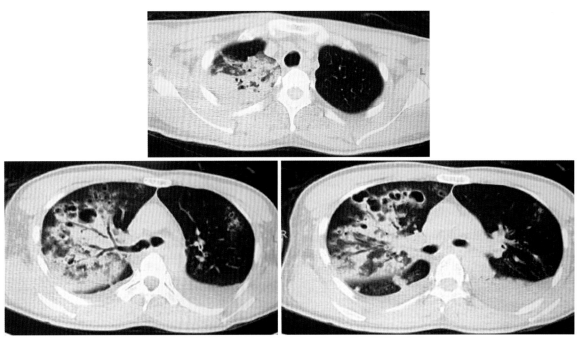

图 6-7　胸部 CT 平扫（D5）

D7 胸部 CT（图 6-8）：双肺弥漫性实变及空洞性病变；双肺炎症，较前吸收、好转；心包及双侧胸腔积液，较前吸收、减少。

患者痰液变化见图 6-9。

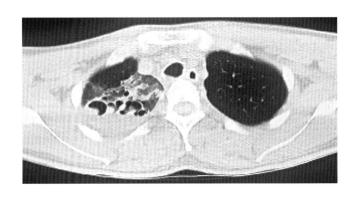

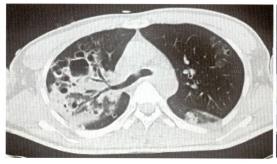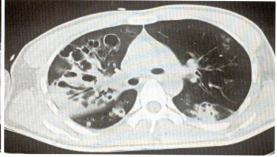

图 6-8 胸部 CT（D7）

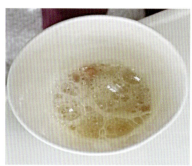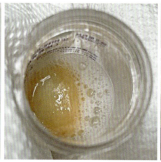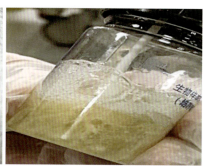

图 6-9 患者痰液变化（D5～D7）

病原学结果及治疗方案见表 6-3、表 6-4。

表 6-3 病原学结果（D1～D7）

采集时间	检测类型	结果	采集时间	检测类型	结果
D1	呼吸道病原体谱	甲型流感病毒抗体阳性	D6	痰培养	鲍曼不动杆菌
D5	血培养	革兰氏阳性球菌（D1 标本 76h 报警）	D6	痰真菌培养	白念珠菌
D5	痰涂片	大量革兰氏阳性球菌	D7	血培养	金黄色葡萄球菌（D1 标本）
D5	痰培养	阴性	D7	痰涂片	大量革兰氏阳性球菌
D5	尿培养	革兰氏阳性球菌	D7	痰培养	鲍曼不动杆菌
D5	G 试验	87pg/mL	D7	痰真菌培养	白念珠菌
D6	痰涂片	中等量革兰氏阳性球菌			

表 6-4 治疗方案（PD4～D10）

PD4	PD1	D1	D2～D4	D5～D7	D8～D10
氨酚伪麻美芬片	阿奇霉素	美罗培南 1g q.8h.+莫西沙星 0.4g q.d.	美罗培南 1g q.8h.+莫西沙星 0.4g q.d.+去甲万古霉素 0.8g q.12h.+奥司他韦 75mg b.i.d.	美罗培南 1g q.8h.+去甲万古霉素 0.8g q.12h.+奥司他韦 75mg b.i.d.	美罗培南 1g q.8h.+去甲万古霉素 0.8g q.12h.
		地塞米松 5mg q.d.	地塞米松 10mg q.d.		

D1～D10 体温、白细胞、血小板、CRP、PCT 变化趋势见图 6-10～图 6-14，血气变化情况见表 6-5。

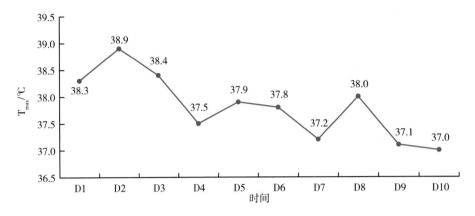

图 6-10　每日最高体温变化趋势图（D1～D10）

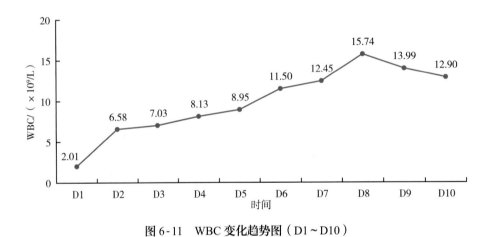

图 6-11　WBC 变化趋势图（D1～D10）

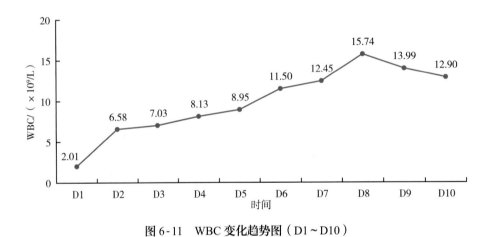

图 6-12　PLT 变化趋势图（D1～D10）

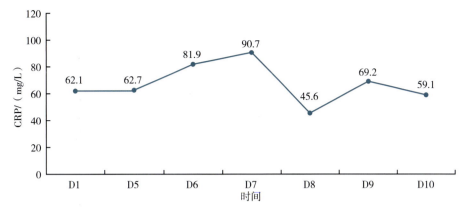

图 6-13　CRP 变化情况（D1～D10）

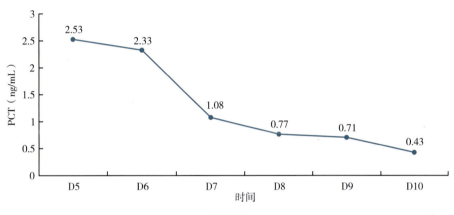

图 6-14　PCT 变化趋势图（D5～D10）

表 6-5　血气变化情况（D5～D10）

时间	pH	PaO₂/mmHg	PaCO₂/mmHg	氧合指数/mmHg	乳酸/（mmol/L）	氧浓度/%	氧供
D5	7.54	117	24.8	105	0.6	60	面罩吸氧
D6	7.50	112	29.1	187	0.7	60	无创呼吸机辅助通气
D7	7.48	148	28.8	247	0.3	60	无创呼吸机辅助通气
D8	7.53	140	32.1	280	0.5	50	无创呼吸机辅助通气
D9	7.50	101	34.3	202	0.3	50	无创呼吸机辅助通气
D10	7.57	148	29.0	296	0.4	50	无创呼吸机辅助通气

第三阶段小结（D5～D10）

　　经过抗感染治疗后，患者喘憋症状逐渐缓解，咳嗽、咳痰好转，痰色变淡，痰量减少，氧合指数回升，呼吸机支持条件下调。D1 送检血培养，D5（76h）报警 G⁺球菌，D7 回报：金黄色葡萄球菌（苯唑西林敏感），同时 D5～D7 反复留取痰涂片标本（白细胞>25 个/LPF，上皮细胞<10 个/LPF）回报：G⁺球菌。D6～D7 痰培养回报：多重耐药鲍曼不动杆菌；痰真菌培养回报：白念珠菌，氟康唑敏感。肺部病变影像示病灶较前略有吸收，但形成多个空洞。抗感染方案调整为美罗培南 1g q.8h.+去甲万古霉素 0.8g q.12h.。

请问：①经积极治疗，目前患者病情得到一定程度控制，根据前一阶段的治疗及疗效，以及相关病原学检查出现的多种结果，大家对相关致病病原体的意见出现分歧，一种观点认为是金黄色葡萄球菌感染，另一种观点认为是鲍曼不动杆菌感染。请问您支持哪一种观点，依据是什么？抗生素方案是否需要调整？②此次肺炎的致病菌感染为原发还是继发？

专家点评

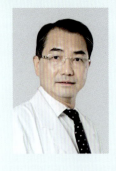

陈晓辉　　广州医科大学党委副书记，博士研究生导师
广州医科大学附属第二医院急诊医学学科带头人
中国医院协会门（急）诊专业委员会副主任委员
中华医学会急诊医学分会常务委员
中国医师协会急诊医师分会常务委员
广东省医学会急诊医学分会主任委员
广州市医学会常务副会长

患者为男性青年，社区发病，疑似流感后继发金黄色葡萄球菌肺部感染，病情恶化至重症肺炎。金黄色葡萄球菌从肺部感染，扩散至血液，引发败血症，加重肺部化脓性改变。院内获得鲍曼不动杆菌，可能为定植菌。痰培养显示革兰氏阳性球菌，胸部 CT 显示支气管肺炎，经抗感染治疗后症状有所改善。

鲍曼不动杆菌为 ICU 常见机会致病菌，多耐药，易在重症肺部感染患者中定植。患者痰培养出多重耐药鲍曼不动杆菌，但此时感染控制良好，不支持其为致病菌。患者临床表现改善，需要评估金黄色葡萄球菌感染控制情况，复查金黄色葡萄球菌培养。若无外周血培养阳性及肺外播散，可调整抗生素治疗方案。同时，评估鲍曼不动杆菌风险，注意真菌感染风险，需要动态复查相关标志物。

患者的金黄色葡萄球菌感染继发于流感病毒肺炎，导致化脓性金黄色葡萄球菌性肺炎。需要鉴别社区获得性、院内获得性金黄色葡萄球菌性肺炎，合并感染，以及继发感染。

患者冬季发病，初现流感症状，后进展为重症喘憋和低氧。血常规显示白细胞和淋巴细胞减少，甲型流感病毒抗体阳性，诊断为流感病毒肺炎。患者入院后痰培养未见革兰氏阳性球菌，后出现金黄色葡萄球菌，考虑为流感病毒肺炎继发金黄色葡萄球菌感染，导致败血症。

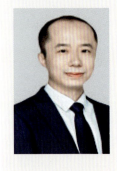

吴彩军　　北京中医药大学东直门医院急诊科主任，博士研究生导师
中华中医药学会急诊危重症分会委员
中国老年医学学会急诊医学分会常务委员
北京中医药学会急诊专业委员会副主任委员
北京医学会急诊医学分会常务委员

本人支持金黄色葡萄球菌感染。依据如下：①病史＋临床症状：甲型流感并发了细菌感染；临床表现出了金黄色葡萄球菌感染的非特异征象以及较特异征象，包括痰液的颜色，以及影像学演变出现的空洞。②血/尿培养以及痰涂片的阳性结果。③临床治疗应用覆盖了金黄色葡萄球菌

的抗生素，临床治疗验证有效。在目前抗生素方案治疗有效的情况下，考虑致病菌为金黄色葡萄球菌，其他病原学为抗生素筛选，考虑调整抗生素，降阶梯治疗。

此次肺炎的致病菌感染考虑为继发的。依据如下：①最初发病时节为冬季流感季；②临床表现首发症状为典型的上呼吸道病毒感染；③血常规首次辅助检查未提示"细菌感染"；④甲型流感病毒抗体阳性。但是该患者就诊当日血培养中发现了金黄色葡萄球菌，需要对其免疫系统进行进一步评估检查。

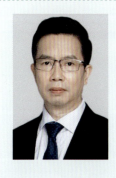

孙　诚　　广东省人民医院重症监护二科主任医师
广东省医疗安全协会重症医学分会副主任委员
广东省基层医药学会重症医学专业委员会常务委员
广东省肝脏病学会重症医学专业委员会第三届委员会常务委员
广东省泌尿生殖协会肾脏移植学分会第二届常务委员
广东省健康管理学会内科危重症多学科诊疗专业委员会委员
广东省医学会医院感染预防与控制学分会第一届重症感染预防与治疗学组成员

患者杨某，青年男性，因咳嗽咳痰、发热4天，加重伴喘憋14小时就诊，既往体健。初步诊断为重症肺炎、Ⅰ型呼吸衰竭和脓毒血症。病原学检查示甲型流感病毒抗体呈阳性，D5血、尿培养及痰涂片提示革兰氏阳性球菌感染，患者起病后病情进展迅速，多部位培养出金黄色葡萄球菌，血培养结果为苯唑西林敏感的金黄色葡萄球菌，患者肺部有弥漫性实变及空洞性病变，如考虑金黄色葡萄球菌为致病菌，则临床对应的致病菌可能是耐甲氧西林金黄色葡萄球菌（MRSA）或高毒力金黄色葡萄球菌。这些菌株可能携带特定的毒素基因，如潘顿-瓦伦丁杀白细胞素（Panton-Valentine leukocidin, *PVL*）基因，这使得它们能够产生强大的毒性效应，感染迅速恶化，导致严重的疾病（重症肺炎）甚至死亡。我支持高毒力金黄色葡萄球菌感染的诊断，维持美罗培南联合去甲万古霉素治疗方案。

此次肺炎致病菌考虑为甲型流感病毒感染后继发金黄色葡萄球菌性肺炎，病毒感染后削弱了呼吸道防御机制，改变了宿主的免疫反应，为口咽及呼吸道定植的金黄色葡萄球菌的扩散提供了有利条件，甲型流感病毒被膜上的神经氨酸酶（neuraminidase, NA）在继发金黄色葡萄球菌感染中起着关键作用，并和金黄色葡萄球菌的毒力因子协同作用，进一步加剧肺部损伤，导致严重的临床表现和并发症。

四、病例追踪

患者于D10撤离无创呼吸机辅助通气。D12调整抗感染方案为去甲万古霉素0.8g q.12h.，此后咳嗽、咳痰症状继续好转，未再发热。D19复查胸部CT（图6-15），示双肺弥漫实变影、空洞性病变，实变内多发气囊，大部分病变边界略模糊，双肺炎症，较以前略好转。复查痰培养、血培养转阴（表6-6）。D20转至普通病房继续治疗，D28复查胸部CT（图6-16）提示双肺感染性病变进一步好转，予以出院。

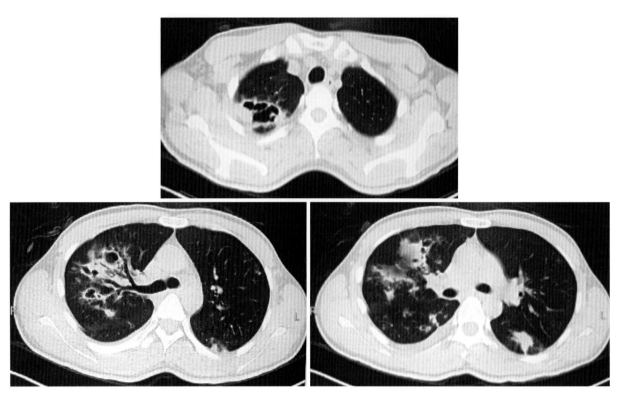

图 6-15　胸部 CT 平扫（D19）

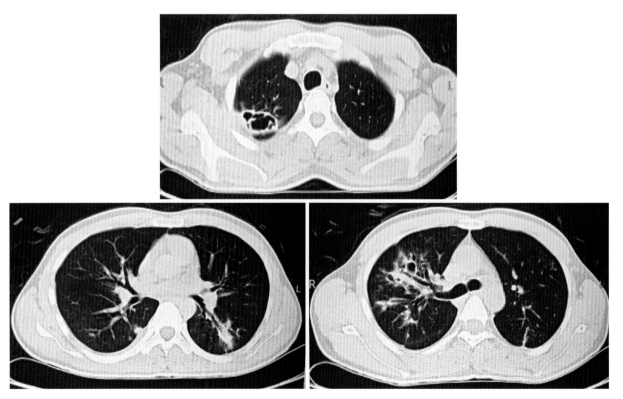

图 6-16　胸部 CT 平扫（D28）

表 6-6　淋巴细胞检测

缩写	项目名称	结果	异常提示	单位	参考范围
CD3$^+$CD19$^-$	总 T 淋巴细胞	70.2		%	50 ~ 84
CD3$^-$CD19$^+$	总 B 淋巴细胞	22	H	%	5 ~ 18
CD3$^+$CD4$^+$	辅助/诱导 T 淋巴细胞	34		%	27 ~ 51
CD3$^+$CD8$^+$	抑制/细胞毒性 T 淋巴细胞	33.6		%	15 ~ 44
CD3$^-$/CD16$^+$CD56$^+$	自然杀伤 T 细胞	6.8	L	%	7 ~ 40
CD3$^+$CD4$^+$/CD3$^+$	辅助/抑制 T 淋巴细胞比值	1.01			0.71 ~ 2.78
	总 T 淋巴细胞绝对值	327	L	个/μL	955 ~ 2 860
	总 B 淋巴细胞绝对值	102		个/μL	90 ~ 560
	辅助/诱导 T 淋巴细胞绝对值	158	L	个/μL	550 ~ 1 440
	抑制/细胞毒性 T 淋巴细胞绝对值	156	L	个/μL	320 ~ 1 250
	自然杀伤 T 细胞绝对值	32	L	个/μL	150 ~ 1 100

关键异常：T 淋巴细胞（尤其 CD4$^+$、CD8$^+$）和自然杀伤 T 细胞绝对值显著降低，B 淋巴细胞比例升高，但绝对值正常。

提示方向：免疫功能低下，需警惕感染、免疫缺陷或血液系统疾病。

学习心得

复习病史，该患者为青年男性，急性病程，无既往史。以咳嗽、咳痰、咽痛等上呼吸道症状为首发症状，伴恶寒、发热。病情进展迅速，出现多器官（肺、心、血液）功能受损；尤其以肺部受损明显，喘憋症状严重，肺部影像表现为多肺叶受累，需要机械通气支持，初期多种抗生素联用，临床效果不佳，肺部病变进展，病原体不明确。后病原体检查结果为金黄色葡萄球菌，调整抗感染方案，经呼吸机辅助通气治疗、抗感染足疗程治疗后病情逐渐好转直至痊愈。

金黄色葡萄球菌（*Staphylococcus aureus*），隶属于葡萄球菌属，是一种常见的革兰氏阳性菌，广泛存在于空气、水、灰尘以及人和动物的排泄物中。它是一种人畜共患病原菌，可导致人和动物的多种疾病，包括假膜性肠炎、败血症和脓毒症等，严重威胁人类和动物的生命安全。

典型的金黄色葡萄球菌为球形，无芽孢、鞭毛，大多数无荚膜，直径在 0.8μm 左右，显微镜下排列成葡萄串状（图 6-17）。其细胞壁含有 3 种主要成分：核糖醇磷壁酸、肽聚糖和葡萄球

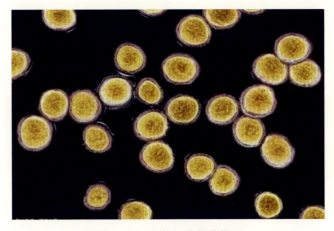

图 6-17　金黄色葡萄球菌图

菌 A 蛋白（SPA），革兰氏染色呈阳性。潘顿 - 瓦伦丁杀白细胞素（Panton - Valentine leukocidin，PVL）阳性金黄色葡萄球菌特点：在中性粒细胞膜上打孔，释放趋化因子。金黄色葡萄球菌的致病物质与所致疾病见表 6-7。甲型流感病毒破坏气道上皮细胞；PVL（＋）CA - MRSA 黏附基质膜，溶解白细胞。

表 6-7　金黄色葡萄球菌的致病物质与所致疾病

致病物质	所致疾病
血浆凝固酶	侵袭性疾病：皮肤局部的化脓性炎症
葡萄球菌溶血素	各种器官的化脓性感染
PV 杀白细胞素（PVL）	全身的感染和脓毒症、脓毒血症休克
肠毒素	食物中毒、假膜性肠炎
表皮溶解毒素	烫伤样皮肤综合征
中毒休克综合征毒素	中毒性休克综合征

社区获得性耐甲氧西林金黄色葡萄球菌（CA - MRSA）是指在门诊或住院 48h 内检出的 MRSA，此前无 MRSA 感染或定植史，无留置导管及其他经皮医用装置，1 年内无住院、手术、透析及护理史。医院相关性耐甲氧西林金黄色葡萄球菌（HA - MRSA）是指在医院环境中获得的 MRSA 菌株，这些菌株可以在医院内传播或出院后在社区内传播。具体来说，HA - MRSA 感染可以在以下两种情况下发生。

1. 医院发病　指患者入院 48 小时后，从正常无菌部位分离出 MRSA，不论患者是否存在医院内感染的危险因素。

2. 社区发病　指患者具备以下至少一项医疗机构相关性感染的危险因素：入院时存在侵入性检查或治疗，有 MRSA 定植或感染病史，在 1 年内有住院、手术、透析史，或住在长期护理机构（如养老院等）。

CA - MRSA 与 HA - MRSA 的区别见表 6-8。

表 6-8　CA - MRSA 与 HA - MRSA 的区别

区别点	CA - MRSA	HA - MRSA
易患者	青年学生、军人等	老年人、慢性病患者
既往史	无明显患病史	手术、透析等
sCCmec*	Ⅳ型	Ⅰ、Ⅱ和Ⅲ型
PVL	通常（＋）	通常（－）
药敏	常对多种抗生素敏感	常对多种抗生素耐药

* 金黄色葡萄球菌盒式染色体 mec。

金黄色葡萄球菌性肺炎，是由金黄色葡萄球菌引起的急性肺化脓性炎症。金黄色葡萄球菌性肺炎常发生于有基础疾病的人群，比如糖尿病、血液病、艾滋病、肝病或原有支气管肺疾病者。

流感、病毒性肺炎后或儿童患麻疹时也易患此病。金黄色葡萄球菌性肺炎通常急骤起病，患者高热至 39 ～ 40℃、寒战、胸痛、咳脓性痰。若治疗不及时或治疗不当，病死率极高。不夸张地说，金黄色葡萄球菌所到之处"哀鸿遍野"。

CA-MRSA 肺炎特点：常发生在流感季节，流感样症状后出现严重肺炎并发咯血、呼吸增快、白细胞减低、CRP 增高和脓毒血症时，提示 PVL 阳性金黄色葡萄球菌性肺炎。因此，对于肺炎进展迅速，出现急性呼吸窘迫综合征者，考虑 PVL 阳性金黄色葡萄球菌性肺炎。T＞39℃、R＞40 次/min、HR＞140 次/min 并出现咯血和低血压者可初步诊断。

PVL（＋）CA-MRSA 肺炎 CT 影像特点（图 6-18、图 6-19）：典型的多叶渗出性改变和弥漫的多叶阴影，随后出现空洞、胸腔积液。双肺沿支气管血管束分布的肺气囊样改变为金黄色葡萄球菌性肺炎的典型影像表现，是支气管周围脓肿使终末细支气管和肺泡发生坏死，当病变与支气管相通后坏死物质排空形成的直径 1 ～ 2.5cm、壁厚 1 ～ 2mm、圆形或类圆形薄壁空腔，多发者似蜂窝肺。

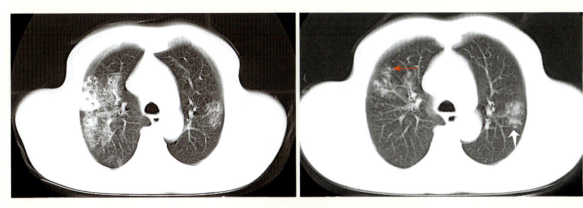

图 6-18 PVL（＋）CA-MRSA 肺炎初期 CT 特点
红色箭头：树芽征；白色箭头：气腔结节；病变很快进展为实变影，
边缘模糊，内见多发空洞影

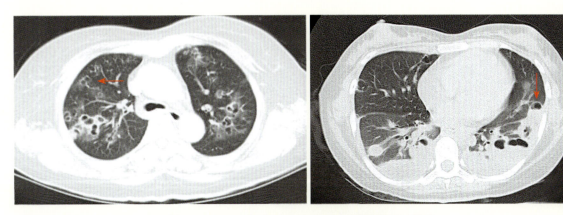

图 6-19 PVL（＋）CA-MRSA 肺炎进展期 CT 特点
红箭头：气囊影；双侧胸腔积液

金黄色葡萄球菌性肺炎在影像学上的另一特点是病灶变化快，即使在使用敏感抗生素的前提下，也可以出现短时间内肺浸润范围扩大、肺气囊/空洞数目增加，肺脓肿出现，常常一处炎性浸润消失而在另一处出现新的病灶，或者由少数病灶迅速发展到全肺。

　　综上所述，本病例社区获得性 PVL 阳性金黄色葡萄球菌性肺炎诊断成立，病因为甲型流感病毒感染后，破坏气道上皮细胞，PVL 阳性金黄色葡萄球菌感染，导致肺炎及脓毒血症。

　　针对社区获得性 PVL 阳性金黄色葡萄球菌性肺炎，治疗方面依据病原学结果及药物敏感试验回报，应用万古霉素足疗程治疗后，病情好转，预后良好。在治疗过程中仍有需要注意的问题。第一，由于患者肺部影像学变化形成多发肺气囊性变及空洞，同时予正压通气，需要警惕气胸可能。第二，血培养＋药物敏感试验结果为金黄色葡萄球菌，苯唑西林敏感，此株细菌是否应为甲氧西林敏感的金黄色葡萄球菌（MSSA）？抗生素降级为青霉素类或头孢类，疗效是否更好？值得商榷。

（王旭升　郭　伟）

特别鸣谢

罗定市人民医院	杜国强
深圳市第二人民医院	邓　哲
广东省人民医院	黄伟平
首都医科大学附属北京友谊医院	王国兴
东莞市人民医院	刘捷安
广州医科大学附属第二医院	陈晓辉
北京中医药大学东直门医院	吴彩军
广东省人民医院	孙　诚

病例 7　唇齿相依

患者侯××，男性，87岁，因"**活动后气短1年余，加重2个月余**"于急诊就诊。

一、病史特点

1. 老年男性，慢性病程，亚急性加重，既往有肝硬化、胃底静脉曲张病史2年，曾2次出现下消化道出血。

2. 患者1年余前无明显诱因出现活动后气短，快走约200m后出现憋气，伴咳嗽，少量黄痰，于家中自测静息脉搏血氧饱和度（SpO_2）在85%左右（未吸氧），就诊于外院，具体诊治情况不详。后于家中行长期家庭氧疗（LTOT）、氟替美维（氟替卡松+乌美溴铵+三苯乙酸维兰特罗）吸入治疗，其间症状无明显改善。半年前自测静息SpO_2约75%（未吸氧）；2个月前自觉呼吸困难加重，无明显咳嗽、咳痰，无发热，静息SpO_2约70%（未吸氧）。于我院门诊就诊，予莫西沙星口服治疗，症状无明显好转。1天前就诊于我院急诊，予经鼻高流量吸氧、厄他培南抗感染，予以雾化、化痰对症治疗，呼吸困难稍好转，为进一步治疗收入留观室。

3. 体格检查　T 37.0℃，R 19次/min，BP 135/90mmHg，SpO_2 96%（HFNC 70%）。神志清楚，精神差，呼吸急促。双肺呼吸音粗，可闻及velcro啰音。HR 80次/min，心律齐，心音有力，未闻及明显瓣膜区杂音。腹软，肝脾肋下未触及，双下肢无明显水肿。

4. 辅助检查

血常规：WBC 2.9×10^9/L，NEUT 1.74×10^9/L，NEUT% 60%，Hb 115g/L，PLT 107×10^9/L，CRP 11.36mg/L。

心肌梗死四项：BNP 280pg/mL，MYO、CK-MB、hsTNI正常。

胸部CT提示：双肺间质性病变，右侧胸腔积液（图7-1）。肺功能提示：轻度阻塞性通气障碍，重度弥散障碍，支气管舒张试验阴性（图7-2）。超声心动图示：左心房扩大，轻度肺动脉高压（图7-3）。

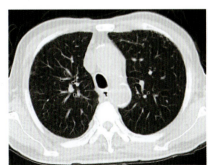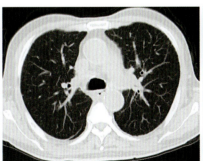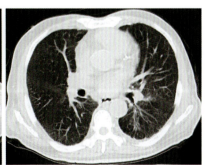

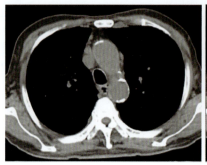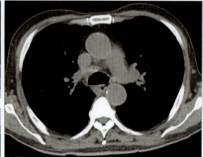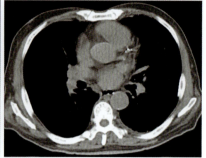

图 7-1 胸部 CT 平扫

		预计值	药前	前/预 %	药后	后/预 %	改善率 %
FVC	[L]	3.02	3.12	103.5	3.16	104.6	1.06
FEV 1	[L]	2.17	2.12	97.9	2.17	100.2	2.34
FEV 1 % FVC	[%]	83.69	68.00	81.2	68.86	82.3	1.27
FEV 1 % VC MAX	[%]	71.55	66.03	92.3	68.77	96.1	4.16
PEF	[L/s]	6.66	6.79	102.0	7.18	107.8	5.72
MEF 50	[L/s]	3.28	1.43	43.5	1.81	55.1	26.75
MEF 25	[L/s]	0.76	0.28	37.4	0.36	47.2	26.47
MMEF 75/25	[L/s]	2.20	0.93	42.1	1.14	52.0	23.33
V backextrapolation ex	[L]		0.09		0.09		6.11
FET	[s]		9.21		9.20		−0.09
VC MAX	[L]	3.10	3.22	103.7	3.16	101.9	−1.74
IC	[L]	2.37	2.52	106.4			
VT	[L]	0.45	1.88	417.5			
MV	[L/min]	9.00	32.77	364.1			
MVV	[L/min]	90.34					
TLC-SB	[L]	6.26	5.03	80.3			
FRC-SB	[L]	3.60	2.56	71.0			
RV-SB	[L]	2.87	1.86	64.9			
RV%TLC-SB	[%]	47.89	37.07	77.4			
DLCO SB	[mmol/min/kPa]	6.78	1.40	20.7			
VA	[L]	6.11	4.89	80.0			
DLCO/VA	[mmol/min/kPa/L]	1.08	0.29	26.5			
Hb	[g/100mL]		14.60				
DLCOc SB	[mmol/min/kPa]	6.78	1.40	20.7			

意见：

轻度阻塞性通气障碍

重度弥散功能障碍

支气管舒张试验：阴性

图 7-2 肺功能检查结果

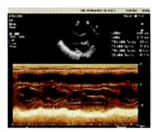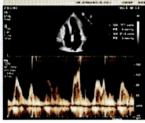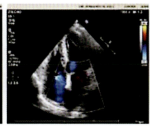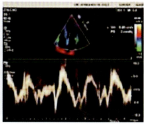

基本测量：

M 型、二维测量及心功能			主肺动脉径	23	mm	多普勒测量		
升主动脉径	31	mm	右心房横径	42	mm	主动脉瓣上 V_{max}	187	cm/s
左心房前后径	45	mm	右心室基底部横径	35	mm	肺动脉瓣上 V_{max}	119	cm/s
室间隔厚度	10	mm	Simpson 法射血分数		%	二尖瓣 E 峰	111	cm/s
左心室后壁厚度	7	mm	组织多普勒			二尖瓣 A 峰	81	cm/s
左心室舒张末径	50	mm	二尖瓣环 e'（间隔）	9.5	cm/s	二尖瓣 E/A 比值	>1	
左心室收缩末径	31	mm	二尖瓣环 e'（侧壁）	12.4	cm/s	三尖瓣反流 TR	307	cm/s
M 型左室射血分数	68	%	E/e'（平均）	10.1		TR 峰值压差	38	mmHg
M 型左室短轴缩短率	38	%	三尖瓣环游离壁 s'	16.4	cm/s	TR 估测肺动脉收缩压	41	mmHg

超声所见：

1. 升主动脉、肺动脉主干内径正常范围。
2. 左心房扩大，左心室内径正常范围。右房室内径正常范围。
3. 主动脉瓣及二尖瓣前、后叶瓣根部增厚，回声增强。余瓣膜形态活动正常。
4. 各室壁厚度及运动正常。
5. Doppler：二尖瓣口舒张期血流频谱 E/A>1，收缩期可见少量反流信号。三尖瓣收缩期可见轻度反流信号。主动脉瓣舒张期可见微量反流信号。
6. 心包腔内未见液性无回声区。
7. 检查过程中，患者心律不齐。

超声提示：

左心房扩大
主动脉瓣硬化
二尖瓣钙化并反流（少量）
三尖瓣反流（轻度）
肺动脉压轻度增高

图 7-3 经胸超声心动图（TTE）

二、初步诊断

1. Ⅰ型呼吸衰竭，间质性肺病，肺动脉高压（轻度）。
2. 肺部感染。
3. 肝硬化失代偿期。
4. 多浆膜腔积液 胸腔积液，腹腔积液。
5. 胆囊结石。

三、诊疗经过

入观察室后（D1），继续予以经鼻高流量氧疗（HFNC）行呼吸支持，SpO₂ 90%～97%，予厄他培南抗感染治疗，依诺肝素 4 000IU q.d. 抗凝治疗，进一步完善相应检查。

实验室检查：①血常规：WBC 2.45×10^9/L，NEUT% 67.0%，Hb 111g/L，PLT 95×10^9/L，PCT <0.2ng/mL，CRP 19.32mg/L。②尿常规：尿蛋白（±），尿糖（+），尿胆原（+）。③大便常规：正常，OB（−）。④凝血功能：PT 14.8s，APTT 38.1s，D-二聚体 3.32ng/mL，FIB 2.41g/L。⑤心肌梗死四项：BNP 393pg/mL，肌红蛋白（MYO）、CK-MB、hsTNI 正常。⑥肝肾功能：ALT 19U/L，AST 18U/L，GLU 4.97mmol/L，K 3.79mmol/L，CERA 57.4μmol/L，eGFR 87.64mL/min。

心电图：窦性心律，大致正常。

胸腹盆腔 CT 平扫：双肺间质性肺炎，双侧胸腔积液，肺淤血？较前进展；纵隔淋巴结肿大；肝硬化，肝实质密度欠均匀，脾大、胆囊结石、胆囊炎，腹盆腔积液（图 7-4）。

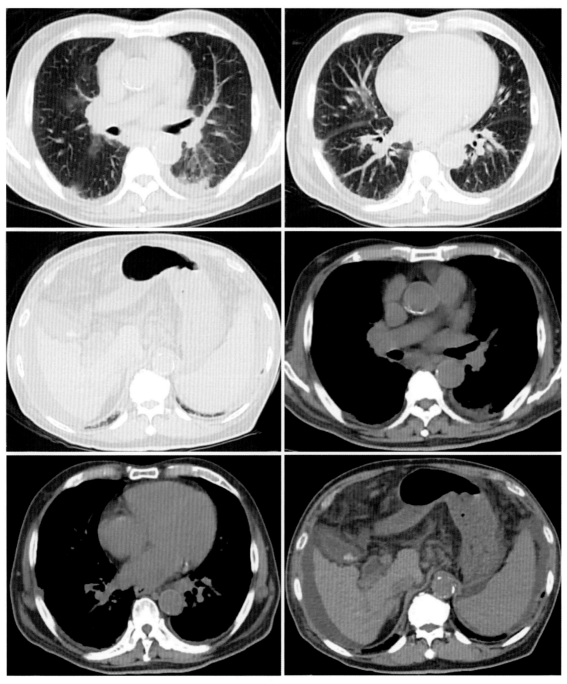

图 7-4　胸腹盆腔 CT 平扫

第一阶段小结

　　患者为老年男性，慢性病程，亚急性加重，既往有肝硬化失代偿期病史；以活动后呼吸困难进行性加重为主要表现。辅助检查显示炎症指标略升高，CRP 19.15mg/L；肝肾功能正常；凝血功能异常，D-二聚体 3.32ng/mL；心功能受损，BNP 393pg/mL；肺部有影像学改变，抗感染治疗效果不佳。

　　结合患者的临床表现及实验室检查、影像学检查结果，您认为患者呼吸困难进行性加重的可能原因是什么？心源性还是肺源性？

专家点评

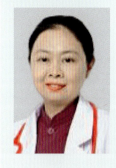

江慧琳　广州医科大学附属第二医院急诊科主任，博士研究生导师
中国医师协会胸痛专业委员会委员
中华医学会急诊医学分会急诊信息化学组组员
广东省医师协会急诊医师分会副主任委员
广州市医学会急诊医学分会第十届主任委员
广州市医学会中毒救治学分会副主任委员

　　患者为老年男性，整个病程＞1年，以呼吸困难进行性加重和低氧为主要表现，吸氧可纠正低氧状态。胸部 CT 提示双肺间质性病变；肺功能提示重度弥散障碍；心脏超声未发现心脏左向右分流现象，BNP 在 100～400pg/mL 之间，证据不支持诊断心功能不全，影像学和 D-二聚体的检查结果可排除肺栓塞的可能。目前考虑病变在肺间质。

　　尽管患者未表现出肾功能改变、发热或关节疼痛等典型症状，但多浆膜腔积液提示需要高度警惕结缔组织病。此外，从影像学上看，患者肺间质病变显著而渗出不明显，结合炎症指标如白细胞轻度减少、血小板进行性减少以及降钙素原低于 0.2ng/mL，临床需要特别考虑合并病毒感染的可能性。

　　综上所述，该患者低氧血症的诊断主要基于临床表现和 SpO$_2$ 的检测结果，而肺间质病变的诊断则基于影像学检查与肺功能检查。针对病因未明的现状，我们建议进一步完善结缔组织病相关抗体筛查、病毒学检测、血气分析等，以明确病因，从而指导精准治疗，改善患者预后。

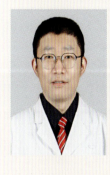

主有峰　广州市红十字会医院重症医学科主任，博士研究生导师
广东省医学会重症医学分会委员
广东省医学教育协会重症医学专业委员会副主任委员
广东省医疗安全协会急诊医学分会副主任委员
广东省老年保健协会肿瘤重症专业委员会副主任委员
广州市医学会重症医学分会副主任委员
广州市医师协会危重症医学医师分会常务委员

　　该患者为老年男性，慢性病程，亚急性加重。患者心功能方面，既往无慢性心脏病史，此次入院双下肢无水肿，胸部 CT 未见心影明显增大；心脏超声提示 LVEF 68%，E/e' 10.1，说明患

者左心收缩和舒张功能尚可，虽然 BNP 有轻度升高，但升高幅度不大，心源性因素导致患者呼吸困难进行性加重的支持依据不足。

该患者肺部查体可闻及 velcro 啰音，肺功能检查显示轻度阻塞性通气障碍，重度弥散障碍（一氧化碳弥散量 D_LCO 下降），支气管舒张试验阴性，胸部 CT 显示双肺间质性病变，均支持间质性肺病的诊断，提示患者呼吸困难进行性加重的原因为肺源性的可能性大。结合患者"肝硬化"病史，需要警惕"肝肺综合征"，肝硬化时由于血管活性物质增加，肺内毛细血管扩张，造成通气血流比例失调，可表现为呼吸困难、低氧血症。

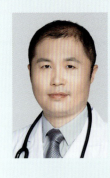

李伟峰　广东省人民医院急诊抢救室副主任（主持工作）
中华急诊医学教育学院广东分院秘书
中华医学会急诊医学分会信息化建设学组委员
广东省基层医药学会急诊医学专业委员会秘书长
广东省中医药学会热病专业委员会委员
广东省医师协会急诊医师分会社会救助专业组委员
广东省预防医学会急症预防与救治专业委员会委员

目前患者呼吸困难进行性加重的可能原因考虑肺源性可能性大，间质性肺病合并肺部感染可能。依据如下：①患者为老年男性，慢性病程，亚急性加重，既往有肝硬化失代偿期病史；②活动后呼吸困难进行性加重，伴有咳嗽、咳痰，并出现急性加重表现；③胸部 CT 提示间质性肺病合并肺部感染，肺功能提示重度弥散障碍。

患者高龄合并肝硬化，血常规提示白细胞和血小板减少可能与原发基础疾病相关，患者属于免疫力低下人群，合并肺部感染也可能感染指标不会出现明显升高。病原体方面需要完善细菌、真菌、病毒和不典型病原体等相关检查。患者 D-二聚体不高，临床表现由肺栓塞所致可能性不大。

当然，患者高龄，有长期肝硬化病史，也不排除合并心功能不全可能，依据如下：①患者为老年男性，反复活动后出现呼吸困难，运动耐量下降；②查体提示双肺呼吸音粗，可闻及 velcro 啰音；③实验室检查提示心功能受损，BNP 升高；④胸部 CT 可见双侧胸腔积液。

目前患者肝硬化的病因不明，进一步筛查肝硬化的病因，也有助于患者病情的整体分析和制订下一步诊疗决策。

进一步完善病原学及免疫相关检查。病原学方面：呼吸道十二项联检、新型冠状病毒核酸（阴性）；血清 EB/CMV（阴性）；T-SPOT（阴性）；G 试验、GM 试验、曲霉菌 IgG（阴性）。

免疫相关检查方面。T 细胞亚群：$CD3^+$ 314 个/μL，$CD4^+$ 95 个/μL，$CD8^+$ 203 个/μL。抗核抗体谱、血管炎抗体谱：ANA 1∶80，抗 Ro-52 抗体阳性。免疫球蛋白＋补体：正常。

炎症反应状态评估。细胞因子十二项：IL-5 3.17pg/mL，IL-6 18.93pg/mL；ESR 32mm/h；Fet：6.6ng/mL。

腹部超声：肝实质回声不均匀，胆囊壁增厚、胆囊结石，脾稍大，少量腹腔积液；门静脉主干宽 1.0cm，主干及分支血流通畅。下肢静脉超声：双下肢深静脉未见明显血栓。

经胸超声心动图：左心房稍大，主动脉瓣硬化，二尖瓣后叶钙化并反流（少量），三尖瓣反流（少量），EF 65%（表 7-1）。

表 7-1　床旁经胸超声心动图

检查项目：床旁经胸超声心动图

超声所见：

1. 下腔静脉内径 22mm；吸气塌陷率＞50%。TAPSE=22mm。
2. 左心房稍大，余房室内径在正常范围内（左心房前后径 40mm，左心室舒张末内径 52mm，右心房横径约 40mm，右心室基底段横径约 40mm）。左室射血分数 65%。
3. 主动脉瓣及二尖瓣后叶瓣根部增厚、回声增强。余瓣膜形态、活动正常。
4. 各室壁厚度及运动正常。
5. 多普勒　二尖瓣口舒张期血流频谱 E/A＜1，收缩期可见少量反流信号。三尖瓣于收缩期可见轻度反流信号。余瓣膜未见异常血流信号。
6. 心包腔内未见明显液性无回声。

超声提示：
　　左心房稍大
　　主动脉瓣硬化
　　二尖瓣后叶钙化并反流（少量）
　　三尖瓣反流（轻度）

CT 肺动脉造影（CTPA）：肺动脉主干及各叶段肺动脉分支未见明确栓塞征象（图 7-5）。

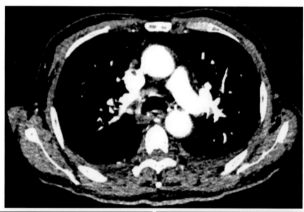

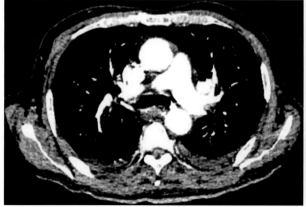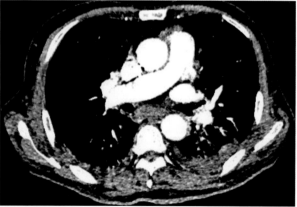

图 7-5　肺动脉 CTA 检查

治疗后各指标的变化见图 7-6 ~ 图 7-14。

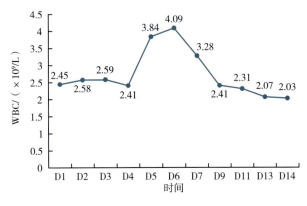

图 7-6　WBC 变化趋势图（D1~D14）

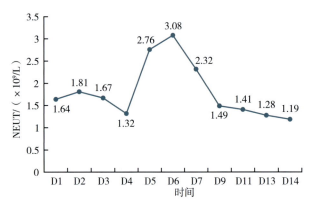

图 7-7　NEUT 变化趋势图（D1~D14）

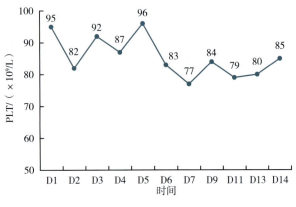

图 7-8　PLT 变化趋势图（D1~D14）

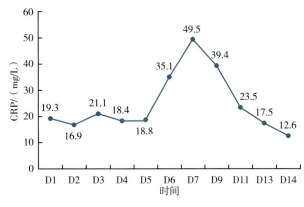

图 7-9　CRP 变化趋势图（D1~D14）

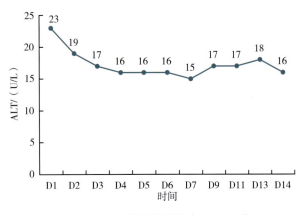

图 7-10　ALT 变化趋势图（D1~D14）

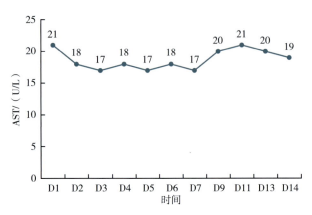

图 7-11　AST 变化趋势图（D1~D14）

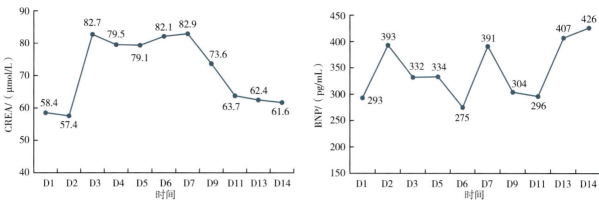

图 7-12 CREA 变化趋势图（D1~D14）　　　　图 7-13 BNP 变化趋势图（D1~D14）

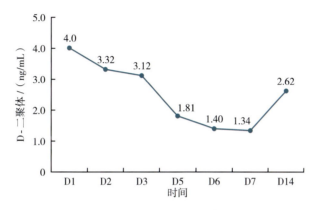

图 7-14 D-二聚体变化趋势图（D1~D14）

第二阶段小结

　　患者经抗感染、抗凝治疗后，氧合指数波动在 100~121mmHg。血常规：WBC（2.45~4.09）× 10^9/L，PLT（77~96）× 10^9/L，Hb96~111g/L，CRP16.97~49.45mg/L。肝肾功能正常。心衰指标：BNP 波动在 293~393pg/mL；D-二聚体由 4ng/mL 逐渐下降至 1.34ng/mL。患者未出现发热，但呼吸困难症状无明显好转，氧合未见明显改善。

　　结合目前患者实验室检查及影像学相关检查，您认为患者呼吸困难及氧合始终未能改善的原因是什么？下一步应考虑哪些检查？

专家点评

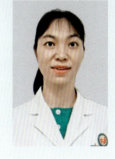

王灿敏　广东省第二人民医院急危重症医学部副主任兼重症医学科副主任

广东省医学会重症医学分会委员

广东省医院协会重症医学管理专业委员会委员

广东省临床医学学会临床重症医学专业委员会副主任委员

广东省临床医学学会重症创伤专业委员会常务委员

广东省医学教育协会重症医学专业委员会常务委员

患者为老年男性，因"活动后气短1年余，加重2个月余"急诊入院，既往有肝硬化、胃底静脉曲张病史2年，曾2次出现下消化道出血。入院后经抗感染、抗凝治疗后氧合仍较差、呼吸困难症状无明显好转，结合目前的实验室检查及影像学相关检查，考虑患者呼吸困难及氧合始终未能改善的原因是肝肺综合征。

患者有明确的肝硬化、胃底静脉曲张病史，此次入院后影像学检查提示肝硬化、脾大、腹腔积液，化验检查提示白细胞总数及血小板偏低，肺功能检查提示重度弥散障碍，支气管舒张试验阴性。患者既往无COPD、哮喘、肺纤维化病史，此次无明确肺部感染、无明显心力衰竭症状、体征，BNP不高。综上所述，患者的呼吸困难不是由心肺原发疾病所致的，而是由肝硬化并发的肺内血管扩张和分流导致的气体交换受损。

为明确诊断，下一步需要完善两项检查：①动脉血气分析，肺泡动脉血氧梯度 $[P(A-a)O_2]$ >20mmHg（65岁以下患者≥15mmHg）；②对比增强超声心动图显示静脉注射对比剂后左心出现微泡"延迟"（右心出现微泡≥3个心动周期后左心可见微泡显影）。

此外，患者抗核抗体谱、血管炎抗体谱显示ANA 1∶80，抗Ro-52抗体阳性，不排除有风湿免疫性疾病导致肺弥散功能受损可能，建议进一步完善全套自身免疫抗体检查。

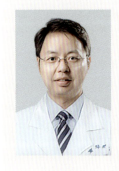

彭正良 　南华大学附属第一医院急诊医学中心主任
中华医学会急诊医学分会临床研究学组委员
湖南省医学会急诊医学专业委员会委员
湖南省急诊科医疗质量控制中心委员
衡阳市急诊科医疗质量控制中心主任
衡阳市医学会急诊医学专业委员会副主任委员

结合患者的病史、影像学特征、肺功能检查结果，目前诊断间质性肺病可基本明确，患者为老年高龄男性，有慢性病程和亚急性加重，结合CT显示双肺间质性病变，右侧胸腔积液，肺功能检查提示重度弥散障碍和轻度阻塞性通气障碍，这些特点更倾向于非特异性间质性肺炎、结节病或特发性肺纤维化。因此，对于患者呼吸困难加重、氧合未改善的原因，第一反应考虑间质性肺病进展，接下来需要进一步寻找间质性肺病的病因又是什么。

结合患者的检查结果：ANA 1∶80和抗Ro-52抗体阳性，提示可能存在自身免疫病，干燥综合征要重点排查，这可能与其间质性肺病有关。同时，患者的T细胞亚群检查显示显著的T细胞减少，提示免疫功能低下，存在HIV、耶氏肺孢子菌、真菌感染的高风险。

综上，对于下一步的检查，一方面针对病因进一步完善风湿免疫学检查、HIV筛查、必要时肺活检；另一方面进一步完善支气管肺泡灌洗液病原学检查，如mNGS，重点排查免疫缺陷相关病原学。

患者于入观察室D8行右心超声造影检查，超声提示：右心超声造影阳性（Ⅳ级），考虑肺循环水平存在右向左分流（图7-15）。

检查项目：右心超声造影

图 7-15　右心超声造影（CE-TTE）

超声所见：

经左肘静脉注入右心声学对比剂，右心房右心室充填较好，右心房充填后第 6 个心动周期左心房左心室内可见对比剂微泡回声，并逐渐增多，最多<50 个/帧，微泡持续时间较长。

超声提示：

右心声学造影：阳性（Ⅳ级）

考虑肺循环水平存在右向左分流

第三阶段小结

患者右心超声造影阳性，结合患者肝硬化病史，请问：肝肺综合征诊断能否成立？下一步的治疗如何调整？

专家点评

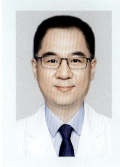

吕　波　广东省人民医院全科医学科副主任

广东省中西医结合学会急救医学专业委员会委员

该患者有以下临床特点。

1. 活动后气短，低氧血症，进行性加重。

2. 既往有肝硬化、胃底静脉曲张、消化道出血病史。

3. 超声心动图提示左心房扩大，轻度肺动脉高压，左室射血分数正常；右心超声造影提示肺循环水平存在右向左分流。

4. 胸部CT提示双肺间质性病变，CTPA未见明确栓塞征象；肺功能检查提示重度弥散障碍。

以上检查排除了能引起低氧血症的常见心肺原发疾病。胸部CT所见的间质性肺炎不足以导致如此严重的低氧血症，考虑是肝硬化并发门静脉高压症，导致肺内动静脉扩张，在肺循环水平出现右向左分流，引起通气血流比例失调和肺弥散障碍，从而导致患者出现低氧血症，符合肝肺综合征的临床特征和病理生理学机制，诊断明确。

治疗方面在原治疗的基础上，给予呼吸支持，改善缺氧，可给予生长抑素如奥曲肽，降低门静脉压力，外科评估是否可行经颈静脉肝内门体静脉分流术，根本性治疗是进行肝移植。

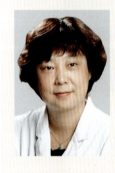

郭 杨 北京大学人民医院急诊科主任医师
中国女医师协会急诊专业委员会理事
中华医学会急诊医学分会中毒组委员
中华医学会北京急诊医学分会质控组委员
北京市卫生健康委员会血友病专家组专家
《中国社区医师》杂志编委
北京医学会急诊医学分会第八届委员

诊断方面：①患者为老年男性，既往有肝硬化、胃底静脉曲张病史；腹部CT平扫显示肝硬化，脾大，腹盆腔积液；肝硬化诊断明确。②低氧血症与呼吸困难进行性加重，长期家庭氧疗以及氟替美维吸入治疗症状无明显好转；肺功能检查排除支气管哮喘及COPD，肺CTA排除肺栓塞，因此可排除引起缺氧的基础心肺疾病。③右心超声造影阳性提示肺内分流。因此肝肺综合征诊断成立。

治疗方面：①持续长期低流量氧疗是肝肺综合征目前唯一有效的支持疗法；②药物方面，亚甲蓝、雾化NG-硝基-L-精氨酸甲酯、己酮可可碱、诺氟沙星、阿司匹林、生长抑素、吲哚美辛、大蒜或霉酚酸酯等目前没有确切的效果；③该患者年龄较大，如年龄在70岁以下，有条件的话可以考虑肝移植治疗。

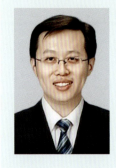

徐 峰 山东大学齐鲁医院副院长，第一临床学院副院长，博士研究生导师
国家杰出青年基金获得者
国家卫生健康委员会突出贡献中青年专家
中国青年科技奖获得者
中华医学会急诊医学分会常务委员
中国医师协会胸痛专业委员会常务委员兼总干事
中国医疗保健国际交流促进会胸痛学分会秘书长
山东省医学会急诊医学分会前主任委员

根据现有资料，同意该患者当前诊断，对于其进行性呼吸困难、低氧血症，考虑与多种因素相关。①肺间质纤维化并感染：影像学上支持，肺功能提示弥散障碍为主，抗感染及对症治疗有效，肺间质纤维化考虑风湿性疾病如皮肌炎等并发所致。②根据低氧血症并肺弥散障碍，肝硬化失代偿期出现腹腔积液，脾大，胃底静脉曲张，且右心超声造影提示肺循环右向左分流，基本符合肝肺综合征，但仍需要核素扫描、肺血管造影及对比剂增强的二维超声心动图显示肺内毛细血管扩张以佐证，排除其他心血管畸形，并明确肝肺综合征分型。

综上所述，考虑该病例为肝肺综合征合并肺间质纤维化导致肺内通气血流比例失调、弥散障碍，随着病情进展，患者呼吸衰竭逐渐加重。治疗上，建议长期低流量氧疗，配合改善纤维化的药物治疗，可尝试胆红素吸附联合血浆置换的人工肝治疗。若情况允许，可进一步考虑肝移植治疗。

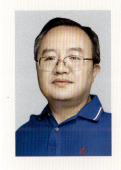

张东山　中南大学急诊疑难病研究所所长，博士研究生导师
中南大学湘雅二医院急诊医学教研室主任
湖南省急性脏器损伤与修复临床医学研究中心主任
中南大学肾脏病研究所肾干细胞室主任
中华医学会急诊医学分会临床学组副组长
湖南省杰出青年基金获得者
湖南省科学技术协会中青年领军人才，湖南省科技领军计划人才

该患者为老年男性，既往有肝硬化病史（病因未透露），实验室检查提示外周血三系血细胞减少，影像学检查提示脾大、腹腔积液，肝硬化、门静脉高压诊断可成立。此次以慢性呼吸困难并进行性加重、呼吸衰竭入院，无心力衰竭、肺动脉栓塞、神经肌肉接头疾病等的证据，肺实质无明显渗出，肺通气功能基本正常但肺弥散功能显著降低，超声造影证实有肺循环水平的分流，肝肺综合征的诊断可以确立。下一步的建议如下：

1. 目前肝肺综合征已被证实有效的治疗方法仅有肝移植，结合该患者实际情况可行性较低。

2. 可考虑完善右心导管肺动脉造影。其意义包括：①进一步证实肺内血管扩张与分流的存在；②少数病例可能为局限性肺内分流，可考虑行介入治疗。

3. 氧疗为最常用的姑息治疗，但已无法满足此患者目前需求。有证据显示肠道菌群移位参与了肝肺综合征的进展，可考虑根据病情调整抗生素方案，以期有效。

学习心得

该患者以呼吸困难进行性加重、Ⅰ型呼吸衰竭就诊，聚焦于肺换气功能受损，分别从弥散、通气/血流比例失调以及肺内分流入手，层层剖析，结合患者存在肝硬化失代偿，最终通过右心超声造影提示肺循环水平存在右向左分流，诊断为肝肺综合征。

肝肺综合征（hepatopulmonary syndrome，HPS）是发生于肝病晚期的一种危及生命的严重综合征，通常将其定义为由肺血管扩张所引起的动脉氧合障碍，可以概括为一组临床三联征，即慢性肝病或门静脉高压症、低氧血症以及肺血管扩张。

　　文献报道，慢性肝病患者中 HPS 的发病率为 4%～30%，HPS 可发生于各年龄段，无性别差异。HPS 的发病机制主要是由于肺毛细血管的前毛细血管与后毛细血管的扩张，导致静脉血流经肺时的氧合功能受损。研究证实，肺内一氧化氮产生增加可能会导致肺内血管扩张。肝硬化 HPS 的患者呼出一氧化氮水平增高，而肝移植后 HPS 缓解，呼出一氧化氮的水平也恢复正常。但一氧化氮产生增加并不是 HPS 的唯一原因，因为即使通过抑制一氧化氮的产生，也并不能有效缓解 HPS。相关实验提示，其他因子如 TNF-α、内皮素-1 和血管内皮生长因子等由肺内单核细胞产生的炎性介质活性增强，都可能与 HPS 相关。

　　隐匿性呼吸困难是 HPS 患者最常见的主诉，可表现为劳力性呼吸困难或静息时呼吸困难。25% 的 HPS 患者可出现斜卧呼吸（由仰卧位换成直立位后呼吸困难加重）和直立低氧血症（当患者从仰卧位换成直立位时，PaO_2 下降超过 5% 或超过 4mmHg）。当 HPS 患者出现蜘蛛痣、杵状指和发绀症状时，应高度怀疑 HPS 的诊断。

　　HPS 的诊断标准为：①肝脏疾病（通常是肝硬化合并门静脉高压）；②增强经胸超声心动图造影（cTTE）阳性（从外周手臂静脉注射 10mL 生理盐水，对右心进行微泡造影，≥3 个心动周期后左心可见微泡显影）；③动脉血气结果异常（氧合异常）。氧合异常的定义为：肺泡动脉血氧梯度增高，即平静状态下端坐自然呼吸时，≥15mmHg（年龄≤64 岁）或≥20mmHg（年龄＞64 岁），除外其他轻度的肺功能检查异常。

　　HPS 的治疗以支持治疗为主，目前缺乏有效的药物治疗方法。低氧血症明显时可给予氧疗，当 PaO_2＜80mmHg 时可通过鼻导管或面罩给予低流量氧疗（2～4L/min）。对于氧气需求量增加的患者，可加压面罩给氧或气管插管。改变疾病结局主要依靠肝移植，肝移植是目前唯一已知能治愈 HPS 的方法，在 HPS 发展成重度和极重度之前，可考虑肝移植。重度 HPS 患者行肝移植术后，死亡风险及病死率可显著降低。

（闫圣涛　张国强）

特别鸣谢

广州医科大学附属第二医院	江慧琳
广州市红十字会医院	主有峰
广东省人民医院	李伟峰
广东省第二人民医院	王灿敏
南华大学附属第一医院	彭正良
广东省人民医院	吕波
北京大学人民医院	郭杨
山东大学齐鲁医院	徐峰
中南大学湘雅二医院	张东山

病例 8　反复休克的真相

患者男性，25 岁，在校硕士研究生，因"鼻塞、流涕、咳嗽 1 天，意识障碍 1 小时"于 2022 年 7 月 4 日（D1）凌晨 2 时急诊入院。

一、病史特点

1. 年轻男性，急性病程。

2. 1 天前（PD1）受凉后出现鼻塞、流涕、咳嗽、咳少量白痰，预约了我院国家呼吸医学中心感染科教授的 MDT 门诊，入院前 1 小时从东莞到达广州后出现头晕、恶心、呕吐、伴大汗淋漓，随后神志逐渐变差，遂至我院急诊，血压测不出，全身湿冷，qSOFA 评分 3 分，立即予补液扩容、升压、抗感染及抽血检查，血压波动在（60~80）/（40~60）mmHg，拟诊"感染性休克"收入急诊重症监护室（EICU）。

3. 既往史　患者 1 个月余前（2022 年 5 月 21 日）傍晚无明显诱因出现头晕，伴站立不稳、无天旋地转感，同时有恶心、呕吐及大汗淋漓，呕吐物为胃内容物，后于上厕所时撞伤左侧额部，当时无皮肤出血，无头痛，无意识不清、黑矇、语言障碍、嘴角歪斜、运动障碍、大小便失禁等不适，未予特殊治疗。因症状未见缓解遂于次日就诊外院，查 WBC 70.44×10^9/L，CT 提示少量蛛网膜下腔出血。

诊断：①蛛网膜下腔出血；②肺炎。

入院后予"补液扩容、抗感染、纠酸、护胃"等治疗。5 月 24 日出现呼吸困难、血氧饱和度低，复查 CT 提示双肺感染、双侧胸腔积液，遂转 ICU，予气管插管接呼吸机辅助呼吸，并予双侧胸腔穿刺置管引流术，头孢哌酮钠舒巴坦钠、亚胺培南西司他丁钠抗感染治疗，5 月 27 日予脱机转至普通病房治疗，6 月 5 日症状较前好转后出院。出院后未诉特殊不适。6 月 18 日着凉后出现咽痛、流涕、咳嗽、咳痰，未予特殊处理，6 月 19 日再次出现头晕，同时有恶心、呕吐及大汗淋漓，遂就诊于外院，查 WBC 26.70×10^9/L，血压 76/53mmHg，拟感染性休克收入院后予美罗培南抗感染、抗休克等治疗，查骨髓穿刺、PET/CT 未见异常。6 月 30 日症状好转后出院。

4. 体格检查　T 36.5℃，R 30 次/min，BP 70/50mmHg［去甲肾上腺素 $0.8\mu g/(kg \cdot min)$］，SpO$_2$ 98%（鼻导管中流量吸氧）。神志淡漠，双侧瞳孔等圆等大，直径 2.5mm，对光反射灵敏，急性面容，格拉斯哥昏迷评分（GCS）12 分（$E_3V_4M_5$），全身皮肤湿冷。双肺呼吸音清，未闻干、湿啰音。心率 110 次/min，律齐，各瓣膜区未闻及病理性杂音。腹软，无压痛、反跳痛。脑膜刺激征阴性，四肢肌力 5 级，肌张力正常，病理反射阴性。

5. 辅助检查　2022 年 7 月 4 日（D1）。

血常规：WBC 39.8×10^9/L，NEUT% 91.9%，RBC 5.87×10^{12}/L，Hb 191g/L，PLT 384×10^9/L。

血气分析：FiO$_2$ 41%，pH 7.284，PaCO$_2$ 34.8mmHg，PaO$_2$ 214.1mmHg，HCO$_3^-$ 15.9mmol/L，Lac 3.98mmol/L。

新型冠状病毒核酸阴性，PCT 0.99ng/mL。心电图示窦性心律。

二、初步诊断

1. 感染性休克。
2. 肺部感染。

三、诊疗经过

第一阶段（D1~D3）：完善检查，抗感染、抗休克。

入院后继续扩容，复查血乳酸，留两套血培养，予美罗培南 1g q.8h. 抗感染。集束化治疗 3 小时后评估患者神志转清，R 22 次/min，BP 100/70mmHg［去甲肾上腺素 0.4μg/（kg·min）］。入院后完善实验室检查，结果如下：

血常规：WBC 25.4×10^9/L，NEUT% 82.8%，Hb 133g/L，PLT 323×10^9/L。

生化指标：GLU 7.93mmol/L，BUN 6.3mmol/L，CREA 106.10μmol/L，Na$^+$ 136.6mmol/L，K$^+$ 4.40mmol/L，Ca^{2+} 2.2mmol/L，Lac 3.72mmol/L。

凝血指标：PT 18s，INR 1.47，APTT 58.8s，FIB 1.41g/L，D-二聚体 559ng/mL。

肝功能：ALT 20.4U/L，TP 51.2g/L，ALB 29.0g/L，TBIL 11.7μmol/L，DBIL 2.3μmol/L。

心脏相关指标：AST 21.2U/L，LDH 158.4U/L，CK 58U/L，CK-MB 10U/L，cTnI＜2pg/mL，MYO 14.3μg/L，proBNP 2 357pg/mL。

胰腺指标：AMY 49U/L，LPS 132U/L。

感染指标：CRP 90mg/L，血清淀粉样蛋白 A（SAA）53mg/L，血沉 3mm/h，G 试验 107.9pg/mL，脂多糖＜5.0 pg/mL。曲霉菌抗原（-），隐球菌抗原（-）。铁蛋白 179ng/mL。血培养（-），痰涂片及痰培养均阴性。

异常白细胞形态检查：中性杆状核粒细胞比率 3%，中性分叶核粒细胞比率 92%（↑），淋巴细胞比率 3%，单核细胞比率 2%。

尿常规：酮体微量，尿蛋白 1+，尿比重 1.025，尿胆原微量，尿白细胞微量。

全套自身抗体：全部阴性。

免疫八项：C3 0.37g/L，C4 0.079g/L，IgG、IgA、IgM、CH 50，β$_2$-MG 均正常。

甲状腺功能：FT$_3$ 4.17pmol/L，FT$_4$ 15.45pmol/L，TSH 1.43IU/mL，T$_3$ 1.19nmol/L，T$_4$ 97.10nmol/L。

肿瘤指标：CEA 1.4ng/mL，CA-125 56.5U/mL，CA-153 8.13U/mL。

T、B、NK 细胞检测及绝对值计数：T 淋巴细胞 63.1%，B 淋巴细胞 6.8%，NK 细胞 25.2%，NKT 细胞 4.7%，T 淋巴细胞 667 个/μL（↓），B 淋巴细胞 72 个/μL，NK 细胞 267 个/μL，NKT 细胞 50 个/μL。

TH1/TH2 细胞因子检测：IL-2 0.20pg/mL，IL-4 0.03pg/mL，IL-6 4.99pg/mL，IL-10 36.81pg/mL，TNF-α 1.80pg/mL，IFN-γ 1.34pg/mL。

心脏彩超：三尖瓣反流（轻度），左心室收缩功能检测值未见异常。

肝胆脾胰彩超：①肝内未见占位病变，血流未见异常；②胆总管上段未见明显扩张；③脾脏不大，血流未见异常；④胰腺不大；⑤未见腹腔积液。

泌尿系彩超：①双肾大小正常，未见结石及积液，双肾血流未见明显异常；②双输尿管上段未见扩张；③膀胱未见结石。

头颅 CT 平扫：颅脑未见明确病变。

胸部 CT 平扫：①右上肺尖磨玻璃密度结节影，拟局灶性炎症与腺体前驱病变鉴别，建议抗炎后复查；②双上肺尖少许纤维化灶（图 8-1）。

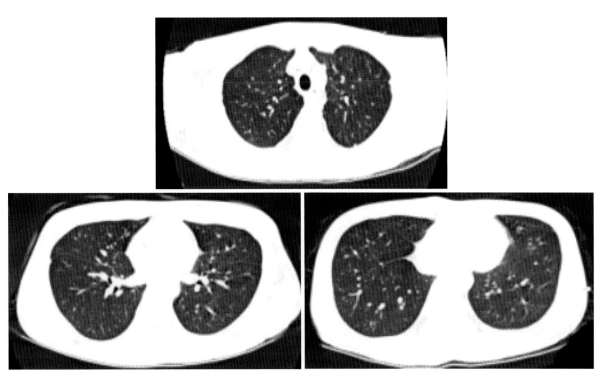

图 8-1　胸部 CT（D1）

全腹 CT：①两侧结肠旁沟、直肠后方骶前筋膜增厚、渗出，请结合临床；②肠系膜周围多发小淋巴结，拟炎性增生；③左肾微小结石 / 钙化灶（图 8-2）。

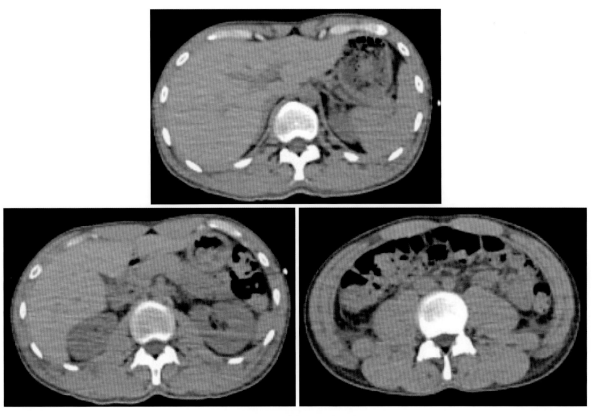

图 8-2　腹部 CT（D1）

腰椎穿刺：脑脊液压力 240mmH$_2$O，无色，无凝块，清晰，潘氏试验（-），红细胞 146×10^6/L，白细胞 1×10^6/L，氯化物 124.6mmol/L，糖 2.45mmol/L，蛋白 1.24g/L。涂片示抗酸杆菌（-），真菌（-），细菌（-）。新型隐球菌墨汁染色检查示未发现隐球菌。病毒核酸检测示 CMV、EBV、HSV 等全部阴性；mNGS（-）。

美罗培南 1g q.8h. 抗感染治疗 3 天后，外周血白细胞明显减少（图 8-3）。

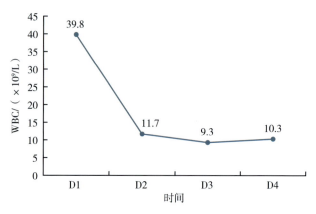

图 8-3　WBC 变化趋势图（D1~D4）

第一阶段小结（D1~D3）

年轻男性患者，急性起病，既往体健，短期内出现多次"感染性休克"，辅助检查提示白细胞明显增多，外院影像学检查曾提示双肺感染。

此次患者感染性休克的诊断能否成立？您认为导致患者第 3 次休克的病原体来源于哪里？请您在现有资料的基础上，就诊断与治疗方面给出一些指导性意见。

专家点评

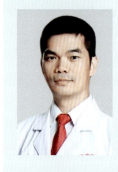

李金庭　东莞市厚街医院应急办主任、急危重症医学部主任
广东省医院协会重症医学管理专业委员会常务委员
广东省医院协会创伤专业委员会常务委员
广东省老年保健协会急危重病专业委员会常务委员
广东省精准医学应用学会急危重症分会常务委员
广东省临床医学学会重症创伤专业委员会常务委员
广东省基层医药学会重症医学专业委员会常务委员

根据患者"流涕、咳嗽、恶心、呕吐"症状，"全身湿冷，低血压"体征，qSOFA 3 分、白细胞增多、乳酸升高，CT 见肺部可疑病灶，结肠旁沟、直肠后方骶前筋膜增厚、渗出，感染性休克的诊断似乎成立。患者肺病灶轻微，氧合良好，不支持肺炎导致感染性休克，据现有资料，若真的是脓毒血症，则病原体来源于结肠旁沟及直肠后方病灶可能性大。但是该患者低血压、白细胞高反复发作以及时间变化的特征，表明本病例可能是一种非感染性疾病或者非典型病原体感染。

需要完善检查排除以下疾病。

1. 安眠药、抗抑郁药、降压药等中毒，病史询问，必要时行药物、毒物检测。
2. 类癌综合征，可采用 24 小时尿 5-羟吲哚乙酸试验等排除。
3. 神经内分泌肿瘤，包括嗜铬细胞瘤、血管活性肠肽瘤、甲状腺髓样癌等。
4. 肥大细胞增多症，测定血清类胰蛋白酶水平和骨髓活检。
5. 非典型病原体或者罕见感染，血 mNGS 检查。
6. 特发性系统性毛细血管渗漏综合征，该病是一种排除的诊断。

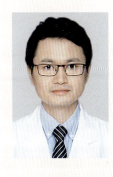

江稳强　广东省人民医院 EICU 副主任（主持工作），博士研究生导师

中华医学会急诊医学分会卒中学组委员

广东省医疗安全协会急诊医学分会主任委员

广东省中医药学会热病专业委员会常务委员

广东省预防医学会急症预防与救治专业委员会常务委员

广东省病理生理学会危重病医学专业委员会委员

广东省医学会急诊医学分会卒中学组委员

　　患者存在明确的低血压和低灌注的表现，休克诊断明确。导致休克的原因中，心脏彩超结果提示心源性可能性不大；该患者休克反复发生，同时无明确容量急剧波动的病史，亦不支持低血容量性休克，因此考虑分布性休克可能性最大，需要与感染性休克、过敏性休克和内分泌性休克等鉴别。

　　1. 感染性休克　发作时白细胞异常增多，抗感染后症状可好转，但常见的感染部位如肺、泌尿系、颅内等影像学检查均未见明显感染征象。腹部 CT 提示两侧结肠旁沟、直肠后方骶前筋膜增厚、渗出伴肠系膜淋巴结增生，重点排查腹腔来源感染或血流感染可能。

　　2. 患者休克呈发作性伴有恶心、呕吐、鼻塞、流涕等症状，补体水平偏低，需要与过敏性休克及遗传性血管性水肿（部分病例水肿主要集中在内部器官，而不表现为明显的皮肤水肿）鉴别。

　　进一步的检查包括血培养、mNGS、尿培养等病原学检查；B 超动态观察腹腔情况变化；查 C1 抑制物（C1-INH）、复查体液免疫指标；排查过敏原。

第二阶段（D4 ~ D7）诊疗过程如下：

予以脏器功能支持治疗，完善相关检查明确反复休克原因。

D4 凌晨出现神志变差，血压骤降，大汗淋漓，测 CVP 6.1cmH$_2$O，予扩容补液、去甲肾上腺素升压治疗。

患者否认既往有高血压史，予查高血压三项。

肾素（卧位）：125.479pg/mL（本院参考范围：4 ~ 24pg/mL），醛固酮（卧位）：264.425pg/mL（本院参考范围：10 ~ 160pg/mL），血管紧张素Ⅱ（卧位）：73.194pg/mL（本院参考范围：25 ~ 129pg/mL）。

D5 出现尿量较前明显增加，24 小时总入量 3 508mL，静脉入量 2 408mL，尿量 6 080mL，予垂体后叶激素微泵静脉滴注；患者否认既往 2 次入院曾出现尿量增加情况。

D6 垂体后叶激素维持下，24 小时尿量 4 940mL。

表 8-1　入院 1 周出入量、尿比重及治疗方案

项目	D1	D2	D3	D4	D5	D6	D7
静脉入量/mL	2 927	1 358	873	3 879	2 408	1 893	3 993
口服入量/mL	1 850	1 800	950	1 750	1 100	650	1 800
尿量/mL	3 570	3 730	1 600	690	6 080	4 940	2 370
尿比重/（g/mL）	1.025	1.005	1.005		<1.005	<1.005	
治疗					PIT	PIT	PIT

注：PIT 垂体后叶激素（垂体后叶激素 6U 加生理盐水 49mL 微泵静脉注射 0.1mL/h）。

第二阶段小结（D4～D7）

患者入院后经治疗白细胞迅速降至正常，但第6天尿量突然明显增加。您认为患者尿量增加是前期抗休克治疗后的正常反应吗？请您在现有资料的基础上，就诊断和进一步检查、治疗给出一些指导性意见。

专家点评

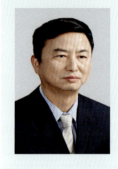

曾　俊　四川省医学科学院·四川省人民医院副院长、党委常务委员
国务院政府特殊津贴专家
中华医学会急诊医学分会委员
四川省医学会急诊医学专业委员会第八届主任委员
四川省紧急医学救援专家组办公室主任
四川省人民医院急诊医学与灾难医学研究所所长

入院初步诊断应该再斟酌，休克是明确的，但是没有明确感染源，感染性休克依据不足。

尿崩是在D4凌晨，患者神志变差，血压骤降，大汗淋漓，CVP低，予扩容补液、去甲肾上腺素升压治疗后出现的。D4的尿量只有690mL，D5出现尿崩，尿量达6 080mL。对于治疗后尿量增加不考虑是前期抗休克治疗后的正常反应，系休克导致的神经垂体缺血致一过性抗利尿激素（ADH）分泌不足。

后续检查：①第一次腰穿的结果异常，应再次复查腰穿，进一步完善脑脊液相关检查，包括自身免疫性脑炎、吉兰 - 巴雷综合征等的相关指标；②本病例与内分泌因素相关，进一步尚需要监测立位的醛固酮、肾素、ACTH、动态血清皮质醇以及肾上腺增强CT或MRI，以排除醛固酮瘤及肾上腺皮质危象，并询问患者有无长期服用糖皮质激素的病史。

目前诊断不排除肾上腺皮质危象，病史中有反复出现头晕、血压降低、呕吐及大汗淋漓的症状、体征。

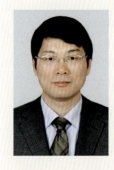

龚　平　深圳市人民医院急诊科主任
中国医师协会急救复苏和灾难医学专业委员会心肺复苏学组副组长
海峡两岸医药卫生交流协会急诊医学分会常务委员
深圳市医院协会急诊急救分会第二届分会会长
深圳市医学会急诊医学分会副主任委员
深圳市急诊医学质量控制中心主任
World Journal of Emergency Medicine 杂志编委
《中华急诊医学杂志》编委

入院第6天患者尿量突然增加，统计前5天出入量（表8-1）提示无明显容量过负荷，结合既往有类似多尿病史，不考虑休克治疗后的正常反应，需要注意病理性原因可能。

多尿原因常见：内分泌与代谢疾病；肾脏疾病（暂不支持肾脏实质性病变，需要排除肾上腺肿瘤、肾球旁细胞瘤、肾小管酸中毒等疾病）；溶质性多尿（不支持）；其他，如利尿类药物、食物等（不支持）。

下一步可完善内分泌激素尤其是导致 RAS 系统异常的激素的相关辅助检查、血氯水平。此外，由于脑脊液压力高（240mmH₂O），应进一步明确是否有颅内病变；由于 G 试验 107.9pg/mL，应明确是否有深部真菌感染。

治疗：维持血压，控制尿量；监测、维护内环境稳定。

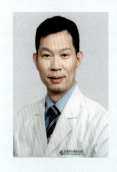

刘占国 南方医科大学珠江医院重症医学科主任，博士研究生导师
中国重症血液净化协作组常务委员，CBPT 学组副组长
美国加州大学圣地亚哥分校（UCSD）访问学者
广东省医学会重症医学分会副主任委员
广东省医疗行业协会重症医学管理分会主任委员
广东省医院协会重症医学管理专业委员会青年委员会副主任委员
珠江 ECMO 救治中心执行主任

患者于 5 月 22 日—6 月 5 日，以无明显诱因出现头晕，伴站立不稳，在卫生间摔倒，同时有恶心、呕吐及大汗淋漓，呕吐物为胃内容物为主诉入院，其间出现肺部影像学改变，血常规示白细胞高，中性粒细胞为主，少量蛛网膜下腔出血等为主要表现，经过扩容、抗感染、护胃等治疗后好转出院。6 月 19 日—6 月 30 日，再次着凉后出现咽痛、流涕、咳嗽、咳痰，再次出现头晕，同时有恶心、呕吐及大汗淋漓，遂就诊于外院，查 WBC $26.70×10^9/L$，BP 76/53mmHg，经过扩容、抗感染等治疗，患者病情好转出院。7 月 4 日，再次以鼻塞、流涕、咳嗽 1 天，意识障碍 1 小时入院。患者经过美罗培南抗感染后 1 日，白细胞降至接近正常。辅助检查：炎症指标 PCT 0.99ng/mL，CRP 90mg/L，SAA 53mg/L；血沉 3mm/h。mNGS 未见异常，PET/CT 未见异常。分析如下：

1. 感染性疾病 患者白细胞高，以中性粒细胞升高为主，疑似出现症状的部位有颅内、肺部，但是 PET/CT 和微生物学检验并未给予支持。脑脊液未见明显异常。根据 7 月 4 日入院后检查结果，白细胞经过 1 天就从 $39.8×10^9/L$ 降到 $11.7×10^9/L$，以后维持在 $10×10^9/L$ 左右的水平，不一定是美罗培南抗感染的效果，因为间隔不到 24 小时，白细胞下降太快了，其他炎症指标也不是很高，考虑不排除第一次检查时存在血液浓缩，扩容后白细胞很快下降。患者无发热症状。因此，常见细菌性社区感染证据不充分。但建议完善咽拭子百日咳鲍特菌 DNA 检查，以及血液流行性出血热抗体检查。

2. 非感染性疾病 需要排查一下是否存在中毒，包括药物、化学物质、食物等。需要进一步追问病史。

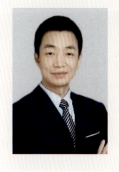

徐秋林 广东省人民医院重症监护一科主任医师
中国微循环学会重症微循环专业委员会委员
广东省肝脏病学会重症医学专业委员会委员
广东省病理生理学会危重病医学专业委员会委员
广东省临床医学学会生命支持专业委员会常务委员

　　结合已知的资料，患者多尿原因主要考虑为尿崩症，包括中枢性尿崩症和肾性尿崩症，前者可由严重感染、头部创伤或者其他下丘脑和垂体的创伤或手术等因素导致继发性抗利尿激素（ADH）缺乏而引起，后者主要由肾脏对 ADH 的抵抗所引起。结合患者严重感染和休克等应激，以及感染和休克好转后出现多尿，垂体后叶激素治疗后尿量减少等因素，且尿比重低（＜1.005g/mL），考虑中枢性尿崩症可能性较大。

　　另外，多尿的原因需要与下列因素相鉴别。①脓毒症引起的多尿症：脓毒症可能导致肾功能障碍，肾脏无法正常浓缩尿液，在脓毒症的恢复期出现多尿。②需要排除药物的影响：某些药物，如利尿剂或甘露醇会有明显的利尿作用，血浆、白蛋白和大量葡萄糖液体的输注也可能使患者尿量增加；一些升压药物，如多巴胺，在小剂量使用的情况下可以改善肾脏血流，使尿量增加。

　　可查尿渗透压、ADH，并做去氨加压素激发试验来进一步明确诊断。

　　患者下一步的治疗中可按现有方案继续抗感染、营养支持、维持水电解质平衡及对症支持治疗，同时需要进一步明确反复出现感染和感染性休克的病因。针对反复出现感染和感染性休克，主要考虑以下因素。

　　1. 免疫缺陷或紊乱　患者的 IL-10 水平升高，T 淋巴细胞和 B 淋巴细胞计数减少，提示免疫抑制，虽然感染性休克也可引起上述免疫指标的异常以及免疫抑制，但该年轻患者反复出现严重感染和感染性休克，需要排除其本身有潜在的免疫失调或免疫缺陷，免疫失调或缺陷可导致患者对感染的反应不足，引起反复发作的严重感染和感染性休克。免疫缺陷可分为原发性免疫缺陷和继发性免疫缺陷，前者如重症联合免疫缺陷（SCID）、慢性肉芽肿病（CGD）等可导致反复发生的严重感染。可进一步做相关免疫学检测以及进行淋巴细胞亚群分析来明确诊断。后者可见于 HIV 感染，EB 病毒、结核和真菌等慢性感染，以及淋巴瘤、自身免疫病如 SLE 引起的免疫力低下，可完善相关病原体检测，对增生淋巴结进行病理活检，查抗核抗体、抗双链 DNA 抗体和抗 Sm 抗体等自身抗体。

　　2. 肾上腺皮质功能不全　肾上腺皮质功能不全会导致机体在面对应激时反应不足，从而在应激或感染的情况下容易反复发作休克；感染可诱发肾上腺皮质危象，其早期症状可表现为恶心、呕吐等胃肠道症状和意识障碍，且会迅速进展为休克，血浆肾素水平下降，这些特征与该患者的临床表现较为符合。但肾上腺皮质危象患者的醛固酮水平通常正常或偏低，可以检测皮质醇和 ACTH 水平以及通过促肾上腺皮质激素刺激试验来评估肾上腺皮质功能。

　　3. 患者短期内反复出现严重的感染，虽然目前的病原学检测结果呈阴性，CT 检查未见明显的慢性的感染病灶，但仍存在一定的慢性持续感染的可能性，需要排除未被发现的潜在的持续感染，如形成生物被膜的病原体、未发现的部位的脓肿等，这些慢性持续存在的感染可导致患者反复出现严重感染和感染性休克。可重复做病原学检测以及做全身 PET/CT 来寻找潜在的隐藏的感染灶。

　　第三阶段（D8～D22）：完善相关检查寻找尿量增加的原因。

　　D8 凌晨 4—5 点再次出现血压下降，予扩容补液、去甲肾上腺素升压治疗。

　　完善实验室和影像学检查：甲状旁腺激素 38.5pg/mL，25-羟基维生素 D 7.41ng/mL；皮质醇及 ACTH 见表 8-3、表 8-4。

　　D10 性激素：孕酮 0.36μg/L，雌二醇 46ng/L，催乳素 17.95μg/L，促卵泡激素 3.23IU/L，黄体生成素 3.22IU/L，睾酮 3.56μg/L。

表 8-2　入院前 10 天出入量、尿比重及治疗方案

项目	D1	D2	D3	D4	D5	D6	D7	D8	D9	D10
静脉入量/mL	2 927	1 358	873	3 879	2 408	1 893	3 993	2 121	2 655	742
口服入量/mL	1 850	1 800	950	1 750	1 100	650	1 800	1 200	3 480	1 450
尿量/mL	3 570	3 730	1 600	690	6 080	4 940	2 370	1 550	9 980	3 240
尿比重/(g/mL)	1.025	1.005	1.005		<1.005	<1.005		1.025	<1.005	1.010
治疗					PIT	PIT	PIT	PIT	PIT	PIT

注：PIT 垂体后叶激素（垂体后叶激素 6U 加生理盐水 49mL 微泵静脉注射 0.1mL/h）。

表 8-3　皮质醇检测结果

采样时间	8：00	16：00	0：00
D5	7.75μg/dL	5.05μg/dL	2.08μg/dL
D16	23.10μg/dL	4.61μg/dL	1.99μg/dL
正常值/(μg/dL)	上午：6.2~19.4μg/dL；下午：2.3~11.9μg/dL		

表 8-4　促肾上腺皮质激素（ACTH）检测结果

采样时间	8：00	16：00	0：00
D16	48.50pmol/L	8.85pmol/L	2.93pmol/L
正常值/(pmol/L)	1.60~13.90	1.60~13.90	1.60~13.90

D16 性激素（复查）：雌二醇 59ng/L，催乳素 31.18μg/L。

性激素结合蛋白 53.30nmol/L，硫酸脱氢表雄甾酮 2.19μmol/L。

免疫球蛋白 G4 0.478g/L。

D9 垂体 MRI 平扫＋增强见图 8-4。

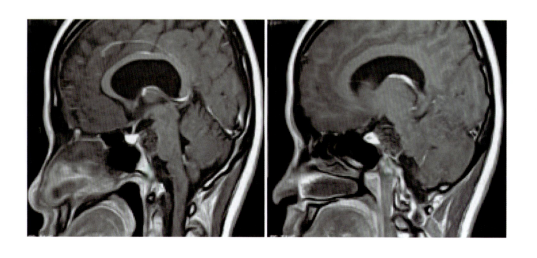

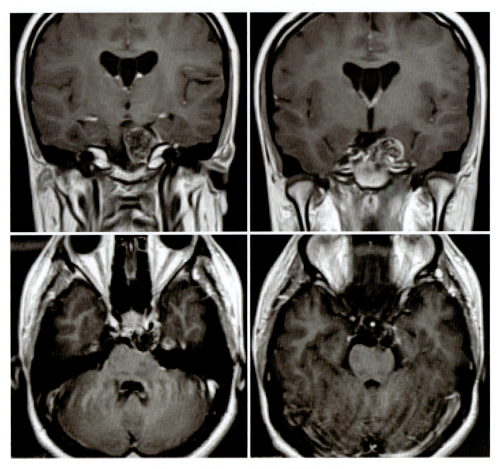

图 8-4　垂体 MRI 平扫＋增强（D9）
未见明显异常

D5 起加用垂体后叶激素后尿量可明显减少（表 8-2），控制至 3L。但 D9 的 24 小时尿量突然增加至 9 980mL。

D10 复查腰穿脑脊液压力下降至 130mmH$_2$O，脑脊液氯化物 126.6mmol/L，脑脊液糖 3.60mmol/L，脑脊液蛋白定量 0.70g/L。查四肢肌电图未见明显异常。

D12 开始使用激素替代治疗（氢化可的松早上 20mg，下午 10mg），同时继续使用静脉垂体后叶激素及口服醋酸去氨加压素抗利尿治疗，视尿量调整用药剂量，口服醋酸去氨加压素用量最大时为 2.5mg q.6h.，但患者开始出现低钠血症，尿量控制不佳，每小时尿量波动较大，最高时仍可高达 500mL/h，复查电解质提示钠离子 121mmol/L，予暂停口服醋酸去氨加压素，单用静脉垂体后叶激素控制尿量，口服及静脉补钠治疗等，D22 患者在垂体后叶激素（0.72IU/h）维持下，尿量约 100mL/h，复查电解质提示钠离子 130mmol/L，生命体征平稳，患者无诉头晕头痛等不适。

第三阶段小结（D8～D22）

患者入院第 5 天开始出现尿量明显增加，最高时 24 小时尿量可达 9 980mL，尿常规示尿比重＜1.005g/mL，考虑存在中枢性尿崩症，但似乎难以解释入院后凌晨反复出现低血容量性休克。

请问：①患者反复凌晨低血容量的原因是什么？②中枢性尿崩症的原因是什么？能否用一元论解释？后续需要进一步完善哪些检查，继续目前的治疗方案还是做相应调整？

专家点评

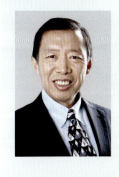

赵　斌　首都医科大学附属北京积水潭医院急诊科原主任，北京大学医学部教授
中华医学会急诊医学分会委员
中华医学会急诊医学分会人文学组副组长
中国医学救援协会急诊分会副会长
北京医学会急诊医学分会副主任委员
北京医学教育协会急诊医学分会主任委员
北京整合医学学会叙事医学分会主任委员

患者反复凌晨低血压可能与肾上腺皮质功能不全有关。

中枢性尿崩症可能与垂体功能受累有关。患者在感染的应激作用下出现了一系列围绕垂体与肾上腺功能不全的临床表现，这种表现可以用一元论来解释。下一步要围绕垂体和肾上腺的功能再做更加完善的检查，包括物理和生化的检查。治疗仍然以目前激素替代治疗为主。

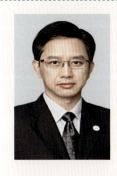

蔡立华　东莞市人民医院重症医学科学科带头人
广东省医学会重症医学分会委员
广东省医院协会重症医学管理专业委员会常务委员
东莞市医学会重症医学分会副主任委员
东莞市中医药学会中西医结合重症专业委员会副主任委员
东莞市重症医学医疗质量控制中心主任

患者多尿，尿比重低，诊断尿崩症明确，予以加压素治疗后尿量减少，尿比重升高，考虑诊断中枢性尿崩症，患者入院时血液浓缩，有休克临床表现，入院第一天尿量仍达 3 500mL，有尿崩症导致的低血容量，有鼻塞、流涕、咳嗽等呼吸道感染症状，不排除有感染性休克，予以积极抗感染、扩容补液、去甲肾上腺素治疗后，休克症状有缓解，考虑反复凌晨低血容量与尿崩症、感染有关。

中枢性尿崩症的病因多样，包括家族遗传性尿崩症、获得性尿崩症、原发性尿崩症，其中获得性尿崩症的常见病因有垂体肿瘤、脑外伤创伤性脑损伤、炎症或感染、自身免疫病等继发因素导致的抗利尿激素合成或分泌受损。对于此患者而言，垂体MRI平扫加增强扫描未见明确异常，病史中无脑外伤、颅脑手术病史，排除垂体肿瘤、脑外伤创伤性脑损伤引起的中枢性尿崩症；青年发病，暂不太支持家族遗传性尿崩症。既往病史中有多次感染、休克情况，而感染为中枢性尿崩症的另一重要病因，为脑部自身感染，或全身感染，包括特异性感染或非特异性感染，病原菌包括细菌、病毒、真菌、原虫、寄生虫等；休克打击后也易继发垂体供血不足导致的垂体功能不全。所以，需要注意自身免疫性、炎症或感染因素导致的中枢性尿崩症。可进一步完善血液病原学 mNGS 检测、脑脊液风湿免疫检测，请内分泌科、神经内科专科会诊协助诊疗。

抗利尿激素缺乏导致无法浓缩尿液和肾脏失水过多，进而导致低渗性多尿。治疗上强调液体摄入管理和加压素药物替代，继续目前加压素替代治疗，维持血流动力学稳定，根据进一步检查结果及专科会诊意见再做相应调整。

四、病例追踪

患者转至外院继续治疗。D26 暂停所有药物，D28 凌晨再次出现冒冷汗后血压下降，胸闷不适，经快速补液后血压回升，症状缓解。低血压发作时抽血查皮质醇 8.7μg/dL。给予补充氢化可的松（上午 60mg + 下午 30mg）后血压稳定在 120/80mmHg，尿量逐渐增多，最多达 8L/d，根据尿量调整醋酸去氨加压素用量。经治疗，患者无发热、咳嗽、头晕、出冷汗，尿量控制在 2 000mL/d 左右，生命体征稳定出院。

最后诊断如下：

1. 肾上腺危象。
2. 中枢性尿崩症。

学习心得

休克是急诊最常见急症之一。休克四大原因：分布性休克、低血容量性休克、心源性休克、梗阻性休克，其中分布性休克占 66%，分布性休克中，感染性休克又占 62%。休克的其他病因包括过敏原接触、神经源性、中毒、酮症酸中毒、甲状腺功能减退等。基于感染性休克的高发病率及病死率，对于该患者的休克原因，结合既往病史、临床表现及初步实验室检查，入院考虑是感染性病因，但随后一系列诊断评估未发现明确感染灶，感染指标迅速恢复正常，感染性休克的诊断缺乏明确证据，促使我们寻找其他休克原因。

患者在住院几天后出现尿量明显增加，通常感染性休克缓解后体液从组织间隙回到血管内，血容量增加引起尿量增加。但该患者排除了感染，也没有消化道出血、呕吐等低血容量性休克原因，尿量明显增加，尿比重 <1.005g/mL，要排除尿崩症，尿崩症主要鉴别是肾性还是中枢性。患者对垂体后叶激素有反应，考虑非肾性尿崩症，为中枢性尿崩症。中枢性尿崩症的原因常与下丘脑 - 垂体病变有关。

在急诊科我们通常会评估感染、容量消耗以及心源性等休克常见原因。当初步评估后仍不清楚休克的病因时，还应想到分布性休克的少见原因——内分泌性休克，肾上腺危象应该纳入分布性休克的鉴别诊断。2016 年《急性循环衰竭中国急诊临床实践专家共识》中关于分布性休克的病因并没有提及肾上腺危象。肾上腺危象也称为急性肾上腺皮质功能不全或 Addison 危象，目前尚无肾上腺危象的公认的定义。由于皮质醇的绝对或相对缺乏，组织糖皮质激素活性不足，全身器官发生病理改变，无法维持体内稳态。皮质醇与儿茶酚胺协同作用的丧失对血管反应性的影响就是导致血管扩张低血压。其他常见症状还包括食欲减退、恶心、呕吐、严重乏力、位置性眩晕、晕厥、意识模糊等。该患者每次大汗淋漓、出现凌晨低血容量性休克是一条重要线索。

肾上腺危象的危险因素包括突然停止使用外源性类固醇、甲状腺毒症、妊娠、尿崩症、糖尿病和性腺功能减退等。近年报道肿瘤免疫治疗及化疗药物也会诱发肾上腺功能减退，应引起注意。肾上腺功能减退分原发性、继发性。继发性者是由垂体和/或下丘脑病变引起的。忽略了肾上腺危象，可导致诊断评估时间延长，血管活性药物支持治疗时间延长，住院时间延长，以及不必要的抗生素应用。该患者虽然皮质醇水平在参考范围内，但是属于正常范围下限。在低血压发作时复查，按照正常人生理反射，如果垂体功能正常，皮质醇的数值应该升高，如果偏低就是不正常的。该患者的诊断能否用一元论解释呢？对于该患者考虑垂体和/或下丘脑病变导致继发性肾上腺功能减退，之前院外发生两次休克考虑发生肾上腺危象，随着垂体病变发展出现中枢性尿崩症。是什么原因引起垂体和/或下丘脑病变？因为 MRI 没有发现微腺瘤，故而不排除自身免疫性因素，例如垂体炎，全垂体功能减退，导致肾上腺皮质功能减退及尿崩症。

总之，在急诊遇到不明原因分布性休克患者时，要注意排除肾上腺危象，及时给予皮质激素治疗。

（曾量波　梁子敬）

特别鸣谢

东莞市厚街医院	李金庭
广东省人民医院	江稳强
四川省医学科学院·四川省人民医院	曾　俊
深圳市人民医院	龚　平
南方医科大学珠江医院	刘占国
广东省人民医院	徐秋林
首都医科大学附属北京积水潭医院	赵　斌
东莞市人民医院	蔡立华

病例 9　新冠引起的那些事

患者王××，男性，64 岁。因"反复胸闷、气促 3 周伴发热，加重 2 天"于 2023 年 7 月 9 日（D1）入院。

一、病史特点

1. 老年男性，急性起病，亚急性病程。

2. 既往糖尿病 20 年，规律口服"利格列汀 5mg q.d."，监测空腹血糖 6.5mmol/L 左右；高血压 10 年，规律服用"硝苯地平控释片 30mg b.i.d.、比索洛尔 5mg q.d."，监测血压 140/80mmHg 左右；慢性肾功能不全 5 年，基础肌酐 250μmol/L；类风湿关节炎 1 年，口服"甲泼尼龙 5mg q.d.、托法替布 5mg b.i.d."。

3. 患者于入院前 21 天（PD21）无明显诱因出现咳嗽、咳痰、胸闷、气促，伴低热、头晕、乏力；无胸痛、心悸、腹痛、腹泻等不适，测新型冠状病毒抗原（＋）。予以中药治疗（具体不详），症状加重，伴恶心、呃逆。PD16 就诊于当地医院。

查血常规：WBC 7.99×10^9/L，NEUT% 84.2%，Hb 99g/L，PLT 126×10^9/L，PCT 0.85ng/mL。心肌梗死三项：cTnT 55.93pg/mL，MYO 341.40ng/mL，CK-MB 9.46ng/mL；BNP 4 801.11pg/mL。生化指标：CK 603.3U/L，LDH 405.0U/L，ALB 23.7g/L，CREA 214μmol/L，血管炎、ENA 谱阴性。新型冠状病毒核酸（＋），胸部 CT 提示肺部炎症（图 9-1）。

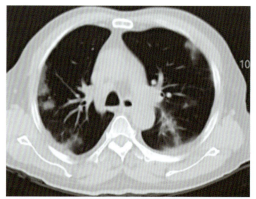

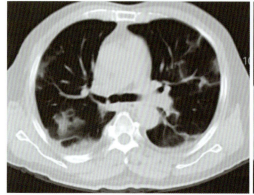
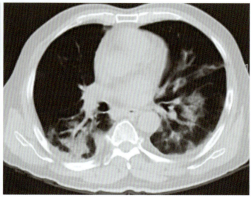

图 9-1　胸部 CT（PD16）

考虑：①新型冠状病毒感染；②糖尿病，糖尿病肾病；③高血压；④类风湿关节炎。

予以奈玛特韦/利托那韦抗病毒、甲泼尼龙抗炎、低分子肝素抗凝、平喘、利尿等对症治疗。抗病毒药物与甲泼尼龙应用 5 天后停用，患者仍反复发作胸闷、气促。PD2 症状加重，尿量减少，D1 复查血常规：WBC 9.25×10^9/L，NEUT% 79.6%，Hb 65g/L，PLT 8×10^9/L，钠尿肽前体 15 886.0pg/mL。为进一步诊治收入我院。

4．体格检查　T 36.7℃，HR 89 次/min，R 22 次/min，BP 187/97mmHg。端坐呼吸，低流量给氧，神志清醒，精神较差。双侧瞳孔等大等圆，直径约 3mm，对光反射灵敏。双上肢及上半身皮肤散在瘀斑，按之不褪色。双肺呼吸音粗，双肺闻及大量湿啰音。心律齐，各瓣膜听诊区未闻及病理性杂音。腹平软，无明显压痛与反跳痛，肝脾肋下未触及，胆囊未触及明显异常，墨菲征阴性，肠鸣音减弱。双下肢轻度水肿。入院胸片见图 9-2。

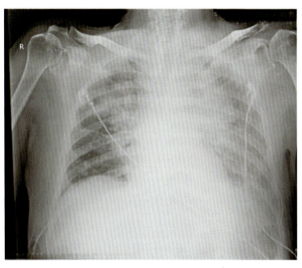

图 9-2　胸片（D1）

5．辅助检查

血气分析：pH 7.395，PO_2 61.8mmHg，PCO_2 28.5mmHg，HCO_3^- 17.4mmol/L，氧合指数（OI）180mmHg，Lac 1.0mmol/L。

血常规：WBC 9.16×10^9/L，NEUT% 78.4%，LYM% 13.0%，Hb 58g/L，PLT 16×10^9/L。

PCT 0.07ng/mL，CRP 38.55mg/L。心肌梗死三项阴性，BNP>35 000pg/mL。

生化指标：TBIL 10.6μmol/L，CREA 293μmol/L，ALB 29.1g/L，GLU 6.29mmol/L，BUN 8.3mmol/L。

凝血指标：PT 21.3s，FIB 4.4g/L，APTT 59.6s，血管性血友病因子抗原 246.0%、D-二聚体 2 470ng/mL、纤维蛋白降解产物 7.9μg/mL。

类风湿因子（RF）15.2IU/mL。

6．入科评分　APACHE Ⅱ 评分 21 分，SOFA 评分 8 分，急性肾损伤（AKI）Ⅰ 期，急性左心衰竭Ⅳ级，改良 NUTRIC 评分 4 分，NRS 2002 评分 6 分，临床衰弱 CFS 分级 3 级。

二、初步诊断

1．脓毒症　①新型冠状病毒肺炎（危重型）；② MODS：ARDS 中度，急性心衰，心功能Ⅳ级，急性肾损伤 3 期，重度血小板减少，重度贫血。

2．慢性肾功能不全，CKD3 期。

3．2 型糖尿病。

4．原发性高血压（极高危组）。

5．类风湿关节炎。

患者脓毒症诊断依据在于：存在糖尿病、CKD、类风湿关节炎等基础疾病，平素服用激素，具备感染的高危因素；病情加重前新型冠状病毒核酸阳性、胸部 CT 见典型新型冠状病毒感染磨玻璃样改变。发热、气促、中性粒细胞比例偏高，有全身炎症反应表现；胸片复查见双肺渗出明显增加，感染定位于肺部。出现急性心衰、ARDS、AKI、重度血小板减少，SOFA 评分急性增高 2 分，考虑脓毒症。

三、诊疗经过

脓毒症治疗及反应 针对脓毒症、MODS，入院后予以抗感染、高流量湿化氧疗、血液滤过、降压、纠正低蛋白血症、输血等处理。D1～D6 治疗方案见表 9-1。

表 9-1 治疗调整方案

指标	D1	D2	D3	D4	D5	D6
HB/（g/L）	58	50	74	62	78	80
PLT/（10^{12}/L）	16	5	30	18	14	14
治疗		RBC 1.5U PLT 30U	RBC 2U	RBC 2U PLT 15U		
			FFP 360mL			

注：RBC 红细胞，PLT 血小板，FFP 新鲜冰冻血浆。

经治疗后患者无明显发热，WBC 与 PCT 无明显增高，BNP 持续下降，D-二聚体无明显变化，但患者 NEUT% 稍有升高；血小板、血红蛋白仍持续在较低水平，氧合障碍加重，D5 予以气管插管机械通气。D6 回报入科留取的痰培养结果为敏感的肺炎克雷伯菌、耐碳青霉烯的大肠埃希菌。D1～D6 各项化验指标变化见图 9-3～图 9-10。D6 完善胸部 CT（图 9-11）。

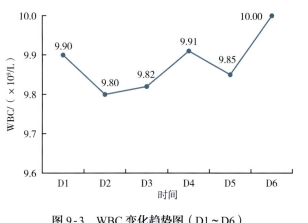

图 9-3 WBC 变化趋势图（D1～D6）

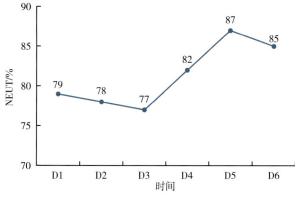

图 9-4 NEUT% 变化趋势图（D1～D6）

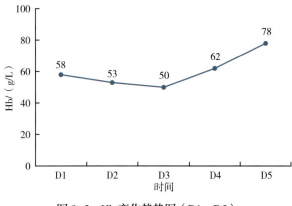

图 9-5 Hb 变化趋势图（D1～D5）

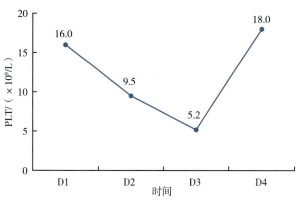

图 9-6 PLT 变化趋势图（D1～D4）

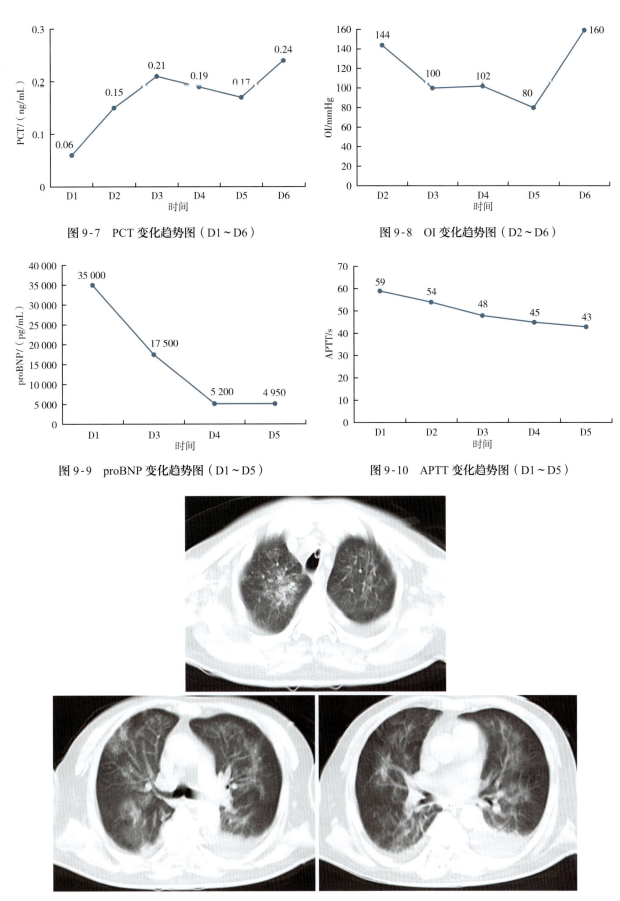

图 9-7　PCT 变化趋势图（D1～D6）

图 9-8　OI 变化趋势图（D2～D6）

图 9-9　proBNP 变化趋势图（D1～D5）

图 9-10　APTT 变化趋势图（D1～D5）

图 9-11　胸部 CT（D6）

第一阶段小结

患者经抗感染与器官功能支持，72 小时后感染减轻、器官功能改善；但患者仍存在重度血小板减少、凝血异常、重度贫血难以改善和纠正，氧合障碍恶化而插管上机（氧合显著改善）；请分析氧合障碍恶化和"重度血小板减少、凝血异常"难以纠正的可能原因和需要完善的检查？

专家点评

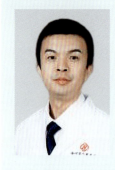

潘挺军　梅州市人民医院重症医学四科主任医师
广东省医院协会重症医学管理专业委员会委员
广东省健康管理学会重症医学专业委员会委员
广东省生物医学工程学会重症医学工程分会委员
梅州市医学会急危重症医学分会委员

患者经治疗后仍存在重度血小板减少、凝血异常、重度贫血，虽然感染指标有所下降，但入院时痰培养结果为敏感的肺炎克雷伯菌、耐碳青霉烯的大肠埃希菌，由于患者有糖尿病、慢性肾功能不全、类风湿关节炎病史，需要长期服用激素、托法替布，故考虑其为感染所致可能性比较大，但不排除感染继发 ITP、血液滤过中抗凝药物所致等可能。

患者氧合障碍，胸部 CT 未提示有间质性肺炎改变，考虑感染及心功能欠佳所致可能性大。建议完善支气管肺泡灌洗液及血液 mNGS 检查、真菌葡聚糖试验、GM 试验、骨髓涂片等相关检查。

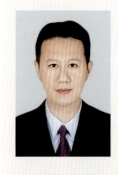

陈粤明　湛江中心人民医院急诊医学科主任
中国医师协会中西医结合医师分会急救医学专业委员会委员
中国医药教育协会蛇伤防治专业委员会委员
广东省基层医药学会急诊医学专业委员会副主任委员
广东省医师协会急诊医师分会常务委员
广东省"五一劳动奖章"获得者

患者脓毒症、MODS 诊断明确，有病毒、细菌感染的证据，经抗感染、生命支持和对症治疗后感染减轻、器官功能改善，但重度血小板减少、凝血异常、重度贫血难以纠正，可与噬血细胞综合征（HPS）鉴别。

获得性噬血细胞综合征主要继发于感染、自身免疫病及肿瘤，而其中感染并发的该综合征最多见于病毒感染，因此新型冠状病毒感染患者存在着 HPS 发病风险。该患者应动态检查血常规、肝功能（转氨酶、乳酸脱氢酶、胆红素等）、凝血功能、血清铁蛋白、甘油三酯等指标，检查上腹部 CT 或 B 超以明确是否有肝脾大，查体重点检查肝脾触诊、淋巴结触诊。若经治疗后血小板升至 $50 \times 10^9/L$ 以上，则可行骨髓穿刺检查。另外也可与恙虫病进行鉴别，完善外斐反应、肥达试验，全身皮肤寻找焦痂等。

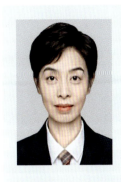

贺艳　珠海市人民医院急诊医学部主任
中国女医师协会第二届急诊专业委员会委员
广东省医师协会急诊医师分会第五届委员会常务委员
广东省医学会应急（灾难）学分会常务委员
广东省精准医学应用学会急危重症分会副主任委员
广东省预防医学会急症预防与救治专业委员会常务委员

　　患者入院后胸部 CT 较前已发生明显变化，PD16 肺部 CT 显示两肺片状分布的磨玻璃影、细网格影，以胸膜下、外带为主，符合新型冠状病毒感染的典型表现，同时新型冠状病毒核酸（+），并予以抗病毒、激素治疗。至 D6 胸部 CT 影像表现为：两肺树芽征，沿支气管血管束分布的磨玻璃影、斑片状密度增高影，在右肺上叶尖段融合成片，双侧胸腔积液；高度提示病原体可能已经发生变化，新型冠状病毒感染为上一阶段问题。

　　基于患者糖尿病、类风湿关节炎，服用激素（累计>500mg）及 JAK 抑制剂，患者机会性感染风险极大，同时患者降钙素原不高，结合肺部影像学表现（未提及痰液性状、淋巴细胞计数绝对值），化脓性病变的可能性较小，病原学应高度考虑为：①PCP/CMV？②TB（结核）/NTM（非结核分枝杆菌）？③真菌？

　　建议完善下呼吸道分泌物/支气管肺泡灌洗液二代测序，以及 TB 靶向相关检查，G/GM 试验、血沉、淋巴细胞亚群，以及类风湿六项等检查，以进一步找到感染病原学证据，同时了解宿主免疫状态，以及风湿免疫活动情况。

　　同时，目前患者出现的临床主要矛盾为血小板下降、贫血、凝血功能障碍，基于感染的前提条件，需要进一步明确或除外患者是否发生了微血管溶血病，如 TTP、HUS 等，完善网织红细胞、外周血涂片、库姆斯试验（Coombs test）等基础筛查，必要时可筛查 ADAMTS13 活性，及时明确、及早干预。

　　考虑到患者应激和感染指标已不突出，但存在重度血小板减少，无 DIC 征象；需要从血小板消耗/破坏增加或骨髓生成减少等因素进行排查。首先，外院应用过低分子肝素，需要警惕肝素诱导的血小板减少症（HIT）；其次，由于新型冠状病毒感染容易并存凝血功能异常，且与免疫性异常相关，需要排查免疫相关性血小板减少，如特发性血小板减少性紫癜（ITP）、血栓性血小板减少性紫癜（TTP）、自身免疫性血小板减少（系统性红斑狼疮、甲状腺疾病、抗磷脂抗体综合征等）；再者，患者血红蛋白持续降低，未见明显活动性出血征象，需要考虑有无骨髓衰竭综合征或血液系统肿瘤，应完善骨髓穿刺与库姆斯试验等检测。

　　根据临床分析安排相关检查结果示：抗 β_2-糖蛋白 1 总抗体>300AU/mL，抗心磷脂总抗体>300AU/mL；抗 β_2-糖蛋白 1 抗体 IgG>200AU/mL，抗 β_2-糖蛋白 1 抗体 IgM 12.9AU/mL，抗 β_2-糖蛋白 1 抗体 IgA 165.0AU/mL，抗心磷脂抗体 IgA 61.60MPLU/mL，抗心磷脂抗体 IgM 5.32MPLU/mL，抗心磷脂抗体 IgG>120GPLU/mL。狼疮抗凝物筛查阳性。HIT 相关 IgG 抗体 0.42（参考值，<0.40）；ADAMTS13 活性检测结果为 120%；血小板相关抗体检测（PAIgA、PAIgG、PAIgD、PAIgM）均为阴性；ENA 谱阴性。甲状腺功能基本正常。直接抗人球蛋白试验（库姆斯试验）阳性。骨髓穿刺结果未见明显异常。

　　补充诊断：抗磷脂抗体综合征。

针对抗磷脂抗体综合征，D5 予以甲泼尼龙琥珀酸钠 80mg 静脉注射，免疫球蛋白 20～30g 静脉滴注，并对症输血支持。

考虑到患者存在抗磷脂抗体综合征，氧合障碍恶化可能与肺栓塞相关。但插管机械通气后氧合指数快速改善到 300mmHg 以上；复查心电图无 $S_IQ_{III}T_{III}$ 或右束支传导阻滞，心脏超声未见右心室受累表现，心肌酶谱阴性，D-二聚体无明显变化，肺栓塞证据不足，而与急性左心衰竭相符，继续机械通气，加强血液滤过减容。相关变化趋势图见图 9-12、图 9-13。

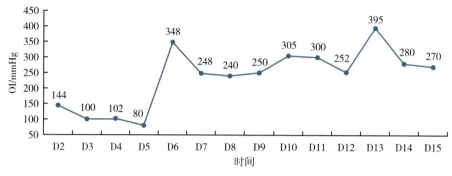

图 9-12　OI 变化趋势图（D2～D15）

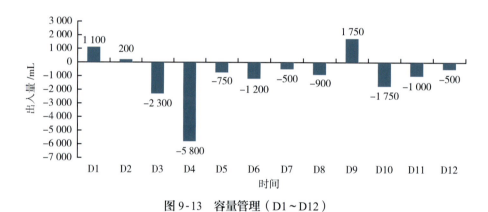

图 9-13　容量管理（D1～D12）

患者经甲泼尼龙和丙种球蛋白治疗后，血小板有所稳定和升高（图 9-14），但仍持续较低水平 $[(20\sim30)\times10^9/\text{L}]$，复查抗心磷脂抗体和抗 β_2-糖蛋白 1 抗体持续在高滴度（表 9-2）。

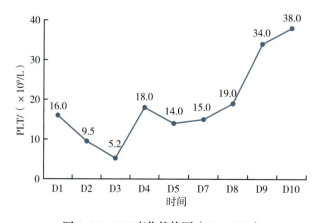

图 9-14　PLT 变化趋势图（D1～D10）

表 9-2　抗磷脂抗体变化

指标	D3	D5	D8	D9	D10	参考范围
抗心磷脂总抗体	210	>300	>300	>300	>300	0~16AU/mL
抗 β₂-糖蛋白 1 总抗体	182	>300	>300	>300	>300	0~16AU/mL
抗 β₂-糖蛋白 1 抗体 IgA		165	81.7	69	8.97	0~16AU/mL
抗 β₂-糖蛋白 1 抗体 IgM		12.9	8.9	9	2.99	0~16AU/mL
抗 β₂-糖蛋白 1 抗体 IgG		>200	>200	>200	152	0~16AU/mL
抗心磷脂抗体 IgA		61.6	34.5	28.9	8.97	0~8AU/mL
抗心磷脂抗体 IgM		5.32	4.58	4.34	2.99	0~8AU/mL
抗心磷脂抗体 IgG		>120	>120	>120	>120	0~8AU/mL

第二阶段小结

经呼吸支持和减容后 BNP 持续下降，氧合稳定，逐步降低呼吸机条件，D10 撤机成功。给予激素与丙种球蛋白抗"抗磷脂抗体综合征"治疗 5 天后，血小板减少和凝血异常有所改善，但"抗磷脂抗体综合征"免疫异常指标改善欠佳。请问：抗磷脂抗体综合征诊疗是否需要进一步调整？

专家点评

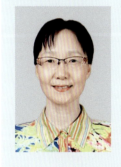

戴建伟　汕头大学医学院第二附属医院重症医学科学科带头人

广东省医学会重症医学分会第四届副主任委员

广东省医院协会重症医学管理专业委员会常务委员

广东省病理生理学会危重病医学专业委员会第一届副主任委员

广东省健康管理学会重症医学专业委员会副主任委员

广东省健康管理学会内科危重症多学科诊疗专业委员会副主任委员

汕头市医学会重症医学专业委员会前任主任委员

患者存在类风湿关节炎基础，本次感染得到控制的前提下合并重度血小板减少，已完善相关检查，基本排除肝素诱导的血小板减少症、ITP、TTP、DIC 等常见血小板减少病因，同时抗磷脂抗体持续高滴度，抗磷脂抗体综合征诊断应该没问题。

目前经激素联合丙种球蛋白治疗后血小板改善仍不满意，抗体滴度仍高，可考虑双重血浆置换（DFPP）治疗。DFPP 治疗针对性更强，能够选择性清除血浆中抗体，减少白蛋白丢失，减少外源性血浆使用量，降低血源性传染、过敏等风险，更为安全。目前多数综合 ICU 血液净化机无专用 DFPP 模式，但常用机型在管路连接上适当改装并配合血浆成分分离器后可进行 DFPP 治疗。

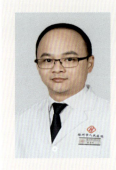

张彦峰　梅州市人民医院重症医学二科、神经外科重症监护病区负责人
中国医学救援协会重症医学分会青年委员
广东省医学会器官移植学分会委员
广东省临床医学学会临床重症医学专业委员会委员
广东省基层医药学会器官捐献与移植专业委员会常务委员
梅州市医学会急危重症医学分会常务委员兼秘书

　　抗磷脂抗体综合征（APS）的血栓性病变常呈间歇性发作，难以预测，APS患者血栓再发风险增高，其中"三阳"（即抗心磷脂抗体、抗β_2-糖蛋白1抗体、狼疮抗凝物三种抗磷脂抗体均阳性）患者尤为突出。抗磷脂抗体谱滴度本身并不能反映血栓事件再发风险，但其阳性种类越多，血栓再发风险越高。同时合并糖尿病、高血压、肾功能不全等其他高危因素的患者，血栓事件再发风险亦显著增加。故APS治疗以预防血栓及其他对症支持为主。一般情况下，APS患者不需要使用糖皮质激素和免疫抑制剂，仅当合并严重血小板减少、溶血性贫血、发生灾难性APS或有严重神经系统损害时可以应用。

　　针对该患者，三种抗体均为阳性，且存在类风湿关节炎、高血压、糖尿病、肾功能不全等血栓高危因素，再发血栓风险显著增高。虽尚未出现血栓，属前APS类型，但待各器官功能好转、血小板上升及凝血改善后，建议停用激素（类风湿关节炎治疗除外）、丙种球蛋白冲击治疗，密切监测下予以预防血栓形成治疗（小剂量阿司匹林）。

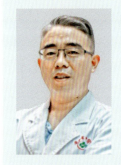

奚小土　广东省中医院急诊科主任
世界中医药学会联合会热病专业委员会副会长
中华中医药学会感染病分会常务委员
中国中西医结合学会急救医学专业委员会委员
广东省基层医药学会急诊医学专业委员会副主任委员
广东省中西医结合学会卫生应急学专业委员会副主任委员
广东省中医药学会热病专业委员会主任委员

　　本患者抗磷脂抗体综合征的诊断考虑是类风湿关节炎继发抗磷脂抗体综合征（APS）。

　　本患者短期内出现心、肾、肺、血液系统等重要脏器受累，造成器官功能衰竭，可以诊断为灾难性抗磷脂抗体综合征（CAPS）。其发生率约为1.0%，但病死率高达50%～70%，患者往往死于卒中、脑病、出血、感染等。其可能的发病机制为短期内形成血栓风暴及炎症风暴。

　　早期积极抗感染抗病毒治疗，纠正酸中毒、低血容量性休克等可逆因素，尽量避免中断抗凝治疗或者下调抗凝强度，这些措施有助于预防CAPS发生。

　　CAPS的一线治疗方案为肝素抗凝，联合糖皮质激素及血浆置换和/或静脉应用丙种球蛋白治疗。针对本患者经激素+丙种球蛋白冲击治疗后，免疫指标改善欠佳，建议激素+免疫抑制剂+阿司匹林的方案，注意监测凝血功能。托法替布比较容易引发血栓事件，建议停用。

　　考虑到本病例为继发于类风湿关节炎的APS，建议请风湿科会诊，调整抗风湿治疗方案。根据APS指南推荐意见，对于难治性CAPS可考虑应用利妥昔单抗清除B细胞，以及依库珠单抗阻断补体活化通路治疗。

　　根据"抗磷脂抗体综合征"治疗的原则，激素与丙种球蛋白是抗"抗磷脂抗体综合征"的基础治疗；疗效欠佳，可考虑血浆置换。所以，继续应用激素与丙种球蛋白，并于 D9 启动血浆置换。该患者免疫球蛋白共使用 7 天，总量 170g；血浆置换治疗 1 次。上述治疗后，PLT＞50×10^9/L、Hb＞90g/L。甲泼尼龙应用 1 周后逐渐减量，过渡至口服甲泼尼龙片 20mg/d 维持。D14 天血小板恢复正常，予以抗血小板治疗。D25 复查 CT 显示炎症明显吸收（图 9-15），予以出院，规律血透。

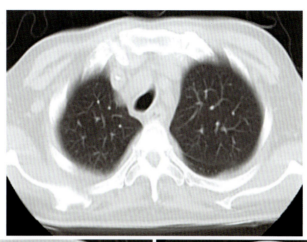

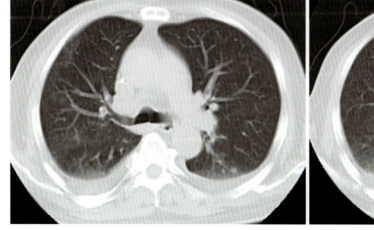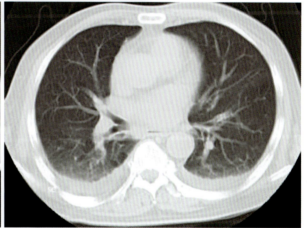

图 9-15　胸部 CT（D25）

四、病例随访

　　患者出院 2 个月后尿量恢复，肌酐稳定在 280μmol/L，脱离肾脏替代治疗。复查抗心磷脂抗体与抗 β_2-糖蛋白 1 抗体均阴性。

学习心得

　　该患者为老年男性，危重型新型冠状病毒感染合并凝血异常，包括严重血小板减少、PT 与APTT 延长、D-二聚体升高等。新型冠状病毒感染的临床表现除了典型的呼吸道症状外，存在巨大的异质性，从无症状感染到多器官功能衰竭。研究发现 20%～50% 的新型冠状病毒感染住院患者出现凝血功能异常。其中，超过 35% 的新型冠状病毒感染患者出现血小板减少。全身炎症和细胞因子损害造血微环境，同时病毒直接侵袭造血干细胞和巨核细胞，或抗病毒抗体与造血细胞和血小板发生交叉反应，导致血小板减少。新型冠状病毒感染患者的凝血功能异常在临床表现为发生率较高的血栓事件（特别是静脉血栓栓塞），其血栓性并发症发生率为31%。此类患者的高凝状态主要是由SARS-CoV-2感染激活了免疫细胞中许多信号通路，最终导致细胞因子释放、补体和凝血瀑布激活、中性粒细胞胞外诱捕网形成（NETosis）、组织因子分泌、血小板募集所致的。

新型冠状病毒感染常出现超出疾病本身特征的并发症。文献显示超过50%的中重度新型冠状病毒感染患者检测出自身免疫性抗体，表明其可能并发自身免疫病，如抗磷脂抗体综合征（APS）。APS是一种自身免疫性血栓性疾病，其特征是抗磷脂抗体（aPL）持续升高（包括抗心磷脂抗体aCL、狼疮抗凝物LA和抗β_2-糖蛋白1抗体），导致复发的动脉、静脉或微血管血栓栓塞事件。北京协和医院2020年率先在新英格兰杂志发表论文报道了3例SARS-CoV-2感染的脑卒中患者aPL阳性。随后，更多的研究发现，52%~88%的新型冠状病毒感染患者存在至少一种aPL阳性。而另一项研究显示APTT延长的新型冠状病毒感染患者LA阳性率高达91%。本病例新型冠状病毒感染患者aPL水平持续在高滴度。aPL通过加强炎症和凝血之间的联系，使新型冠状病毒感染患者情况进一步复杂化，其可能通过多种机制介导血栓形成。SARS-CoV-2病毒感染导致内皮损伤，通过分子拟态或β_2-糖蛋白1构象变化形成的新表位，触发aPL产生；aPL黏附于单核细胞和内皮细胞，经p38丝裂原激活蛋白激酶（MAPK）磷酸化和核因子-κB途径，刺激黏附分子和组织因子的表达；诱导单核细胞和中性粒细胞产生活性氧，破坏氧化还原平衡，导致氧化损伤、线粒体功能障碍；破坏膜联蛋白A5、激活血小板与补体，启动血小板聚集与凝血瀑布，促炎并导致血栓形成。

血小板减少症是抗磷脂抗体综合征最常见的非标准表现，其临床管理仍存在争议。在本病例中，我们描述了糖皮质激素、丙种球蛋白和血浆置换联合治疗新型冠状病毒感染合并APS出现严重血小板减少症的疗效。虽然血浆置换不被认为是标准的治疗方法，但对于标准治疗无反应的严重血小板减少的APS患者，它应该是挽救生命的一种选择，通过直接降低血浆aPL抗体滴度，从而降低与APS相关的血栓风险，改善患者预后。

（郭振辉　温妙云）

特别鸣谢

梅州市人民医院	潘挺军
湛江中心人民医院	陈粤明
珠海市人民医院	贺　艳
汕头大学医学院第二附属医院	戴建伟
梅州市人民医院	张彦峰
广东省中医院	奚小土

病例 10　积重难返

患者詹××，女性，32岁，因"剧烈腹痛1天"于2023年8月7日（D1）入住我院ICU。

一、病史特点

1. 年轻女性，急性病程。

2. 患者1天前（PD1）饱餐后突感剧烈腹痛，剑突下明显，为持续性疼痛，无放射痛，伴有剧烈呕吐，呕吐物为大量食物，无伴鲜血，无发热腹泻，无便血黑便等不适，来我院急诊就诊，查血常规：PLT 14×10^9/L，胰腺二项：LPS 182.7U/L，AMS 195U/L，血脂：TC 39.98mmol/L，TG 69.96mmol/L，HDL-C 3.58mmol/L。腹部CT提示：胰腺改变，考虑胰腺炎可能，十二指肠部分肠壁改变。急诊诊断为急性胰腺炎，给予禁食、抑酸、抑酶、营养支持等处理，患者症状未见明显改善。为求进一步治疗，遂收入我科住院。

3. 既往史　难治性血小板减少10个月，目前予泼尼松25mg q.d.、奥布替尼片50mg q.d.、他克莫司缓释胶囊2mg q.12h.、海曲泊帕乙醇胺片7.5mg q.d.、双醋瑞因胶囊50mg b.i.d.治疗；高脂血症病史；脂肪肝病史；患者阴道间断出血，目前予屈螺酮炔雌醇片3mg q.8h.口服止血；有手术史，2023年5月3日（3个月前）行剖宫产术；2023年7月24日（半个月前）行宫腔镜下子宫内膜病损切除术+诊断性刮宫术；有输血过敏史，既往输注血小板后曾出现全身水肿等过敏表现。

4. 个人史　无特殊。

5. 体格检查　T 36.5℃，HR 122次/min，R 48次/min，BP 123/75mmHg。患者疲乏，诉面部阵发性麻木感，呼吸急促。全身皮肤散在出血点，可见牙龈出血，腹部膨隆，无腹肌紧张，剑突下压痛明显。心肺查体无明显异常。

6. 辅助检查（D1）

血常规：WBC 8.72×10^9/L，RBC 2.99×10^{12}/L，Hb 101g/L，PLT 14×10^9/L，NEUT 4.79×10^9/L。

感染指标：CRP 14.7mg/L，IL-6 151.9pg/mL，PCT 0.07ng/mL。

肝功能：TBIL 7.7μmol/L，DBIL<1.5μmol/L，AST 27U/L，ALT 60U/L。

肾功能：BUN 5.01mmol/L，CREA 46.86μmol/L。

凝血指标：INR 0.86，PT 14.5s，FIB 3.23g/L，APTT 29.0s，D-二聚体1 950ng/mL。

心功酶：CK 119U/L，CK-MB 11.9U/L，LDH 533U/L，NT-ProBNP 14.3pg/mL，TNT-HS 4.7pg/mL。

其他：Lac 3.9mmol/L，钙1.49mmol/L，钾3.37mmol/L，钠119.7mmol/L。

血脂四项：TC 39.98mmol/L，TG 69.96mmol/L，HDL-C 3.58mmol/L，LDL-C 2.43mmol/L。

胰腺二项：LPS 182.7U/L，AMS 195U/L。

全腹部CT平扫（图10-1）：胰腺改变，考虑胰腺炎可能。十二指肠部分肠壁改变，不除外炎性改变。脂肪肝。大血管腔内密度减低，考虑贫血可能。

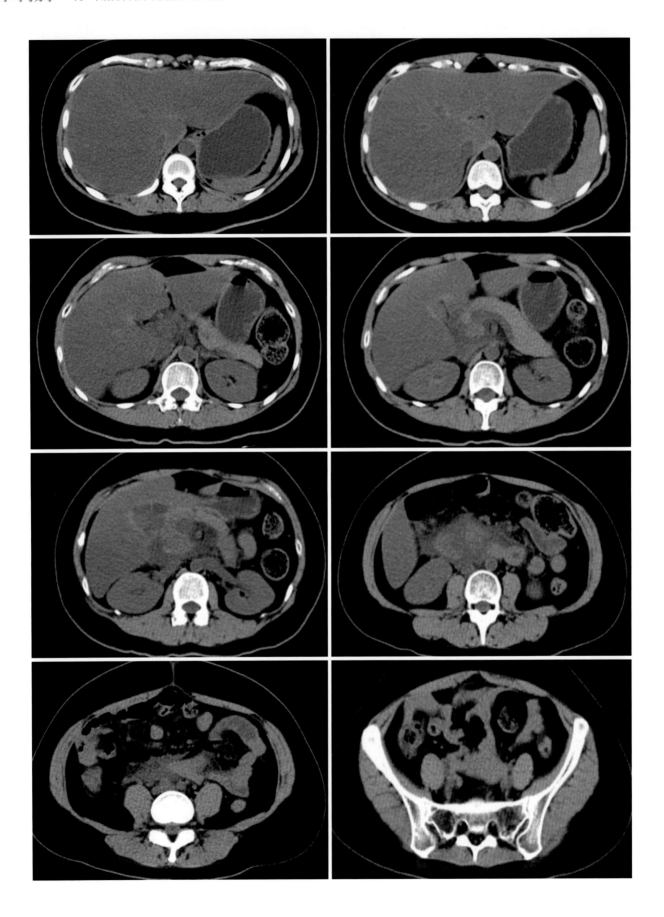

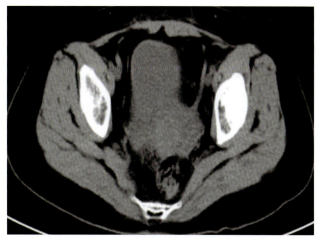

图 10-1　急诊腹部 CT 平扫（D1）
胰腺改变，考虑胰腺炎可能。十二指肠部分肠壁改变，不除外炎性
改变。脂肪肝。子宫平扫密度欠均。大血管腔内密度减低，考虑贫血可能

二、初步诊断

1. 急性胰腺炎。
2. 高脂血症。
3. 难治性血小板减少。
4. 轻度贫血。
5. 电解质紊乱。

二、诊疗经过

胰腺炎治疗：抑酸抑酶、血浆置换（D1/D3/D5）、腹腔引流、头孢哌酮钠舒巴坦钠抗感染、鼻空肠管肠内营养。

血小板减少治疗：甲泼尼龙 40mg、重组人血小板生成素注射、阿伐曲泊帕片、静脉注射人免疫球蛋白（丙种球蛋白）（D9～D14）、血浆置换（D10～D12、D14）、输注血小板。

经上述治疗后病情好转，D11 腹部增强 CT（图 10-2）提示考虑急性胰腺炎，合并腹盆腔及腹膜后广泛渗出或积液，范围较前大致相仿；胸部 CT（图 10-3）提示双肺炎症，左侧胸腔少 - 中量积液，较前增多。

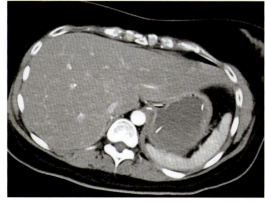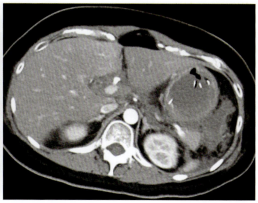

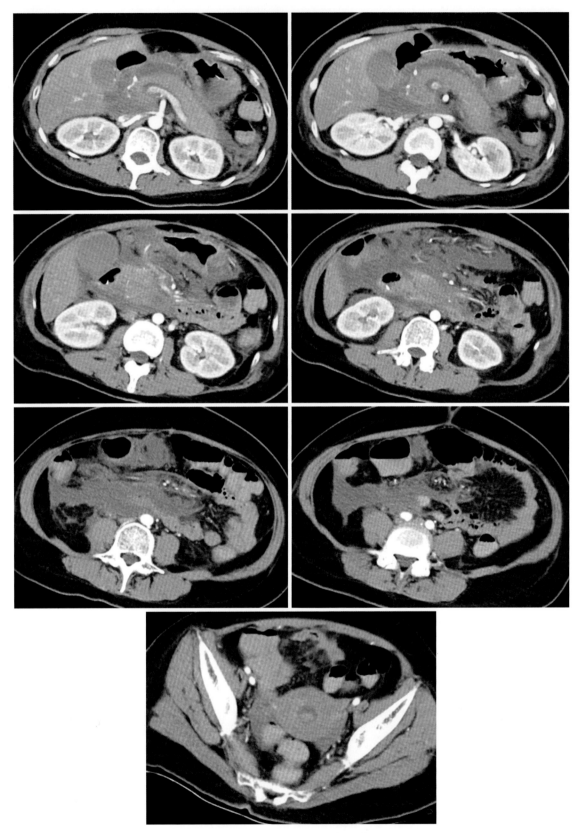

图 10-2　腹部增强 CT（D11）
①考虑急性胰腺炎，合并腹盆腔及腹膜后广泛渗出或积液，范围较前大致相仿。②脂肪肝。
③膀胱壁增厚，注意膀胱炎可能，较前相仿。④子宫内膜增厚，较前相仿

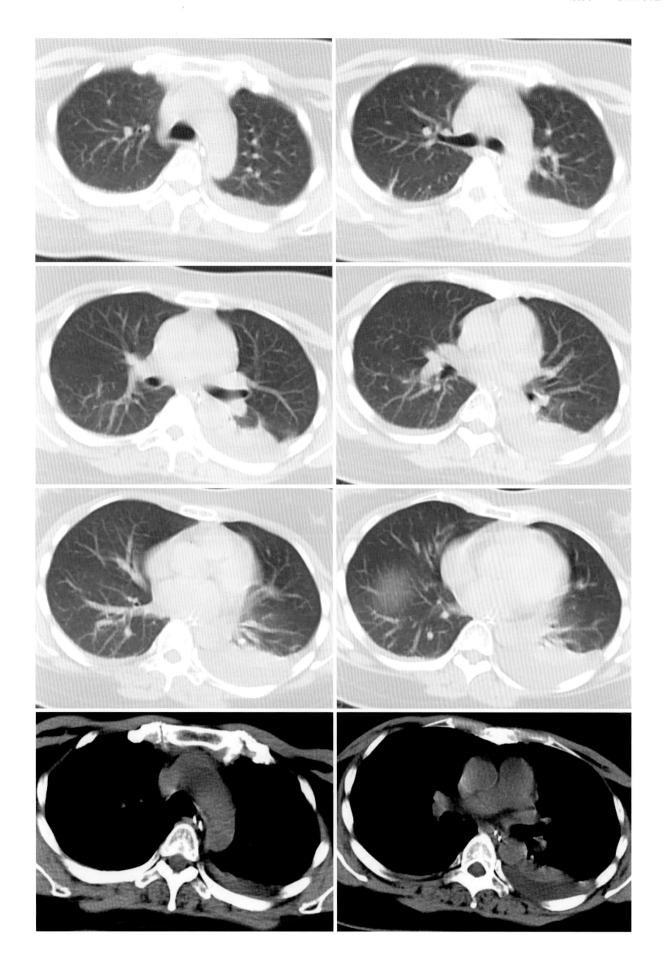

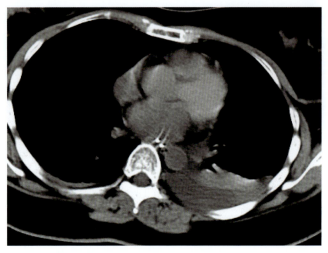

图 10-3　胸部 CT（D11）
①考虑双肺炎症，双肺下叶部分肺不张。②左侧胸腔少 - 中量积液，较前增多

相关指标好转。血常规：WBC 5.53×10^9/L，RBC 3.24×10^{12}/L，Hb 89g/L，PLT 76×10^9/L，NEUT 4.71×10^9/L。

Lac 3.9mmol/L，Ca^{2+} 2.31mmol/L，K^+ 4.24mmol/L，Na^+ 136mmol/L。

血脂：TC 4.42mmol/L，TG 3.26mmol/L。

胰腺二项：LPS 30U/L，AMS 18U/L；腹腔积液 LPS 23U/L，腹腔积液 AMS 9U/L。

第一阶段小结

患者于 ICU 予抗感染治疗、矫正贫血及难治性血小板减少等，余予抑制胰酶分泌、降脂、纠正内环境紊乱、对症支持等治疗，情况稳定后，于 D17 转入血液科病区进一步治疗。

结合目前资料，就诊断方面请您给出指导性意见，诊断急性胰腺炎是否成立？对于高脂血症的治疗，下一步的诊疗需要如何进一步完善？

专家点评

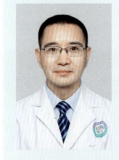

曹春水　南昌大学第一附属医院急诊 ICU 主任、急诊科副主任
中华医学会急诊医学分会第七、八届青年委员会委员
中华医学会急诊医学分会急性感染学组委员
中国医师协会胸痛专业委员会委员
中国医师协会急救复苏和灾难医学专业委员会休克与感染学组委员
江西省医学会急诊医学分会主任委员

胰腺炎诊断标准：腹痛、淀粉酶升高、影像学表现，结合该患者饱餐后腹痛、查体有上腹部压痛及 CT 报告，三条符合两条，符合急性胰腺炎诊断。患者血脂明显升高，高血脂会导致部分胰腺炎患者的淀粉酶、脂肪酶升高；诊断高脂血症性胰腺炎成立。但患者长期服用他克莫司及双醋瑞因，有文献报道，这两种药物有诱发急性胰腺炎的可能。

患者为年轻女性，长期服用屈螺酮炔雌醇片可导致食欲增加，肥胖，继发高脂血症，注意排除药物性高脂血症。

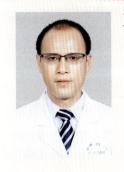

王桥生　　南华大学附属第一医院重症医学科主任

英国西苏格兰大学访问学者

伊丽莎白女王大学医院访问学者

湖南省衡阳市重症医学质量控制中心副主任委员

湖南省衡阳市复苏中心副主任委员

湖南省医学会衡阳市感染病学会委员

湖南省衡阳市第一批次高层次人才

急性胰腺炎诊断需要符合三项中的两项：典型的腹痛、血淀粉酶和/或脂肪酶升高超过正常值上限的三倍、影像学表现符合急性胰腺炎。该患者饱餐后突感剧烈腹痛，剑突下明显，CT提示胰腺渗出改变，虽然该患者血淀粉酶、脂肪酶未超过正常值上限的三倍，但按急性胰腺炎诊断标准，该患者符合诊断标准中的两项，急性胰腺炎诊断成立。

针对高脂血症下一步诊疗需要完善：①明确高脂血症的病因，是原发性还是继发性，完善导致血脂代谢异常的相关内分泌激素监测、药物筛查，有条件则完善高脂血症代谢异常的相关基因检测；②口服贝特类降脂药物，予以降血脂治疗。

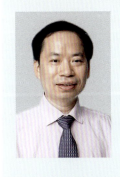

叶　珩　　广州市第一人民医院南沙中心医院原危重症监护室主任

中华医学会急诊医学分会中毒学组委员

广东省医学教育协会重症医学专业委员会常务委员

广东省医院协会重症医学管理专业委员会委员

广东省中医药学会热病专业委员会委员

广州市医师协会危重症医学医师分会常务委员

广州市医学会重症医学分会委员

患者是年轻女性；因"剧烈腹痛1天"入院；查体：剑突下压痛明显；CT：胰腺改变，考虑胰腺炎可能（D1），腹盆腔及腹膜后广泛渗出或积液（D11）；总胆固醇、甘油三酯、高密度脂蛋白胆固醇明显升高；符合高脂血症性轻症急性胰腺炎（参见：《中国急性胰腺炎诊治指南（2021）》）。

给予抑制胰酶分泌、降脂、升血小板等治疗，治疗方案合理；患者病情好转，情况稳定，于D17转入血液科。这本应是值得庆幸的事，但细思之下，有两点不放心：①患者存在难治性血小板减少，是什么原因？②在积极治疗之下、病情好转之时，CT（D11）显示左侧胸腔少-中量积液，较前增多，为何？因此推想，会不会有其他合并症？比如自身免疫病？鉴于SLE相关性胰腺炎时有报道，建议检查补体以及SLE相关抗体。

D17转出ICU，当天夜间患者持续高热，考虑细菌感染，升级抗生素治疗（加用替加环素），但治疗效果不佳（合并真菌感染？）。D19胃管引流物为灰绿色，考虑消化道感染，送胃液培养，D21结果回报毛霉菌阳性，立即给予两性霉素B注射5mg单药治疗，同时送静脉血mNGS检查。另外，患者近日反复高热，铁蛋白升高（D21、D22、D23铁蛋白分别为：7 697ng/mL，7 825ng/mL，

8 000ng/mL），综合病情考虑噬血细胞综合征可能。

D22 行 MDT 讨论，意见如下：

1. 控制噬血细胞综合征　甲泼尼龙 1g q.d.×3d，妥珠单抗 8mg/kg 单次使用；丙种球蛋白 25g/d×4d。

2. 控制感染　①抗毛霉菌治疗：两性霉素 B＋艾沙康唑静脉给药，制霉菌素 100mg 融化后口服，每天 3 次；②抗细菌治疗：停用亚胺培南西司他丁钠＋替加环素，使用哌拉西林钠他唑巴坦钠 4.5g q.8h. 静脉滴注。给予原发病治疗及对症支持治疗，并注意监测肺功能异常等次生并发症、完善病原学 mNGS 监测（病原学培养结果见表 10-1）和病因排查。

表 10-1　病原学结果

	标本	采样日期	小孢根霉	肠球菌	黏质沙雷菌	军团菌
培养	胃液	D22	√		√	
	胃管引流物	D22	√		√	
	BALF	D24			√	
	标本	采样日期	毛霉菌/copies·mL^{-1}	肠球菌/copies·mL^{-1}	黏质沙雷菌/copies·mL^{-1}	军团菌
数字 PCR	血液	D25	50 678.4	8 365.2	3 337.2	阴性
	血液	D26	24 643.2	5 210.4	4 443.6	阴性

综上，D23 抗感染方案为：两性霉素 B 300mg＋艾沙康唑（首 48h 200mg q.8h.，48h 后 200mg q.d.）＋哌拉西林钠他唑巴坦钠 4.5g q.8h. 静脉给药，制霉菌素 100 万 U t.i.d.＋康替唑胺 800mg q.2h. 口服给药。持续监测治疗效果。

D23 患者 19∶00 出现血氧下降，呼吸急促，血氧饱和度下降至 78%，BP 90/51mmHg。双肺呼吸音粗，双下肺呼吸音减弱。急查血气分析提示 Ⅰ 型呼衰，乳酸明显增高，立刻改用呼吸治疗仪辅助呼吸，转 ICU 进一步治疗后血氧饱和度升至 95%，患者仍诉胸闷、气促，阴道出血较前减少。

第二阶段小结

请教各位专家，患者病情变化原因考虑由细菌真菌混合感染导致的重症肺炎？至此，患者的消化道毛霉菌感染的诊断是否成立？毛霉菌是否为致病菌？为进一步诊治，后续可考虑完善哪些方面的检查？

专家点评

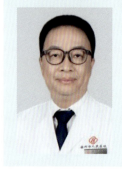

罗伟文　梅州市人民医院重症医学四科主任
中国老年医学学会重症医学分会委员
广东省医学会重症医学分会常务委员
广东省医师协会重症医学医师分会副主任委员
广东省医院协会重症医学管理专业委员会常务委员
广东省健康管理学会重症医学专业委员会副主任委员
梅州市医学会重症医学分会主任委员

　　该患者为年轻女性，本次因急性胰腺炎、高脂血症住院治疗，既往有难治性血小板减少病史，经治疗后患者再次出现持续高热，考虑存在噬血细胞综合征可能，目前患者出现血氧饱和度、血压下降，呼吸急促，由于患者长期服用激素、免疫抑制剂并使用广谱抗生素抗感染等，容易合并真菌感染。基于患者病情，考虑细菌真菌混合感染导致的脓毒血症、重症肺炎、感染性休克可能性大。

　　患者胃液培养提示毛霉菌阳性，考虑存在消化道毛霉菌感染，毛霉菌为致病菌可能性大。但根据相关文献提示，胃肠毛霉病多发生于儿童，在成人中相对少见，建议完善骨髓相关检查、支气管肺泡灌洗液（BALF）培养、mNGS，监测真菌葡聚糖、GM 试验等指标，进一步明确是否存在真菌感染的可能性，同时监测 CRP、PCT 等感染指标变化，追踪血 mNGS 情况，待病情允许时为进一步明确诊断须完善胃镜检查、病理活检。

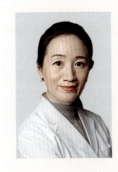

徐 玢　首都医科大学附属北京天坛医院急诊科主任
美国 AHA 急救培训中心 BLS 导师
北京整合医学学会叙事医学分会常务委员
中华医学会急诊医学分会第十届临床研究学组委员
北京急诊医学学会青年创新工作委员会副主任委员
《中国社区医师》杂志编委

　　患者为青年女性，急性起病，既往有难治性血小板减少这一基础疾病，长期口服激素、免疫抑制剂治疗，本次急性发病为脂源性胰腺炎，伴发腹腔感染、贫血。予以针对脂源性胰腺炎的抑酸抑酶及血浆置换降脂治疗，联合抗感染、空肠营养，针对血小板减少给予激素、刺激血小板生成、丙种球蛋白等治疗。经过 2 周的治疗，患者血脂肪酶、淀粉酶、血脂基本正常，血小板较前回升，病情基本稳定并转出 ICU。第一阶段治疗告一段落。

　　第二阶段，患者转出 ICU 后出现高热，开始考虑细菌感染，升级抗生素治疗（亚胺培南西司他丁钠的基础上加用替加环素）后无效，反复高热，铁蛋白升高，考虑噬血细胞综合征，给予大剂量激素冲击＋妥珠单抗＋丙种球蛋白，根据胃液培养回报毛霉菌感染，改为强化抗真菌治疗（两性霉素 B＋艾沙康唑＋制霉菌素），抗细菌治疗策略 G^- 降阶梯为哌拉西林钠他唑巴坦钠，同时加用康替唑胺，针对 G^+ 球菌的治疗。但患者病情急转直下，出现呼吸衰竭，休克，予以呼吸机治疗。

　　患者两次血液 PCR 检测均有高拷贝数毛霉菌，毛霉菌感染可以确诊。考虑由细菌真菌混合感染导致的重症肺炎可能性大，原因如下：①患者基础疾病有难治性血小板减少，接受长期激素治疗，属于免疫缺陷患者，本次发病有广谱抗生素应用史，存在真菌感染的高危因素；②患者有相应临床表现，包括胸闷气促，血氧下降，需要呼吸机支持治疗；③胸 CT 示双侧中下肺肺不张，右肺中叶结节病灶不除外真菌感染可能，但不符合典型毛霉病肺结节影像表现。要了解肺内是否有毛霉菌侵袭，必要时可以考虑进一步行气管镜检查、给予支气管肺泡灌洗甚至局部肺组织活检以明确感染病原体。

　　肺毛霉病临床表现缺乏特异性，表现为持续高热、咳嗽、可伴咯血和胸痛、抗细菌治疗无效，早期呈进行性非特异性支气管炎表现，随着病情进展，可出现坏死性肺炎表现。肺部影像学表现包括肺结节、楔形实变、空洞、反晕征，但单纯依靠影像学表现往往难以与侵袭性肺曲霉病等其他侵袭性肺霉菌感染鉴别。当然，患者病情突然加重、出现呼吸衰竭和休克也不能排除患者出现急性呼吸窘迫综合征（ARDS）、肺栓塞、合并气胸等可能性。

患者胃液培养回报毛霉菌阳性，消化道毛霉菌感染的诊断比较牵强，原因如下：①在我国，胃肠毛霉病主要继发于慢性消化道溃疡，该患者无明显腹痛、腹泻、呕血、黑便甚至穿孔性腹膜炎等毛霉菌侵袭性胃肠道感染的表现；②胃液培养不能区分致病菌和定植。为了进一步诊治，可予以连续 2 次以上的粪便镜检，如有大量菌丝和孢子则有诊断意义。若粪便培养连续 3 次为同一菌种阳性，结合临床可以确诊毛霉菌感染。另外，可结合胃镜、肠镜检查和活检结果，如病理切片中发现真菌孢子和菌丝，则为侵袭性胃肠炎的直接证据，有确诊价值。

同时需要警惕重症胰腺炎局部并发症如胰腺继发感染形成胰周脓肿，需要结合患者有无腹部症状、体征、胰腺 CT 等来除外此类病变，可以考虑腹腔积液穿刺培养以明确腹腔感染病原体。

D23 静脉血 mNGS 结果回报小孢根霉、总状毛霉菌、屎肠球菌感染，D24 患者的无创辅助下指脉氧低至 80%，立即予以气管插管，有创呼吸机辅助通气联合俯卧位通气治疗，SpO₂ 波动范围为 85%～90%。真菌 G 试验对比 5 天前明显升高，真菌感染证据更加充分。MDT 修改抗感染方案为两性霉素 B 脂质体 5mg/（kg·d）+ 艾沙康唑 0.2mg q.d.（停用制霉菌素，D25 及往后标本培养均未见念珠菌，至此往后除 D32 鼻饲外，再无使用制霉菌素）+ 万古霉素 0.5g q.8h. 静脉给药，控制噬血细胞综合征方案同前，并复查骨髓（图 10-4、图 10-5）。

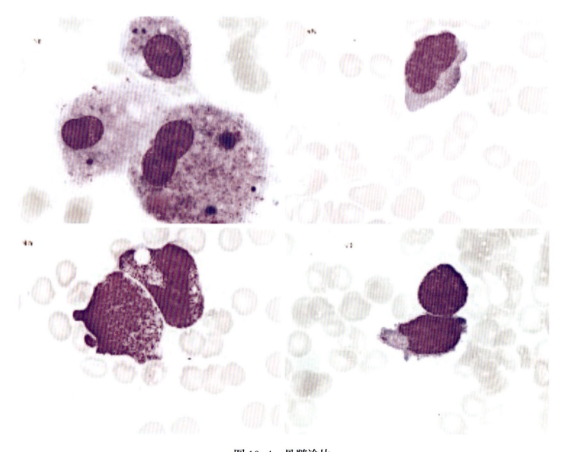

图 10-4　骨髓涂片

骨髓增生减低，巨核细胞 3 个 / 片，血小板少见，吞噬网状细胞占 3.0%（可见噬血细胞现象），
分类不明细胞占 2.0%，外周血粒系细胞核左移，可见有核红细胞

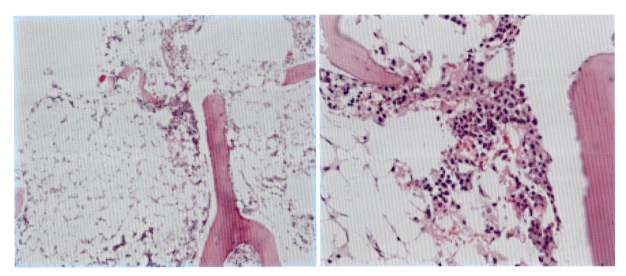

图 10-5　骨髓病理
骨髓增生极度低下，造血细胞占骨髓腔面积的 5%～10%；骨小梁旁可见少许核增大的细胞增生，
须除外肿瘤，待免疫组化进一步明确

D24～D27 患者血压、氧合指数下降，复查胸片及胸部 CT 见双肺炎症较前加重（胸部影像变化见图 10-6），感染指标有下降趋势但在 D27 PCT、CRP 突然上升（感染指标变化见图 10-7～图 10-10）。D27 全院 MDT 意见：患者感染指标较前明显上升，血流动力学不稳定，考虑感染性休克，调整激素用量和输注丙种球蛋白；考虑哌拉西林钠他唑巴坦钠治疗效果欠佳，改为美罗培南＋注射用头孢他啶阿维巴坦钠。故修改治疗方案为：抗真菌、球菌治疗不变，加强抗革兰氏阴性菌治疗，将哌拉西林钠他唑巴坦钠改为美罗培南＋注射用头孢他啶阿维巴坦钠；同时输注含 IgM 丙种球蛋白 15g×3d。

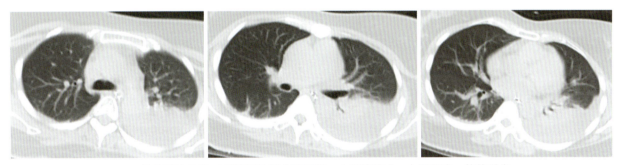

D16：考虑双肺炎症，双肺下叶部分肺不张。左侧胸腔少-中量积液，较前增多。

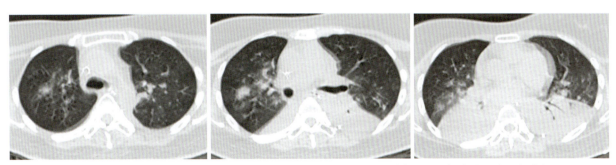

D23：考虑双肺上叶炎症，右肺中叶及双肺下叶不张，较前范围增大。原左侧胸腔积液基本消失。

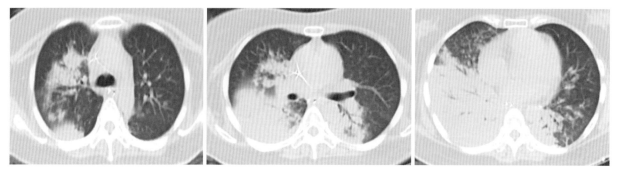

D27：考虑双肺炎症，右肺中叶及双肺下叶不张，其中右肺中叶及双肺下叶较前部分复张，双肺炎症较前稍加重。

图 10-6　胸部 CT 对比（D16、D23、D27）

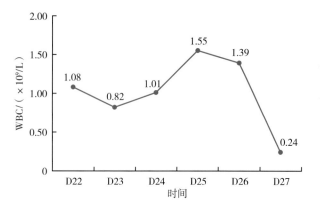

图 10-7　WBC 变化趋势图（D22～D27）

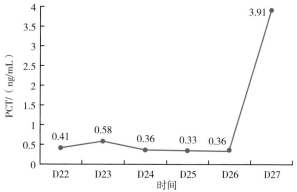

图 10-8　PCT 变化趋势图（D22～D27）

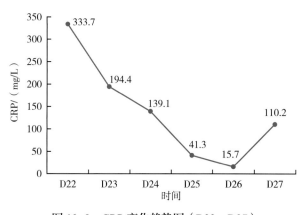

图 10-9　CRP 变化趋势图（D22～D27）

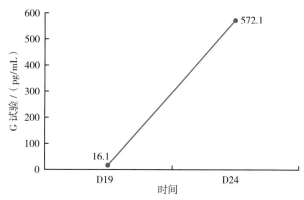

图 10-10　真菌 G 试验变化趋势图（D19～D24）

D27～D32 根据最新 MDT 方案治疗，持续监测各项生命体征（图 10-11）、感染指标（图 10-12～图 10-16）、胆红素水平（图 10-17、图 10-18）、影像学检查（图 10-19）和病原学结果（表 10-2～表 10-4）。发现感染指标多数下降，胆红素上升。说明抗感染治疗有效，但噬血细胞情况未好转。

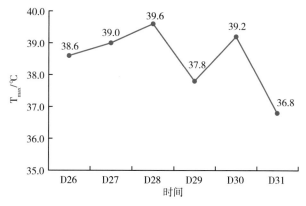

图 10-11　每日最高体温变化趋势图（D26～D31）

146

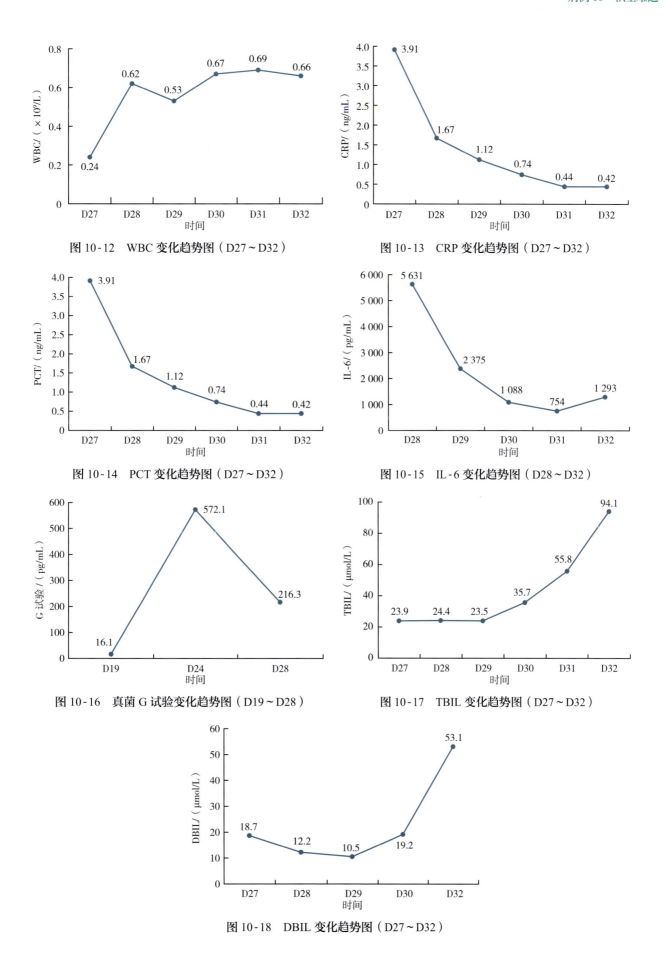

图 10-12　WBC 变化趋势图（D27～D32）

图 10-13　CRP 变化趋势图（D27～D32）

图 10-14　PCT 变化趋势图（D27～D32）

图 10-15　IL-6 变化趋势图（D28～D32）

图 10-16　真菌 G 试验变化趋势图（D19～D28）

图 10-17　TBIL 变化趋势图（D27～D32）

图 10-18　DBIL 变化趋势图（D27～D32）

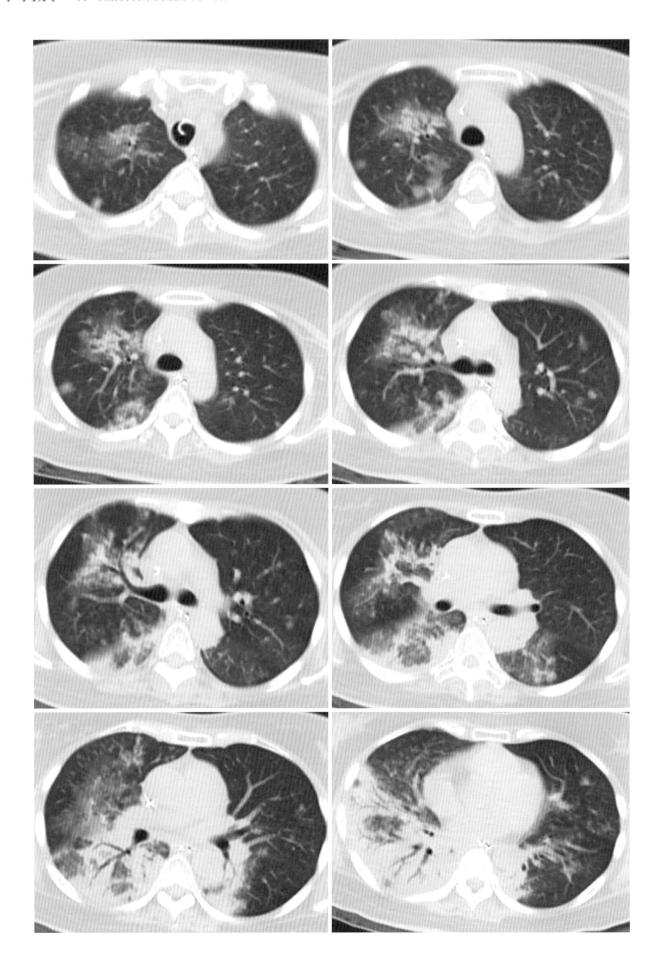

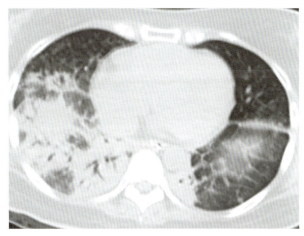

图 10-19 胸部 CT（D31）

对比 D27，考虑双肺炎症，右肺中叶及双肺下叶不张，其中右肺中叶及双肺下叶
较前部分复张，双肺炎症较前稍吸收

表 10-2 细菌、真菌培养结果

	标本	日期	小孢根霉	肠球菌	黏质沙雷菌	曲霉菌	铜绿假单胞菌	军团菌
培养	胃液	D22	√		√			
	胃管引流物		√		√			
	BALF	D24			√	√		
	血	D28						
	痰				√			
	胃液		√	√	√		√	
	中段尿							
	胃液	D31	√	√				

表 10-3 细菌、真菌数字 PCR 结果

	标本	日期	毛霉菌/copies·mL⁻¹	肠球菌/copies·mL⁻¹	黏质沙雷菌/copies·mL⁻¹	铜绿假单胞菌/copies·mL⁻¹	曲霉菌/copies·mL⁻¹	军团菌/copies·mL⁻¹
数字PCR	血液	D25	50 678.4	8 365.2	3 337.2			阴性
		D26	24 643.2	5 210.4	4 443.6			阴性
		D29	22 210	3 934	8 806	356 088	81	阴性
		D30	10 131	1 484	1 429	62 388	60	阴性

表10-4 二代宏基因组测序（mNGS）结果

标本	日期	小孢根霉 / copies·mL⁻¹	总状毛霉菌 / copies·mL⁻¹	屎肠球菌 / copies·mL⁻¹	黏质沙雷菌 / copies·mL⁻¹	铜绿假单胞菌 / copies·mL⁻¹	罗尔斯顿菌 / copies·mL⁻¹	鲍曼不动杆菌 / copies·mL⁻¹	肺炎克雷伯菌 / copies·mL⁻¹	黄曲霉 / copies·mL⁻¹	人类疱疹病毒5型 / copies·mL⁻¹	人类疱疹病毒1型 / copies·mL⁻¹	人类疱疹病毒4型 / copies·mL⁻¹
血液	D21	6 602	1 773	1 242							41	8	
	D23	700	1 068	1 462									
BALF	D24			98	93万	336	620					1 044	1 372
胸腔积液	D25	289		373							3		
胃液		40		3.9万	214万	51万	1 815	817				6 048	984
血液	D30	549		248	316	5.5万				99	440	147	
BALF				40	1.6万	71万	1.6万	7 758	15		2 444	299	

全身感染的病原学总结如下：

1. 肺部感染　不动杆菌、罗尔斯顿菌、黏质沙雷菌、曲霉菌、肠球菌、肺炎克雷伯菌。

2. 血流感染　毛霉菌、肠球菌、铜绿假单胞菌、曲霉菌、黏质沙雷菌。

3. 胃部感染　毛霉菌、肠球菌、黏质沙雷菌、铜绿假单胞菌、罗尔斯顿菌、不动杆菌。

D32 完善胃镜检查见全胃有灰绿色物披覆（图 10-20），窦体交界病理组织活检提示真菌感染，形态倾向为毛霉菌（图 10-21）。MDT 消化科主任意见：目前关于消化道毛霉菌感染的国内报道极少，病例中提及可局部使用两性霉素 B 治疗，建议予两性霉素 B 50mg+注射用水 50mL 胃管内局部治疗。当天遵嘱执行并监测胃液毛霉菌量变化。

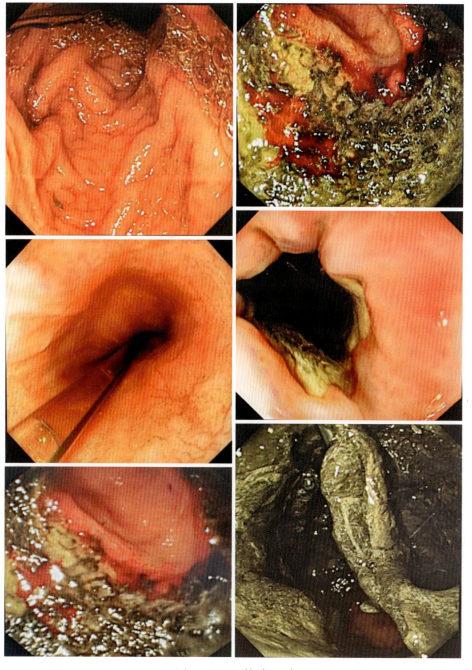

图 10-20　胃镜（D32）
全贲门、全胃底、全胃体、胃角见灰绿色物披覆

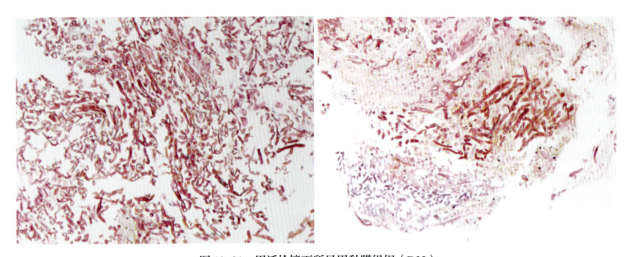

图 10-21　胃活检镜下所见胃黏膜组织（D32）
局部黏膜糜烂，可见炎性渗出，间质见成纤维细胞及小血管增生，黏膜表面可见大量真菌菌丝及孢子，HP（＋）

治疗方案：①抗感染治疗：两性霉素 B 脂质体（D24～D30 300mg q.d.，D31～D39 240mg q.d.）、艾沙康唑 200mg q.d.（D22～D39）、美罗培南 1g q.8h.（D27～D39）、头孢他啶阿维巴坦 2.5g q.8h.（D27～D39）、万古霉素 0.5g q.12h.（D24～D39）静脉给药，局部鼻饲用药（D32）两性霉素 B 50mg＋制霉菌素 100U＋顺凝宝 t.i.d.；②控制噬血细胞现象/高凝状态：甲泼尼龙（D31 至今 80mg q.d.，D27～D30 80mg q.12h.）；③针对骨髓衰竭：脐血（D31）＋间充质干细胞（D31、D34、D38）、NK 细胞（D28～D30）。

D36 MDT 讨论表示抗感染治疗有效，继续当前方案；继续完成 D38 间充质干细胞治疗；甲泼尼龙改为上午 40mg＋晚上 20mg q.d.，观察 2～3 天。D22～D36 抗生素方案见表 10-5。

表 10-5　抗生素方案（D22～D36）

D22	D23	D24	D25	D26	D27	D28	D29	D30	D31	D32	D33	D34	D35	D36
						艾沙康唑 200mg q.d.								
			两性霉素 B 脂质体 300mg q.d.						两性霉素 B 脂质体 240mg q.d.					
	万古霉素 0.5g q.8h.			万古霉素 1g q.12h.				万古霉素 0.5g q.8h.						
						美罗培南 1g q.8h.								
					头孢他啶阿维巴坦 2.5g q.8h.									
									两性霉素 B 50mg q.12h. 经胃管给药					

患者近期三系血细胞减少（图 10-22～图 10-24）、反复宫腔出血（图 10-25）、反复发热（图 10-26）。其治疗存在矛盾：噬血细胞综合征导致三系血细胞减少，机体免疫力降低，易受感染；为抑制噬血细胞综合征使用糖皮质激素治疗，而《中国毛霉病临床诊疗专家共识（2022）》中提到抗毛霉菌治疗应尽可能减少或停用糖皮质激素或免疫抑制剂。

D37 炎症指标升高，首都医科大学附属北京友谊医院血液专科教授线上会诊，建议目前以抗感染治疗为主，可加用罗普司亭 250μg q.w. 升血小板治疗，改用重组人粒细胞集落刺激因子 250μg q.d. 进行升白细胞治疗。患者目前出血情况加重，予以输注注射用重组人凝血因子Ⅶa、红细胞、血浆、血小板。

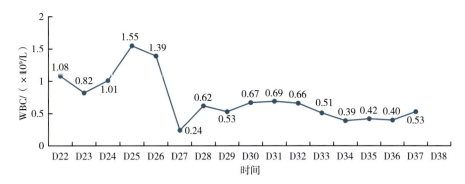

图 10-22 WBC 变化趋势图（D22～D38）

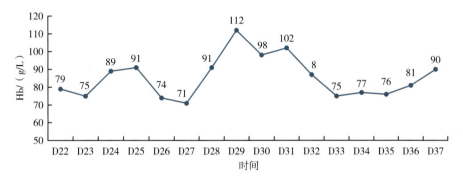

图 10-23 Hb 变化趋势图（D22～D37）

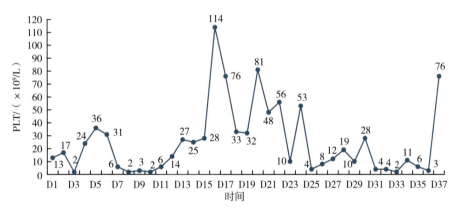

图 10-24 PLT 变化趋势图（D1～D37）

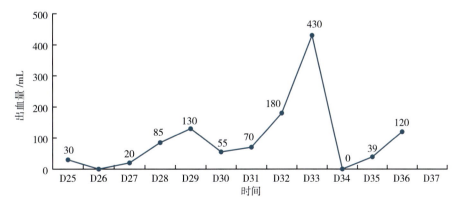

图 10-25 宫腔出血量变化趋势图（D25～D37）

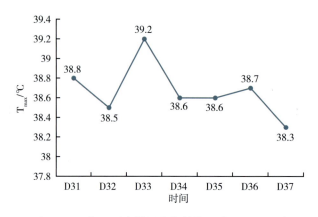

图 10-26　每口最高体温变化趋势图（D31~D37）

D21 胃液培养回报毛霉菌阳性后患者的抗真菌治疗方案见表 10-6（Ps：鼻饲具体方法为抗真菌药 + 生理盐水 + 顺凝宝混合后通过胃管注入胃内）。

表 10-6　抗真菌方案

时间	两性霉素 B	两性霉素 B 脂质体	艾沙康唑	制霉菌素
D21	5mg q.d. 静脉滴注			
D22	20mg q.d. 静脉滴注			100mg t.i.d. 含服
D23	30mg q.d. 静脉滴注		200mg q.8h. 静脉滴注	300mg q.d. 含服
D24				
D25				
D26				
D27				
D28		300mg q.d. 静脉滴注		
D29				
D30				
D31				
D32			200mg q.d. 静脉滴注	100mg t.i.d. 鼻饲
D33				
D34				
D35	50mg q.12h. 鼻饲			
D36		240mg q.d. 静脉滴注		
D37				
D38				
D39				

　　D38 患者出现双侧瞳孔不等，左侧瞳孔直径为 6.5mm，右侧瞳孔直径为 2.5mm，对光反射消失。头颅CT提示（图10-27）：左侧额颞顶枕叶脑出血，伴相应区域蛛网膜下腔出血；左额顶部、大脑镰、双侧小脑幕硬膜下出血；总出血量约 100mL；伴全脑肿胀、大脑镰下疝形成。MDT 意见如下：①脑出血：原因考虑毛霉菌播散致脑，毛霉菌侵袭血管可能性大，出血情况严重，手术风险大，无手术指征，保守治疗；予以输注血小板、血浆、注射用重组人凝血因子Ⅶa等加强止血，予以甘露醇脱水降颅内压。②抗感染：原有抗感染方案不变。③骨髓衰竭：继续原计划输注间充质干细胞和促造血治疗。④炎症控制：继续甲泼尼龙鼻饲，上午 40mg＋晚上 20mg q.d.。

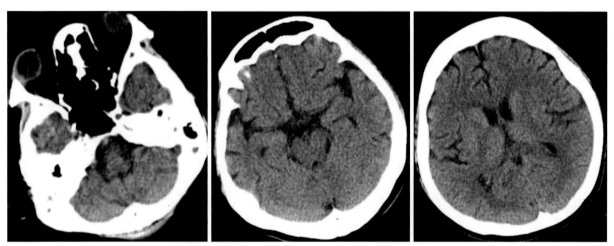

D36 双侧豆状核区生理性钙化，较前相仿。

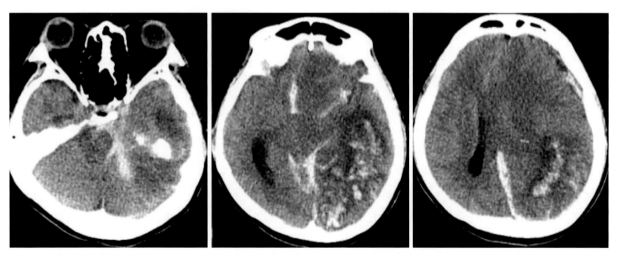

D38 考虑左侧额颞顶枕叶脑出血，伴相应区域蛛网膜下腔出血；左额顶部、大脑镰、双侧小脑幕硬膜下出血；
总出血量约 100mL；伴全脑肿胀、大脑镰下疝形成。

图 10-27　头颅 CT 平扫变化

　　D39 患者病情危重，双侧瞳孔散大、固定，处于深昏迷状态，家属要求放弃治疗。12:21 患者突发心跳呼吸骤停，再次与患者家属沟通，表示放弃抢救，12:51 心跳呼吸未恢复，心电图呈一直线，血压、血氧无法测出，遂于 12:51 宣布临床死亡。

学习心得

毛霉病（mucormycosis）是毛霉目真菌引发的感染性病症，其显著特性为偏好侵袭免疫功能处于低下状态的患者，一旦发病，病情便会急剧恶化，病死率始终维持在高位，给临床治疗工作带来了极大挑战。深入探究毛霉病对于提升临床诊疗水平、改善患者预后具有极为重要的意义。

毛霉菌广泛分布于自然界之中，作为典型的机会致病菌，在机体免疫防御机制正常运作时，通常处于隐匿潜伏状态；而当机体免疫功能遭受损害时，便会趁机侵入人体，鼻窦是最常受到侵犯的部位，其他部位同样存在受累的可能性。依据感染部位的差异，毛霉病可划分为多种临床类型，例如肺毛霉病、鼻脑毛霉病、皮肤毛霉病、肾毛霉病、胃肠毛霉病以及播散性毛霉病等。在这些类型中，播散性毛霉病的凶险程度最高，病死率可达80%，常见于器官移植受体或患有血液系统恶性疾病且伴有严重中性粒细胞缺乏的患者，并且感染常常同时累及两个或两个以上不相邻的脏器。肺部是最为常见的受累部位，其次常见的受累部位分别是中枢神经系统、鼻窦、肝脏和肾脏。本病例为年轻女性，因"剧烈腹痛1天"急诊入院，入院诊断为"急性胰腺炎"。患者既往存在难治性血小板减少病史。患者入院后，病情处于不稳定状态。在病程第21天（D21），胃液培养结果呈现毛霉菌阳性。此后，患者病情反复无常，相继出现三系血细胞减少、反复发热以及宫腔出血等症状。最终，因播散性毛霉菌侵袭脑血管，引发脑出血，患者不幸逝世。

患者的毛霉病临床诊断证据充足。①宿主因素：该患者具备多项侵袭性真菌感染的高危因素，中性粒细胞减少使得机体抵御真菌的首道防线出现明显缺陷，而长期使用糖皮质激素则进一步抑制了机体的免疫功能，为毛霉菌的滋生、繁衍创造了有利条件。②临床表现：自D17转入血液科后，患者夜间持续高热，单独使用抗生素治疗未能取得成效，这表明感染并非由普通细菌所致的；与此同时，胃液颜色的异常变化也强烈提示存在感染情况。③微生物学证据：D21的胃液培养成功分离出毛霉菌，这构成了直接的微生物学证据；D23血液mNGS检测出小孢根霉、总状毛霉菌以及屎肠球菌感染，进一步丰富了微生物学层面的信息；D32胃镜活检结果显示，胃黏膜组织表面存在大量真菌菌丝及孢子，从组织病理学角度为毛霉病的诊断提供了坚实有力的支持。

在治疗原则上，依据《中国毛霉病临床诊疗专家共识（2022）》，毛霉病的治疗需要从多个方面进行综合考量。首先，积极处理基础疾病至关重要，这包括严格控制血糖、纠正酸中毒、提升粒细胞水平，在病情允许的前提下，尽可能减少或停用糖皮质激素或免疫抑制剂，同时停用去铁胺等可能促进真菌生长的药物。其次，在条件适宜的情况下，应尽早开展外科治疗，例如实施局部清创、切除感染组织或脏器，以此清除感染源。再者，系统性抗真菌药物治疗不可或缺。然而，毛霉目真菌对大多数抗真菌药物存在天然耐药或不敏感的情况，因此一般无须进行常规体外药敏试验。指南推荐的抗真菌药物主要包括两性霉素B脂质体及脱氧胆酸盐、泊沙康唑和艾沙康唑等。

在本病例中，鉴于患者自身身体状况欠佳，不具备实施外科治疗的条件。在胃液培养回报毛霉菌呈阳性后，即刻给予两性霉素B注射进行治疗。考虑到两性霉素B的不良反应，后续将治疗方案调整为不良反应相对较小的两性霉素B脂质体和艾沙康唑双药静脉滴注治疗，同时尝试采用两性霉素B胃管内给药治疗，并根据监测情况动态调整用药剂量，在抗真菌药物治疗方面已做到积极应对。但患者同时合并噬血细胞综合征以及骨髓衰竭，这使得治疗陷入两难的艰难处境。一方面，需要积极开展抗真菌治疗以应对毛霉病；另一方面，噬血细胞综合征和骨髓衰竭的治疗与抗真菌治疗之间存在矛盾，极大地增加了治疗方案制订与实施的难度。

　　毛霉病的现有治疗药物和手段相对较为单一，高效的治疗方法有限。尤其是消化道毛霉菌感染病例的报道数量较少，临床经验匮乏，这进一步提升了治疗的难度，使得治疗过程中面临诸多不确定性因素。

　　毛霉病的治疗效果在很大程度上取决于治疗时机的把握，早期治疗甚至预防治疗极为关键，抗真菌药物的使用应当遵循在治疗首日即足量给予的原则。临床医生应对本病保持高度警惕，采用各种可行的手段尽早进行确诊，在最短的时间内使用敏感抗真菌药物，尽可能缩短治疗时间窗，阻止局部毛霉菌感染发展为病死率极高的播散性毛霉病，从而切实有效地提高患者的生存率。而这一切离不开多学科的合作，只有多学科共同努力，才能为患者争取生的希望。

　　在本病例中，尽管患者最终不幸离世，但在治疗过程中探索性地使用两性霉素 B 胃管给药治疗，以及不断总结反思所积累的毛霉病诊疗经验，都将为未来毛霉病的治疗提供宝贵的借鉴，助力更多患者重燃生命的希望。

（朱高峰　文　茵　黄伟平）

特别鸣谢

南昌大学第一附属医院	曹春水
南华大学附属第一医院	王桥生
广州市第一人民医院南沙中心医院	叶　珩
梅州市人民医院	罗伟文
首都医科大学附属北京天坛医院	徐　玢

病例 11　心搏骤停病因新思考

患者欧××，男性，40岁，因"发热呕吐1周，意识障碍1天"于2023年10月8日（D1）入住本院ICU一科。

一、病史特点

1. 中年男性，急性病程。

2. 患者家属代述于7天前回乡下后出现发热，当时 T_{max} 为38.5℃，伴头痛、呕吐少量黄绿色物，无咳嗽、意识障碍及活动障碍，诊所拟诊"急性上呼吸道感染"并予阿莫西林、解热镇痛药等治疗，无好转。3天前出现持物手抖、步行欠稳，2天前出现右侧跛行、构音欠清，1天前出现乱语、呕吐，立即就诊于当地县级医院，查头胸CT提示透明隔腔增宽，双下肺少许炎症；Na^+ 128.6mmol/L，甲型/乙型流感病毒抗原、新冠病毒抗原阴性，腰椎穿刺（以下简称腰穿）示颅内压为270mmH$_2$O（1mmH$_2$O=0.009 81kPa），脑脊液常规：无色，清，总蛋白1 695mg/L，RBC 1 000×10^6/L，WBC 172×10^6/L，多核细胞14%，单核细胞86%，Cl^- 103.2mmol/L，GLU 2.07mmol/L，考虑"病毒性脑膜炎"，予抗感染、脱水、控制体温、控制血压、导尿等治疗，患者仍有发热，T_{max} 40.5℃，伴寒颤，逐渐出现定向障碍、昏迷，无抽搐。患者家属要求转至我院进一步诊治，由救护车转送我院。病程中发热多为夜间发热，病后精神、食欲及睡眠差，排尿困难，近3日未解大便，体重变化不详。

3. 既往史　20多年前有头部外伤史（具体不详），后偶有头痛不适。

4. 体格检查　T 36.6℃，HR 106次/min，R 20次/min，BP 166/106mmHg，SpO_2 100%。神志昏迷，格拉斯哥昏迷评分（GCS）3分，双眼右上凝视，球结膜水肿，双侧瞳孔等大等圆，直径3mm，对光反射迟钝，颈强直（+）。左上肢可见瘀斑。双肺呼吸音粗，双下肺可闻及湿啰音。心脏听诊：心率106次/min，律齐，无杂音。腹软，未触及肿物，肠鸣音2次/min，下肢无水肿。脑膜刺激征阳性，生理反射存在，病理反射未引出。

5. 个人史及家族史　否认毒物、粉尘及放射性物质接触史，否认疫水、疫区接触史。已婚已育。家族史无特殊。

6. 检验结果（D1）

血常规：WBC 12.58×10^9/L，Hb 173g/L，NEUT% 81.7%，PLT 205×10^9/L。

感染指标：PCT 0.09ng/mL，超敏CRP 6.4mg/L，IL-6 30.9pg/mL，真菌D-葡聚糖19.7pg/mL。

床旁血气分析：pH 7.543，$PaCO_2$ 17.4mmHg，PaO_2 73.0mmHg，Lac 2.4mmol/L，Na^+ 127mmol/L，K^+ 3.0mmol/L，HCO_3^- 15.0mmol/L，实际碱剩余（ABE）-4.4mmol/L，氧合指数（OI）121mmHg。

凝血指标：PT 14.70s，APTT 34.1s，INR 1.13，FIB 4.23g/L，D-二聚体2 820ng/mL。

血生化指标：GLU 10.19mmol/L，BUN 6.95mmol/L，HCO_3^- 10.6mmol/L，K^+ 2.90mmol/L，Na^+ 127.1mmol/L，Lac 3.91mmol/L，β羟丁酸0.37mmol/L。

肝功能：TP 75.4g/L，ALB 41.56g/L，TBIL 19.7mol/L，DBIL 4.6mol/L，ALT 30U/L，AST 27U/L，CHE 8 120U/L。

心功酶：CK 362U/L，CK-MB 22.1U/L。心肌二项：NT-proBNP 882.2pg/mL，cTNT 31.9pg/mL。

胰腺二项：脂肪酶62.5U/L，淀粉酶93U/L。

甲状腺三项：FT_3 3.36pmol/L，FT_4 11.60pmol/L，TSH 0.360IU/mL。

脑脊液生化：葡萄糖 2.53mmol/L，氯 118.9mmol/L，微量总蛋白 3 639mg/L，腰穿压力 330mmH$_2$O。

脑脊液常规：蛋白阳性（3+），白细胞计数 181.00×10^6/L，淋巴细胞 88.00%。

脑脊液免疫电泳：IgG 297.00mg/L，IgA 51.40mg/L，IgM 10.40mg/L，ALB 2 060.00mg/L，IgG 指数 0.49，脑脊液（CSF）和血清中均未出现 IgG 型寡克隆区带。

血清免疫电泳＋ALB：IgG 9.90g/L，IgA 1.76g/L，IgM 0.58g/L，ALB 33.80g/L。

脑脊液涂片：细菌、隐球菌阴性，抗酸杆菌涂片阴性。

头＋胸＋全腹部 CT：①纵隔气肿；左侧胸腔少量积气。②双肺改变，考虑感染；左肺下叶部分膨胀不全。③考虑副脾可能。④升结肠稍扩张、积液。⑤透明隔腔增宽。⑥部分鼻窦炎（图 11-1）。

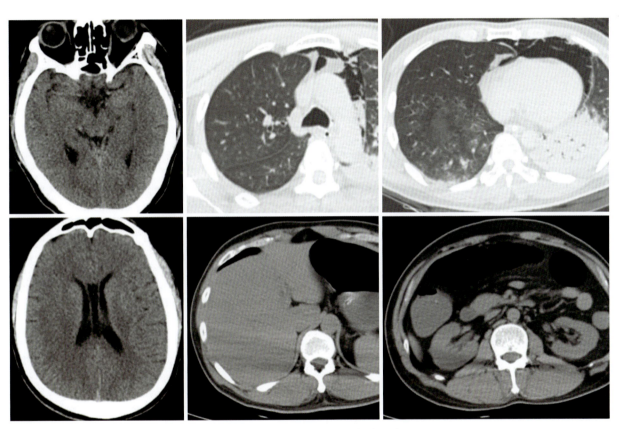

图 11-1　头胸腹部 CT 平扫（D1）

二、初步诊断

1. 发热，意识障碍查因：①急性脑膜脑炎？②自身免疫性脑炎？③代谢性脑病？
2. 重症肺炎。
3. 纵隔气肿。

三、诊疗经过

患者入住 ICU 后，予以吸氧、经验性静脉滴注头孢哌酮钠舒巴坦钠 3g q.8h. 抗感染、予丙戊酸钠预防癫痫发作，同时予补液扩容，间羟胺升压、补碱纠酸、补钾补钠等维持水电解质平衡等治疗。为进一步明确病因，拟完善头颅 MR，血、支气管肺泡灌洗液 mNGS，风湿免疫指标、肿瘤、T-SPOT、PPD、单纯疱疹病毒抗体、巨细胞病毒 DNA 及抗体、水痘 - 带状疱疹等检查。腰穿脑脊液进一步送检 mNGS 及自身免疫性脑炎相关抗体。

经过上述治疗，患者转入 ICU 后病情仍旧继续进展。转入后 5 小时脉搏血氧饱和度（SpO_2）下降至 92%，呼吸短促，动脉血气分析示 PaO_2 73.0mmHg，氧合指数 121mmHg，予紧急行气管插管、呼吸机辅助通气。

第一阶段小结（外院至D1）

回顾患者病程，以高热、呕吐起病，逐步出现右侧肢体跛行、构音欠清，进一步出现意识障碍、乱语。外院头胸 CT 提示透明隔腔增宽，双下肺少许炎症；腰穿提示脑脊液压力升高，中度低钠血症，考虑"病毒性脑膜炎"可能。入住我院后头胸部 CT 提示双下肺炎症实变影显著增多，并且进一步出现呼吸衰竭，需要人工气道机械通气维持患者氧合。

请教各位专家，目前患者病情进行性加重，诊断未明，根据现有的临床表现、实验室检查以及影像学检查，您支持：病毒性脑膜脑炎继发重症肺炎的二元论诊断，还是重症肺炎并发脑功能障碍的一元论诊断？

专家点评

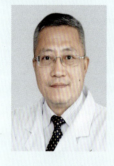

何志捷 中山大学孙逸仙纪念医院重症医学科主任，博士研究生导师
中国医师协会重症医学医师分会委员
广东省医学会重症医学分会副主任委员
广东省医院协会重症医学管理专业委员会副主任委员
广东省康复医学会重症康复分会副会长兼呼吸康复学组组长
广东省健康管理学会重症医学专业委员会副主任委员
广东省肝脏病学会重症医学专业委员会副主任委员
广东省医师协会重症医学医师分会常务委员

重症肺炎并发脑功能障碍，或者说是脓毒症相关性脑病（SAE）。SAE 被定义为在有临床证据的脓毒症或感染性休克患者中呈现出急性脑病的一种情况，并且不能用以下疾病来解释：药物中毒、自身免疫或炎症性脑疾病，急性颅内感染，以及缺氧性脑损伤等。其在脓毒症患者中比较常见，在最近的一项回顾性研究中，脓毒症患者中 SAE 的发生率为 43.6%。SAE 的临床表现包括注意、认知和意识障碍，从谵妄（50%）发展到昏迷（46%）。SAE 的诊断是排除性诊断，即急性脑病不能用脓毒症本身以外的任何其他原因来解释，脑电图（EEG）和神经影像学检查可能有助于 SAE 的鉴别诊断。脑电图异常包括背景活动的普遍下降，以及标志着弥漫性皮质功能障碍的 θ 波的存在。CT 通常并不显示异常，SAE 患者中多达 60% 存在 MRI 异常，表现为异质性和非特异性形式，包括缺血性病变，脑白质变性，由血脑屏障破坏所导致的伴有可逆性后部脑病综合征体征的血管源性水肿，以及 T_2 加权图像上的脑白质高信号。

因此，本病例是病毒性脑膜脑炎继发重症肺炎，还是重症肺炎并发脑功能障碍，重点是病毒性脑膜脑炎能否诊断。该患者已经做了头颅 MR，血、支气管肺泡灌洗液 mNGS，单纯疱疹病毒抗体、巨细胞病毒 DNA 及抗体、水痘 - 带状疱疹等检查，这些检查结果对诊断有重要作用。具体是支持病毒性脑膜脑炎继发重症肺炎的二元论诊断，还是重症肺炎并发脑功能障碍的一元论诊断，两种可能都有。一定要选择的话，倾向于前者。

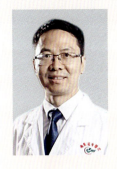

丁邦晗 广东省中医院急诊科大科主任，博士研究生导师
中国民主同盟第十三届中央委员会委员
中国民主同盟广东省第十六届委员会常务委员
政协第十三届广东省委员会常务委员
中国中西医结合学会急救医学专业委员会副主任委员
广东省中西医结合学会急救医学专业委员会主任委员
广东省医学会急诊医学分会副主任委员
广东省医师协会急诊医师分会副主任委员

患者为中年男性，急性起病。首发临床表现集中在神经系统，包括"发热、头痛、呕吐"，随后出现运动、构音障碍，后因意识改变而转入 ICU。呼吸系统的表现从"无咳嗽"，到胸部 CT 显示"双下肺少许炎症"，再到"双肺炎症"，肺部病情的进展滞后于神经系统。

从临床表现到脑脊液的检查均提示"病毒性脑膜脑炎"，肺部感染考虑继发于脑部感染，不考虑"重症肺炎并发脑功能障碍"的诊断。肺部及脑部感染可能是同一种病毒所致的，如腺病毒，mNGS 可以帮助明确病原体。肺部的临床表现，其病因可能还有免疫学因素、医源性因素（如气管插管）。另，对于纵隔气肿需要关注其病因，是医源性因素所致的，还是病原微生物感染所致的？其与脑 - 肺部感染有无关系？需要综合临床情况全面研判。

入院 D2 脑脊液 mNGS 未见明显异常，血 mNGS：肺炎克雷伯菌（序列数 2 337）及热带念珠菌（序列数 67）。D2 PCT 显著上升至 119.29ng/mL，同时出现严重休克，血压最低降至 85/55mmHg，予以补液扩容，加用间羟胺升压，同时予调整抗生素：美罗培南 1g q.8h.+ 阿昔洛韦 0.5g q.8h.（表 11-1）。

表 11-1　治疗方案调整（D1～D8）

D1	D2	D3	D4	D5	D6	D7	D8
头孢哌酮钠舒巴坦钠 3g q.8h.							
	美罗培南 1g q.8h.						
	阿昔洛韦 0.5g q.8h.						
	依诺肝素钠 6 000AXaIU q.12h.（D2 q.d.）						
		地塞米松 10mg q.d.					
		免疫球蛋白 25g q.d.					
		甘露醇 125mL q.8h.					
		卡泊芬净 50mg q.d.（首剂 70mg）					

D1 予以呼吸机高水平辅助通气后，患者氧合指数维持在 100～150mmHg 之间，为进一步明确呼吸衰竭病因，D3 行肺动脉 CTA 提示肺栓塞（图 11-2），予依诺肝素钠 0.6mL q.12h. 抗凝。D3 院内风湿免疫、肿瘤指标回报均阴性。外送脑脊液及血液的自身免疫性脑炎抗体提示：抗胶质细胞原纤维酸性蛋白（glial fibrillary acidic protein，GFAP）抗体阳性，滴度为 1∶32。神经内科会诊后考虑自身免疫性脑炎，予静脉注射地塞米松 10mg q.d.、静脉滴注丙种球蛋白 25g q.d. 治疗，同时加用 20% 甘露醇注射液 125mL q.8h. 脱水降颅内压。D4 复查脑脊液压力仍旧高达 330mmH₂O。同时，MRI 检查回报：左颞叶信号异常改变，考虑脑炎；透明隔增宽（图 11-3）。D5 支气管肺泡灌洗液培养提示大量耐超广谱 β-内酰胺酶肺炎克雷伯菌及热带念珠菌，加用卡泊芬净抗真菌治疗（表 11-1）。

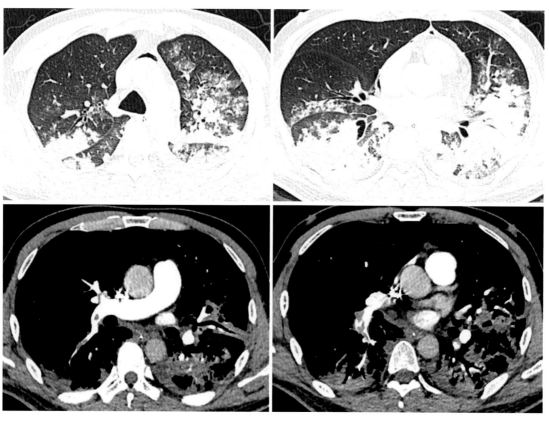

图 11-2　肺动脉 CTA（D3）

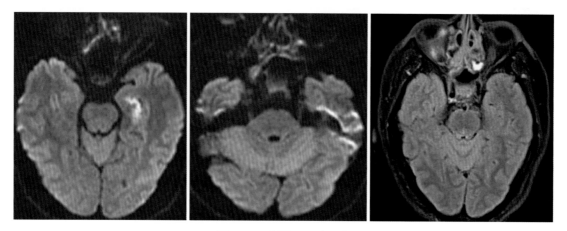

图 11-3　头颅 MRI（D3）
左颞叶信号异常改变，考虑脑炎

D6 进行院内 MDT，综合各科意见：①完善颈、胸 MRI 增强扫描，动态复查脑电图＋闪光刺激；如感染得到控制，可更改激素为甲泼尼龙 1.0g q.d. 冲击治疗 3～5 天，辅助继续抗癫痫治疗；②继续目前抗凝及抗感染治疗，定期复查气管镜并吸痰送病原学检查以及血培养，根据病原学结果再调整抗生素。考虑到患者感染仍旧较重，第二阶段未予以 1g q.d. 甲泼尼龙冲击治疗。经过抗感染治疗后，D8 患者的 PCT 下降至 2.84ng/mL，间羟胺逐步减量，酸碱失衡、低钾、低钠得到纠正，乳酸水平下降至正常（表 11-2），但是患者仍旧高热、昏迷，肺部氧合差，氧合指数波动于 90～170 mmHg 之间，CT 提示肺部渗出增多，肺动脉 CTA 未见新发肺栓塞（图 11-4）。

表 11-2　血气分析（D8）

指标	PCO_2/mmHg	PO_2/mmHg	Na^+/（mmol/L）	K^+/（mmol/L）	HCO_3^-/（mmol/L）	ABE/（mmol/L）	OI	Lac/（mmol/L）
数值	42	65	142	4	22	2	130	1.5

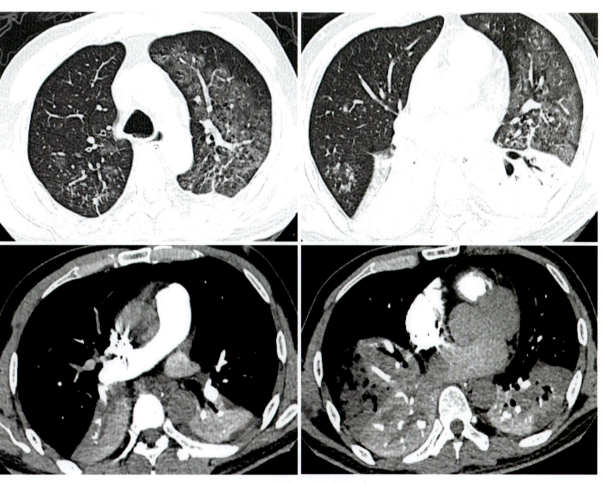

图 11-4　肺动脉 CTA（D8）
肺部渗出增多，未见新发肺栓塞

D8 晨 7:57 值班人员行护理翻身抬头时患者出现心搏骤停；D8 晚 21:15 神经内科会诊行脑膜刺激征检查时再次出现心搏骤停，上述 2 次心搏骤停予以胸外心脏按压 10s 左右可以恢复正常心跳。

血常规、PCT、超敏 CRP（hs-CRP）、NT-proBNP、D-二聚体（D-dimer）等指标变化趋势见图 11-5～图 11-15。

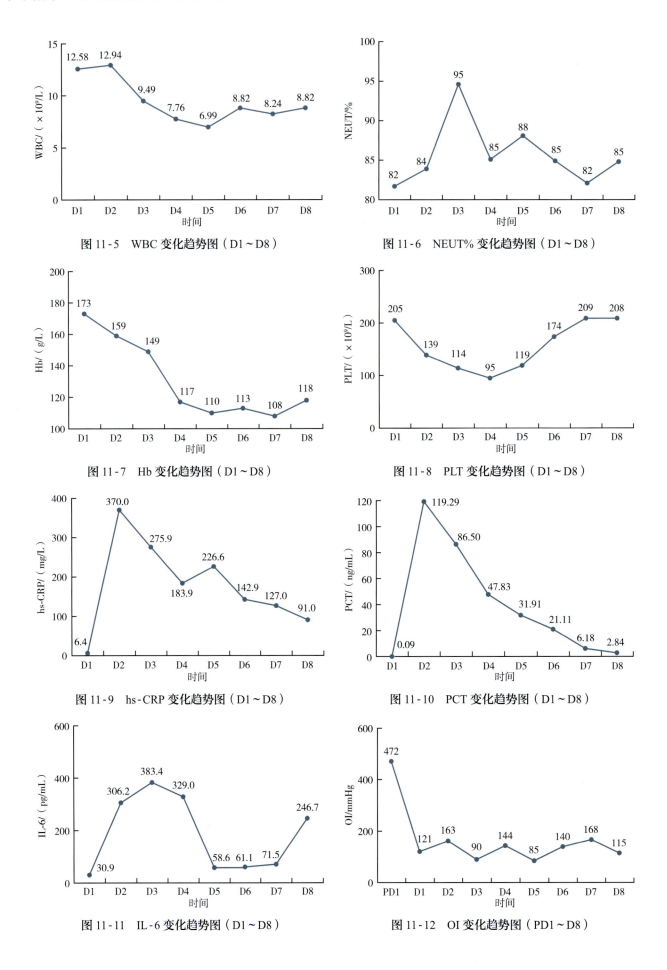

图 11-5　WBC 变化趋势图（D1～D8）

图 11-6　NEUT% 变化趋势图（D1～D8）

图 11-7　Hb 变化趋势图（D1～D8）

图 11-8　PLT 变化趋势图（D1～D8）

图 11-9　hs-CRP 变化趋势图（D1～D8）

图 11-10　PCT 变化趋势图（D1～D8）

图 11-11　IL-6 变化趋势图（D1～D8）

图 11-12　OI 变化趋势图（PD1～D8）

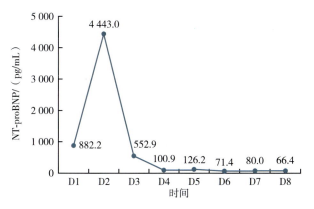

图 11-13　NT-proBNP 变化趋势图（D1～D8）

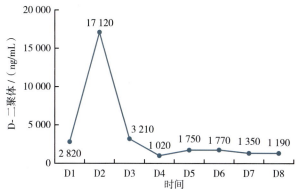

图 11-14　D-二聚体变化趋势图（D1～D8）

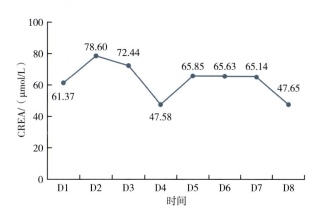

图 11-15　CREA 变化趋势图（D1～D8）

第二阶段小结

回顾患者病史，其疾病发生发展过程：7 天前有发热、头痛、呕吐，后续出现意识以及活动障碍，查体有颈强直，外院 CT 提示透明隔腔增宽，肺部少许炎症。腰穿脑脊液生化提示白细胞轻度升高，脑脊液压力显著升高，考虑此阶段病毒性脑膜脑炎诊断可能。后续入住我院 ICU 第二天出现休克、呼吸衰竭，肺部 CT 提示肺实变、渗出显著增多，检验结果提示 PCT、IL-6，CRP 显著升高，考虑此阶段为病毒性脑膜脑炎继发的重症肺炎。

入住 ICU 后，经过激素、甘露醇脱水治疗后患者意识仍旧昏迷，D6 复查腰穿脑脊液压力仍旧高达 330mmH$_2$O。予以抗感染治疗后，虽然患者的 PCT 逐步下降，间羟胺逐步减量，但是患者仍旧高热、肺部氧合差，氧合指数波动于 90～170mmHg 之间。D8 CT 提示肺部渗出增多，未见新发肺栓塞。患者于 D8 晨 7:57 和晚 21:51 先后 2 次托颈抬头后出现心搏骤停，病情极其危重。

请教各位专家：① D8 晨和晚患者先后 2 次托颈抬头出现心搏骤停的原因是什么？②需要进一步完善哪些相关检查？

专家点评

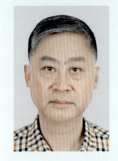

毛恩强　上海交通大学医学院附属瑞金医院急诊科主任，博士研究生导师

中国国民党革命委员会上海交大医学院总支委员会主任委员

中华医学会急诊医学分会委员

中国医师协会胰腺病专业委员会副主任委员

中国医师协会急救复苏和灾难医学专业委员会常务委员

上海市医学会急诊医学专科分会候任主任委员

上海市医学会创伤专科分会急救学组组长

在 D8，患者在头部上抬之后，突然发生了心搏骤停。这一现象的成因可能是颅内压过高，头部上抬后，由于重力作用，颅内压分布改变，导致脑组织移位，进而压迫到神经中枢，特别是那些控制心脏和呼吸的神经中枢，从而引起心跳和呼吸的突然停止。

为了准确评估颅内压，应进行脑脊液压力的监测。必要时，建议进行头颅 CT，以便更清楚地观察颅内结构和压力情况。然而，对于这类患者，一般不推荐进行 MRI 检查，因为 MRI 检查需要患者长时间保持静止，这在颅内压异常高的情况下可能会带来风险。

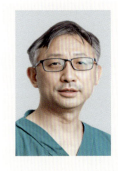

邢　锐　广东省第二人民医院急危重症医学部主任兼重症医学科主任

中国医学救援协会重症医学分会副会长

广东省医院协会重症医学管理专业委员会副主任委员

广东省临床医学学会临床重症医学专业委员会副主任委员

广东省医学会重症医学分会常务委员

广州市医师协会危重症医学医师分会副主任委员

广东省肝脏病学会重症医学专业委员会副主任委员

患者在此阶段经过积极抗细菌感染治疗，全身炎症状态好转，血流动力学趋于稳定；但是颅内压仍呈现升高趋势，并且两次被动抬头后出现短暂心搏骤停。高颅压与心搏骤停之间有因果关系。可能的原因如下：

1. 静脉回流受阻　抬头时，颈部静脉可能受到一定程度的压迫或扭曲，导致脑部静脉血回流不畅。静脉血不能顺利流出脑部，使得颅内血容量增加，从而导致颅内压升高。

2. 脑脊液循环障碍　正常情况下，脑脊液在颅内不断产生和吸收，保持动态平衡。抬头的动作可能会影响脑脊液的循环路径和速度，导致脑脊液在颅内积聚，进而使颅内压增高。

3. 脑组织移位　在某些病理情况下，如颅内存在病变或结构异常，抬头时脑组织可能会发生轻微的移位，进一步阻塞脑脊液的循环通路或压迫颅内血管，影响血液和脑脊液的正常流动，引起颅内压升高。

4. 颈部肌肉紧张　抬头时颈部肌肉紧张，可能会对颈部的血管和神经产生一定的挤压，间接影响颅内的血液和脑脊液循环，导致颅内压上升。

需要注意的是，一般情况下，正常人抬头不会引起明显的颅内压增高，但对于存在颅内病变或其他异常的患者，这种动作可能会产生较为显著的影响，产生脑缺血反应，又称库欣反应（Cushing response）。

考虑感染病原体，我推测两种感染可能性大：一是热带念珠菌性脑膜脑炎，因为患者肺和血多部位发现热带念珠菌，要注意热带念珠菌通过血流播散导致颅内感染的可能性；二是隐球菌性脑膜脑炎，因为高颅压是隐球菌颅内感染的突出表现，且伴随上腔静脉血栓和气胸也是常见现象。

建议：①调整抗真菌治疗方案，因为透过血脑屏障的卡泊芬净较少，其不是治疗颅内感染的理想药物，调整为以两性霉素为主的治疗方案；②放置蛛网膜下腔脑脊液引流管；③脑脊液和血液检测以及隐球菌抗原检测。

患者病情危重，翻身抬头均出现心搏骤停，因此后续尽量避免上述动作。继续予以呼吸机辅助通气，维持 SPO_2 在98%～100%之间，补液扩容、维持酸碱平衡及水电解质平衡，同时针对心搏骤停的病因完善相关检查，重点关注颅内病变是否进展以及心脏结构和传导是否异常。监测心电图无动态改变，心肌损伤指标未见动态升高，行心脏彩超检测提示：三尖瓣少量反流。予以上述诊疗措施后患者在 D9～D10 未再次发生心搏骤停。

D11 凌晨 0:40 因拍胸片搬动患者颈部时再次出现心搏骤停；D11 晨 10:23 翻身护理时再次出现心搏骤停；上述 2 次心搏骤停，心脏按压约十几秒后心跳恢复，同时监测心电图无动态改变，心肌损伤指标未见动态升高。进一步请神经内科会诊考虑病毒性脑膜脑炎进一步进展，可能累及延髓的心血管中枢，建议进一步完善头颅 MR 增强扫描 + MRA、颈部 MR 增强扫描 + MRA、胸椎 MR 增强扫描。心内科会诊予以双侧颈动脉窦按压未出现心搏骤停，考虑神经系统问题引起心搏骤停，建议心率下降时可使用阿托品静脉推注，如果再次出现心搏骤停可考虑植入临时起搏器治疗。

治疗方案调整见表 11-3。

表 11-3 治疗方案调整（D1～D11）

D1	D2	D3	D4	D5	D8	D10	D11
头孢哌酮钠舒巴坦钠 3g q.8h.							
			美罗培南 1g q.8h.				
			阿昔洛韦 0.5g q.8h.				
			依诺肝素钠 6 000AXaIU q.12h.（D2 q.d.）				
			地塞米松 10mg q.d.				
		免疫球蛋白 25g q.d.			免疫球蛋白 10g q.d.		
		甘露醇 125mL q.8h.			甘露醇 125mL q.12h.		
			卡泊芬净 50mg q.d.（首剂 70mg）				
						万古霉素 1g q.12h.	

D9～D11 血常规、PCT、超敏 CRP、NT-proBNP、D-二聚体等指标变化趋势见图 11-16～图 11-26。

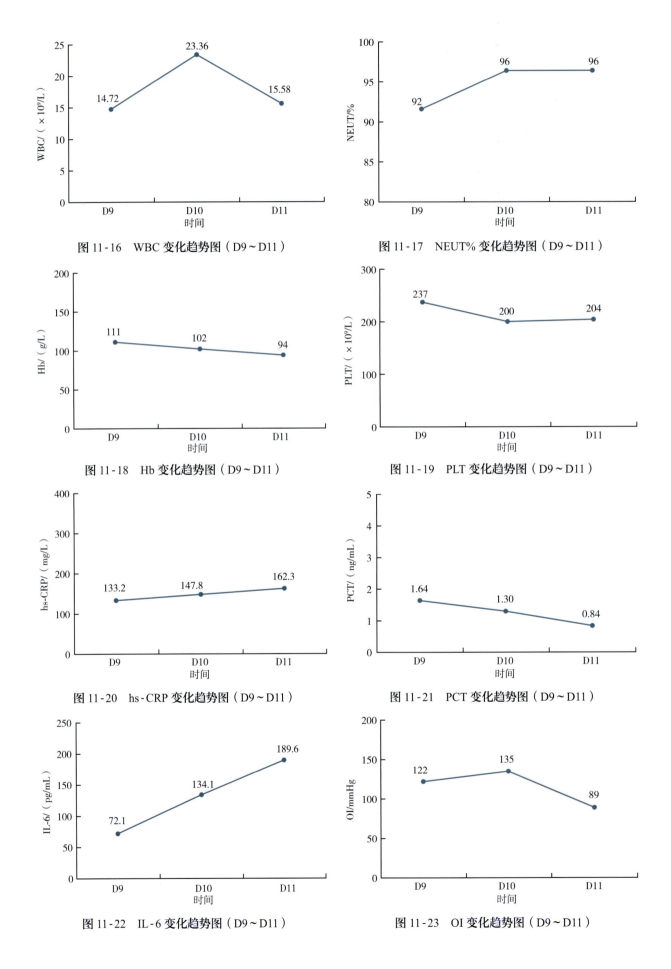

图 11-16　WBC 变化趋势图（D9～D11）

图 11-17　NEUT% 变化趋势图（D9～D11）

图 11-18　Hb 变化趋势图（D9～D11）

图 11-19　PLT 变化趋势图（D9～D11）

图 11-20　hs-CRP 变化趋势图（D9～D11）

图 11-21　PCT 变化趋势图（D9～D11）

图 11-22　IL-6 变化趋势图（D9～D11）

图 11-23　OI 变化趋势图（D9～D11）

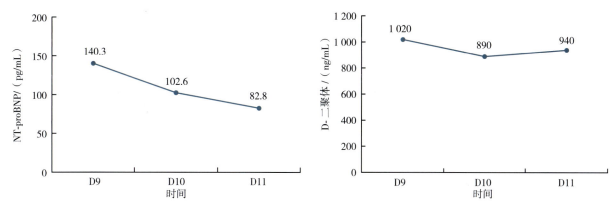

图 11-24　NT-proBNP 变化趋势图（D9～D11）　　　　图 11-25　D-二聚体变化趋势图（D9～D11）

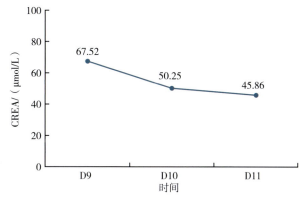

图 11-26　CREA 变化趋势图（D9～D11）

第三阶段小结（D9～D11）

虽然患者感染指标较之前下降，D11 停用升压药物，但是病情仍旧危重，持续高热、昏迷，肺部渗出明显，极高呼吸支持条件（PEEP 10cmH$_2$O，100% 纯氧）下的氧合指数在 100mmHg 左右。此阶段患者同样持续存在发热、低氧血症，但是仍旧在 2 次托颈抬头后出现心搏骤停，根据现有的临床病史以及检查，请教各位专家：① D11 先后 2 次托颈抬头出现心搏骤停的原因是什么？②需要进一步完善哪些相关检查？

专家点评

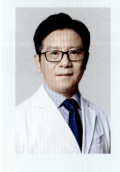

郭　伟　首都医科大学附属北京中医医院副院长
　　　　首都医科大学急诊医学系副主任
　　　　中华医学会急诊医学分会卒中学组副组长
　　　　中国老年医学学会急诊医学分会会长
　　　　北京医学会急诊医学分会副主任委员
　　　　北京中医药学会急诊专业委员会副主任委员

这位患者最初以发热为首发症状，随后逐渐发展出一系列神经系统相关的症状。结合脑脊液的化验结果，考虑病毒性脑膜脑炎。不幸的是，经过一系列治疗，患者的病情并没有因此而稳定下来，反而进一步恶化，出现了感染性休克和肺栓塞等严重的并发症。患者在多次抬头时出现心搏骤停，基于这一临床表现，本人推测这很可能是由于脑干病变影响了控制心跳的延髓中枢神经系统。考虑到患者有中枢神经系统感染，最大的可能性是脑梗死。这是因为感染往往会破坏颅内的血管内皮，从而导致血栓形成，引发血栓栓塞性疾病，也就是所谓的感染性脑卒中。

鉴于患者目前的状况，我建议在确保患者生命安全的前提下，进行头颅磁共振成像检查，以便更准确地明确诊断，为后续治疗提供科学依据。

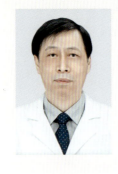

张卫星　北京大学深圳医院重症医学科顾问
中华医学会重症医学分会第五届委员
广东省医院协会重症医学管理专业委员会副主任委员
深圳市中西医结合学会重症医学分会主任委员

关于 ICU 心搏骤停的思考，按照 5H5T5C 方法进行逐步筛查。

患者 D11 出现两次心搏骤停的原因：①脑膜脑炎进展，波及脑干延髓（脑干水肿），影响呼吸循环，出现心搏骤停；②脑干梗死、出血，瓦伦贝格综合征（Wallenberg syndrome），患者会出现反复心搏骤停；③电解质紊乱，患者会出现心搏骤停；④颈动脉窦主动脉弓压力感受性反射，特别是在体位变动时会引起心搏骤停；⑤椎动脉血栓、椎动脉夹层等，都可引起椎动脉缺血，患者被动抬头可加重椎动脉缺血，引发心搏骤停。

需要进一步完善哪些相关检查：①头颅磁共振检查（MRI 及 MRA）；②椎动脉造影检查；③颅内压监测；④血钾、血糖监测，血儿茶酚胺检测；⑤D-二聚体检测（肺栓塞）。

D11 完善头颅、颈椎 MR 增强＋MRA 检查，D12 回报结果：①原左颞叶脑炎表现，较前吸收好转，余未见明显异常。②透明隔腔增宽。③头颅 MRA 未见异常。④颈胸椎体骨质增生（图 11-27）。

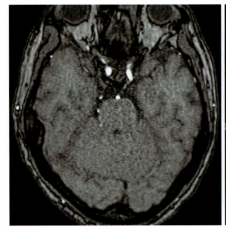
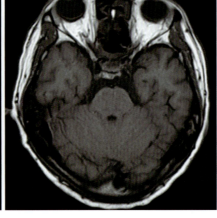
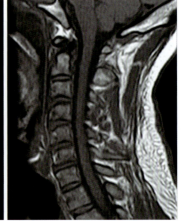

图 11-27　头颅、颈部、胸椎 MR 增强扫描（D11）

D12 极高的呼吸支持条件（PEEP 12cmH₂O，100% 纯氧）氧合指数下降至 80mmHg，俯卧位通气后未见明显改善，予行 VV-ECMO 治疗后 SpO₂ 100%。

D12～D17 入 ICU 后血常规、PCT、超敏 CRP、NT-proBNP、D-二聚体等指标变化趋势见图 11-28～图 11-38。

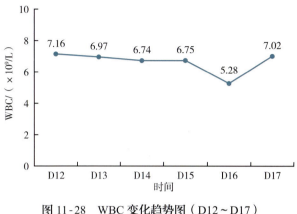

图 11-28　WBC 变化趋势图（D12～D17）

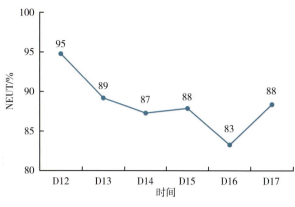

图 11-29　NEUT% 变化趋势图（D12～D17）

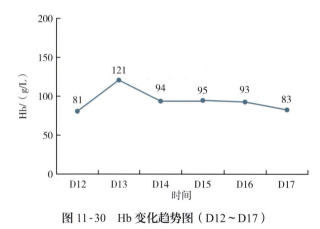

图 11-30　Hb 变化趋势图（D12～D17）

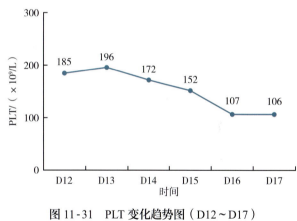

图 11-31　PLT 变化趋势图（D12～D17）

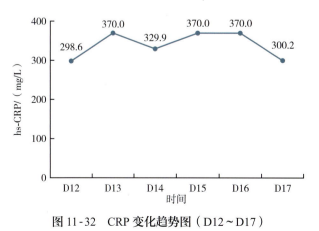

图 11-32　CRP 变化趋势图（D12～D17）

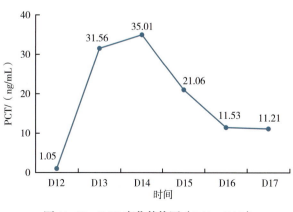

图 11-33　PCT 变化趋势图（D12～D17）

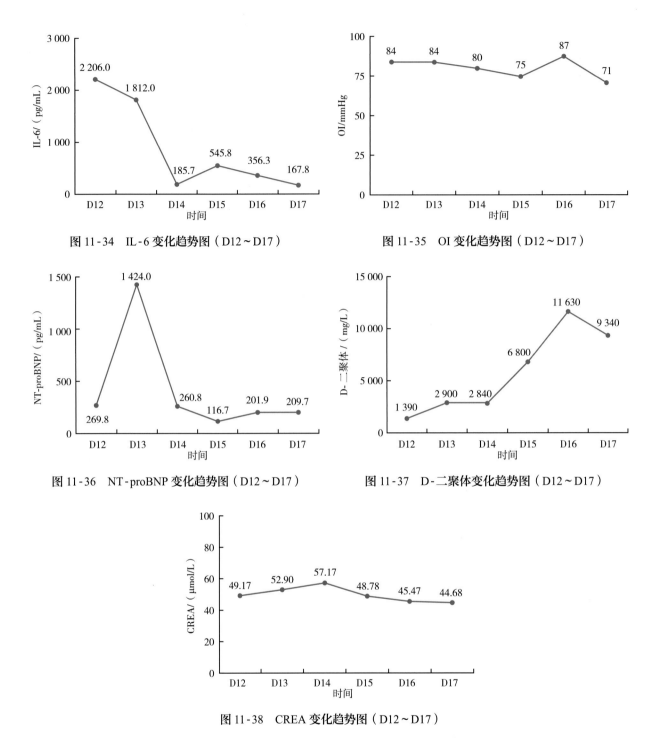

图 11-34　IL-6 变化趋势图（D12～D17）

图 11-35　OI 变化趋势图（D12～D17）

图 11-36　NT-proBNP 变化趋势图（D12～D17）

图 11-37　D-二聚体变化趋势图（D12～D17）

图 11-38　CREA 变化趋势图（D12～D17）

D13 复查头、腹部 CT 及肺动脉增强 CT 示：新见左侧颞叶海马条片状密度增高影，考虑脑出血；原右肺下叶分支栓塞，此次未见；考虑双肺多发感染，病变范围较前增大，新见右肺中叶及左肺下叶空洞形成（图 11-39）。复查 PCT 升高至 35.01ng/mL，支气管肺泡灌洗液培养提示耐碳青霉烯类铜绿假单胞菌，血液的数字 PCR 示铜绿假单胞菌 11 978.4copies/mL。根据药敏试验结果停用美罗培南，改用头孢他啶阿维巴坦钠及左氧氟沙星，加用多黏菌素 E 雾化（表 11-4），患者感染指标较前下降。D16 床边胸片提示肺部渗出较前减轻，氧合较前改善。D12 之后患者在翻身、抬头时均未再次出现心搏骤停，因此未植入临时起搏器治疗。

D17 患者家属因经济原因要求撤除 ECMO，办理自动出院。

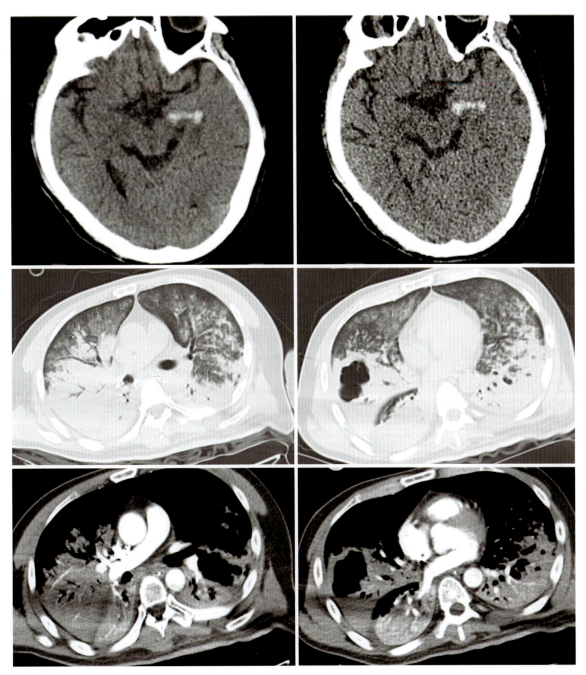

图 11-39　头部 CT 平扫＋肺动脉 CTA＋全腹 CT 平扫（D13）

表 11-4　治疗方案调整（D1～D17）

D1	D2	D3	D4	D5	D8	D10	D12	D13	D16	D17
头孢哌酮钠舒巴坦钠 3g q.8h.										
			美罗培南 1g q.8h.							
			阿昔洛韦 0.5g q.8h.							
			依诺肝素钠 6 000AXaIU q.12h.							

续表

D1	D2	D3	D4	D5	D8	D10	D12	D13	D16	D17

地塞米松 10mg q.d.

免疫球蛋白 25g q.d.　　　　免疫球蛋白 10g q.d.

甘露醇 125mL q.8h.（D4 ~ D9）；125mL q12（D10 ~ D12）；
125mL q.d.（D13 ~ D16）

卡泊芬净 50mg q.d.（首剂 70mg）

万古霉素 1g q.12h.

注射用头孢他啶阿维巴坦钠
2.5g q.8h.

左氧氟沙星 0.5g q.d.

多黏菌素 E
75mg 雾化 q.12h.

第四阶段小结（D12 ~ D17）

纵观此阶段患者的整个诊疗过程，高热、严重缺氧、颅内病变这些可以导致心搏骤停的病因非但持续存在，而且持续恶化，具体表现如下：最高体温 40.1℃，肺部感染性病灶进展且出现空洞，呼吸衰竭持续恶化而需要 ECMO 维持血氧，头颅 CT 提示新发左侧颞叶出血，但是患者在 D12 ~ D17 这段时间的各项医疗操作以及托颈抬头过程中均未再次出现心搏骤停。

请教各位专家，您认为：①此阶段患者病情持续恶化，但是翻身、抬头后为何未再次发生心搏骤停？②患者此次诊疗过程 4 次托颈抬头后诱发心搏骤停发生的可能机制是什么？

专家点评

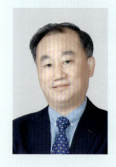

张扣兴　　中山大学附属第三医院全科医学科主任 / 重症医学科主任，博士研究生导师
广东省临床医学学会临床重症医学专业委员会主任委员
广东省医院协会重症医学管理专业委员会常务委员
广东省肝脏病学会重症医学专业委员会副主任委员
广东省医学教育协会重症医学专业委员会副主任委员

此阶段患者病情持续恶化，但是翻身、抬头后之所以未再次发生心搏骤停，可能与如下因素有关：①虽然患者整体病情在持续恶化，但患者脑部的炎症得到了缓解，颅内压升高得到了控制；②患者的电解质紊乱和酸碱平衡紊乱（即内环境紊乱）得到了纠正；③脓毒症得到缓解，器官功能损害得到了一定的控制。

在此次诊疗过程中，患者在四次抬头后出现了心搏骤停的情况，可能与以下几种机制有关：首先，脑膜脑炎导致颅内压升高，进而引发脑心反应，这种反应可能对心脏功能产生不利影响；其次，病程中患者出现了电解质和酸碱平衡紊乱，导致心脏电生理不稳定，从而诱发心脏事件；最后，脓毒症的存在导致了心、脑等重要器官的损害，这种损害进一步加重了心脏的负担，最终导致心搏骤停的发生。

学习心得

心搏骤停是指心脏射血功能的突然终止，大动脉搏动与心音消失，重要器官（如脑）严重缺血、缺氧，导致生命终止。这种出乎意料的突然死亡，又称猝死。对于传统的心搏骤停的病因，一般按照 5H5T5C（表 11-5）方法进行逐步筛查。

表 11-5　心搏骤停病因

5H		5T		5C	
hypoxia	低氧	thrombosis-coronary	冠状动脉血栓形成	cerebral cause（SAH）	颅脑病因
hypovolemia	低血容量	thrombosis-pulmonary	肺栓塞	cardiomyopathy	心肌病
hypo/hyperkalemia	低/高血钾	tension pneumothorax	张力性气胸	conduction abnormality	传导异常
hypo/hyperthermia	低/高体温	tamponade-cardiac	心脏压塞	congenital	先天性异常
hypo/hyperglycemia	低/高血糖	toxins/tablets	中毒/药物	commotio cordis（traumatic）	心脏震荡（如创伤）
SAH＝subarachnoid hemorrhage 蛛网膜下腔出血					

结合此例患者的疾病发生发展过程，可能导致心搏骤停的病因可以分为三类。①可以排除的病因：低体温、低血糖、高钾血症、高钠血症、心肌病、先天性心脏病、心脏传导异常、心脏震荡（如创伤）、心肌梗死、肺栓塞、气胸、心包填塞等因素。②存在，但理由不充分的病因：药物、缺氧、体温过高、低血容量、高血糖、低钾血症、低钠血症、酸/碱中毒。③尚存在争议，不明晰的病因：颅脑病变。上述可能导致患者心搏骤停的第二类病因在整个疾病的发生发展过程中都存在过，但是其理由并不充分。其中，导致患者缺氧进行性加重的重症肺炎，这一因素持续进展恶化，但是结合此患者的诊疗过程以及临床表现，我们认为重症肺炎的严重程度似乎与此患者的心搏骤停无关。第三类病因的颅脑病变是否可导致患者出现心搏骤停，尚存争议。

结合患者 4 次心搏骤停发生的情境，我们认为心搏骤停跟患者中枢神经系统颅脑病变还是有一定关系的，但是在此患者中枢神经系统病变的早、中、晚不同阶段，其关系密切程度可能不一致。在患者颅脑病发病的早期阶段，临床医师查房对患者抬头发现其颈强直这一阳性体征时，并未出现心搏骤停；在疾病进展的晚期，即使患者出现严重缺氧症状，抬头时也并未出现心搏骤停。据此我们推测：此例患者疾病发展的中期虽然不是整个疾病病史中最危重的阶段，但此阶段对于中枢神经系统的损害可能是最严重的，这可以解释在缺氧不是最严重的阶段反而出现抬头后导致心搏骤停这一现象。

回顾 4 次心搏骤停前的心电监测，抬头后患者均出现心率快速减慢甚至直接停跳，似乎在中枢神经系统病变最严重的阶段，抬头这一动作导致了心率的显著抑制。中枢神经系统中跟心率调节有关的区域主要包括大脑皮质、皮质下结构、延髓、颈髓。大脑皮质中的前额叶、前扣带回、岛叶，以及皮质下结构中的下丘脑、杏仁核等与心率调节密切相关，但是此患者的头颅 CT 以及 MR 检查均未在大脑的这些区域发现明显病灶，并且抬头这一动作并不会刺激颅内的原有病灶而导致心搏骤停，抬头过程中可能牵拉刺激的位置反而主要在延髓以及高位颈髓部位。

延髓部位与心率减慢相关的结构为心抑制中枢，位于延髓迷走神经背核和疑核，对其刺激会引起心率减慢，甚至停跳。在颈髓部位，支配心脏的交感神经节前纤维起始于 $T_1 \sim T_4$（或 T_5）脊髓节段的灰质侧角细胞，其功能在于兴奋心血管，其受损可引起心跳减慢。据此我们推测：尽管此例患者 CT、MR 影像并未提示延髓、颈髓的结构异常，但是此阶段可能是其功能受损最严重的阶段，因此在行抬头动作时即可刺激延髓 - 颈髓，从而导致心率显著减慢甚至心搏骤停。

（刘新强　何志美）

特别鸣谢

中山大学孙逸仙纪念医院　　　　　　　何志捷
广东省中医院　　　　　　　　　　　　丁邦晗
上海交通大学医学院附属瑞金医院　　　毛恩强
广东省第二人民医院　　　　　　　　　邢　锐
首都医科大学附属北京中医医院　　　　郭　伟
北京大学深圳医院　　　　　　　　　　张卫星
中山大学附属第三医院　　　　　　　　张扣兴

病例 12　满天星

患者田××，女性，87岁，主诉因"跌倒伴意识障碍4天"于2022年1月7日（D1）以急性脑梗死入住急诊监护室。

一、病史特点

1. 老年女性，急性病程。

2. 患者4天前（PD4）在家中搬运物品时跌倒，当时尚能够与家人做简单交流，无明显肢体麻木无力、复视，无言语、意识障碍，1小时后逐步出现意识障碍，十几分钟内由嗜睡快速进展为昏迷而到急诊就诊，诊断为急性脑梗死，PD3收入神经内科病房治疗，但患者仍昏迷不醒并出现呼吸困难，二氧化碳潴留，转入急诊监护室予呼吸机辅助通气及支持治疗。

3. 既往史　否认高血压、糖尿病、冠心病、房颤等病史。

4. 体格检查　昏迷，呼之不应，双眼无凝视，双侧瞳孔等大等圆，直径2mm，对光反射存在。双侧额纹、鼻唇沟对称，咽反射存在。心、肺、腹部查体未见明显异常。双侧巴宾斯基征（Babinski）（+），脑膜刺激征（−）。

5. 辅助检查　入院4天前（PD4）头颅CT：双侧基底节区、半卵圆中心散在腔隙灶，脑萎缩，左侧额顶部皮下血肿（图12-1）。股骨CT：左侧股骨颈骨折（图12-2）。头颅MRI（PD3）：双侧额叶、顶叶、颞叶、枕叶、基底节区、半卵圆中心、小脑多发腔隙性脑梗死（急性-亚急性期），轻度脑萎缩，左侧额部皮下软组织血肿（图12-3）。

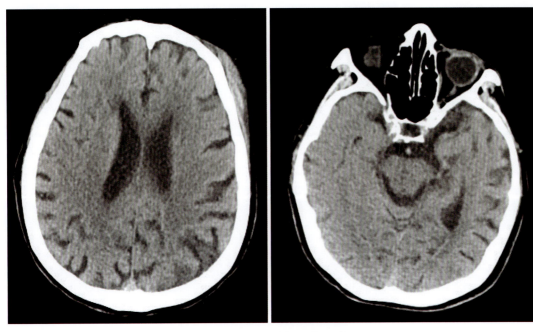

图 12-1　头颅 CT（PD4）
双侧基底节区、半卵圆中心散在腔隙灶

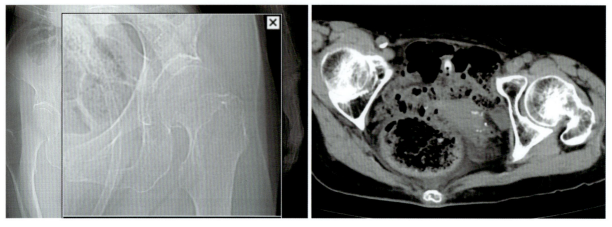

图 12-2 股骨 CT（PD4）

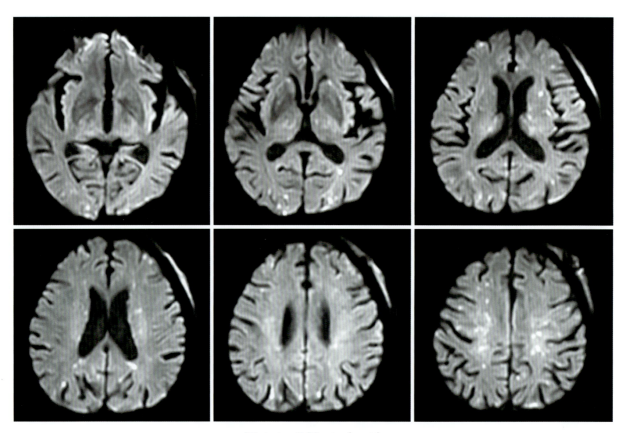

图 12-3 头颅 MRI（PD3）
双侧额叶、顶叶、颞叶、枕叶、基底节区、半卵圆中心及小脑多发腔隙性脑梗死（急性 - 亚急性期），
轻度脑萎缩，左侧额部皮下软组织血肿

二、初步诊断

1. 急性缺血性脑血管病，脑梗死。
2. 急性呼吸衰竭（Ⅱ型）。
3. 左侧股骨颈骨折。

三、诊疗经过

入神经内科（D1）后完善常规、生化、颈动脉超声、超声心动图、动态心电图等检查。尿常规：比重 1.019，GLU（2+），ALB（1+），BLD（1+），WBC 46/μL，RBC 105/μL。心脏指标：BNP 542pg/mL，cTnI 2.022ng/mL。甲状腺功能：FT₃ 3.16pmol/L。糖化血红蛋白：5.8%。肿瘤标志物：CA125 115.0U/mL，HE4 143.00pmol/L。贫血组合：FERR 563.2ng/mL。炎症指标：PCT 0.599ng/mL，CRP 50.1mg/L，ESR 53mm/h。生化指标：ALB 29.8g/L，肝肾功能、电解质、血脂未见明显异常。DIC 全项：FIB 537mg/dL，FDP 8.0μg/mL，D-二聚体 1 081ng/mL，毒物检测阴性。颈动脉超声、超声心动图、动态心电图未见异常。

创伤骨科会诊：对于左侧股骨颈骨折建议保守治疗。给予吸氧、丁苯酞、醒脑静、营养神经等治疗。患者病情进一步加重，出现呼吸困难及张口呼吸，血气分析：pH 7.41、PaO_2 189mmHg、$PaCO_2$ 48.2mmHg、BE 5.7mmol/L（面罩 10L/min），提示有二氧化碳潴留，转入急诊监护室，给予呼吸机辅助通气及支持治疗。

第一阶段小结（入院前至D1）

患者为老年女性，急性起病，既往体健，以跌倒后出现意识障碍为首发表现。辅助检查提示：急性脑梗死，左侧股骨颈骨折。按急性脑梗死治疗后病情无缓解并出现呼吸困难、二氧化碳潴留，转入急诊监护室予呼吸机辅助通气及支持治疗。患者目前意识障碍进行性加重，您认为患者的诊断及鉴别诊断需要考虑什么？

专家点评

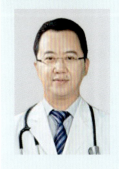

李　旭　南方医科大学南方医院急诊科原主任，博士研究生导师
国家自然科学基金委员会医学科学部终审专家
国家科学技术奖励评审专家
中华医学会急诊医学分会临床学组副组长/危重病学组委员
广东省预防医学会急症预防与救治专业委员会主任委员
广东省精准医学应用学会急诊创伤分会主任委员
广东省医学会急诊医学分会副主任委员
广东省医师协会急诊医师分会常务委员

该患者为老年女性，既往史无特殊，起病 4 天前有跌倒病史。病情进展迅速，发病 1 小时后即出现意识障碍，意识障碍进行性加重同时出现呼吸困难表现。入院后检查提示存在左侧股骨颈骨折，影像学检查提示急性脑梗死表现，辅助检查心脏超声、心电图、血管超声均未见有异常，感染指标不高，血气分析未见酸中毒，肝肾功能、血脂均正常，纤维蛋白原、D-二聚体、cTnI 等指标有所升高。暂不考虑严重感染、代谢性疾病所致意识障碍及呼吸困难可能。

该患者按急性脑梗死治疗无好转，考虑意识障碍非血栓性栓塞所致，结合患者的外伤病史、临床表现及辅助检查结果，初步考虑诊断为骨折引起的脂肪栓塞综合征，进而出现意识障碍、呼吸困难等表现。鉴别诊断须注意排除肺血栓栓塞症、急性冠脉综合征等可能性。

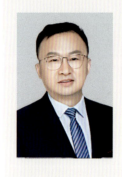

邓医宇　广东省人民医院重症监护一科主任，博士研究生导师
美国哈佛大学医学院附属波士顿儿童医院博士后
国务院政府特殊津贴专家 / 广东省杰出青年医学人才
中华医学会急诊医学分会第九届委员会危重病学组委员
广东省医疗安全协会重症医学分会主任委员
广东省医学会应急（灾难）学分会副主任委员
广东省肝脏病学会重症医学专业委员会副主任委员
广东省中医药学会热病专业委员会副主任委员

患者急性起病，出现Ⅱ型呼衰，意识障碍进行性加重。发病后第二天头颅MRI：双侧额叶、顶叶、颞叶、枕叶、基底节区、半卵圆中心、小脑多发腔隙性脑梗死（急性-亚急性期），轻度脑萎缩，左侧额部皮下软组织血肿。从发病形式及头颅MRI结果分析，患者脑梗死可以确诊，但是脑梗死的原因目前不清楚。患者突然出现双侧脑弥漫性脑梗死的原因是什么呢？

患者脑梗死的高危因素是老年女性，但没有房颤、高血压、糖尿病、颈动脉粥样硬化等高危因素，显然其脑梗死的原因不是房颤导致的多发性脑栓塞。肿瘤标志物CA125、HE4升高，HE4为人附睾蛋白4，HE4的增高对于早期发现卵巢癌具有一定的价值，但并不能根据HE4出现明显增高来确诊卵巢癌。HE4只是肿瘤相关标志物，该指标升高不仅见于卵巢癌患者，也可发生在其他恶性肿瘤的患者，例如乳腺癌、肺癌、胰腺癌等。部分妇科良性疾病，如卵巢囊肿等，也有可能会出现HE4增高。

患者CA125、HE4升高，需要完善肺部、腹部CT，评估是否有肿瘤。应进一步通过卵巢B超或者磁共振检查，观察卵巢内病变情况，必要时可以取病变组织做病理学检查，进一步明确其是否为卵巢癌。可以进一步行腰穿检查，测脑脊液压力，在脑脊液中找癌细胞，看看患者是否存在恶性肿瘤播散导致的脑栓塞。

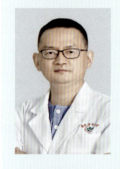

郭力恒　广东省中医院大德路总院重症医学科主任，博士研究生导师
中国中西医结合学会重症医学专业委员会主任委员
中国医师协会中西医结合医师分会心脏介入专业委员会副主任委员
广东省中西医结合学会重症医学专业委员会主任委员
广东省病理生理学会危重病医学专业委员会副主任委员
广东省医学会重症医学分会常务委员
广东省胸痛中心协会理事

意识障碍严重，但没有定位征，较难用跌伤解释，有可能为意识障碍导致跌倒。多发的神经病灶是已确认的，原发意识障碍的原因为何？感染，特别是重症神经系统感染依据不足，又不像是跌伤所致的，要考虑另有原因。

肿瘤标志物明显升高，其中CA125与消化系统有关，HE4与卵巢有关。前者特异性相对较差，有炎症反应时也可明显升高。但后者与肿瘤关系更密切，更为特异，不排除本病例合并妇科肿瘤。

肿瘤合并多发性脑梗死，可见于Trousseau综合征等，恶性肿瘤患者由凝血和纤溶机制异常引发的各种血栓栓塞事件，主要表现为移动性血栓静脉炎、非细菌感染性血栓性心内膜炎及动脉栓塞等。恶性肿瘤相关急性多发性脑梗死也是Trousseau综合征的一种表现，多表现为累及双侧前、后循环多个动脉支配区的多发病灶。其他双侧多发性脑梗死可能是肺栓塞合并房间隔缺损下的多发多次脑栓塞所致的。

建议进一步查胸腹部 CT、PET/CT/MR，评估是否有体内肿瘤；查心脏超声，特别是经食管超声，排查房间隔缺损和心房血栓；查下肢超声，排查静脉血栓。

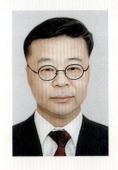

谢苗荣　首都医科大学附属北京友谊医院原常务副院长，博士研究生导师

中国医院协会门（急）诊专业委员会主任委员

中华医学会急诊医学分会常务委员

中国医师协会急诊医师分会常务委员

北京医学会急诊医学分会主任委员

北京医师协会急诊医学专科医师分会会长

海峡两岸医药卫生交流协会急诊医学分会候任主任委员

《中华急诊医学杂志》编委

《中华危重病急救医学》杂志编委

结合患者 24 小时头部 MRI，排除迟发性脑出血、脑挫裂伤、脑对冲伤之后，目前主要考虑脂肪栓塞综合征。此病较为少见，一旦发生则病死率高达 10%～20%。脂肪栓塞综合征最常发生于骨科创伤患者中，尤其是长骨骨折患者。患者一般在伤后 4 小时到 7 天出现明显临床症状，典型的临床表现为肺部症状、中枢神经系统症状和皮肤瘀点瘀斑。本病分为暴发型、完全型、不完全型，暴发型者伤后短期清醒，随后很快陷入昏迷，可在 1～3 天内死亡。

此患者为老年女性，无慢性病史，因搬运物品时跌倒出现股骨颈骨折，1 小时后出现急性意识障碍、昏迷、呼吸衰竭。24 小时头颅 MRI 示多发腔隙性脑梗死（累及额叶、顶叶、颞叶、枕叶、基底节、半卵圆中心、小脑），呈播散性栓塞表现，支持脂肪栓塞综合征诊断。

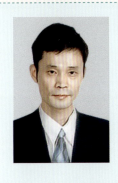

李长罗　长沙市中心医院急诊科主任

中华医学会急诊医学分会第十届委员会委员

中国老年医学学会急诊医学分会第一届委员会常务委员

湖南省医学会急诊医学专业委员会副主任委员

湖南省中医药和中西医结合学会急诊医学专业委员会副主任委员

长沙市医学会急诊医疗专业委员会主任委员

长沙市急诊医疗质量控制中心主任委员

病例特点如下：①老年女性，急性起病，既往史无特殊。②进行性加重的意识障碍。③查体：昏迷，无凝视，双侧瞳孔等大等圆，直径 2mm，对光反射存在，双侧巴宾斯基征（＋）。④实验室检查：尿常规示白细胞（2＋）、糖（2＋）、蛋白（＋）；肌钙蛋白升高；低 T_3；PCT、CRP 等感染指标升高；血沉升高、蛋白低、部分肿瘤标志物升高、D-二聚体及 FDP 高。⑤影像学检查：CT 示左侧股骨颈骨折；MRI 示多发性脑梗死。⑥其他：毒物检测、心脏超声、颈动脉超声未见异常。

目前诊断考虑：脑梗死，脂肪栓塞？患者股骨颈骨折，制动卧床，有进行性的意识障碍，急性呼吸衰竭，D-二聚体高，长骨骨折有脂肪栓塞风险。建议完善经食管心脏超声检查以排除卵圆孔未闭、隐匿性房间隔缺损等可能，复查头部 MRI+DWI。

鉴别诊断如下：①肺栓塞：卧床，老年患者，肿瘤指标高，多种深静脉血栓（DVT）危险因素，建议完善下肢血管超声、肺部CTA等检查。②颅内感染：卧床，呼吸衰竭，感染指标升高，意识障碍加重，建议完善腰穿脑脊液检查。③迟发性颅内出血：老年患者，有摔倒史，入院时有头皮血肿，有迟发性颅内出血风险，建议复查头部CT。④甲状腺功能减退：老年患者，FT_3减低，甲减可导致低通气，引发II型呼吸衰竭，意识障碍加重，建议复查T_3、T_4及TSH。

患者转入急诊监护室后，结合查体、实验室检查及影像学结果进行全面分析，患者肝肾功能、血糖、电解质均在正常范围，药物检测未见异常，病程短，跌倒时神志清楚，约1小时后出现意识障碍并进行性加重，考虑患者的意识状态不能完全用影像学改变解释。特别是根据患者病史，查体可见睑结膜和皮肤出血点，结合磁共振检查，在DWI中有"满天星"样改变，考虑诊断为脑脂肪栓塞，加用地塞米松10mg i.v. b.i.d.，治疗3天后意识好转，呼之可应，4天后渐减量口服至停用，共计约3周。2周后患者脱机转康复医院继续治疗。

3个月后随诊患者神志清楚，可在家人帮助下站立。

第二阶段小结

患者入住急诊监护室后经过详细询问病史，结合影像学及实验室检查，特别是意识障碍发生在外伤后一个小时，不符合急性脑血栓栓塞或血栓形成的临床过程，查体可见睑结膜和皮肤出血点，头颅磁共振有脑脂肪栓塞的特异表现，DWI有"满天星"的表现，因此加用了激素治疗，患者预后比较好。

关于这个患者的诊断及激素治疗，请各位专家分享自己的经验或建议。

专家点评

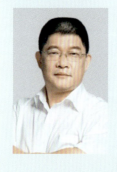

周 宁 湛江中心人民医院原副院长，博士研究生导师
中国医院协会门（急）诊专业委员会委员
广东省医院协会医院门（急）诊管理专业委员会副主任委员
广东省中西医结合学会卫生应急学专业委员会副主任委员
广东省医师协会急诊医师分会常务委员
广东省医学会急诊医学分会常务委员
湛江市医学会急诊医学分会主任委员

患者有跌倒、左侧股骨颈骨折病史，根据其临床症状、体征，结合头部磁共振检查有脑脂肪栓塞的特异性表现，DWI有"满天星"样改变，诊断脑脂肪栓塞没问题。但患者伴昏迷、呼吸困难，并且有呼吸衰竭，D-二聚体升高，要注意可能发生了肺栓塞，建议行肺动脉造影以明确诊断。

脂肪栓塞的治疗以对症支持为主，药物治疗包括激素、低分子肝素、低分子右旋糖酐等。该患者使用激素治疗取得了很好的疗效。激素治疗可以保持血小板膜的稳定性，预防栓子进一步形成，减轻游离脂肪酸的毒性作用，可选用地塞米松或甲泼尼龙。肝素抗凝被认为是脂肪栓塞综合征的潜在治疗方法，其可以增强脂肪酶活性，从而加速血液中脂质清除。低分子右旋糖酐能改善微循环，提高组织血液灌注，有助于改善病情。

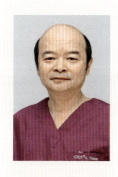

蒋东坡
重庆大学附属黔江医院重症医学科学术主任
中国医师协会重症医学医师分会委员
全军战创伤急救及后勤专业委员会副主任委员
全军重症医学专业委员会常务委员
中华医学会重症医学分会第三届委员会委员
中华医院管理协会重庆市重症医学分会主任委员
重庆市中西医结合学会重症医学专业委员会主任委员
重庆市重症医学科医疗质量控制中心主任

该病例非常少见，股骨颈骨折为老年患者髋部骨折中最常见的骨折，占 50% 左右。脂肪栓塞易发生在长骨骨干骨折后，股骨颈骨折后发生脂肪栓塞非常少见。针对该病例，我浅谈一下个人见解。

1. 该患者的诊断为急性脂肪栓塞，虽属于临床诊断，但临床表现（皮下出血＋呼吸症状＋意识障碍）、影像学表现、凝血指标均支持该诊断，且具有一致性，故支持该诊断。

2. 针对脑脂肪栓塞，目前无统一治疗标准，推荐以支持治疗为主（辅助呼吸＋治疗休克＋脑保护）。抗脂肪栓塞的治疗药物，有右旋糖酐、激素、抑肽酶等，激素效果良好，被推荐使用。

3. 脂肪栓塞的发病机制仍有较多争议，主要有两种理论：机械理论和生化理论。结合该患者具体情况，其发病机制可能是股骨颈骨折后骨髓中含脂肪细胞的组织受损而释放出来脂肪小滴状的脂质，这些脂质穿过肺毛细血管或未闭合的心脏卵圆孔而进入体循环，堵塞脑部微小血管，引起脑脂肪栓塞。

4. 不足之处 根据 Gurd 诊断标准，本病例缺少胸部 CT/X 线片，如果有胸部影像学改变（暴风雪样改变）则更支持脂肪栓塞的诊断，也可除外引起呼吸衰竭的其他病因，如感染等。

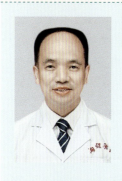

李湘民
中南大学湘雅医院急诊科主任
湖南省医学会急诊医学专业委员会主任委员
湖南省急诊科质量控制中心主任
湖南省中医药和中西医结合学会急诊医学专业委员会主任委员
中国中西医结合学会急救医学专业委员会常务委员
中国医师协会创伤外科医师分会常务委员

脂肪栓塞综合征常由创伤性骨折引起，主要表现为呼吸困难、神经功能障碍及皮肤瘀斑等。皮肤瘀斑在伤后 1～2 天可成批出现，迅速消失，可反复发生。脑脂肪栓塞是脂肪栓塞综合征的一种较为少见的表现类型，多由微栓子进入动脉系统阻塞小血管形成，也可由反常栓塞导致。病变多累及半卵圆中心、额顶叶皮质、皮质下结构、小脑半球、基底节区等终末细小动脉供血区，临床症状与损伤部位相符。MRI 显示受累区域多发片状长 T_1、长 T_2 信号影，在弥散加权成像（DWI）中呈高信号，磁敏感加权成像（SWI）中可出现微出血，病灶分布密集、对称。

本病例有明确的外伤骨折史，迅速出现意识障碍，双侧巴宾斯基征阳性，提示中枢神经系统严重受损，合并呼吸困难，细致查体发现睑结膜和皮肤出血点。本病例达到 Gurd 归纳的脂肪栓塞临床诊断的三项主要标准（皮疹瘀斑、呼吸系统症状及肺部 X 线改变，无颅脑外伤的神经症状）。本病例还完善了相关检查，排除了动脉粥样硬化性脑梗死及心源性脑栓塞，用"一元论"的观点迅速对案例做出了诊断。

糖皮质激素类药物可增强膜稳定性，保护血管内皮细胞、毛细血管壁的完整性，减轻炎症反应，抑制细胞内水肿，对脂肪栓塞综合征的治疗有良好的作用，但使用的种类、剂量及疗程目前尚存在争议。

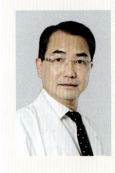

陈晓辉　广州医科大学党委副书记，博士研究生导师
广州医科大学附属第二医院急诊医学学科带头人
中国医院协会门（急）诊专业委员会副主任委员
中华医学会急诊医学分会常务委员
中国医师协会急诊医师分会常务委员
广东省医学会急诊医学分会主任委员
广州市医学会常务副会长

脂肪栓塞综合征是一种罕见疾病，患者在初始损伤的 24～72 小时后，出现低氧血症、神经系统异常和瘀点状皮疹三联征，但三联征不具特异性。该患者为老年女性，长骨骨折后 1 小时出现突发神经系统症状、瘀点状皮疹，影像学检查所见为脑脂肪栓塞的特异表现。

该患者病程中描述的呼吸系统表现为气促和高碳酸血症，呼吸系统表现不完全符合肺栓塞的体征，病程没有可监测到的难治性低氧血症，而是表现为Ⅱ型呼衰。其病理生理机制提示通气不足，而非单纯的肺栓塞导致的 V/Q 失衡，推测存在呼吸中枢损伤，导致呼吸抑制和通气不足。

脂肪栓塞的发病机制尚不清楚，目前有两种理论：一种是机械理论，即脂肪球通过受创伤破坏的组织（通常是脂肪组织）进入血流而形成了脂肪栓子；另一种是生化理论，即循环脂肪产生的毒性中间体引起了炎症。尽管使用糖皮质激素进行治疗的理论基础是针对发病机制中的生化理论的，但是实际上目前对是否使用激素治疗存在争议。

该患者炎症指标升高，如 CRP、ESR 升高，FDP 和 D-二聚体明显升高，考虑存在炎症反应，如果增加细胞因子的检测可能会获得更明确的临床支持证据，结合患者没有明确的糖皮质激素应用禁忌证，病程上可见患者也是获益的，因此，对该患者使用糖皮质激素是合适的。

学习心得

脂肪栓塞综合征（fat embolism syndrome，FES）是脂肪栓子进入血流而堵塞小血管，导致全身多系统功能障碍，出现一系列临床表现的综合征，以呼吸功能不全、意识障碍和皮肤淤点为主要特征，通常发生在长骨骨折或骨科手术创伤后 24～48 小时内。脑脂肪栓塞（cerebral fat embolism，CFE）是 FES 中一种少见的类型（发生率为 0.9%～11%，平均病死率约为 10%），只表现为神经系统改变时称为 CFE。危险因素包括以下几类。①创伤因素：长骨骨折（股骨、胫骨）、骨盆骨折、烧伤、大规模软组织损伤。②骨科手术：髓内钉、髋关节置换术、膝关节置换术。③其他手术干预：骨髓移植、骨髓活检、体外循环、脂肪抽吸术。④非创伤疾病或医源性因素：急性胰腺炎、心肺复苏、糖尿病、镰状细胞贫血、脂肪肝、骨髓炎、淋巴造影、脂肪乳液输注等。关于骨折部位，71% 的病例累及股骨，36% 涉及胫骨，19% 涉及腓骨（孤立性腓骨骨折或小腿骨折），涉及其他骨折部位（如桡骨、尺骨、肋骨）的概率低于 10%。

FES 发病机制主要有机械学说（血管外源说）和生化学说（血管内源说）。机械学说由 Gauss 于 1924 年提出，在创伤性因素的存在下，如骨折、软组织损伤等，骨髓及软组织中脂肪组织离开原有位置，处于游离状态。脂肪栓子从静脉入右心，再到达肺，直径大于 20μm 的脂滴栓子引起肺动脉分支、小动脉或毛细血管的栓塞；直径小于等于 20μm 的脂滴栓子可通过肺泡壁毛细血管经肺静脉至左心或通过右向左分流孔道（如卵圆孔、房/室间隔缺损等）进入体循环，进而栓塞其他组织器官，如脑、皮肤、肾或视网膜等。由于在临床上存在没有骨损伤却出现脂肪栓塞综合征者，这类情况不能用上述理论来解释，所以 1927 年 Lehmann 和 Moore 提出了生化学说。他们认为，创伤和感染中毒症等可引起应激状态，交感神经兴奋，儿茶酚胺分泌增多，活化腺嘌呤环化酶，继而使脂肪酶活化，造成机体脂肪动员，使乳糜微粒增加、聚集，在血管内形成直径更大、游离的脂肪球。较大的脂肪球可直接栓塞毛细血管和小血管，引起相应组织器官缺血缺氧，导致功能异常。目前的观点倾向于机械学说和生化学说同时存在，两者分别发生在 FES 的不同阶段，机械学说发生在 FES 早期，生化学说发生在 FES 后期。脑内脂肪栓塞导致缺氧和异常代谢物的产生，影响弥散性丘脑投射系统和颞叶感觉联想区，可能导致骨折合并脑 FES 患者产生幻觉。当兴奋性神经递质耗尽时，患者就会变得昏昏欲睡和失去意识，这可能解释了为什么脑脂肪栓塞患者通常在受伤 24 小时后会无意识。

脂肪栓塞分为暴发型、完全型和不完全型。暴发型病例表现为伤后短期清醒，很快发生昏迷、谵妄，有时出现痉挛、手足搐动等脑症状，可于 1~3 天内死亡，很难做出临床诊断，通常最后由尸检证实。完全型病例表现为创伤后有一个无症状间歇期，多在 48 小时内出现典型的脑功能障碍症状，且常进展为木僵或昏迷。睑结膜及皮肤在外观上有特殊点状出血点，多在前胸及肩颈部。患者呼吸困难，通常有心动过速和发热，临床上此型较易诊断。不完全型包括纯脑型、纯肺型和混合型；表现为骨折创伤后出现轻度发热、心动过速、呼吸快等非特异症状，或仅有轻度至中度低氧血症，而缺少症状和相应的实验室检查所见，大多数病例数日自愈，只有少数发展为脂肪栓塞综合征。这类患者如处理不当，可突然变成暴发型或完全型，尤其在搬动患者或伤肢活动时可以诱发。

脂肪栓塞综合征临床表现如下：①皮下出血：可在双肩前部、锁骨上部、前胸部、腹部等皮肤疏松部位出现，也可见于结膜或眼底，伤后 1~2 天可成批出现，迅速消失，也可反复发生。②呼吸系统症状：主要症状为呼吸困难、咳嗽、咳痰（经常有血性痰），但湿啰音不是特有症状。典型胸部 X 线表现为可见全肺出现"暴风雪"状阴影，并且常有右心负荷量增加的表现，但这种阴影不一定都能发现，而且如无继发感染，则可很快消失。③神经系统症状：主要表现为头痛、不安、失眠、兴奋、谵妄、错乱、昏睡、昏迷、痉挛、尿失禁等症状。虽很少出现局灶性症状，但偶尔可有斜视、瞳孔不等大及尿崩症等。

CFE 的 CT 检查灵敏度较低，许多病例报道显示 CT 平扫未见异常，但 CT 为临床常用检查，有助于早期排除脑出血、脑栓塞等疾病。CFE 的头颅 MRI 一般表现为：DWI 扫描更灵敏，通常表现为对称分布在大脑半球两侧半卵圆中心、皮质下白质和灰质、基底节区和丘脑的弥散高信号影，此为 CFE 早期出现的细胞毒性水肿，在 DWI 上表现为典型的"满天星"样高信号，对 CFE 的诊断有一定的特异度，有利于早期发现和评价病情的严重程度。同时 DWI 可以很好地鉴别 CFE 和其他脑部疾病，如外伤、出血、梗死、弥漫性轴索损伤等，而且 DWI 上的病变范围与患者预后密切相关。

有关 FES 的治疗：密切观察生命体征，保证氧供，给予持续高流量吸氧，必要时行气管内插管或气管切开以及呼吸机治疗，利尿剂、脱水剂（甘露醇等）、限制液体入量等可减轻梗死后脑水肿，抑肽酶可预防一过性高脂血症，减轻其毒性作用。应用白蛋白可结合游离脂肪酸并纠正低蛋白血症，高压氧治疗可保证氧供，减少缺氧损害。在排除出血的情况下应用低分子肝素可改善高凝状态，预防血栓，但其临床应用目前仍存在争议。激素类药物可增加膜的稳定性并减少炎症反应，但其应用目前也仍存在争议。国内外文献有报道对此类病例应用地塞米松 20～30mg/d 以及甲泼尼龙 500～1 000mg/d，连续使用 3～5 天，不同剂量激素的疗效无显著差异。

有关 FES 的预防：对于 FES 高危患者，如长骨骨折、髋/膝关节置换术后患者，应注意预防本病。归纳要点为：搬运前要对骨折部位行夹板外固定，减少脂肪进入血液的量。有研究证实牵引治疗、手法复位、术中扩髓、脊柱融合术、脊柱椎弓根螺钉、骨水泥也可诱发脂肪栓塞，因此实施外科治疗时应谨慎。应积极纠正休克，并发休克会使脂肪栓塞的发病率大大增高，此措施是预防脂肪栓塞的重要手段。患者入院后嘱患者和其家属尽量减少搬动患肢，并给予扩容和改善微循环等治疗以预防病情恶化。

（郭　杨　朱继红）

特别鸣谢

南方医科大学南方医院	李　旭
广东省人民医院	邓医宇
广东省中医院	郭力恒
首都医科大学附属北京友谊医院	谢苗荣
长沙市中心医院	李长罗
湛江中心人民医院	周　宁
重庆大学附属黔江医院	蒋东坡
中南大学湘雅医院	李湘民
广州医科大学附属第二医院	陈晓辉

病例 13　一例不同寻常的脑出血

患者李××，男性，36岁，因"言语不清伴右侧肢体无力4天"于2023年3月17日（D1）21:07入抢救室。

一、病史特点

1. 青年男性，急性病程。

2. 患者4天前（PD4）无"明显诱因"突发右侧肢体无力，伴言语不清，于外院就诊，头颅CT（图13-1）提示脑出血，血常规提示：PLT $59 \times 10^9/L$，急诊行"左颞顶开颅血肿清除术"，术后第二天患者神志清醒，复查头颅CT（图13-2）及脑血管造影（图13-3），予拔除气管插管后转回普通病房。但患者仍间断发热。术后第三天患者意识障碍加重，神志浅昏迷，伴高热达40℃，术区伤口、深静脉穿刺点、胃管置入鼻腔内、尿管内渗出大量鲜红色血液。突发心房颤动伴快速心室率（180次/min），血压持续下降至80/40mmHg，予血管活性药物升压。复查PLT低至$15 \times 10^9/L$，予输注1U血小板，为进一步诊疗，呼叫救护车转诊我院急诊，收入抢救室。

3. 既往史　有高血压病史，未规律服药及监测；入院前8天（PD8）患者曾经发热，体温高至40℃，曾就诊于我院发热门诊，考虑"急性上呼吸道感染"。当时查血常规：WBC $8.15 \times 10^9/L$，NEUT% 87.7%，Hb 134g/L，PLT $199 \times 10^9/L$，查新型冠状病毒、甲型流感病毒、乙型流感病毒抗体

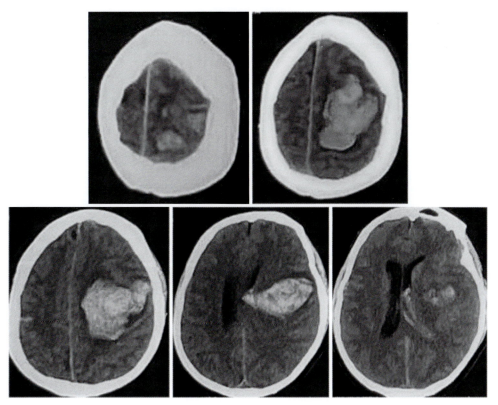

图13-1　外院头颅CT（PD4）
左侧颞顶叶脑出血，脑疝形成

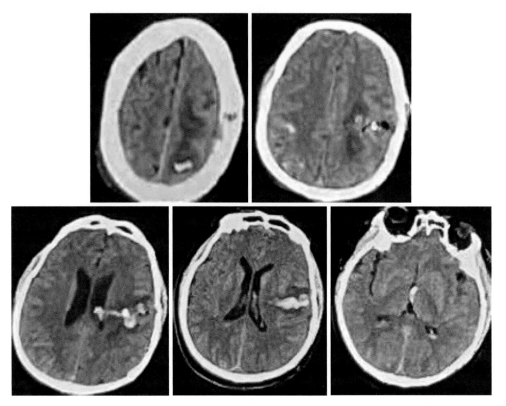

图 13-2　外院术后复查头颅 CT（PD3）

血肿基本清除，中线恢复

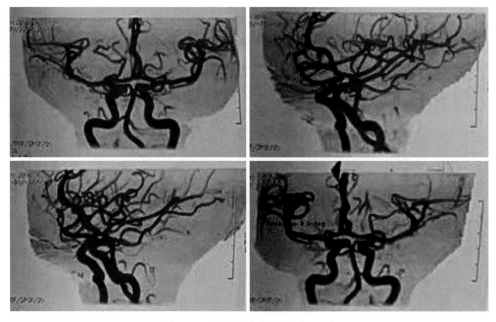

图 13-3　外院脑血管造影（PD3）

未见头颅血管畸形及动脉瘤

均为阴性，予口服药物治疗。此后于河北省邢台市出差，当地医院予以输液退热治疗，具体不详。

4. 体格检查　T 38.5℃，HR 199 次 / min，BP 75/42mmHg。予以经口气管插管，呼吸机辅助通气。浅昏迷，双侧瞳孔等人等圆，直径 2mm，对光反射存在。皮肤散在瘀斑，双肺呼吸音粗，双肺可闻及少许湿啰音。第一心音强弱不等，心律绝对不齐，脉搏短绌。腹软，四肢未见自主活动，刺激有反应，双侧巴宾斯基征阳性。

5. 辅助检查

血常规：WBC $33.99 \times 10^9/L$，PLT $12 \times 10^9/L$，Hb 106g/L，NEUT% 91%。

感染指标：PCT 14.99ng/mL，CRP 256mg/L。

生化指标：Na^+ 160mmol/L，GLU 10.9mmol/L，CREA 139.7μmol/L，ALT 63U/L，AST 160U/L，TBIL 21μmol/L，ALB 25.3g/L。

心肌酶谱：MYO>600ng/mL，cTNI 4.54ng/mL，CK-MB 14ng/mL，NT-proBNP 26 321pg/mL。

凝血指标：PT 16s，INR 1.49，APTT 32s，FIB 4.94g/L，D-二聚体 14.65mg/L，纤维蛋白原降解产物（FDP）38μg/mL。

血气分析：pH 7.41，$PaCO_2$ 24mmHg，PaO_2 77mmHg，HCO_3^- 15.4mmol/L，Lac 7.78mmol/L。

二、初步诊断

1. 感染性休克　颅内感染？肺部感染？菌血症？
2. 发热、意识障碍、血小板减少查因　血栓性血小板减少性紫癜？弥散性血管内凝血？
3. 脓毒症心肌病？急性冠脉综合征？
4. 急性肾功能不全。
5. 脑出血，血肿清除术后。
6. 原发性高血压（极高危组）。

三、诊疗经过

患者入 ICU 后予快速液体复苏，去甲肾上腺素维持血压；予美罗培南联合万古霉素抗感染；予 PPI 抑酸，局部压迫口腔、鼻腔出血点，手术伤口加压包扎；予输注血小板、血浆等对症治疗。完善血培养、血常规、生化、凝血指标、感染指标等检查，床旁心电图提示快速型心房颤动，并且创造条件去复查头部（图 13-4）、胸部 CT（图 13-5）。

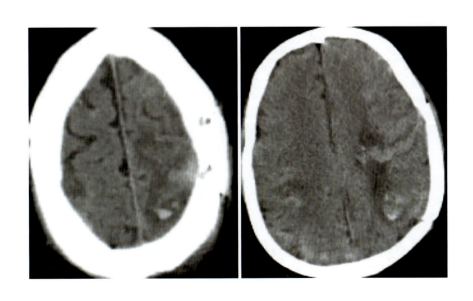

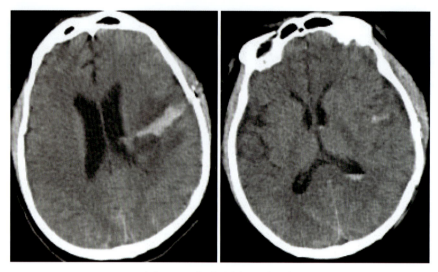

图 13-4　复查头颅 CT（D1）

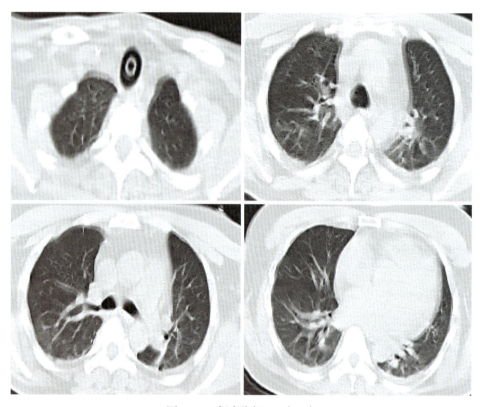

图 13-5　复查胸部 CT（D1）

第一阶段小结（发病至D1）

　　本例患者为青年男性，急性起病，进展迅速。以高热、血小板减少、颅内出血为首发表现；外院行颅内血肿清除术，术后患者神志转清，但随后再次出现昏迷，复查 CT 未见新发出血。病程中血小板进行性下降，并出现多部位、多脏器出血；重症感染、感染性休克；多器官功能障碍。请教各位专家：依据现有的资料，如用一元论解释患者目前高热、血小板减少、休克，最可能的病因是？此外还需要考虑哪些可能？尚需要完善哪些检查？

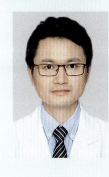

专家点评

江稳强　广东省人民医院 EICU 副主任（主持工作），博士研究生导师
中华医学会急诊医学分会卒中学组委员
广东省医疗安全协会急诊医学分会主任委员
广东省中医药学会热病专业委员会常务委员
广东省预防医学会急症预防与救治专业委员会常务委员
广东省病理生理学会危重病医学专业委员会委员
广东省医学会急诊医学分会卒中学组委员

　　患者以高热起病，并迅速出现血小板减少、颅内出血和休克。患者起病时三系血细胞基本正常，1 周内血小板严重减少伴多器官功能障碍，考虑急性感染性疾病可能性大。结合患者所在的地区，应考虑：发热伴血小板减少综合征（布尼亚病毒感染所致）、登革热、流行性出血热和钩体病等特殊感染的可能，或其他重症感染激活凝血 - 内皮系统，血栓继发消耗性血小板减少。还应与非感染性疾病鉴别，包括：TTP、血液系统恶性肿瘤及自身免疫病等。

　　建议完善的检查如下：①感染相关性疾病病因诊断相关检查：血培养、血 mNGS、布尼亚病毒 PCR、登革病毒抗原检测和 PCR（如符合地域分布）、肥达/外斐试验等；②非感染性疾病病因诊断相关检查：骨髓涂片 + 病理、自身抗体谱、外周血涂片（如符合微血管病性溶血性贫血特征，则行 ADAMTS13 测定）及心脏彩超等。

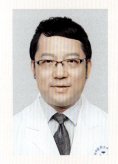

林新锋　广州中医药大学第一附属医院重症医学科主任
中国中西医结合学会重症医学专业委员会常务委员
广东省医院协会重症医学管理专业委员会常务委员
广东省中医药学会重症医学专业委员会主任委员
广东省中西医结合学会重症医学专业委员会副主任委员
广东省肝脏病学会重症医学专业委员会副主任委员
广东省临床医学学会临床重症医学专业委员会副主任委员
广东省医学教育协会重症医学专业委员会副主任委员

　　患者为青年男性，急性起病，进展迅速。从发病的时间轴来看，患者在入院前 8 天出现发热，体温高达 40℃，当时查血常规：WBC $8.15×10^9$/L、NEUT% 87.7%、Hb 134g/L、PLT $199×10^9$/L，查新型冠状病毒、甲型流感病毒、乙型流感病毒抗体均为阴性，按照上呼吸道感染处理后，症状应有缓解，其后两天出差外地，仍有发热但症状描述不详。入院前 4 天突发右侧肢体无力，伴言语不能，头颅 CT 提示脑出血，血常规提示 PLT $59×10^9$/L，这时的检查资料不多，但从该患者的既往史（高血压病史、不规范服药、血压控制不良，三天来发热，出差在外）来看，应属劳累过度，结合 CT 检查，突发"急性脑出血"的根本病因是"高血压"。当地医院的处理应该比较及时，手术后两天病情明显好转，但 3 天后病情急转直下，表现为高热，白细胞显著增多，PCT、CRP 明显上升，血小板显著减少，Lac 高达 7.78mmol/L，伴有多器官功能障碍。

　　根据现有资料，从一元论解释，倾向于重症感染所致，感染部位除了考虑颅内感染之外，不能排除血流感染。应留取脑脊液、血液、导管血标本进行细菌学检查，更换原有的各种置管，留取管尖进行培养，若有条件可择期再次复查颅脑 CT，动态观察病情变化并结合其他相关检查进一步分析判断。

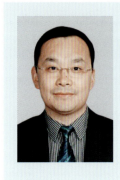

宋振举　复旦大学附属中山医院副院长，博士研究生导师
国家重点研发计划首席科学家
复旦大学应急救援与急危重症研究所所长
中华医学会急诊医学分会第九届青年委员会副主任委员
上海市公共卫生优秀学科带头人
上海市急危重症临床医学研究中心主任
上海市肺部炎症与损伤重点实验室副主任
上海市医师协会急诊科医师分会副会长
上海市医学会急诊医学专科分会副主任委员

　　结合病史、体检以及实验室检查结果，考虑患者起病的病因与感染相关的可能较大。患者如此急性发病，且病变累及多脏器，比较常见的病因是脓毒症与中毒。从病史来看，似乎中毒缺少客观的证据，那么首先考虑的就是脓毒症了。其他可能的诊断，如隐匿的自身免疫病急性暴发，不太符合患者的年龄与性别特征。

　　患者此次感染的突出特点是PLT进行性减少。这里需要考虑两种可能：一是会导致PLT减少的特定病原体感染；二是感染程度严重，进展迅猛，导致凝血功能亢进继发的消耗性血小板减少。这两方面的可能都要考虑。患者入院后查的凝血功能显示凝血时间轻微延长伴D-二聚体升高，但FIB并没有降低反而升高，似乎用感染严重导致的PLT消耗又无法完全解释，因此特定病原体感染的可能更大一些。

　　最常见的会引起PLT减少的病原体是汉坦病毒，即流行性出血热的病原体。这个患者有发热、出血点、PLT减少、肾功能损害，并且有前往外地的病史，需要考虑这种可能。同时，患者出现休克以及严重的心肌受累，也符合汉坦病毒某些亚型感染导致的心肾综合征的特征。有报道严重的流行性出血热会导致颅内出血，但临床上并不多见。

　　第二个要考虑的病原体是链球菌，严重的链球菌感染，特别是A族链球菌感染，会引起PLT减少，多脏器受累以及严重的休克。同时，链球菌感染引起急性心内膜炎，菌栓游走入脑导致脑出血也较为常见。突发的房颤以及心肌受累也提示了心内膜炎的可能。这个患者在外地曾在外院接受过注射治疗，存在链球菌感染的机会。

　　其他的常见感染病原体，包括肠道来源的G⁻菌，在严重感染时会引起PLT减少与休克，但似乎很少会合并全身出血以及颅内出血，不在首先考虑的范围内。

　　综上所述，建议进一步完善的检查包括以下几类：①详细询问病史与查体：患者在外地居住的卫生环境怎样，是否单独进食了特别的食物；在外地医院是否进行了血液检测，当时输注了什么药物；检查患者全身的皮肤，是否存在明显的皮损。②完善血液的病原体检测：例如血培养，但是常见链球菌对抗生素较为敏感，使用抗生素之后血培养的假阴性率明显上升。如患者经济条件允许可以完善血液的mNGS（DNA+RNA），对明确是否存在致病病原体有很大的帮助。③完善心脏彩超：明确是否存在先天性的瓣膜畸形，是否有赘生物等。④完善血栓弹力图：可协助明确凝血功能异常的病因。⑤检测相关病毒的抗体：包括汉坦病毒、布尼亚病毒等，可作为血液mNGS报告的补充。

考虑患者病情危重，遂在当前治疗的基础上，开始予丙种球蛋白 0.4g/（kg·d）冲击治疗。外周血形态、外周血涂片无溶血现象，TBIL、DBIL 正常，尿胆原 1+，尿胆红素阴性，外送 ADAMTS13 结果提示 ADAMTS13 活性＞10%，抑制物阴性，不考虑 TTP 可能。

D3 血 mNGS 测序测出有金黄色葡萄球菌，为排查颅内感染，行腰穿检查（图 13-6、图 13-7），见淡红色血性脑脊液，测压结果为 150mmH$_2$O，细胞总数（TC）65 323/μL，WBC 323/μL，多核细胞为主，GLU 5.80mmol/L，PRO 122.02mg/dL，Lac 4.7mmol/L，初步排除颅内感染。

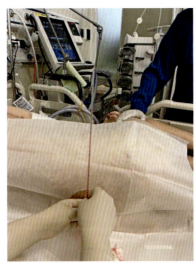 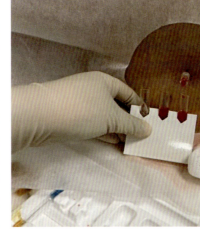

图 13-6　腰穿检查　　　　　　　　　　图 13-7　腰穿检查见血性脑脊液

D4 完善床旁心脏彩超提示左心房增大，主动脉窦增宽，二尖瓣、三尖瓣少量反流，主动脉瓣少量反流，LVEF 65%。腹部彩超提示脾大。

D5 患者 4 次血培养结果回报均为金黄色葡萄球菌呈阳性（表 13-1）。同期外院血培养亦提示病原体为革兰氏阳性球菌。

表 13-1　血培养结果（D5）

采集部位	采集时间	报告时间	培养结果	药敏试验
左上肢	D3	D5	金黄色葡萄球菌	苯唑西林、庆大霉素、左氧氟沙星、利奈唑胺、万古霉素、替加环素等均敏感
右上肢	D3	D5	金黄色葡萄球菌	苯唑西林、庆大霉素、左氧氟沙星、利奈唑胺、万古霉素、替加环素等均敏感
左下肢	D3	D5	金黄色葡萄球菌	苯唑西林、庆大霉素、左氧氟沙星、利奈唑胺、万古霉素、替加环素等均敏感
右下肢	D3	D5	金黄色葡萄球菌	苯唑西林、庆大霉素、左氧氟沙星、利奈唑胺、万古霉素、替加环素等均敏感

患者陆续出现奥斯勒（Osler）结节（图 13-8）、结膜出血（图 13-9）、詹韦（Janeway）损害（图 13-10）。

至此，结合患者发热、脑出血、4 次血培养阳性、奥斯勒结节、詹韦损害、结膜出血的综合表现，修正诊断为感染性心内膜炎。患者病情危重，无法进一步完善经食管超声检查；感染难以控制，脏器功能持续恶化，于入院第 5 日死亡。

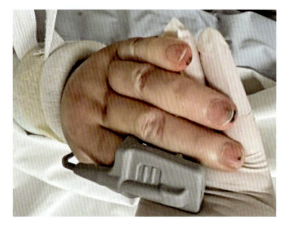

图 13-8 奥斯勒结节

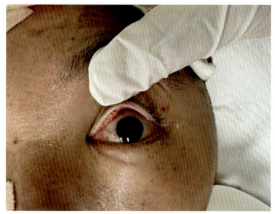

图 13-9 结膜出血

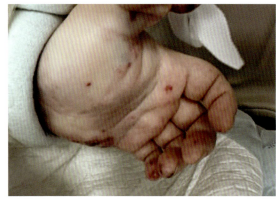

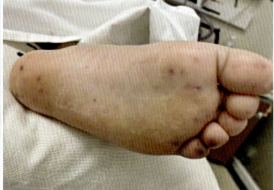

图 13-10 詹韦损害

第二阶段小结（D1～D5）

本例青年男性患者，以高热、血小板减少、颅内出血为首发表现。病程中血小板进行性减少，并出现多部位、多脏器出血，重症感染、感染性休克，以及多器官功能障碍。从发病到死亡，不足半个月的时间，留给我们太多的疑问与思考。如果发热门诊提前发现端倪，如果第二次就诊时，发现心脏瓣膜损害的证据，我们的治疗有哪些可以优化的地方？

专家点评

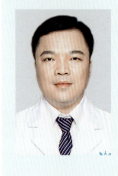

胡 北

广东省人民医院急诊科副主任（主持工作），博士研究生导师

国家自然科学基金评审专家 / 广东省杰出青年医学人才

中华医学会急诊医学分会青年委员 / 临床研究学组委员

中华医学会灾难医学分会青年委员

中国医师协会急诊医师分会国际交流学组委员

中华急诊医学教育学院广东分院院长

广东省基层医药学会急诊医学专业委员会主任委员

广东省医学会急诊医学分会青年委员会副主任委员

广东省医师协会急诊医师分会委员

本例患者为青年男性，急性病程，早期表现不典型，病情进展迅速，最后预后不良。回溯患者整个就诊过程，入院前 8 天患者发热，体温高至 40℃，曾就诊发热门诊，考虑"上呼吸道感染"，当时查血常规：WBC $8.15×10^9/L$，NEUT% 87.7%，Hb 134g/L，PLT $199×10^9/L$，查新型冠状病毒、甲型流感病毒、乙型流感病毒抗体均为阴性，予口服药物治疗。随后于河北省邢台市出差，当地医院予以输液退热治疗，具体不详。入院前 4 天患者"无明显诱因"突发右侧肢体无力，伴言语不能，就诊外院，头颅 CT 提示脑出血，血常规提示 PLT $59×10^9/L$，急诊行"左颞顶开颅血肿清除术"，术后第二天患者神志清醒，拔除气管插管后转回普通病房。入院后第 3 天完善多组血培养，第 4 天床旁心脏彩超提示左心房增大，主动脉窦增宽，二尖瓣、三尖瓣少量反流，主动脉瓣少量反流，LVEF 65%。腹部彩超提示脾大。入院后第 5 天血培养报告金黄色葡萄球菌呈阳性，患者开始陆续出现奥斯勒结节、结膜出血、詹韦损害等典型病变。

患者第一次就诊时，高热，中性粒细胞占比显著增高，提示细菌感染，但此时无其他明显的临床表现，诊断心内膜炎依据不足。第二日，患者至外地出差，仍然发热，需要输液退烧，说明感染仍然较重，如能在急诊科留观，完善相关检查，可能是一个比较好的干预时机。发病第 4 天患者即出现脑出血，病情发展确实比较迅速。外院手术效果很好，但未重视病因鉴别，特别是术后脑血管造影未发现脑血管瘤，结合患者发热起病的病史，应该更早地展开排查，完善心脏彩超等相关检查，及时开始强有力的抗感染治疗。患者转诊到本院时，已经出现严重的感染性休克、DIC、多器官功能衰竭，病程难以逆转。

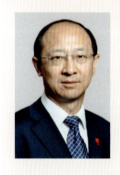

张新超　北京医院（国家老年医学中心）急诊科原主任

中华医学会急诊医学分会委员

中国医疗保健国际交流促进会急诊医学分会主任委员

中国老年医学学会基础与转化医学分会会长

中国医学救援协会教育分会副会长

中国急诊专科医联体副主席

北京医学会急诊医学分会副主任委员

北京医师协会急诊医学专科医师分会副会长

从病史上看，患者高热起病，体温高至 40℃，其后间断发热，也即发热应该是病情的主线之一，但其相关诊治似乎被"脑出血"干扰了一部分。

心脏杂音的情况少有表述，特别是主动脉瓣反流杂音的有无或变化，心脏超声的检查也略欠积极，这对于后期确诊感染性心内膜炎（IE）应该是有些许影响的。至于患者的奥斯勒结节、詹韦损害、结膜出血等微血管炎表现，应该不是来院 4~5 天后才出现的，可能是我们过于关注救命的问题而忽视了这些表现，也不排除是我们对其"视而不见"。

就本例的诊治过程，脑出血是危重状态，必当积极处理。而对于患者的最终诊断是 IE 来讲，或许在诊治过程中有我们对疾病本身认知上的不足，但正如上面所提到的"如果发热门诊提前发现端倪，如果第二次就诊时，及时发现心脏瓣膜损害的证据"等，实际上，这些问题的真正核心就在于：我们不仅仅需要基础理论的支撑，同时更需要基本知识与基本技能（望触叩听）的沉淀和支持。试想，对于一个发热患者而言，在无明确可解释的原因的情况下，我们在病程中若能够及时发现新出现的心脏杂音或原有杂音发生的新变化，或是能够清楚识别出现了动脉栓塞（感觉/运动异常）与微血管炎（奥斯勒结节、詹韦损害、甲下出血等）的表现，其实就不难意识到感染性心内膜炎的存在，此时结合抽血培养以及心脏超声检查或复查等，或许是另外一种结果。

我想强调的是，扎实的"三基（基础理论、基本知识与基本技能）"训练对于我们临床工作能力的提升而言，其意义如何放大都不为过。唯此，我们才能够在第一时间发现患者的病情变化并捕捉到有意义的临床征象，进而及时作出合理的判断，调整诊疗决策或措施。

此外，患者的脑出血是否与 IE 有关不敢妄评，毕竟从文献上看，IE 招致脑出血是极少见的。本例患者有高血压史，也未予治疗控制，本就处于高危状态。

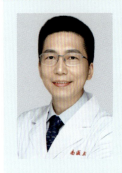

杨 翃　南方医科大学第三附属医院急危重症医学部主任，博士研究生导师
广东省杰出青年医学人才
中国微循环学会重症微循环专业委员会主任委员
广东省医学会重症医学分会常务委员
广东省医师协会休克专业委员会副主任委员
广东省医院协会重症医学管理专业委员会常务委员
广东省临床医学学会重症创伤专业委员会副主任委员
广东省临床医学学会临床重症医学专业委员会主任委员

患者于发热门诊就诊时：T 38.5℃，WBC 33.99×10^9/L，PCT 14.99ng/mL；CRP 256mg/L，Lac 7.78mmol/L，BP 75/42mmHg，HR 199 次/min，快速型房颤，可考虑急性循环衰竭（感染性休克的可能性最大），在此基础上合并快速型房颤，应首先排除感染性心内膜炎，同时要排除再次出血和脑出血导致的脑心综合征（外院 CT 已排除再次脑出血）。实验室结果出来后提示有心肌损伤和血栓形成，血小板减少，再次使我们聚焦到心脏，可以请专门的心脏超声专家进行诊断。

回顾病史，该患者在外出差期间就有发热症状（具体不详），之后出现脑出血，术后出现急性循环衰竭，快速型房颤，4 次血培养结果均为金黄色葡萄球菌呈阳性，出现奥斯勒结节、詹韦损害、结膜出血的综合表现，诊断感染性心内膜炎明确。用一元论解释的话，脑出血的原因还需要考虑是否为细菌性颅内动脉瘤破裂导致的出血，虽然术后数字减影血管造影（DSA）未见头颅血管畸形及动脉瘤，腰穿初步排除颅内感染，也不能完全排除细菌性颅内动脉瘤。

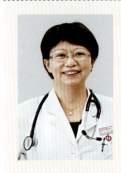

詹 红　中山大学附属第一医院急诊科原主任
中国医师协会急诊医师分会委员
中国研究型医院学会急救医学专业委员会常务委员
国家卫生健康委能力建设和继续教育中心急诊学专家委员会委员
中国医师协会住院医师规范化培训急诊专业委员会委员
广东省健康管理学会急诊与灾难医学专科联盟专业委员会第一届主任委员
广东省医学会急诊医学分会副主任委员

感染性心内膜炎的临床表现复杂多样，特征性症状与体征多在病程晚期才出现，早期诊断困难，临床上应注意寻找有价值的诊断线索。因 80%～85% 的 IE 患者在查体时可有心脏杂音，本例患者在初次于发热门诊就诊时，接诊医生如细致查体则有可能发现瓣膜反流性的杂音，结合该患者是一个既往无器质性心脏病的青年患者并伴有发热，则须高度警惕 IE 的可能。

　　血培养和超声心电图是诊断 IE 的两大基石，本例患者在第二次转院后，结合 D1 的病情和抽血检查结果，感染性休克诊断成立，应该早期追踪血 mNGS 结果（实际于 D3 开展）和完善心脏彩超（实际于 D4 开展），尤其在排除颅内感染和血培养多次阳性后，结合发热、脑出血（细菌性动脉瘤？）、新发房颤（心脏相关并发症）等病程发展，诊断上就需要高度疑诊 IE，而经食管超声对比床旁心脏超声检查，能大大提高赘生物和瓣周漏等心脏瓣膜损害的检出率。

　　IE 的治疗原则是：早期、足量、静脉、联合、长疗程。在没有病原学依据时，对该患者使用广谱抗生素"美罗培南＋万古霉素"是合理的，之后提示金黄色葡萄球菌感染且患者已有肾功能不全，可考虑将万古霉素更换为替考拉宁或达托霉素。

学习心得

　　本例患者为青年男性，以急性高热起病。经初步检查，考虑为感染性发热，但未见明确感染灶，且经常规抗感染治疗无效。如果在患者病情初期能"留住"患者，仔细查体，进一步完善相关检查及治疗，患者应该能有更好的结局。

　　患者在我院就诊时以"血小板减少、颅内出血和休克"为主要特点。对于首诊医生来说，首先应该做到的是稳定患者生命体征，完善病原学检查，尽早经验性应用抗感染治疗。最早考虑患者有颅内手术史，术后出现上述表现，我们将寻找感染源的主要方向放在了颅内，直到患者出现明显的周围血管征象才考虑到感染性心内膜炎。现在回想，患者来院第一天就有奥斯勒结节、詹韦损害。若能尽早发现，即可尽早开始更加特异性的检查及治疗。

　　患者来诊时我们另一条诊断思路是围绕血小板减少展开的，患者发热，有严重血小板减少，来诊时有皮损（当时认为是血小板减少性紫癜），结合患者所处地区，最先考虑到可能是"汉坦病毒"所导致的流行性出血热，其次是"新型布尼亚病毒"引起的发热伴血小板减少综合征。可能是患者严重的血小板减少及脑出血使我们的焦点没能一直聚集在某一种"特定病原体感染"上，甚至忽视了其他特异性的表现，如新发房颤、心肌损伤等等。所以，从诊断思路上，还是应该从本地的常见病、多发病入手，逐步深入。

（牟雪枫　黄林强　郭　伟）

特别鸣谢

广东省人民医院	江稳强
广州中医药大学第一附属医院	林新锋
复旦大学附属中山医院	宋振举
广东省人民医院	胡　北
北京医院	张新超
南方医科大学第三附属医院	杨　翀
中山大学附属第一医院	詹　红

病例 14　汹汹来势，化于无形

患者张××，男性，52岁，因"上腹胀痛4小时"于3月25日（D1）6:10来院急诊。

一、病史特点

1. 中年男性，急性病程。既往体健，无高血压病史，无药物过敏史。

2. 患者于入院前4小时左右无诱因突感上腹胀痛，呈持续性疼痛，阵发性加剧，无放射痛，无恶心、呕吐及畏寒发热。曾在当地医院输注"头孢呋辛钠""山莨菪碱"等治疗无效，疼痛加重而来我院就诊。

3. 体格检查　T 36℃，R 20次/min，BP 120/70mmHg。神志清醒，皮肤巩膜无黄染，双侧瞳孔等大等圆，颈软。双肺无啰音，心率90次/min，律齐，无杂音。腹平软，未见胃肠型，剑突下轻压痛，无反跳痛。肝浊音界存在，肝、肾区无叩击痛，肠鸣音正常，未闻及血管杂音。双侧足背动脉搏动对称。

4. 辅助检查（D1）

血常规：WBC 5.2×10^9/L，NEUT% 77%，Hb 140g/L，血细胞比容50%，PLT 110×10^9/L；血淀粉酶正常。

腹部立位平片：右腹部肠管内见短小液平面（图14-1）。心电图正常。腹部B超无明显异常。

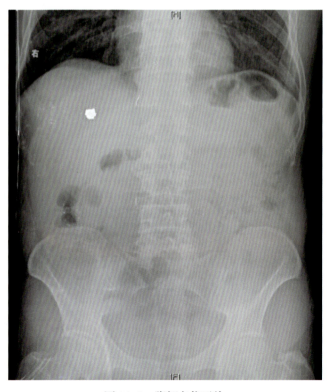

图14-1　腹部立位平片
右腹部肠管内见短小液平面

二、初步诊断

腹痛原因待查：消化性溃疡？胆道感染？

三、诊疗经过

入院后予头孢甲肟 1.0g＋生理盐水 250mL，泮托拉唑 40mg＋生理盐水 250mL，静脉滴注治疗。患者于当天 6:35 输注头孢甲肟组液体时突发胸闷、心慌、面色苍白、大汗淋漓，躁动不安，呼吸急促，口唇发绀。血压测不出，心率 120 次/min。双肺无啰音，腹软，剑突下压痛。立即予肾上腺素皮下注射、地塞米松及多巴胺静脉给药，扩容抗休克及输氧后，血压上升至（60～80）/（30～50）mmHg，心率 107 次/min，患者自觉症状较前稍有所好转。

急查肝肾功能、凝血功能正常，LDH 446U/L，CK 1 371U/L，CK-MB 151U/L，D-二聚体（＋）。血气分析：pH 7.25，HCO_3^- 17.1mmol/L，BE −10.3mmol/L，PaO_2 93mmHg，Lac 3.15mmol/L。复查心电图示窦性心动过速。

当天 8:10 患者再次出现躁动不安，口唇发绀，血压测不出，心率 140 次/min。腹稍膨隆，剑突下及脐周压痛。予肾上腺素及地塞米松静脉推注，多巴胺静脉滴注，患者血压仍测不到。8:30 患者出现双吸气（抽泣样呼吸），R 5 次/min，口唇发绀、睑结膜苍白、烦躁不安，心率 145 次/min。立即予气管插管、呼吸机辅助通气。

第一阶段小结（D1）

患者为中年男性，既往体健，无药物过敏史。因突发上腹持续性胀痛 4 小时入院。入院时生命体征平稳，体征轻微，仅有剑突下压痛。血常规示中性粒细胞偏高，腹部平片示右腹部肠管短小液平面。入院后输注头孢甲肟时突发胸闷、心慌、面色苍白、大汗淋漓，口唇发绀，血压测不出，心率 120 次/min，急查心肌酶升高、D-二聚体（＋），血气分析为代谢性酸中毒。经抗过敏、抗休克、气管插管、机械通气等抢救，治疗效果差。

目前诊断和病情突变的原因不明，休克原因是什么？大家意见不一。请您在现有资料的基础上，就诊断方面给出一些指导性意见，特别是接下来该做些什么检查，应对策略如何？

专家点评

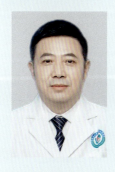

黄　亮　南昌大学第一附属医院急诊科首席专家，博士研究生导师
中华医学会急诊医学分会第六、七、八、九届委员
中国医师协会急诊医师分会常务委员
中国急诊专科医联体副主席
江西省急诊质控中心主任
江西省医学会急诊医学分会第五、六、七届主任委员

目前诊断：急性肠系膜缺血性疾病（急性肠系膜上动脉栓塞？），分布性休克、低血容量性休克，代谢性酸中毒。

导致病情突变及休克的原因：急性肠系膜上动脉栓塞致肠系膜血管急性血液循环障碍，肠黏膜对缺血非常敏感，缺血超过15分钟，小肠黏膜绒毛结构即发生坏死脱落。患者起病4小时余，腹部平片出现肠梗阻、血清酶谱明显升高，提示可能已出现肠坏死，大量血浆渗出，循环血容量锐减。且肠腔内细菌移位，毒性代谢产物被吸收，上述综合因素导致低血容量性、分布性休克。

进一步检查：在维持生命体征平稳的前提下，尽可能行选择性肠系膜上动脉造影或腹部增强CT并血管三维重建。若无条件，床旁予诊断性腹腔穿刺联合腹部血管彩超判断栓塞情况。同时在稳定生命体征的前提下，争取尽快施行剖腹探查术。

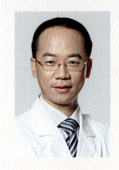

张 茂　浙江大学医学院附属第二医院副院长，博士研究生导师

浙江大学急救医学研究所所长

中华医学会急诊医学分会副主任委员

中国医师协会创伤外科医师分会常务委员

中国医师协会急诊医师分会常务委员

中国创伤救治联盟副主席

浙江省医学会急诊医学分会候任主任委员

浙江省医师协会急诊医师分会会长

浙江省严重创伤与烧伤诊治重点实验室主任

本病例可能为普通急腹症合并过敏性休克，但在规范抗休克治疗中再次恶化，似乎很难解释。急腹症合并导致突发休克的急症，容易和过敏性休克相混淆，腹痛和突发的休克应为同一病因在不同阶段的表现。

针对过敏性休克处理后，血压仍然偏低，在第2次明显血压下降时，要高度认识到病情的危重和复杂性。患者有急性大失血的表现，考虑主动脉夹层引起急性失血、累及心脏和肠系膜动脉血供的可能性为大，当然也要排除腹腔内出血，此时床旁超声能够提供很好的诊断信息。

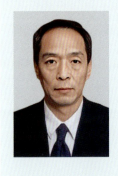

刘 志　中国医科大学附属第一医院急诊科原主任，博士研究生导师

中国医科大学急诊医学学科带头人

中华医学会急诊医学分会常务委员

中国毒理学会中毒与救治专业委员会副主任委员

海峡两岸医药卫生交流协会急诊医学分会副主任委员

辽宁省急诊医疗质量控制中心主任

该患者以腹痛为主要临床症状来诊，查体未见确切阳性体征，症状与体征分离，诊治过程中突然出现休克表现，D-二聚体（+），睑结膜苍白，经过抢救效果差。首先考虑为腹腔血管病，尤其是腹主动脉夹层破裂。其次考虑过敏性休克，患者是在静脉滴注抗生素的过程中突然出现休克的，但此前并无药物过敏史，出现休克时没有荨麻疹以及急性喉水肿等。对于突然发生的不明原因的休克，尤其是伴有腹痛症状者，需要警惕感染性休克。其他需要排除的疾病包括糖尿病酮症酸中毒或乳酸酸中毒，双硫仑样反应（须询问饮酒史），急性肠系膜动脉栓塞，以及急性暴发性心肌炎等。

由于患者在机械通气中，生命体征不平稳，建议复查血常规以了解血红蛋白的变化，完善血糖、血生化等化验，并进一步进行床旁超声检查，包括心脏、腹主动脉、腹腔积液超声检查。如果发现腹腔积液，则进行诊断性腹腔穿刺。目前的救治策略主要是抗休克，稳定生命体征。在患者病情允许搬动转运时，建议尽快完善全腹增强 CT 检查。

复查血常规示 WBC 6.9×10^9/L，NEUT% 0.89，Hb 89g/L，血细胞比容 26.3%，腹腔穿刺抽出不凝血液。

立即予中心静脉置管，扩容抗休克，输血，血管活性药物等治疗，血压升至 85/50mmHg。紧急做主动脉 CT 血管造影检查（CTA），报告为肠系膜动脉瘤破裂（图 14-2）。立即行急诊手术治疗，术中发现腹腔内大量积血及血凝块，共约 6 000mL，后腹膜、全小肠系膜根部及结肠系膜根部见大片血肿，空回肠交界处小肠系膜有一破裂口，大小约 7cm×3cm，与周围血管边界尚清楚，破损处肠系膜血管多处活动性出血，肝右前叶见大小约 3cm×2cm 的肿块。行肠系膜破裂血管缝扎止血、输血等，并取肝部肿块送病理检查，术后转 EICU 监护治疗。

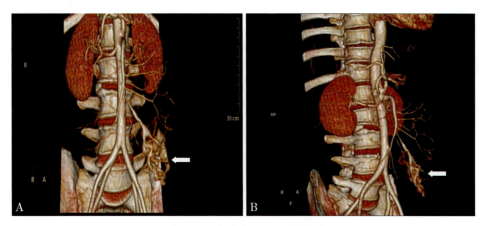

图 14-2　主动脉 CTA 三维重建
A. 正面观；B. 侧面观（箭头指示为肠系膜动脉瘤破裂处）

查血气分析：pH 7.25，HCO_3^- 17.1mmol/L，BE −10.3mmol/L，PaO_2 69mmHg。凝血功能：INR 4.76，PT 43.1s，APTT 236s，3P 试验（＋），D-二聚体试验（＋），乙醇胶试验（＋）。患者经抗感染、补充新鲜冰冻血浆、补充白蛋白、抗 DIC 等治疗，血常规、血气分析、凝血功能恢复正常，于第 9 天好转出院。病理检查结果为肝细胞癌合并癌栓形成（图 14-3）。

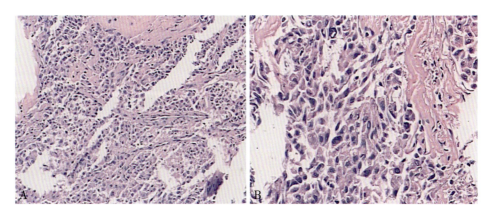

图 14-3　肝脏组织石蜡切片 HE 染色
A. 低倍视野（×100）；B. 高倍视野（×400）

出院诊断：①自发性肠系膜动脉瘤破裂；②低血容量性休克；③弥散性血管内凝血（DIC）；④肝细胞癌。

第二阶段小结

经过多科合作，该病例终于抢救成功。该例患者就诊时症状和体征不明显，貌似轻症，属于"潜在危重症"，易导致对病情估计不足，贻误诊治。病情变化突然，且发生在用药过程中，诊断救治过程可谓惊心动魄。回顾整个诊疗过程，亦非十全十美。请您给我们提出一些宝贵的批评与指导意见，以便我们今后在此类病例的诊断与治疗中能做得更好。

专家点评

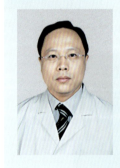

楚英杰　河南省心血管病医院副院长，河南省人民医院心血管内科二病区主任
河南省医学会心电生理与起搏分会第三、四届主任委员
中华医学会心电生理和起搏分会委员、基础学组副组长
中国医师协会胸痛专业委员会副主任委员
国家卫生健康委房颤技术培训专家委员会委员
国家卫生健康委房颤质控专家委员会成员

肠系膜动脉瘤患者平素可无特殊症状，不易被发现，一旦动脉瘤破裂可导致腹痛、血压下降、休克甚至死亡，是十分凶险的急危重症。但本例患者肠系膜动脉瘤破裂初期，症状及体征均不典型，易导致误诊及对病情重视程度不够。所幸在病情出现变化时及时明确诊断，迅速正确施救，挽救患者生命，实属成功范例。

但本病例的诊治也存在不完美之处。首先，患者无溃疡病史，亦无感染证据，当遇见不能解释的腹痛时，我们应当警惕急腹症的可能。其次，出现不明原因的休克时，根据病史、体检及辅助检查，可排除过敏性休克、感染性休克及心源性休克，此时应考虑到内脏出血所导致的低血容量性休克。最后，本病例的彩超未发现肝癌及腹腔积液，对诊断思路产生误导，故对辅助检查结果不能过于依赖，它也可能漏诊或误诊，应仔细分析、理性看待。

总之，对貌似轻症、实藏危机的患者，要高度警惕，小心陷阱。通过该病例的分享与讨论，可提升急诊医师发现"潜在危重症"的能力与意识。

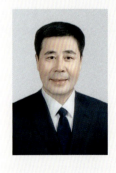

杨晓明　山西医科大学第一医院急诊医学中心原主任
中华医学会急诊医学分会委员
山西省医学会急诊医学专业委员会第四、五、六届主任委员
山西省医师协会急诊医师分会副会长
《中华急诊医学杂志》编委

此病例是典型的肠系膜动脉瘤病例，未破裂的肠系膜动脉瘤多没有明显症状，不易被发现和

及时诊断，早期多误诊为胃肠道疾病，常常在腹腔内出血而出现急症时才考虑到内脏动脉瘤存在的可能，往往造成不可逆肠管坏死、休克，甚至死亡。这提醒我们在遇到类似的患者时，若不能以常见疾病解释，则不可忽视肠系膜动脉瘤，应及时行 CTA、MRA、动脉造影等相应检查，争取在其破裂前手术，避免低血容量性休克的发生，提高治疗效果。

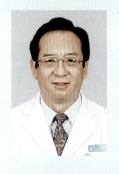

丁 宁　首都医科大学附属北京同仁医院急诊科原主任
海峡两岸医药卫生交流协会急诊医学分会副主任委员
中国医师协会急救复苏和灾难医学专业委员会委员
中国卒中学会理事
北京整合医学学会急诊医学分会会长
北京医师协会急诊医学专科医师分会副会长
北京医学会灾难医学与心肺复苏分会常务委员

对于以腹痛为首发症状来诊的病患，在排除腹部脏器疾病之外，还要充分考虑到腹部血管病变，比如肠系膜动脉栓塞、肠系膜动脉血管瘤等。腹痛症状重、体征轻是肠系膜血管性疾病的特点，应尽早通过腹部血管 B 超检查进行筛查。

突然出现病情恶化时，给予积极的抗休克治疗，但液体复苏的量、种类（胶体、晶体）、速度以及血管活性药物的应用都未给予明确的说明，我们看到的结果是患者仍处于休克状态：低血压、代谢性酸中毒，乳酸水平明显增高。

重要的是在抗休克的同时应思考病因是什么：是脓毒症？低血容量性休克？患者的症状集中于腹部，故复查腹部 B 超是至关重要的。6 000mL 的出血量经腹部 B 超可以明确显示为液性暗区，由此可粗略估计出血量，尽早行腹腔穿刺检查及外科的干预。

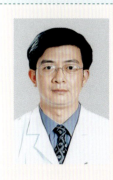

卢一郡　广西壮族自治区妇幼保健院党委副书记
广西壮族自治区卫生系列高级职称评审委员会成员
广西壮族自治区等级医院评审专家
《中国急救复苏与灾害医学杂志》编委
《广西医学》杂志编委

回顾整个救治过程，可谓险象环生，也可见医务人员临床思维灵活，诊治环节衔接紧密，为最终的成功救治奠定了基础。回顾性推测发病的可能过程是：患者首先发生肠系膜动脉瘤内栓塞，导致节段性肠缺血，进而发生麻痹性肠梗阻，引发难以缓解的腹痛，腹部平片可见右腹部肠管短小液平面；患者腹痛症状重，且可能伴有情绪的紧张，导致血管内压力增大，致使动脉瘤破裂出血，引发低血容量性休克。

不足之处：①接诊后拟诊"胆道感染？"依据不足，以此不确定诊断就用上抗生素，加上检查结果无细菌感染依据，故此应属不合理使用抗生素；②在患者第一次出现休克后，若及时地分析原因和评价救治效果，可能发现疑问，及时处置，或能避免第二次休克的发生。

学习心得

肠系膜动脉瘤（mesenteric artery aneurysm，MAA）是一种少见但严重威胁患者生命的血管疾病，国外文献报道其发病率仅为 0.1% ~ 2%，尸检发现率为 1/12 000，非破裂性动脉瘤病死率 <15%。一旦破裂就称为"腹部卒中"，这种情况术前很难诊断，诊断符合率仅 2.4%。MAA 破裂率约为 38%，破裂后死亡率达 30% ~ 90%，非手术治疗者的死亡率为 100%，手术治疗者的死亡率为 11.1% ~ 28.5%。其病因包括真菌感染、动脉粥样硬化及动脉弹力纤维发育异常等。临床上多数病例表现为明显的、进行性加重的腹痛、恶心、呕吐、胃肠道出血等，但也可表现为慢性腹痛。一些患者可呈现典型的餐后腹部绞痛，很难判断这种症状是由小肠缺血还是动脉瘤扩张引起的。26% 的患者仅有腹部包块。患者还可有发热，恶心，呕吐，胃肠道、胆道出血，黄疸，慢性贫血，以及体重减轻等症状。其并发症包括血栓形成、末梢血管栓塞等，进而引起小肠缺血、坏死。MAA 的自然进程表现为不断地扩张直至破裂，自发性破裂可出现急性后腹膜包块、腹腔或胃肠道出血，腹腔穿刺可抽出不凝血，可导致休克和突然死亡。

MAA 起病症状不典型，临床诊断困难，极易误诊。确诊主要依靠彩色多普勒超声检查、CTA、磁共振血管成像（MRA）或数字减影血管造影（DSA）检查。治疗方法主要是外科手术，传统外科手术方式包括直接结扎，动脉瘤切除、血管重建，以及动脉瘤修复术等。目前已开始应用微创技术治疗 MAA，对肠系膜上动脉分支血管动脉瘤通常采用腔内栓塞治疗，对主干 MAA 已开始采用腔内支架 - 移植物修复术。一旦 MAA 破裂就必须采取紧急手术治疗，但术前必须积极进行抗休克治疗，为手术创造条件。

本病例以腹痛起病，入院查体无明显阳性体征，在输注头孢甲肟时突发胸闷、心慌、休克，经正规的抗过敏性休克治疗无效时，医务人员及时想到了腹腔内出血的可能，及时行腹腔穿刺予以证实，紧急行主动脉 CTA 检查提示肠系膜动脉瘤破裂，术前明确了诊断。采用控制性液体复苏的策略积极输血扩容抗休克治疗为手术创造条件，同时与家属进行充分沟通，果断进行了手术治疗，终于救治成功。

本例患者就诊时症状和体征不明显，貌似轻症，属于"潜在危重症"，易导致对病情估计不足，易误诊。彩超未发现肝癌及腹腔积液，对诊断思路又产生了误导。病情变化突然，且发生在用药过程中，易出现纠纷。诊断救治过程可谓惊心动魄，医生压力很大。目前国内尚无普遍适用于急诊患者的"潜在危重症"识别系统或评分方法，这就要求我们急诊医生苦练基本功，积累临床经验，拓宽思路，反应敏锐，当病情变化不能用常见病来解释时，应考虑少见病的可能，及时行相关检查，快速甄别"潜在危重症"，必要时多学科联合会诊和救治。

（王桥生　景远文　卿国忠）

特别鸣谢

南昌大学第一附属医院	黄　亮
浙江大学医学院附属第二医院	张　茂
中国医科大学附属第一医院	刘　志
河南省心血管病医院	楚英杰
山西医科大学第一医院	杨晓明
首都医科大学附属北京同仁医院	丁　宁
广西壮族自治区妇幼保健院	卢一郡

病例 15　追寻病原体之路

患者黄××，男性，57岁，因"发热伴呕吐、腹泻10天，少尿、皮肤黄染6天"入院。

一、病史特点

1. 中老年男性，急性病程，既往有十二指肠溃疡病史，平素自觉身体不适时经常自行服用中药。

2. 10天前（PD10）外出旅游途中，出现发热伴呕吐、腹泻，体温最高时达38.5℃，腹泻2~3次/d，黄色水样便，呕吐1~2次/d，呕吐物为胃内容物，自行服用中药，病情逐渐加重。6天前家属发现患者皮肤黄染，少尿（少于100mL/d），遂就诊于某市人民医院。当地医院查血常规：WBC 12.89×10^9/L，Hb 128g/L，PLT 10×10^9/L，CREA 612.8μmol/L，ALT 33.5U/L，AST 36.8U/L，TBIL 311.4μmol/L，DBIL 243.4μmol/L，ALB 22.7g/L。全腹CT平扫未见明显异常。当地医院考虑诊断特发性血小板减少性紫癜，给予利尿、退黄等对症处理，患者自觉症状好转，签字拒绝进一步治疗后出院。患者出院后继续自行服用中药，症状无明显改善，2天后加重而就诊于某市中医院。查血气分析：pH 7.36，PaO_2 60mmHg，$PaCO_2$ 25mmHg，HCO_3^- 16.6mmol/L，BE –9.6mmol/L，Lac 2.34mmol/L。肝功能：TBIL 253.3μmol/L，DBIL 213μmol/L，ALB 27.4g/L，TG 3.08mmol/L，CREA 1 053μmol/L，CRP 137.2mg/L，WBC 28.4×10^9/L，Hb 111g/L。患者取端坐位，张口深大呼吸，心率快，血氧低，予气管插管，考虑重症胆道感染，予亚胺培南西司他丁钠＋奥硝唑抗感染，CRRT治疗。患者病情危重，建议转上级医院治疗，遂转至我院。

3. 体格检查　T 36.1℃，HR 121次/min，R 22次/min（机械辅助通气），BP 121/50mmHg（去甲肾上腺素维持）。气管插管、呼吸机辅助通气，被动体位，镇静状态，双侧瞳孔等大等圆，对光反射存在。全身皮肤、巩膜黄染，未见出血点，未见皮疹。双肺呼吸音稍粗，可闻及细小湿啰音。心律齐，各瓣膜听诊区未闻及病理性杂音。腹部平软，无压痛（停镇静后评估），未触及明显包块，双下肢无水肿。

4. 辅助检查　入院后实验室和辅助检查（D1）结果如下：

血常规：WBC 27.32×10^9/L，Hb 80g/L，PLT 17×10^9/L。

感染指标：CRP 172.5mg/L，PCT 5.6ng/mL，IL-6 347.5pg/mL，G试验 17.9pg/mL。

肝肾功能及其他生化指标：血氨69.0μmol/L，TBIL 409.5μmol/L，DBIL 236μmol/L，ALT 27U/L，AST 34U/L，CREA 374.49μmol/L；尿常规示尿胆原阴性，尿胆红素1+，肝炎标志物（–）；血清AMS 159U/L，LPS70U/L，血清铁蛋白2 471ng/mL，TG 2.6mmol/L；心肌二项示BNP 2 764pg/mL，TNT 113.2pg/mL。

凝血指标：INR 1.25，PTA 51.9%，PT 15.2s，APTT 70s。

动脉血气分析：pH 7.28，PaO_2 132mmHg，$PaCO_2$ 26mmHg，HCO_3^- 12.2mmol/L，Lac 0.9mmol/L。

二、初步诊断

1. 脓毒症。
2. 感染性休克。

3. 多器官功能衰竭（循环系统、肝、肾、血液系统、肺）。

4. 胆道感染？

5. 重症肺炎？

6. 血小板减少。

三、诊疗经过

入院后，予呼吸机辅助通气，美罗培南注射 1 000mg q.8h. 抗感染治疗，甲泼尼龙 80mg q.d.（D2～D4）抗炎，血浆置换，血液透析，护肝、利胆，补充白蛋白、血小板、红细胞等对症治疗。继续明确病因，完善相关检查。入 ICU 1 天后出现全身多发皮疹，以腹部为主（图 15-1）。

D1 送检血 mNGS：细菌、真菌、寄生虫均未检出，只检出人类疱疹病毒 4 型（即 EB 病毒，EBV）9 条。支气管肺泡灌洗液 mNGS：肺炎克雷伯菌 287 条，鲍曼不动杆菌 54 条，白念珠菌 1 721 757 条，人类疱疹病毒 6B 型 6 条，人类疱疹病毒 4 型 3 条，人类疱疹病毒 1 型（即单纯疱疹病毒 1 型，HSV-1）2 条。

D2 头部、腹部 CT 未见异常，胸部 CT 考虑双肺水肿（图 15-2）。

D2 心脏彩超（D2）：EF 65%，提示轻度三尖瓣反流。

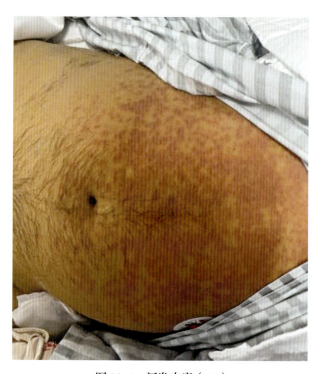

图 15-1 新发皮疹（D2）

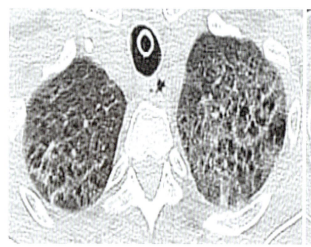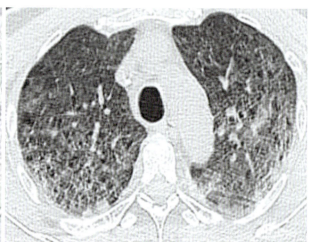

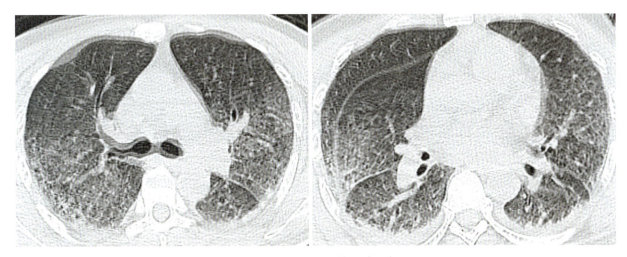

图 15-2 胸部 CT 情况（D2）

第一阶段小结（D1～D2）

中老年男性，急性起病，因"发热伴呕吐、腹泻 10 天，少尿、皮肤黄染 6 天"入院。病情进展迅猛，短时间内出现多器官多系统损伤（循环系统、肝、肾、血液系统、肺），病情危重。患者为农民，既往有十二指肠溃疡病史，平素身体不适时自行服用中药。根据患者目前的症状、体征及现有检查，感染性休克、多器官功能障碍综合征（MODS）诊断明确，但病因未明。请问：①您认为导致患者脓毒症的病原体最有可能是细菌、真菌还是病毒，如何进一步查找？②D2 送检支气管肺泡灌洗液 mNGS，检出白念珠菌序列数 1 721 757 条，您认为是否需要抗真菌治疗？

专家点评

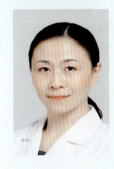

曹 钰 四川大学华西医院急诊科主任、急诊医学研究所执行所长，博士研究生导师

中华医学会急诊医学分会副主任委员、人文学组组长

中国医师协会急诊医师分会副会长

四川省天府名医、急诊医学学科带头人

四川省医学会急诊医学专业委员会主任委员

四川省医师协会急诊医师分会主任委员

患者为中年男性，以发热伴消化道症状急性起病，数天后出现少尿、肝肾功能严重损害和血小板减少，伴白细胞、PCT 和 IL-6 等感染指标升高，符合 Sepsis 3.0 诊断标准。

患者以消化道症状发病，推断病原体入侵部位为胃肠道，结合发病初期白细胞、PCT 升高，细菌或真菌可能性大，支气管肺泡灌洗液（BALF）的 mNGS 也证实存在肺炎克雷伯菌和念珠菌。mNGS 检出的疱疹病毒和 EBV 一般不会导致全身性感染，但仍无法排除初期为其他病毒感染，如新型布尼亚病毒所致发热伴血小板减少综合征，该综合征也有血小板减少、肝肾功能急剧损害和全身淋巴结肿大的特征。但该患者没有淋巴结肿大，尚需要明确患者在旅游中是否有蜱咬伤，查体时需要注意特征性皮损，另外还需要明确 BALF 的 mNGS 是否为 DNA-RNA 共检，这样才不会漏检 RNA 病毒（如新型布尼亚病毒）。BALF 中检出的白念珠菌序列数较高，且 D2 肺部 CT 见多发斑片和磨玻璃影，有真菌感染特征，虽 G 试验暂不支持该诊断（建议动态复查），还是建议抗真菌治疗，考虑肝肾功能限制，建议选卡泊芬净。

虽然该患者符合脓毒症诊断标准，但不应将脓毒症作为一个"安慰性诊断"而忽略对根本病因的探索。肝衰竭和肾衰竭程度与进展速度单用脓毒症无法解释，患者长期服用药物，且在旅游中发病，须鉴别中毒（如毒蕈或中草药）和血液系统恶性疾病等。

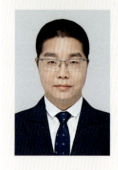

卢俊宇　广西医科大学第二附属医院重症医学科主任，博士研究生导师
中国研究型医院学会休克与脓毒症专业委员会青年副主任委员
中国老年学和老年医学学会老年呼吸与危重症医学分会第一届常务委员
中国医疗器械行业协会生命支持设备技术管理专业委员会第一届常务委员
中国医师协会体外生命支持专业委员会第一、二届青年委员
中国微生物学会微生物毒素专业委员会委员
中华医学会灾难医学分会第三届委员会青年委员

导致患者脓毒症的病原体可能是胆道感染来源的革兰氏阴性菌，且以大肠埃希菌、肺炎克雷伯菌可能性大，考虑依据如下：患者以发热伴呕吐、腹泻症状急性起病，起病后病情快速进展并出现皮肤黄染、少尿等肝肾功能损害情况，伴有循环衰竭及肺氧合功能下降（脓毒性 ARDS），实验室检查提示肝损害（胆道梗阻可能）、急性肾损伤及血小板减少症，上述情况在革兰氏阴性菌脓毒症中均较为常见。为明确病原体，可继续取血标本及逆行胰胆管造影术留取胆汁样本进行培养鉴定及药敏试验，经济条件允许的情况下同时行两标本的 mNGS 检查。

患者存在肺氧合功能受损；肺部 CT 提示双肺弥漫磨玻璃影，双肺上叶和下叶后部为主，符合坠积性肺炎的特征；同时双肺上叶尚见蜂窝状、条索状灶病变，左肺为甚，内见多发空洞，不除外三型肺结核或者合并真菌感染；结合患者 D1 送检支气管肺泡灌洗液 mNGS 结果中肺炎克雷伯菌 287 条、鲍曼不动杆菌 54 条、白念珠菌序列数 1 721 757 条，考虑患者肺部感染为细菌合并真菌感染，可选择肝毒性小的抗真菌药进行治疗。

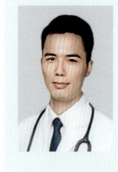

刘新强　广东省人民医院重症医学科副主任医师
中华医学会急诊医学分会灾难学组委员

对于患者此阶段最可能的病原体，考虑细菌可能性大，进一步考虑肠源性脓毒症可能。纵观患者整个疾病的发生发展过程：以发热伴有呕吐、腹泻为首发症状的肠功能损伤症状，继之短时间内出现黄疸、少尿、瘀斑、呼吸困难、休克等肝、肾、血液、肺、循环系统损伤的症状，此背后极其可能存在隐藏的促发病因，脓毒症仅仅是疾病发生发展过程中的一个并发症。

进一步可采取如下措施。①病史梳理以及体格检查：患者有外出旅游史，进一步需要进行详细病史询问，包括是否有虫咬的皮肤损伤，是否有接触老鼠。同时进行详细的体格检查，留意有无特殊的蜱虫病、恙虫病焦痂。②排除肿瘤性疾病以及风湿免疫性疾病：完善各项肿瘤、风湿免疫指标（抗核抗体、抗双链 DNA 抗体、血管炎指标、抗心磷脂抗体、体液免疫指标、补体等）检测，行骨髓涂片和活检（重点关注有无噬血细胞现象），必要时行全身 PET/CT 检查。③特殊病原体抗体检测：鉴于 mNGS 的检测时间点并非在起病的早期，而可引起发热、血小板减少、黄疸、肾损伤的传染病病原体多属自限性存在，起病 1 周后 mNGS 可能检测不到其基因片段，可重点检测登革病毒、布尼亚病毒科（汉坦病毒、白蛉病毒属等）抗体、钩端螺旋体抗体、EB 病毒抗体。④完善噬血细胞综合征（hemophagocytic syndrome，HPS）相关指标检测：HPS 相关基因的蛋白表达检测、NK 细胞活性检测、sCD25（可溶性白细胞介素 -2 受体）检测。⑤完善血栓性微血管病相关指标检测：血管性血友病因子（vWF）裂解蛋白酶（ADAMTS13）活性检测；溶血相关检查，包括红细胞直接抗人球蛋白试验，以及血浆游离血红蛋白、血清结合珠蛋白、外周血破碎红细胞检测。

根据患者此阶段的临床特征和实验室的检测结果，暂时不需要行抗真菌治疗，原因如下：

1. 一般情况下念珠菌是人体正常菌群，在健康人群痰液中有 20%~55% 分离率，在机械通气患者的下呼吸道分泌物中分离率更高。此例患者单纯的一次支气管肺泡灌洗液 mNGS 中，白念珠菌的序列数虽然高达 1 721 757 条，但是仍旧不能区分定植与感染。进一步可留取支气管肺泡灌洗液、尿液、胃液、粪便（直肠拭子）、口咽拭子 5 个部位标本进行念珠菌定量培养，如果培养念珠菌阳性数/培养部位总数（定植指数）≥0.5，则感染可能性大。

2. 患者血真菌 G 试验结果不高，并且肺部影像学检查仅提示肺水肿，不符合侵袭性念珠菌血行播散所致继发性肺炎的改变。进一步可送支气管肺泡灌洗液的真菌 G 试验以排除原发性支气管 - 肺念珠菌病，必要时可行气管坏死组织的病理检查以明确诊断。

入院后继续完善相关检查，予美罗培南抗感染；考虑总胆红素及结合胆红素显著升高，予以血浆置换；同时皮疹比较严重，考虑药疹可能，予甲泼尼龙 80mg q.d. 抗炎。且予血液透析、输血、输血小板、输白蛋白等对症治疗（表 15-1）。患者的支气管肺泡灌洗液中白念珠菌序列数高达 172 万条，但考虑患者没有宿主因素、G 试验结果不高，考虑定植可能性大。继续复查 G 试验及 GM 试验，暂不予抗真菌治疗。

表 15-1　治疗方案（D1~D5）

D1	D2	D3	D4	D5
美罗培南 1g q.8h. 抗感染				
			血浆置换	
	甲泼尼龙 80mg q.d.			
血液透析				
间中输血、输血小板、输白蛋白				

经过 2 天血液透析、脱水及激素等治疗后，皮疹未见明显进展（图 15-3），D4 复查胸部 CT，肺部渗出明显吸收（图 15-4），双肺病变考虑肺水肿所致，暂不考虑重症肺炎。同时做全腹增强 CT（图 15-5）示肝的形态、大小、各叶比例未见明确异常；肝内、外胆管未见明显扩张；胆囊壁稍增厚，

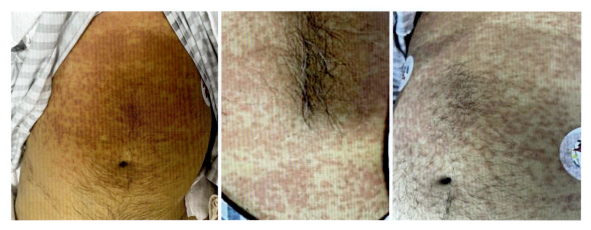

图 15-3　皮疹变化情况（D2：左，D3：中，D4：右）

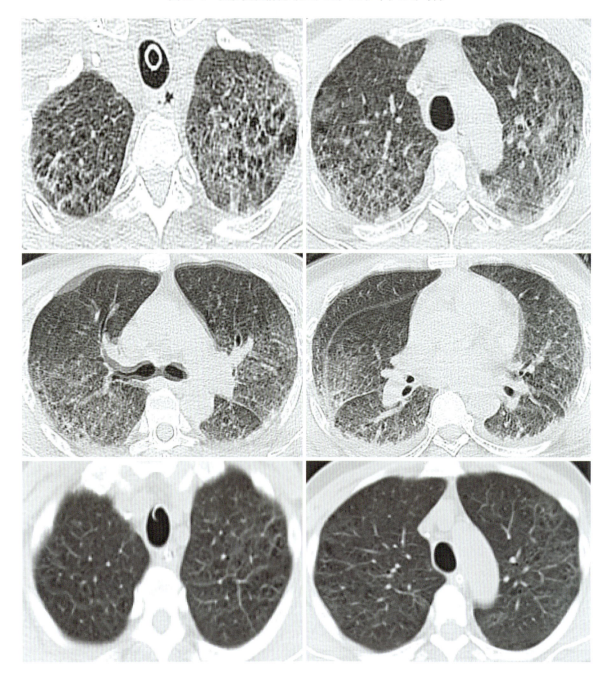

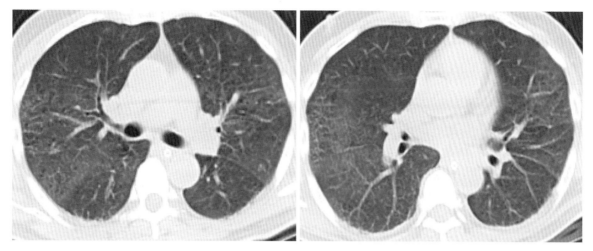

图 15-4　胸部 CT
D2：上方 4 张，D4：下方 4 张

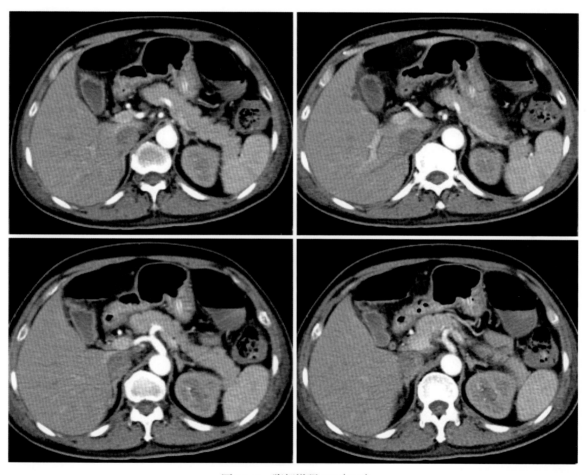

图 15-5　腹部增强 CT（D4）

胆囊窝见积液；胰腺的形态、大小、密度未见异常，胰周脂肪间隙清晰，胰管未见明显扩张；脾的形态、大小、密度未见明显异常。胆、胰、脾增强扫描未见明显异常强化。结合临床症状、体征及影像学检查，排除梗阻性胆道感染。

　　因患者经常服用中药，不排除中毒可能，予送血、尿标本到广州市第十二人民医院进行毒物检测，检测结果回报未见异常。

骨髓穿刺结果（图 15-6）如下：①骨髓增生大致正常。②骨髓涂片：骨髓增生尚活跃，粒系增生为主，巨核细胞 3 个/片，血小板少见，偶见分类不明细胞，外周血粒系核左移，可见有核红细胞，请结合临床分析、诊断。③血涂片：白细胞增多，分类以粒系为主，可见中、晚幼粒细胞和有核红细胞，异形淋巴细胞占 1.0%。

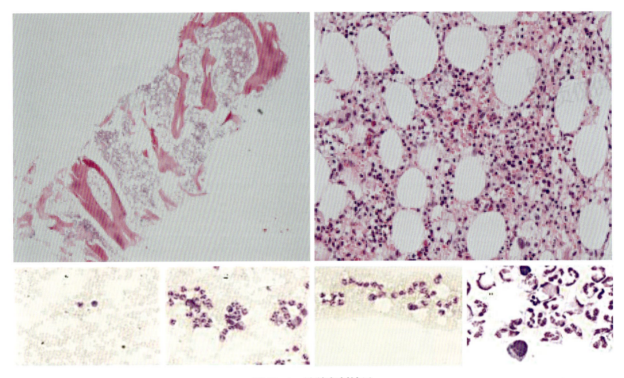

图 15-6 骨髓穿刺结果

风湿免疫指标、肿瘤指标无特殊。肥达/外斐反应（−）、巨细胞病毒（−）、细小病毒（−）、钩端螺旋体（−）、流行性出血热 IgM 抗体阴性，复查 G 试验 13.9pg/mL 及 GM 试验 0.14μg/L。

D1~D5 血小板、血红蛋白、感染指标、最高体温、肝肾功能见图 15-7~图 15-17。

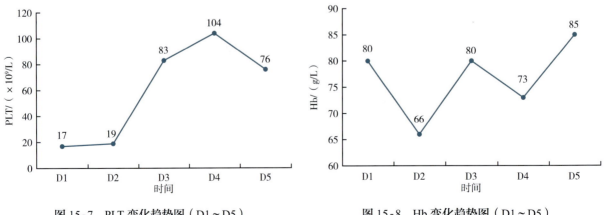

图 15-7 PLT 变化趋势图（D1~D5）   图 15-8 Hb 变化趋势图（D1~D5）

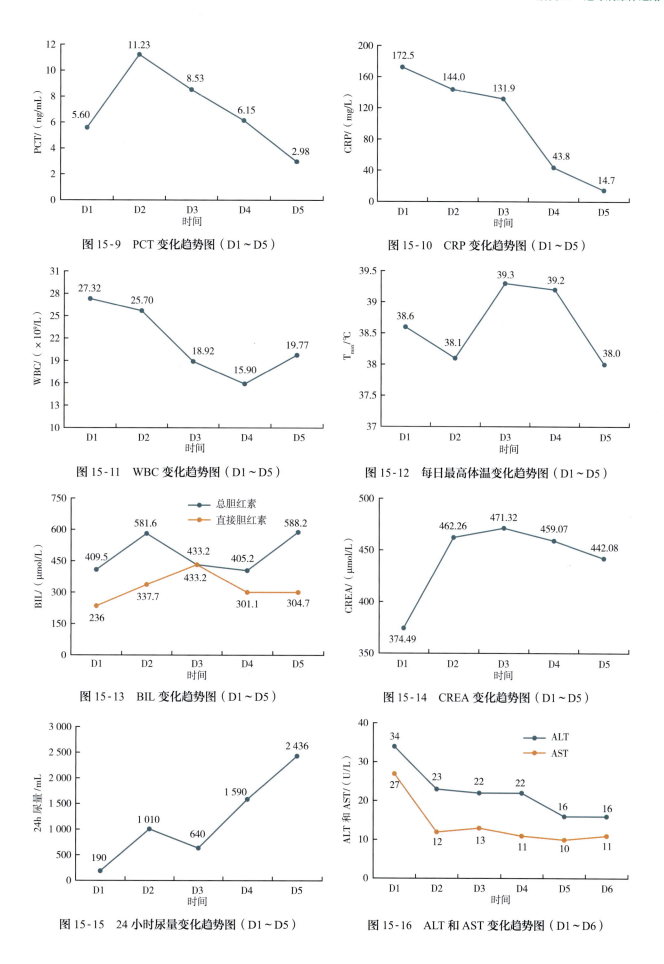

图 15-9　PCT 变化趋势图（D1～D5）

图 15-10　CRP 变化趋势图（D1～D5）

图 15-11　WBC 变化趋势图（D1～D5）

图 15-12　每日最高体温变化趋势图（D1～D5）

图 15-13　BIL 变化趋势图（D1～D5）

图 15-14　CREA 变化趋势图（D1～D5）

图 15-15　24 小时尿量变化趋势图（D1～D5）

图 15-16　ALT 和 AST 变化趋势图（D1～D6）

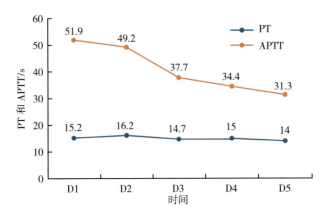

图 15-17 PT 和 APTT 变化趋势图（D1～D5）

第二阶段小结（D2～D5）

经过上述综合治疗后，患者的 PCT 从 11.23ng/mL 下降至 2.98ng/mL，CRP 从 172.5mg/L 下降至 14.7mg/L，血小板上升、尿量增加。但患者仍发热，体温在 38.5～39℃之间，WBC 在下降后升至 19.77×10^9/L，有反弹趋势，总胆红素仍然高达 588.2μmol/L。考虑患者胆道感染依据不足，腹部影像学表现不支持，专科会诊意见也不考虑胆道感染，基本排除胆道感染引起的脓毒症。复查 G 试验及 GM 试验均阴性，中毒、肿瘤及风湿免疫类疾病亦相继排除。目前病情虽有好转，但确切病因仍未明。

请问：①根据之前治疗情况及疗效，目前考虑患者病因是感染性的，还是非感染性的可能性大？②后续建议进一步完善哪些检查，现有的治疗方案是否需要相应调整？

专家点评

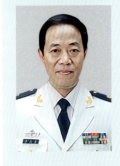

林兆奋　上海长征医院急救科原主任，博士研究生导师
中华医学会急诊医学分会第八届副主任委员
全军急救医学专业委员会副主任委员
上海市医学会急诊医学专科分会名誉主任委员

病因分析：病毒性因素在起病过程中可能扮演了重要角色，患者出现的多器官功能障碍进展速度之快，也让人不得不怀疑可能存在中药中不明成分的潜在影响。因此，对于病因的探究需要综合考虑病毒感染和中药成分的可能作用。

进一步评估免疫状态：在对患者当前的免疫状态进行深入评估之后，建议在现有的治疗方案基础上，增加甲泼尼龙（80mg q.d. 静脉滴注）以加强治疗效果，旨在通过抑制免疫系统的过度反应，来控制病情的进一步恶化。

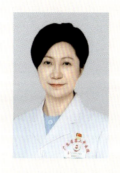

赵丽芸　　广东省第二中医院重症医学科主任
世界中医药学会联合会呼吸病专业委员会常务理事
中华中医药学会肺系病分会委员
中国康复医学会重症康复专业委员会委员
广东省中医药学会重症医学专业委员会副主任委员
广东省基层医药学会中西医结合呼吸与危重症专业委员会副主任委员
广东省呼吸与健康学会中医药专业委员会副主任委员

患者为中老年男性，急性病程，既往有十二指肠溃疡病史及服用中药史；旅行途中出现发热伴呕吐，腹泻，黄疸，少尿，肝肾功能损害急性加重，很快出现多器官功能衰竭（肝、肾、肺、循环、血液系统），感染指标升高，骨髓穿刺检查提示为感染性骨髓象。腹部 CT 提示无胆道梗阻，无肝脾大，无腹膜后等淋巴结肿大，会诊排除胆道感染引起的脓毒症，中毒、肿瘤及风湿免疫类疾病亦相继排除。

患者经过抗感染、血浆置换、血液透析、护肝、利胆、输血等治疗后仍高热，总胆红素仍然高达 588.2μmol/L，结合在外出旅行中急性起病，倾向于感染性疾病，如登革病毒和其他病毒、寄生虫（如急性血吸虫病）、立克次体、疟原虫等感染，建议再仔细体检，检查是否有淋巴结肿大、是否有焦痂等。还应了解旅行地区的流行病学及是否有地方性传染性疾病，询问患者旅游期间相关活动及暴露史（蚊虫、动物、性接触等），复查相关检查如肥达/外斐反应，钩端螺旋体、流行性出血热相关血清学检查，必要时复查血 mNGS 和 PCR。

对于在治疗过程中出现的皮疹，除考虑与原发病相关外，还需要注意排查药疹。治疗方面继续给予抗感染、护肝及血浆置换等器官功能支持治疗，在抗感染药物方面可考虑诊断性加用多西环素（针对立克次体及钩端螺旋体）和喹诺酮类药物，但以上两种药物也可能加重肝肾功能的损害，须权衡利弊使用。

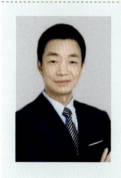

徐秋林　　广东省人民医院重症监护一科主任医师
中国微循环学会重症微循环专业委员会委员
广东省肝脏病学会重症医学专业委员会委员
广东省病理生理学会危重病医学专业委员会委员
广东省临床医学学会生命支持专业委员会常务委员

首先，考虑患者旅行相关感染性疾病可能性较大，如旅游者腹泻，其最常见病原体为志贺菌，可以做粪便镜检和粪便细菌培养来确诊；其次，考虑本病例为阿米巴感染，粪便中检测到滋养体和胞囊可确诊；再次，甲肝、伤寒及副伤寒、血吸虫病也较常见，可出现发热、腹泻和肝损害症状；最后，要考虑虫媒传染病，如疟疾、登革热、立克次体病、恙虫病和布鲁氏菌病等，可通过详细追问旅游史，结合旅游地的流行病情况来重点排查。

此外，患者长期服用中药，腹部出现大片皮疹，合并肝肾功能损害，需要排除某些中药成分或者治疗过程中某些药物引起的肝功能障碍。

治疗上可继续加强脏器功能支持，予以人工肝治疗，并且在查明病因的基础上针对病因进行治疗。患者白细胞反弹，身上有多种管道，可能合并导管相关性感染；长期使用激素也可合并真菌感染，继续做血培养和支气管肺泡灌洗液细菌培养，经验性加用万古霉素来加强抗革兰氏阳性球菌感染。

D6检查患者淋巴细胞亚群计数，回报：B细胞绝对计数为0个/μL（正常值为107~698个/μL），NK细胞绝对计数为8个/μL（正常值为150~1 100个/μL），NK%为2.08%（正常值为7%~40%）。同一天检测血清EBV-DNA及全血EBV-DNA，回报：全血EBV-DNA 16 000copies/mL（显著升高），血清EBV-DNA小于500copies/mL，EB病毒核抗原1 IgA抗体阴性。考虑本病例为EB病毒感染引起的全身免疫系统失衡后的多器官功能衰竭，遂在原来治疗的基础上，调整治疗方案：加用丙种球蛋白20g q.d.静脉滴注（D6开始，5天）联合甲泼尼龙80mg q.d.静脉滴注（D6开始，5天）。D1~D13治疗方案见表15-2。经上述方案治疗后，胆红素、血小板、PCT、氧合指数、肌酐及白细胞变化趋势见图15-18~图15-23。

表15-2 治疗方案（D1~D13）

D1	D2	D3	D4	D5	D6	D7	D8	D9	D10	D11	D12	D13
美罗培南 1g q.8h.								头孢哌酮钠舒巴坦钠 3g q.8h.				
					丙种球蛋白 20g q.d.							
甲泼尼龙 80mg q.d.					甲泼尼龙 80mg q.d.				甲泼尼龙 40mg q.d.			
血液透析									脱机拔管			
血浆置换												

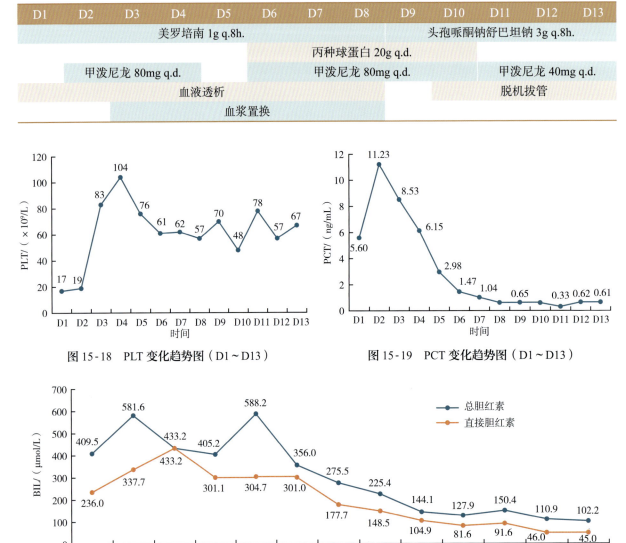

图15-18 PLT变化趋势图（D1~D13）

图15-19 PCT变化趋势图（D1~D13）

图15-20 BIL变化趋势图（D1~D13）

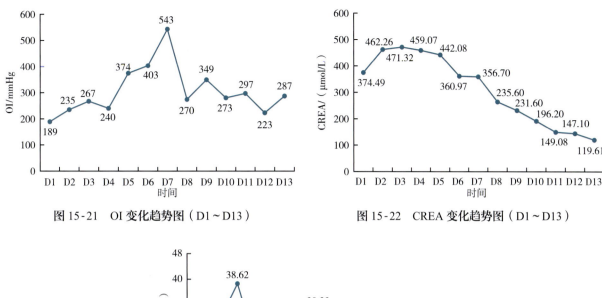

图 15-21　OI 变化趋势图（D1~D13）

图 15-22　CREA 变化趋势图（D1~D13）

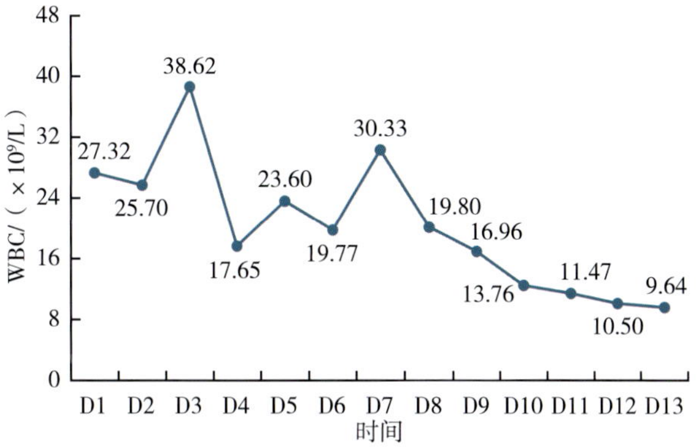

图 15-23　WBC 变化趋势图（D1~D13）

第三阶段小结（D6~D13）

考虑 EB 病毒感染导致 MODS，在原治疗方案基础上，加用丙种球蛋白和激素后，患者症状明显好转，体温下降明显，PCT 及白细胞明显下降，血小板上升，黄疸明显消退，皮疹消失。肝肾功能逐步恢复，尿量恢复，D9 停透析。氧合明显改善，D10 脱机拔管，D13 康复出院。目前患者生活自理，定期回门诊复查。

请问：①您是否认同本病例是 EB 病毒感染导致全身免疫系统失衡后的多器官功能衰竭？②噬血细胞综合征的诊断是否成立？尚需要继续完善哪些检查以进一步明确诊断？

专家点评

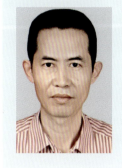

谢　宜　潮州市中心医院急诊科原主任

广东省中西医结合学会卫生应急学专业委员会常务委员

广东省医学会急诊医学分会委员

广东省医师协会急诊医师分会委员

广东省医学会应急（灾难）学分会委员

广东省急诊医学医疗质量控制中心成员

我支持 EB 病毒感染导致全身免疫系统失衡后的多器官功能衰竭诊断。支持点：①患者急性起病，以发热、呕吐、腹泻为主要症状，有 EB 病毒感染的常见临床表现。②病程中抽血查 mNGS 检测出人类疱疹病毒 4 型 9 条，支气管肺泡灌洗液 mNGS 检测到人类疱疹病毒 4 型 3 条；检测全血 EBV-DNA 16 000copies/mL（显著升高），有 EB 病毒感染的证据；并且通过 mNGS 检测、影像学检查以及其他检查排除细菌、真菌、寄生虫感染的可能。③检测免疫系统功能，淋巴细胞亚群计数显示 B 细胞绝对计数为 0 个/μL，NK 细胞绝对计数为 8 个/μL，NK 细胞的百分比为 2.08%，表明患者的免疫系统功能已经严重失衡。

成年人中，EB 病毒感染导致全身免疫系统失衡的病例极为少见。本病例为中老年男性，以发热、呕吐、腹泻急性起病，继之出现少尿，黄疸，病情发展迅速，很快就出现多器官功能衰竭（包括循环、肺、肝肾、血液等系统）。经积极抢救，及时调整治疗方案，增强免疫功能，患者病情迅速好转，最后康复出院。

关于噬血细胞综合征诊断，目前缺乏特异性诊断的方法，早期诊断较为困难。根据 2004 年国际组织细胞协会修订的诊断标准，满足以下两条之一便可以建立诊断。

（1）符合 HPS 的分子诊断标准：检出 *PRF1*、*UNC13D*、*MUNC18-2*、*Rab27a*、*STX11*、*SH2D1A* 或 *BIRC4* 等基因突变。

（2）满足以下 8 条中的 5 条诊断标准：①发热；②脾大；③白细胞减少（影响 2 系或 3 系外周血细胞），血红蛋白<90g/L，血小板<100×10^9/L，中性粒细胞<1.0×10^9/L；④高甘油三酯血症，血清中甘油三酯≥3.0mmol/L，纤维蛋白原≤1.5g/L；⑤骨髓、脾或淋巴结中发现噬血细胞现象而非恶变证据；⑥NK 细胞活性减低或缺乏；⑦铁蛋白≥500μg/L；⑧可溶性 CD25（SIL-2R）≥2 400U/mL。

本例患者 HPS 诊断条件尚不足，可进一步完善 HPS 的分子诊断，还可完善其他检查如可溶性 CD25（SIL-2R）检测，脑脊液检查，肝脏、脾脏、淋巴结活检，如发现有噬血细胞现象，也有助于诊断。

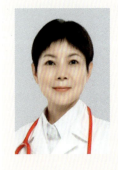

刘雪燕　深圳市人民医院重症医学科主任，博士研究生导师
深圳市重症感染防治重点实验室主任
中国医师协会重症医学医师分会委员
中国病理生理学会危重病医学专业委员会委员
中国老年医学学会重症医学分会委员
中国科技产业化促进会精准医学专业委员会常务委员
广东省医学教育协会重症医学专业委员会副会长
广东省医院协会重症医学管理专业委员会常务委员

EBV 感染的潜伏期为 4~7 周，感染可涉及全身各个器官。该患者发病第 11 天的血液和支气管肺泡灌洗液标本 mNGS 检出 EBV，因此，我认同本病例为由 EB 病毒感染导致全身免疫系统失衡后的多器官功能衰竭。

噬血细胞综合征（HPS），又称噬血细胞性淋巴组织细胞增生症（hemophagocytic lymphohistiocytosis，HLH），分为原发性 HLH 和继发性 HLH，继发性 HLH 多发生在感染、恶性肿瘤、自身免疫病、免疫性缺陷病及异基因造血干细胞移植术后的患者中。继发性 HLH 的临床表现主要包括：发热（>38.5℃），腹泻，肝脾大，淋巴结肿大，皮疹，黄疸，神经系统症状如昏迷、癫痫等。实验室检查常提示全血细胞减少、肝功能异常、凝血功能障碍、低纤维蛋白原血症、高铁蛋白血症等异常。

EBV 相关 HPS 的诊断参照 HPS 2004 的诊断标准，患者符合 8 项诊断标准中的 5 项：①体温≥38.5℃；②全血细胞减少，累及或≥2 个细胞系，包括血红蛋白<90g/L，血小板<100×10⁹/L；③高甘油三酯血症>3mmol/L（入院前）；④NK 细胞活性降低；⑤铁蛋白>500μg/L。因此，HPS 诊断成立。

考虑 EBV 感染和中药导致患者发生噬血细胞综合征的可能性大，应仔细查体，确认患者是否有淋巴结肿大，必要时行淋巴结穿刺活检送病理检查，完善血液 sCD25 检测。

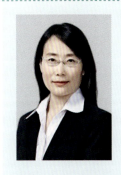

邢吉红 吉林大学白求恩第一医院急诊内科主任，博士研究生导师
中华医学会急诊医学分会委员
中国医师协会急诊医师分会委员
国家急诊医学专业质量控制中心专家委员会委员
中华医学会急诊医学分会复苏学组副组长
长春市医学会第十三届理事会急诊医学分会委员会主任委员
World Journal of Emergency Medicine 杂志编委
《中华急诊医学杂志》编委

本病例特点如下：①患者为中老年男性，急性起病，以发热伴呕吐、腹泻、黄疸、少尿、呼吸困难、全身皮疹为主要临床表现。②实验室检查：血常规提示血红蛋白及血小板两系减少，白细胞及中性粒细胞百分比明显升高；肝功能异常，胆红素明显升高；肾功能不全，肌酐、尿素氮明显升高；动脉血气分析提示低氧血症、高乳酸血症；炎症反应标志物 CRP、PCT、铁蛋白均明显升高；凝血功能异常，凝血时间延长；免疫功能失衡，淋巴细胞亚群明显减少，活性降低。③影像学检查：肺部 CT 不支持感染性病变；腹部 CT 不支持肝胆系统感染及梗阻性病变。④骨髓穿刺提示骨髓增生大致正常；血涂片显示异形淋巴细胞轻度异常，但不具有临床意义。⑤病原学检查：mNGS 检测到肺炎克雷伯菌、鲍曼不动杆菌，但序列数偏低，不排除定植菌可能；EB病毒 DNA 明显升高，具有临床诊断意义。

综上，患者发病特点符合 EB 病毒感染后发热、肝损害、皮疹等基本特征，存在免疫抑制，合并肝脏、肾脏、血液、循环、呼吸等多器官功能障碍，故考虑诊断为 EB 病毒感染并发免疫失衡后 MODS。

噬血细胞综合征是一类由原发或继发性免疫异常导致的过度炎症反应综合征，临床以持续发热，肝脾大，全血细胞减少，以及骨髓、肝、脾、淋巴结组织发现噬血现象为主要特征。该患者的临床表现及检查结果虽尚未完全达到诊断标准，但已高度符合噬血细胞综合征的表现。需要密切监测病情变化，对未达到诊断标准的临床数据动态监测评估。确诊相关检查还包括：① sCD25水平≥6 400pg/mL；②细胞因子谱检测。因此该患者可完善 sCD25 水平测定、细胞因子谱等相关检查。建议完善噬血细胞综合征相关基因的蛋白表达检测、基因测序等项目以协助明确病因诊断并指导后续治疗。

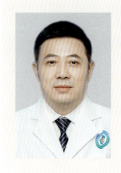

黄 亮　南昌大学第一附属医院急诊科首席专家，博士研究生导师
中华医学会急诊医学分会第六、七、八、九届委员
中国医师协会急诊医师分会常务委员
中国急诊专科医联体副主席
江西省急诊质控中心主任
江西省医学会急诊医学分会第五、六、七届主任委员

　　患者为中年男性，以发热伴胃肠道症状起病；4天后出现黄疸、肾损害；10天后迅速出现循环衰竭、代谢性酸中毒、呼吸衰竭、心肌损害等多脏器损伤表现，全血EBV-DNA显著升高。根据患者发病过程、临床表现、胸腹影像学检查，结合mNGS送检结果，经排除真菌感染，考虑EB病毒感染导致多器官功能衰竭可能性大。目前EB病毒感染发病率呈上升趋势，感染可影响全身多个系统，临床表现多样，可能发展为重症，出现多器官功能衰竭。

　　依据目前通用诊断标准：①发热7天以上；②脾大；③外周血二系或三系血细胞减少；④高甘油三酯血症或低纤维蛋白原血症；⑤骨髓、脾脏、淋巴结细胞学检查呈非恶性增生且伴噬血现象；⑥NK细胞活性下降或丧失；⑦高铁蛋白血症；⑧IL-2受体增高。八条中该患者符合：①发热10天；③PLT（$10 \sim 17$）$\times 10^9$/L、Hb 80g/L；④TG 3.08mmol/L；⑥B细胞绝对计数为0个/μL，NK绝对计数为8个/μL，NK% 2.08%；⑦血清铁蛋白2 471ng/mL共5条，结合皮疹等其他表现，患者噬血细胞综合征诊断成立。

　　尚可继续完善的检查：反复再行骨髓穿刺或外周淋巴结细胞学检查，查找噬血现象；加予IL-2受体、纤维蛋白原等项目检查，进一步明确诊断；依据病情必要时行头颅影像学检查、脑脊液检查，以期早期排除中枢神经受累。患者以EB病毒感染所致继发性噬血细胞综合征可能性大，但有条件时仍可予以相关基因筛查。

患者皮疹变化情况（D2~D13）见图15-24。

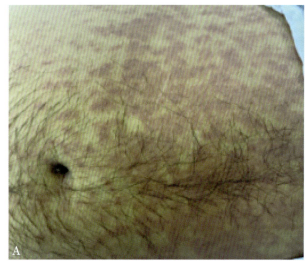
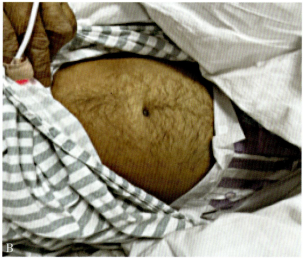

图15-24　皮疹变化情况
A.新发皮疹（D2）；B.皮疹消退（D13）

病例随访：目前患者生活自理，定期回感染科门诊复查，出院 5 个月后复查，全血 EBV-DNA <500copies/mL，肝肾功能正常，血小板正常。

学习心得

多器官功能障碍综合征（MODS）在 ICU 很常见，引起 MODS 的原因众多且复杂，找到确切病因在临床上非常关键。成人 EBV 感染在临床上呈现出复杂多样的表现形式。EBV，即 Epstein-Barr 病毒，属于 γ 疱疹病毒亚科，人群普遍易感。成人感染 EBV 后，除了常见的传染性单核细胞增多症等疾病外，还极易合并噬血细胞综合征（HPS），HPS 也被称为噬血细胞性淋巴组织细胞增生症（HLH）。一旦发展至此，病情往往迅速恶化，进而导致 MODS，预后情况不容乐观。

鉴于成人 EBV 感染合并 HPS 及 MODS 的严重后果，临床医生必须具备早期识别和高度重视该病的意识。对于那些不明原因发热且合并 MODS，同时伴有肝脾大和淋巴结肿大的患者，应高度警惕成人 EBV 感染引起 MODS 的可能性，以最大程度避免漏诊和误诊。这就要求临床医生在日常诊疗中，详细询问患者病史，全面进行体格检查，并合理选择相关辅助检查项目。

该病例被考虑为成人 EBV 感染引起的全身免疫系统失衡后噬血细胞综合征所致的多器官功能衰竭。噬血细胞综合征可大致分为原发性和继发性两大类，其中继发性病例占比高达 80%。继发性噬血细胞综合征的潜在疾患涵盖广泛，包括感染、肿瘤、免疫介导性疾病等。在众多病因中，噬血细胞增多是导致病情恶化的关键因素之一。噬血细胞的过度活跃，加速了血细胞的破坏，使得患者出现贫血、血小板减少、白细胞减少等一系列血液学异常表现，进一步加重了器官功能障碍。在继发性噬血细胞综合征的常见原因中，EB 病毒感染占据首位，约占 40%，其他感染因素占 20%，自身免疫病占 13%，还有 27% 的病例病因尚未明确。这也凸显了 EBV 感染在引发继发性噬血细胞综合征及 MODS 方面的重要性，提醒临床医生在面对相关患者时，务必高度关注 EBV 感染的可能性。此患者噬血细胞综合征诊断标准有 5 条达标，有部分项目未查（表 15-3，符合表中指标中 5 条可确诊）。

表 15-3　继发性噬血细胞综合征诊断指标

1	发热：体温>38.5℃，持续>7d	√
2	脾大	×
3	血细胞减少，且非骨髓造血功能减低所致	√
4	高甘油三酯血症和/或低纤维蛋白原血症：甘油三酯>3mmol/L 或高于同年龄的 3 个标准差	√
5	在骨髓、脾脏、肝脏或淋巴结里找到噬血细胞	×
6	血清铁蛋白升高（2 471ng/mL）	√
7	NK 细胞活性降低或缺如	√
8	sCD25 升高	未查

回顾此患者的诊疗过程，收获颇多。

首先，当临床上遇到感染性休克及 MODS 患者时，应将 EBV 感染纳入鉴别诊断的范畴并及时检测患者淋巴细胞亚群计数。淋巴细胞在 EBV 感染过程中扮演着重要角色，通过检测淋巴细胞亚群计数，能够了解机体免疫状态的变化，为诊断提供线索。同时，检测全血及血清 EBV-DNA 至关重要。由于 EB 病毒主要存在于淋巴细胞内，若仅常规检测血清 EBV-DNA，极有可能出现假阴性结果。以该患者为例，同一天检测结果显示全血 EBV-DNA 为 16 000copies/mL，而血清 EBV-DNA 却小于 500copies/mL，倘若仅依据常规的血清检测，必然会导致漏诊，延误患者的治疗时机。

其次，在面对血及支气管肺泡灌洗液 mNGS 结果时，须秉持客观谨慎的态度进行评估。该患者的诊疗过程充分表明，mNGS 结果中序列数很高的微生物不一定就是致病菌，而序列数很低的微生物也绝不能轻易排除其作为致病菌的可能性。就如该患者支气管肺泡灌洗液中白念珠菌序列数高达 172 万条，但在整个治疗过程中，即便未进行抗真菌治疗，患者病情依然得以恢复。这提示我们，mNGS 技术虽然能够快速检测出样本中的多种微生物，但在判断其临床意义时，必须结合患者的临床表现、体征以及其他实验室检查结果进行综合分析，避免因过度依赖 mNGS 结果而盲目使用抗生素或抗真菌药物，导致不必要的药物副作用和耐药菌的产生。

最后，关于 EBV 感染引起噬血细胞综合征所致的多器官功能衰竭的治疗，目前研究认为抗病毒治疗在临床上尚未显示出明显效果。在积极给予器官支持治疗的基础上，该患者采用了血浆置换、丙种球蛋白、激素等抗 EBV-HLH 相关治疗手段。血浆置换能够清除患者体内过多的细胞因子、炎症介质以及病原体等有害物质，改善内环境；丙种球蛋白可以调节机体免疫功能，封闭巨噬细胞的 Fc 受体，抑制巨噬细胞的吞噬活性；激素则具有强大的抗炎作用，能够减轻炎症反应对组织器官的损伤。经过这些综合治疗措施，该患者症状明显好转，最终成功脱机拔管，康复出院。

综上所述，成人 EBV 感染引发的 MODS 是临床工作中的一大挑战，这一成功案例为今后类似患者的治疗提供了宝贵的经验借鉴。同时，针对 EBV 感染相关疾病的发病机制和治疗方法，仍需要进一步深入研究，为临床治疗提供更坚实的理论基础和更有效的治疗手段。

（朱高峰　曾文新）

特别鸣谢

四川大学华西医院	曹　钰
广西医科大学第二附属医院	卢俊宇
广东省人民医院	刘新强
上海长征医院	林兆奋
广东省第二中医院	赵丽芸
广东省人民医院	徐秋林
潮州市中心医院	谢　宜
深圳市人民医院	刘雪燕
吉林大学白求恩第一医院	邢吉红
南昌大学第一附属医院	黄　亮

病例 16　血栓疑云

患者女性，19 岁，大学生，因"头痛 6 天，发热 2 天"于 2022 年 4 月 15 日（D1）入住我院风湿科病区。

一、病史特点

1. 青年女性，急性病程。

2. 患者入院 6 天前（PD6）无明显诱因出现头痛头晕，不伴有发热，无胸闷气促，无视物重影，无咳嗽、咳痰，无腹痛、腹泻，因头晕跌倒一次，不伴有意识丧失，未予重视。2 天前（PD2）出现发热，最高体温达 40℃，伴恶心、呕吐，无咳嗽、咳痰，无腹痛、腹泻，无尿频、尿急。1 天前（PD1）先后出现双下肢、颜面部水肿，进行性加重，至我院急诊就诊，予奈诺沙星 0.5g q.d. 静脉滴注抗感染，同时予以利尿、抗凝等对症支持治疗。急查下肢血管彩超提示：双侧大隐静脉、小隐静脉血栓形成，为进一步诊治至风湿科就诊。起病以来，患者精神欠佳，睡眠差、食欲差，大小便正常，体重未测。

3. 既往史　既往有关节肿痛以及雷诺现象病史，具体病因不明。

4. 体格检查　T 36.2℃，HR 99 次/min，R 20 次/min，BP 81/38mmHg。神志清楚，发育正常，营养良好，面容与表情烦躁。皮肤、黏膜色泽正常，弹性差，皮肤温度低，毛发分布正常，头面部中度水肿，右眼周淤青。

5. 个人史及家族史　否认疫区、疫水接触史。否认冶游史。未婚未育。家族史无特殊。

6. 检验结果（2022 年 4 月 15 日，D1）

血常规：WBC 4.92×10^9/L，NEUT% 81.1%，LYM 0.69×10^9/L，Hb 153g/L，PLT 126×10^9/L。

感染指标：PCT 0.78ng/mL，IL-6 42.7pg/mL，CRP 3.8mg/L。

新型冠状病毒核酸检测阴性。

风湿免疫指标：抗核抗体、抗双链 DNA 抗体以及血管炎指标阴性；抗心磷脂抗体 IgM 28.4Mpl/mL。

肿瘤指标：CA-125 50.64U/L，CA19-9 6.02U/L。

血气分析：pH 7.38，PaO_2 245mmHg，$PaCO_2$ 26.9mmHg，Lac 2.1mmol/L。

BE -2.2mmol/L，HCO_3^- 22.6 mmol/L，FiO_2 60%，氧合指数 408mmHg。

心脏指标：NT-proBNP 29.1pg/mL，cTnT 112.3pg/mL。

肝功能：TP 59.82g/L，ALB 33.12g/L，TBIL 10.4μmol/L，DBIL 2.5μmol/L，ALT 29U/L，AST 67U/L，CHE 6 114U/L。

肾功能：BUN 4.89mmol/L，CREA 64.99μmol/L。

血脂分析：TC 5.29mmol/L，TG 3.74mmol/L，HDL-C 0.60mmol/L，LDL-C 3.39mmol/L。

肿瘤二项：阴性。

尿常规分析：WBC 19.2 个/μL，RBC 334.6 个/μL（+），葡萄糖（-），酮体（-）。

电解质：K^+ 3.78mmol/L，Na^+ 130.2mmol/L，Cl^- 97mmol/L，Ca^{2+} 2.07mmol/L。

凝血指标：INR 1.06，FIB 1.24g/L，PT 16.1s，APTT 46.3s，D-二聚体 16 210ng/mL。

脑脊液生化：葡萄糖 4.19mmol，氯 117.6mmol/L，微量总蛋白 482mg/L。

脑脊液常规：无色，红细胞＞2 个/HPF，透明度清，定性潘迪试验阴性，白细胞计数 3.00×

$10^6/L$，皱缩红细胞 $0 \sim 3$ 个/HPF，压力 205mmH$_2$O。

7. 辅助检查（2022 年 4 月 14 日，PD1） ①下肢彩超提示：双侧大隐静脉、小隐静脉血栓形成；双侧股浅静脉、股深静脉、锁骨下静脉、腋静脉、肱静脉、贵要静脉、头静脉血流充盈不佳，建议进一步检查；双侧肱动脉、尺动脉、桡动脉、股动脉、股浅动脉、股深动脉、腘动脉未见明显异常。②心脏彩超提示：心内结构未见异常。③泌尿系统彩超提示：双肾、膀胱未见异常。④入院当天（D1）头、胸 CT 提示：脑实质稍肿胀，不除外脑水肿；双侧颞枕叶白质密度稍减低，请结合临床，建议行 MR 检查；双肺多发结节，考虑炎性结节可能性大，建议随访复查（图 16-1）。

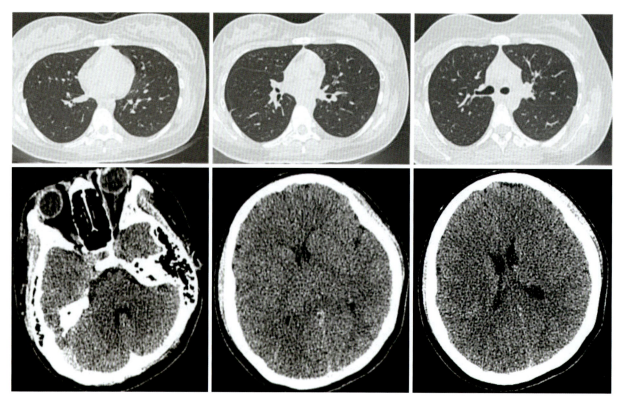

图 16-1　头胸 CT 平扫（D1）

二、初步诊断

发热、休克、静脉血栓形成查因：①感染性疾病？②风湿免疫性疾病？③肿瘤性疾病？

三、诊疗经过

入住我院风湿科后分析：①年轻女性，急性病程，既往有关节肿痛、雷诺现象；②发热、脑实质肿胀、头颈部以及四肢重度水肿；③血小板减少，D-二聚体增高，双下肢多发静脉血栓形成；④脑脊液微量蛋白升高；⑤抗心磷脂抗体 IgM 升高，因此，考虑患者抗磷脂抗体综合征可能性大。予40mg 甲泼尼龙 q.d. 抗炎、0.6mL 依诺肝素钠 q.12h. 抗凝、免疫球蛋白 20g q.d. 静脉滴注免疫封闭治疗，同时辅以补液、大剂量去甲肾上腺素［＞1μg/（kg·min）］等支持治疗后患者仍旧发热，心率增快（113 次/min），血压持续低下，入住风湿科次日转入 ICU 进一步治疗。

转入 ICU 后加用哌拉西林钠他唑巴坦钠 4.5g q.8h. 静脉滴注抗感染治疗。完善血液宏基因组测序，送 CDC 查流行性出血热、钩体病等的病原体如汉坦病毒，同时完善 PET/CT 和骨髓穿刺检查。经上述治疗后患者病情仍旧继续进展，D3 双上肢开始出现指端发绀、局部瘀斑以及皮下出血，双下肢重度水肿、发绀伴有张力性水泡形成（图 16-2）。D4 患者出现胸闷、气促，指脉氧测不出，心率>180次/min，收缩压 70mmHg，予气管插管、呼吸机辅助通气。D1～D4 抗生素治疗方案见表 16-1。

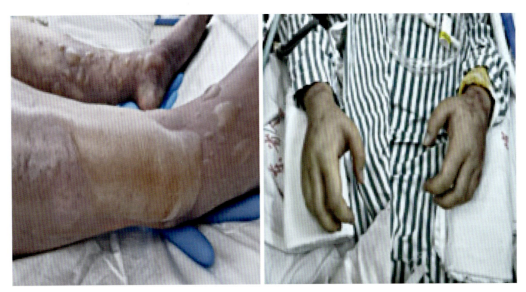

图 16-2   四肢可见水肿严重（D3）

表 16-1   抗生素治疗方案（D1～D4）

D1	D2	D3	D4
哌拉西林钠他唑巴坦钠 4.5g q.8h.			
	甲泼尼龙 40mg q.d.		
免疫球蛋白 20g q.d.			
	低分子肝素 0.6mL q.12h.		

入院后（D1～D4）血常规、体温、PCT、CRP、NT-proBNP、CREA、D-二聚体、APTT、氧合指数变化趋势见图 16-3～图 16-13。

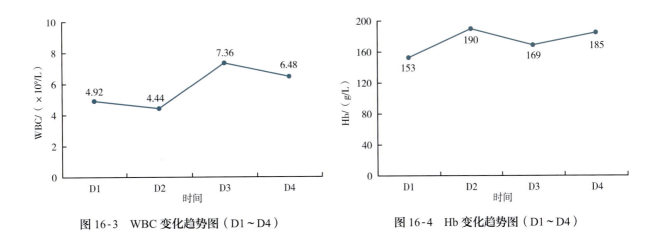

图 16-3   WBC 变化趋势图（D1～D4）   图 16-4   Hb 变化趋势图（D1～D4）

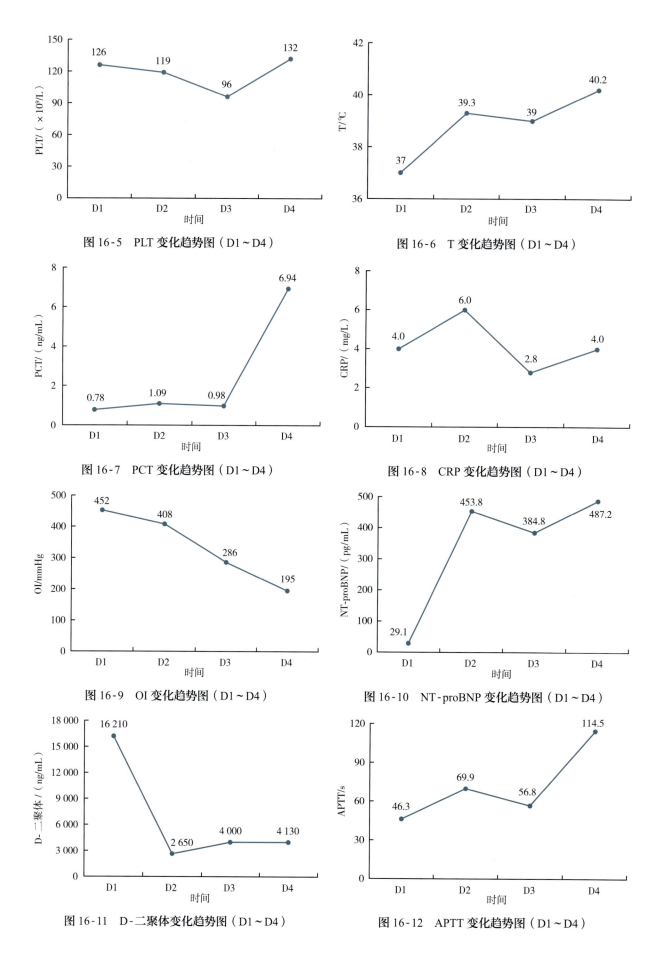

图 16-5　PLT 变化趋势图（D1～D4）

图 16-6　T 变化趋势图（D1～D4）

图 16-7　PCT 变化趋势图（D1～D4）

图 16-8　CRP 变化趋势图（D1～D4）

图 16-9　OI 变化趋势图（D1～D4）

图 16-10　NT-proBNP 变化趋势图（D1～D4）

图 16-11　D-二聚体变化趋势图（D1～D4）

图 16-12　APTT 变化趋势图（D1～D4）

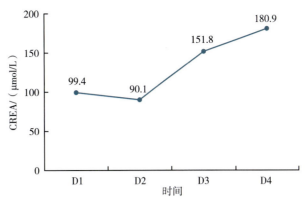

图 16-13　CREA 变化趋势图（D1~D4）

第一阶段小结（D1~D4）

患者为青年女性，既往有关节肿痛以及雷诺现象病史，此次主诉"头痛 6 天，发热 2 天"来我院就诊。患者入我院风湿科后考虑抗磷脂抗体综合征可能性大，给予甲泼尼龙、静脉注射免疫球蛋白、低分子肝素治疗，同时辅以补液、去甲肾上腺素支持治疗后患者病情无明显好转，于次日转入 ICU 进一步治疗。入住 ICU 后加用哌拉西林钠他唑巴坦钠抗感染治疗，患者病情仍旧继续进展，D4 气促加重，指脉氧测不出，予气管插管、呼吸机辅助通气。

该患者病情危重，持续高热、休克，并出现血栓形成、呼吸衰竭，诊断未明，您认为患者目前最可能的诊断是什么？感染性还是非感染性疾病，依据为何？

专家点评

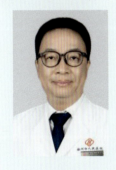

罗伟文　梅州市人民医院重症医学四科主任
中国老年医学学会重症医学分会委员
广东省医学会重症医学分会常务委员
广东省医师协会重症医学医师分会副主任委员
广东省医院协会重症医学管理专业委员会常务委员
广东省健康管理学会重症医学专业委员会副主任委员
梅州市医学会重症医学分会主任委员

该患者为青年女性，既往有关节肿痛以及雷诺现象病史，出现持续高热，有休克，并且有血栓形成、呼吸衰竭，基于患者目前检验检查情况难以判断到底是感染性还是非感染性疾病，患者高热、休克，炎症指标降钙素原升高明显，不排除存在脓毒症、感染性休克的可能。但患者白细胞、中性粒细胞不高，血小板大致正常，CRP 以及 IL-6 无明显升高，CT 提示肺部病变不重，脑脊液检验并未发现颅内感染迹象，D-二聚体高，FIB 低，血脂高，抗心磷脂抗体阳性，建议追踪 mNGS 检查、骨髓穿刺、PET/CT、CDC 等相关检查，注意排除其他器官感染可能（下肢坏死）、噬血细胞综合征、不典型病原体感染或肺栓塞的可能。

可使用广谱抗生素联合其他抗感染治疗、静脉注射丙种球蛋白冲击治疗、大剂量激素、血浆置换等治疗，完善铁蛋白检测以及 T 细胞、B 细胞和 NK 细胞亚群检查等。患者脑实质肿胀，腰穿压力高，亦不能完全排除颅内静脉窦血栓形成。

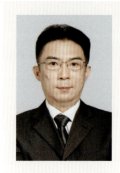

熊 滨　广西壮族自治区人民医院副院长
国务院政府特殊津贴专家
中华医学会重症医学分会委员
中国医师协会重症医学医师分会委员
中国医师协会体外生命支持专业委员会委员
广西壮族自治区卫生健康委员会重症医学质量控制中心主任
广西医学会重症医学分会主任委员

颜面部水肿无法用下肢静脉血栓形成解释，须警惕心功能不全、肾功能不全。

支持感染性疾病的依据及可能的病原学如下：

1. 发热、降钙素原升高，器官受累，炎症指标轻度升高。

2. 感染部位　肺部感染？患者早期有发热、头痛、恶心呕吐、下肢血栓形成等表现，并非典型的呼吸道感染表现。颅内感染？脑脊液微量蛋白升高，最常见于颅内感染，比如化脓性脑膜炎、结核性脑膜炎，某些肿瘤性的因素也可能会造成脑脊液蛋白含量的增高；患者出现头痛、恶心、呕吐等表现也符合颅内感染的特征。

3. 可能的病原学　本病例可能为钩端螺旋体病：①发热，体温短期内可高达39℃左右；②头痛较为突出；③同时出现消化系统症状如恶心、呕吐；④中期（器官损伤期）出现咯血、肺弥漫性出血、黄疸、皮肤黏膜广泛出血、蛋白尿、血尿、管型尿、肾功能不全、脑膜脑炎等，此时以肺出血和脑炎为主。尤其是肺弥漫性出血型（肺大出血型）钩体病：在钩端螺旋体侵入人体后，经过潜伏期和短暂的感染早期后的 2~3 天，患者突然出现面色苍白，而后心率和呼吸增快，心慌，烦躁不安，最后进入循环与呼吸衰竭。

可能的非感染性疾病及依据如下：

1. 抗磷脂抗体综合征　①以血栓形成为主要临床表现，外周血管常见，与抗体滴度无关；②中度的血小板减少（一般 $>50×10^9/L$）；③抗磷脂抗体升高。但是单纯用抗磷脂抗体综合征无法解释严重的休克以及高热、呼吸衰竭。

2. 呼吸衰竭伴循环衰竭加重　肺栓塞？

3. 混合型结缔组织病。

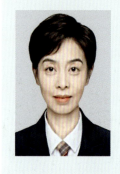

贺 艳　珠海市人民医院急诊医学部主任
中国女医师协会第二届急诊专业委员会委员
广东省医师协会急诊医师分会第五届委员会常务委员
广东省医学会应急（灾难）学分会常务委员
广东省精准医学应用学会急危重症分会副主任委员
广东省预防医学会急症预防与救治专业委员会常务委员

患者诊断高度考虑为灾难性抗磷脂抗体综合征（CAPS），由于患者既往有风湿免疫背景（关节肿痛以及雷诺现象），此次入院发现多静脉血栓，伴随 APTT 延长、血小板降低、D-二聚体增高及抗心磷脂抗体升高，同时患者入院前驱表现为先头痛后发热，继而下肢、颜面部水肿，CT 提示脑肿胀，腰穿测压 205mmH$_2$O，颅内压升高，脑脊液常规生化（细胞数、蛋白基本正常）不支持化脓性病变。

不能除外的诊断考虑：①颅内静脉血栓（或静脉窦血栓）形成？②病毒性脑炎？由于后续更多临床证据支持血栓性疾病，仍需要重点鉴别抗磷脂抗体综合征。由于患者进展迅速，可能存在颅内、上肢、下肢静脉系统等多于3个部位的血栓，伴随器官功能障碍及衰竭，高度疑诊为CAPS，需要进一步完善头颅CTV，检测狼疮抗凝物（LA）及抗β₂GPI抗体，完善Cooms溶血性贫血等相关检查。

然而在诊断明确之前，感染性疾病仍需要排查，但临床支持证据暂不多，仅考虑经验性覆盖治疗。第一阶段任务，仍为支持生命体征的情况下，尽快明确诊断以采取针对性的干预措施。

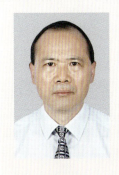

曾文新　广东省人民医院急诊科主任医师
中华医学会急诊医学分会急性抗感染学组委员
中国医师协会急诊医师分会神经急诊专业委员会委员
中国研究型医院学会卫生应急学专业委员会委员
广东省中西医结合学会高血压专业委员会委员
广东省中西医结合学会灾害医学专业委员会委员

目前最可能的诊断考虑：①肺血栓栓塞症；②抗磷脂抗体综合征；③静脉血栓栓塞症；④MODS。

首先考虑非感染性疾病，依据：①青年女性，既往有关节肿痛及雷诺现象病史；②白细胞、PCT、IL-6、CRP均不高；③抗心磷脂抗体升高；④广泛静脉血栓形成，双侧大隐静脉、小隐静脉血栓形成；双侧股浅静脉、股深静脉、双侧锁骨下静脉、腋静脉、肱静脉、贵要静脉、头静脉血流充盈不佳；⑤D-二聚体很高（16 210ng/mL）、FIB低（1.24g/L）。

入院D5骨髓涂片提示：吞噬细胞（可见噬血细胞现象，约占10%），活检未见明确异常。同时我院PET/CT报告：肝、脾、双侧肾上腺、全身骨髓糖代谢增高，不除外血液系统恶性疾病（图16-14），而血mNGS结果仅见人类疱疹病毒6B型（序列数1）。查铁蛋白从487ng/mL升高至9 461ng/mL。同时D5查血清EBV-DNA<500copies/mL（阴性）。

D6院内MDT讨论，综合各科意见如下：

1. 诊断　考虑继发性噬血细胞综合征最为可能，但是促发因素尚不明确。

2. 治疗　①在原有静脉注射免疫球蛋白的基础上，加用甲泼尼龙1 000mg q.d.×3d冲击治疗，同步予以血浆置换3天（D5~D7）；②患者PCT显著上升至8.42ng/mL，且出现休克，不排除此阶段并发感染性休克，改用美罗培南+万古霉素联合抗感染（表16-2）；③进一步完善噬血细胞综合征基因测序，外送sCD25、NK细胞活性检查。

D8外送检查回报：sCD25 1 889U/mL，NK细胞活性为11.01%（正常值为15.11%~26.91%）。同时D8查肌红蛋白大于3 000pg/mL。

予以甲泼尼龙冲击阶梯减量抗炎，静脉注射免疫球蛋白封闭抗体，血浆置换治疗，肝素抗凝，同时辅助予以CRRT调节水电解质平衡、去甲肾上腺素升压、白蛋白扩容等对症支持治疗后，感染指标PCT从13.37mg/mL下降至0.56mg/mL，氧合指数从195mmHg升高至445mmHg，休克得到纠正，头颈以及四肢肢体肿胀程度明显减轻。D12抗生素降级至注射用头孢哌酮钠舒巴坦钠3g q.8h.抗感染

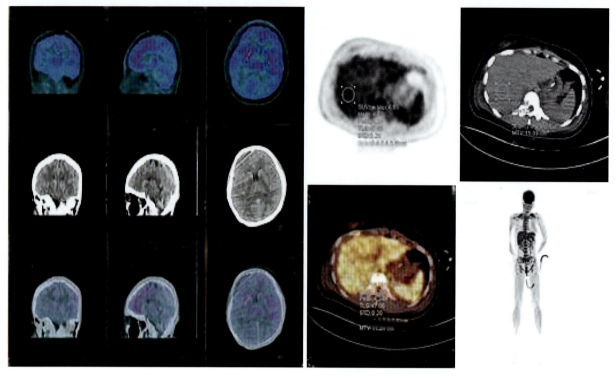

图 16-14　FDG-PET/CT 图像（D5）

表 16-2　抗生素治疗方案（D1~D15）

D1	D2	D5~D7	D8	D11	D12	D13~D15
哌拉西林钠他唑巴坦钠 4.5g q.8h.						
		美罗培南 1g q.12h.				
		万古霉素 1g q.12h.				
					头孢哌酮钠舒巴坦钠 3g q.8h.	
低分子肝素 0.6mL q.12h.			肝素 1 200IU i.v. q.12h.			
免疫球蛋白 20g		免疫球蛋白 20g				
甲泼尼龙 40mg q.d.		1g q.d.	0.5g q.d.	0.25g q.d.		160mg q.d.

治疗，D13 拔除气管插管。

　　患者拔除气管插管后仍旧有持续发热，且双下肢肢端发绀（图 16-15），动脉搏动消失，肌红蛋白持续大于 3 000ng/mL。监测 D-二聚体、易栓症以及内皮损伤相关指标（表 16-3）提示患者处于内皮功能受损以及高凝状态。双下肢血管超声造影提示：右侧胫后静脉远心段血栓形成；左侧大隐静脉近心端血栓形成。D15 复查 CT 提示：双肺渗出增多，颅脑水肿减轻（图 16-16）。

　　D1 至 D15 WBC、体温、PCT、CRP、NT-proBNP、CREA、D-二聚体、APTT、氧合指数变化趋势见图 16-17~图 16-28。

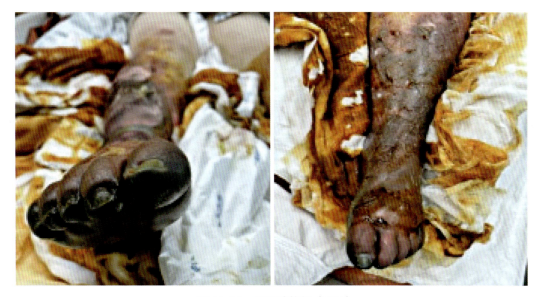

图 16-15　双下肢体征（D13）

表 16-3　血栓以及内皮损伤指标

检测指标正常范围	D4	D5	D8
抗凝血酶Ⅲ活性（80%～120%）	75	51	—
血浆蛋白 C 活性（70%～130%）	49	45	—
血浆蛋白 S 活性（55%～140%）	56	18	—
血管性血友病因子（50%～160%）	750	763	293
血浆凝血酶调节蛋白抗原（3.8%～13.3%）	21.4	—	26.7

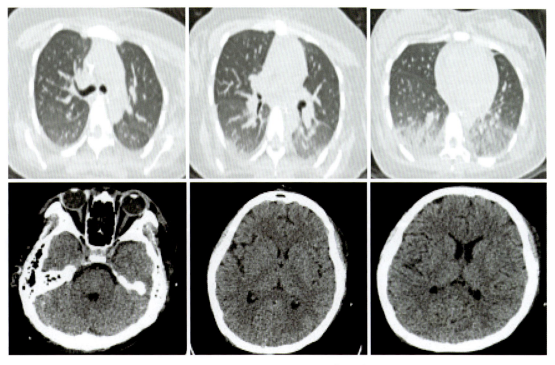

图 16-16　头、胸 CT 平扫（D15）

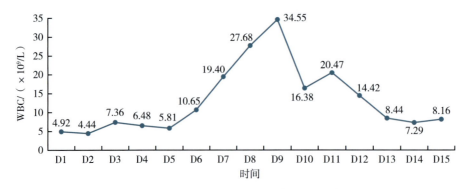

图 16-17　WBC 变化趋势图（D1~D15）

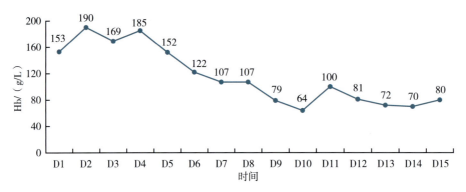

图 16-18　Hb 变化趋势图（D1~D15）

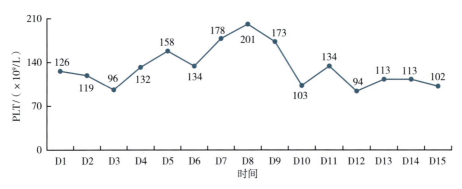

图 16-19　PLT 变化趋势图（D1~D15）

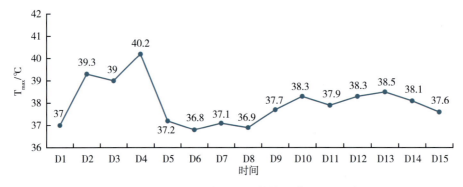

图 16-20　每日最高体温变化趋势图（D1~D15）

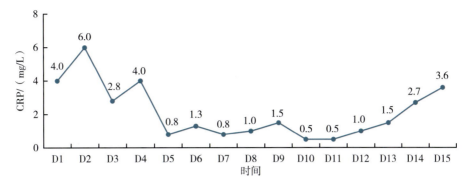

图 16-21　CRP 变化趋势图（D1~D15）

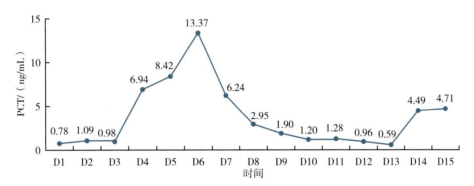

图 16-22　PCT 变化趋势图（D1~D15）

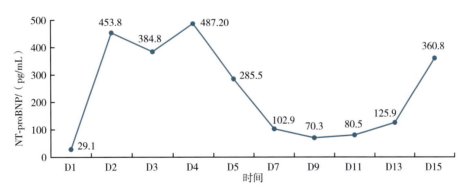

图 16-23　NT-proBNP 变化趋势图（D1~D15）

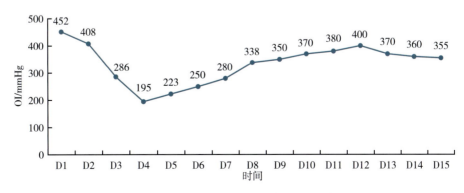

图 16-24　OI 变化趋势图（D1~D15）

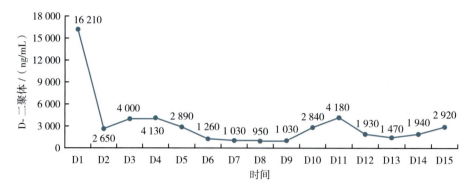

图 16-25　D-二聚体变化趋势图（D1～D15）

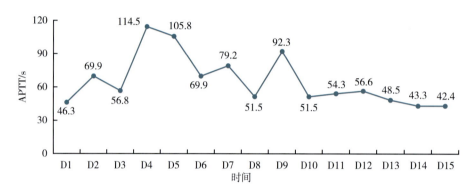

图 16-26　APTT 变化趋势图（D1～D15）

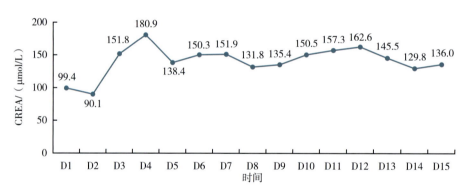

图 16-27　CREA 变化趋势图（D1～D15）

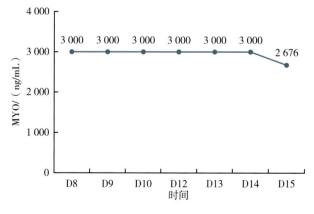

图 16-28　MYO 变化趋势图（D8～D15）

第二阶段小结（D5 ~ D15）

转入 ICU 后，予以甲泼尼龙冲击阶梯减量抗炎、静脉注射免疫球蛋白封闭抗体、血浆置换、肝素抗凝等治疗后，患者氧合指数明显改善，头颈及四肢肢体水肿、脑水肿明显减轻，于 D13 拔除气管插管。但是拔除气管插管后仍旧有发热，双肺渗出逐渐增多，双下肢仍旧有血栓形成，出现横纹肌溶解、坏死。

患者此阶段病情呈现以下特点：①反复发热，感染指标呈现一过性升高，但是炎症反应指标升高不明显，未检出病原体；②血红蛋白以及血小板轻中度下降；③甘油三酯水平升高以及纤维蛋白原水平下降；④下肢深静脉血栓持续存在，并且出现横纹肌溶解以及坏死；⑤骨髓中可见噬血细胞现象；⑥血清铁蛋白显著升高；⑦NK 细胞活性降低。

目前患者的治疗效果不佳，如果您是主诊医生，请针对如下问题给予指导性意见：①根据现有的临床表现以及实验室检查，患者继发性噬血细胞综合征的诊断是否成立？②回顾诊疗过程，尽管先后予以低分子肝素或者肝素抗凝治疗，并且前 1 周 APTT 水平维持在治疗水平，但患者的静脉血栓持续存在，您认为患者多发性静脉血栓形成的病因可能是什么？

专家点评

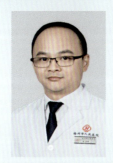

张彦峰　梅州市人民医院重症医学二科、神经外科重症监护病区负责人
中国医学救援协会重症医学分会青年委员
广东省医学会器官移植学分会委员
广东省临床医学学会临床重症医学专业委员会委员
广东省基层医药学会器官捐献与移植专业委员会常务委员
梅州市医学会急危重症医学分会常务委员兼秘书

患者为年轻女性，急性起病，既往有关节肿痛、雷诺现象史，存在发热、高甘油三酯血症、低纤维蛋白血症、血小板减少、骨髓噬血细胞现象、铁蛋白升高、NK 细胞活性降低，考虑继发性噬血细胞综合征诊断成立。除自身免疫病、感染诱发因素外，患者仍需要筛查肿瘤（实体肿瘤或血液系统肿瘤）。

积极抗凝下患者静脉血栓持续存在的病因考虑如下：①抗心磷脂抗体（ACT）阳性，考虑存在抗磷脂抗体综合征。②ACT 导致内皮损伤、触发血小板黏附、内皮素 -1 表达上调致血管痉挛、活化蛋白 C 抵抗、抑制血浆蛋白 S 活性及干扰抗凝血酶Ⅲ（患者辅助检查提示）等各种机制均可致静脉血栓形成。③患者脑水肿未排除存在颅内静脉窦血栓形成。④建议针对抗心磷脂抗体进行激素、免疫抑制剂等治疗并监测抗体变化。这类患者需要控制诱因，并结合抗体滴度、诱因、血栓部位等因素长期预防血栓形成，部分指南建议在抗心磷脂抗体持续阴性 4 个月以上的情况下才可停止治疗。

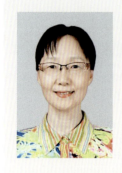

戴建伟　　汕头大学医学院第二附属医院重症医学科学科带头人
广东省医学会重症医学分会第四届副主任委员
广东省医院协会重症医学管理专业委员会常务委员
广东省病理生理学会危重病医学专业委员会第一届副主任委员
广东省健康管理学会重症医学专业委员会副主任委员
广东省健康管理学会内科危重症多学科诊疗专业委员会副主任委员
汕头市医学会重症医学专业委员会前任主任委员

　　患者存在风湿免疫性疾病（抗磷脂抗体综合征），同时合并感染等噬血细胞综合征的诱发因素，根据噬血细胞综合征诊断标准，患者符合 8 条指标中的 6 条：发热、血细胞减少、高甘油三酯血症、骨髓噬血细胞现象、NK 细胞活性减低、血清铁蛋白升高，故考虑继发性噬血细胞综合征诊断成立。

　　患者为年轻女性，既往有关节肿痛、雷诺现象，本次双下肢静脉多发血栓形成，抗心磷脂抗体 IgM 升高，考虑患者抗磷脂抗体综合征可能性大。抗磷脂抗体综合征为导致患者静脉血栓形成的主要因素，同时血浆蛋白 C、血浆蛋白 S 活性下降，使患者易栓症加重，抗凝血酶活性下降，使肝素抗凝效果受到影响。

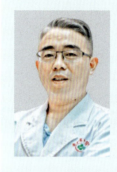

奚小土　　广东省中医院急诊科主任
世界中医药学会联合会热病专业委员会副会长
中华中医药学会感染病分会常务委员
中国中西医结合学会急救医学专业委员会委员
广东省基层医药学会急诊医学专业委员会副主任委员
广东省中西医结合学会卫生应急学专业委员会副主任委员
广东省中医药学会热病专业委员会主任委员

　　患者符合噬血细胞综合征 8 条诊断标准中的 6 条：①发热；②血细胞减少（影响二或三系外周血细胞）；③高甘油三酯血症和/或低纤维蛋白原血症；④骨髓、脾或淋巴结中发现噬血细胞现象而非恶变证据；⑤NK 细胞活性减低或缺乏；⑥铁蛋白≥500μg/L，故继发性噬血细胞综合征的诊断可以成立。

　　患者虽经低分子肝素或者肝素抗凝治疗，但静脉血栓持续存在，多发性静脉血栓形成的病因可能有：①患者为年轻女性，既往有关节肿痛、雷诺现象等病史，尽管抗核抗体等检查呈阴性，仍未能排除 SLE 合并抗磷脂抗体综合征（APS）的可能性，文献报道本病的血栓形成原因未明，虽经积极救治，仍预后极差，机制不明；②感染、内皮细胞损伤导致补体异常激活是增加血栓形成、导致重要器官二次打击的原因；③其他影响因素，如 CRRT 抗凝策略，以及激素等多种药物的联合使用，也是造成凝血机制障碍的可能原因。

　　D19 22:00 患者出现持续发热（T_{max} 39.8℃），呼吸窘迫（SpO_2 80%），予以再次气管插管、呼吸机辅助通气。再次行院内 MDT，讨论考虑继发性噬血细胞综合征可能，经过前一阶段大剂量激素、丙种球蛋白以及血浆置换治疗后病情已经缓解，此阶段出现高热和呼吸衰竭，考虑与下肢肌肉坏死后软组织感染促发的炎症反应密切相关。予以升级抗生素治疗，注射亚胺培南西司他丁钠 1g q.8h. 联合替加环素抗感染治疗（表 16-4），D20 送手术室行双下肢削痂术（15%）＋异体皮制备（15%）＋双下肢异体皮移植术（15%）＋深部组织感染清创引流术（图 16-29），术中留取坏死部位引流液培养，同时送坏死组织病理。

表 16-4　治疗方案（D1～D27）

D1	D2	D5	D8	D11	D12	D15	D19	D22～D27
哌拉西林钠他唑巴坦钠 4.5g q.8h.								
			美罗培南 1g q.12h.					
			万古霉素 1g q.12h.					
					头孢哌酮钠舒巴坦钠 3g q.8h.			3g q.8h.
低分子肝素 0.6mL q.12h.				肝素 12 500IU i.v. q.12h.				
甲泼尼龙 40mg		1g	0.5g		0.25g	160mg		
							亚胺培南西司他丁钠 1g q.8h.	
							多黏菌素 B 50 万 IU q.12h.	
							替加环素 100mg q.12h.	

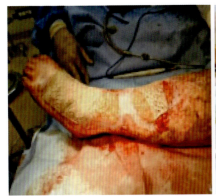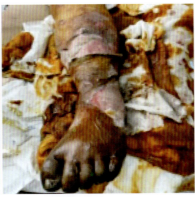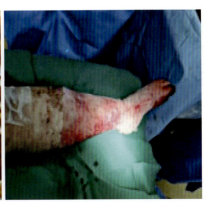

图 16-29　手术清创（D20）

　　清创术后患者仍旧持续高热，PCT 持续大于 200ng/mL。D22 复查胸部 CT（图 16-30）并送检血培养以及引流液培养，结果均提示耐碳青霉烯鲍曼不动杆菌感染，对多黏菌素敏感，予以加用多黏菌素 B 抗感染治疗。同时加强换药，保持创面干燥，促进愈合（图 16-31）。术中病理提示：送检标本为血管组织，部分静脉管腔内见血栓形成，部分血栓机化，个别静脉管腔可见血栓机化后再通（图 16-32）。

　　通过上述治疗后患者体温、感染指标下降，呼吸机支持参数下调，双肺渗出减少，氧合指数明显改善，于 D26 拔除气管插管。于 D27 转出至烧伤科接受进一步专科治疗。

　　D16～D27 血常规、体温、PCT、CRP、NT-proBNP、CREA、D-二聚体、APTT、氧合指数变化趋势见图 16-33～图 16-44。

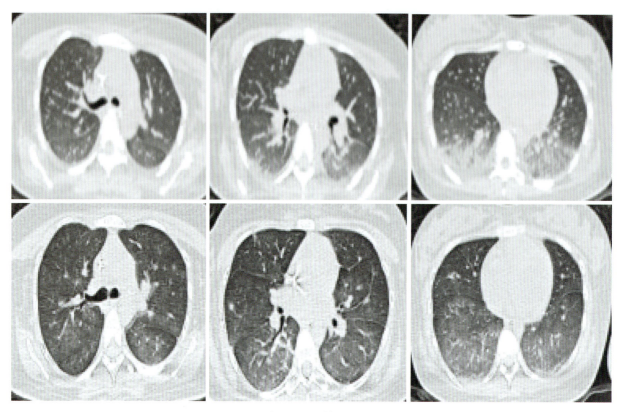

图 16-30 肺部 CT
D22（下）与 D15（上）比较，病灶较前吸收

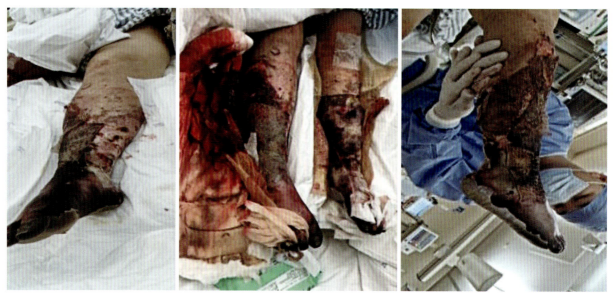

图 16-31 手术创口换药（D21~D27）

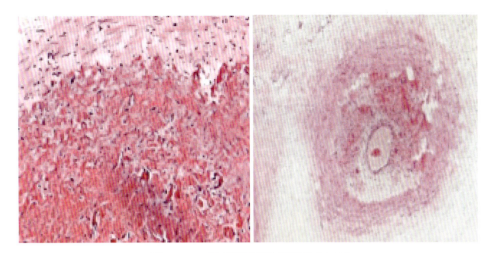

图 16-32　右下肢坏死组织病理（D20）
送检标本为血管组织，部分静脉管腔内见血栓形成，部分血栓机化，个别静脉管腔可见血栓机化后再通

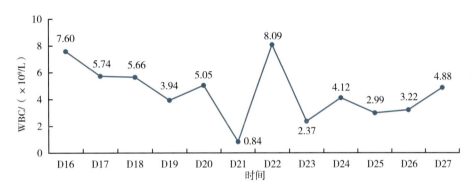

图 16-33　WBC 变化趋势图（D16～D27）

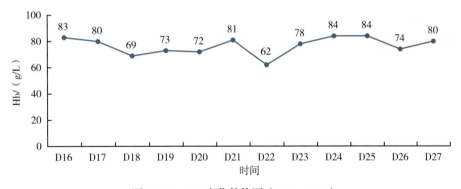

图 16-34　Hb 变化趋势图（D16～D27）

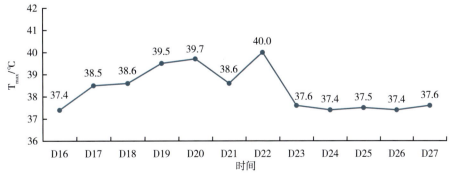

图 16-35　每日最高体温变化趋势图（D16～D27）

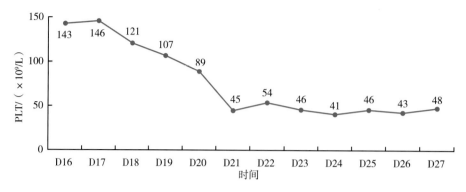

图 16-36　PLT 变化趋势图（D16～D27）

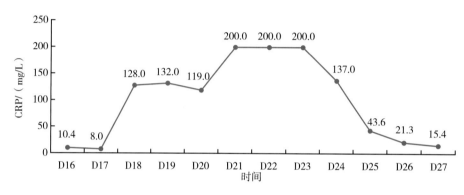

图 16-37　CRP 变化趋势图（D16～D27）

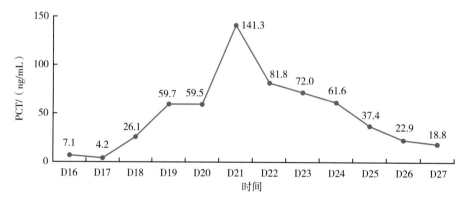

图 16-38　PCT 变化趋势图（D16～D27）

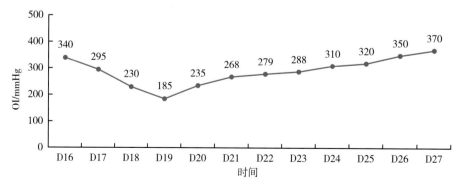

图 16-39　OI 变化趋势图（D16～D27）

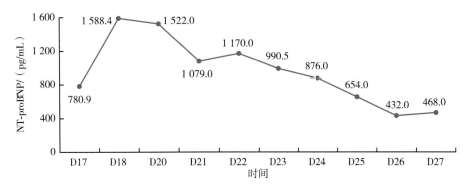

图 16-40　NT-proBNP 变化趋势图（D17~D27）

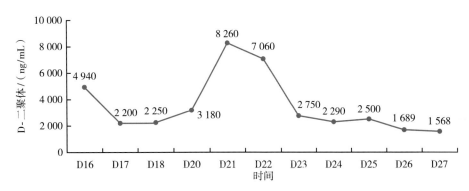

图 16-41　D-二聚体变化趋势图（D16~D27）

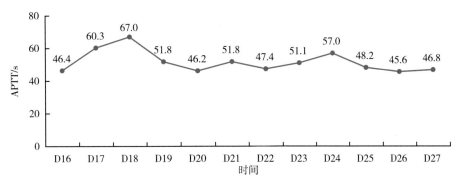

图 16-42　APTT 变化趋势图（D16~D27）

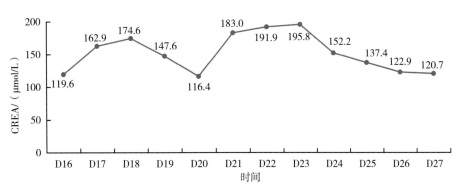

图 16-43　CREA 变化趋势图（D16~D27）

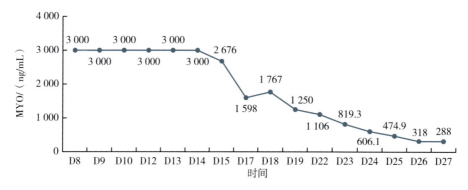

图 16-44　MYO 变化趋势图（D8～D27）

四、病例追踪（D28至出院）

转入烧伤科后继续予 "头孢哌酮钠舒巴坦钠 + 替加环素 + 多黏菌素 B" 抗感染治疗，后续 D34 以及 D43 历经小腿截断术以及扩口、修复、负压辅助愈合（图 16-45），最终病情稳定并于 D66 出院。出院后在我院风湿内科门诊随诊，随访过程查风湿免疫以及肿瘤指标均为阴性。

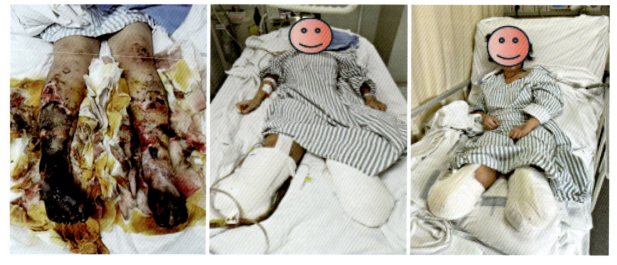

图 16-45　手术修复

学习心得

噬血细胞综合征（hemophagocytic syndrome，HPS），又称为噬血细胞性淋巴组织细胞增生症（hemophagocytic lymphohistiocytosis，HLH），是一种遗传性或获得性免疫调节功能异常导致的淋巴细胞、单核细胞和巨噬细胞异常激活、增殖和分泌大量炎症细胞因子引起的过度炎症反应综合征。本病以发热，血细胞减少，肝脾大，以及肝、脾、淋巴结和骨髓组织发现噬血细胞现象为主要临床特征。大部分的 HLH 缺乏特异性临床表现，因此容易误诊、漏诊；HLH 是一种进展迅速的高致死性疾病，HLH 未经治疗患者的中位生存时间不超过 2 个月。

按照是否存在明确的 HLH 相关的基因异常，HLH 可分为原发性和继发性两类。

1. 原发性 HLH　由遗传性淋巴细胞功能受损或炎症活性相关基因缺陷导致。遗传方式主要为性染色体和/或常染色体隐性遗传。

2. 继发性 HLH　通常无已知的 HLH 致病基因缺陷及家族史，是由肿瘤、风湿免疫性疾病、感染等多种诱因所致的严重炎症反应综合征。病毒是感染相关 HLH 最常见的诱因，尤以 EB 病毒感染最常见。随着基因突变鉴定的进步及认识的不断加深，目前认为很多继发性 HLH 也存在一定的基因背景。目前已知的 HLH 相关致病基因，如 *PRF1*、*UNC13D*、*STX11*、*STXBP2*、*Rab27a*、*LYST*、*SH2D1A*、*BIRC4*、*ITK*、*AP3β1*、*MAGT1*、*CD27* 等，若检出此类基因病理性突变即可考虑诊断 HLH。

然后，我们从以下 3 个方面探讨本例患者诊疗中的体会。

1. 诊断疑点　回顾本例患者，根据国际组织细胞协会于 2004 年修订的诊断标准，符合该标准 8 条指标中的 6 条指标，可以诊断为继发性 HLH，见表 16-5。

表 16-5　继发性 HLH 诊断标准

编号	诊断标准	诊断依据	是否达标
1	体温>38.5℃，持续>7 天	4 月 13—19 日体温持续超过 38.5℃	√
2	脾大	未见脾大	×
3	血细胞减少（累及外周血二系或三系血细胞）：血红蛋白<90g/L，血小板<100×10⁹/L，中性粒细胞<1.0×10⁹/L	血红蛋白 64g/L，血小板 89×10⁹/L	√
4	甘油三酯>3mmol/L 和/或纤维蛋白原<1.5g/L	甘油三酯 3.72mmol/L，纤维蛋白原<1.42g/L	√
5	骨髓、脾脏、肝脏或淋巴结中发现噬血细胞现象	骨髓涂片显示噬血细胞约占 10%	√
6	NK 细胞活性降低或缺如	NK 细胞活性降低	√
7	铁蛋白≥500ng/mL	铁蛋白≥2 000ng/mL	√
8	sCD25>2 400U/mL	sCD25 1 889U/mL	×

从病理生理的本质上来说，HLH 是过度炎症反应导致的多器官功能障碍，但是本例患者临床检验中反映炎症反应的关键指标 CRP 以及 IL-6 在疾病早期并未合并感染时未见明显升高，这一点也是值得我们思考的。

2. 血栓疑云　回顾患者疾病的整个发生发展过程，即使在低分子肝素或者肝素抗凝下，全身多部位静脉血栓仍旧持续存在。血栓在整个疾病进程中是"因"还是"果"仍旧不明了，虽然从现有证据看，血栓是继发性 HLH 导致的"果"可能性大，但是 HLH 的促发因素在早期并不明确。在发病初期多次检测病原体并未发现细菌、真菌、病毒感染的证据，可首先排除感染促发 HLH 的可能。风湿免疫指标阴性也可排除其为 HLH 的促发因素。PET/CT 检查不排除血液系统肿瘤，但是肿瘤指标未见明确异常，因此，也不能完全排除本身原发疾病就是血液系统疾病或者以 HLH 为首发表现的血液肿瘤。

3. 经验教训　发病早期患者以头痛为主诉，入院后 D1 的头颅 CT 提示脑实质严重肿胀，而腰穿压力轻度升高，并且脑脊液检验并未发现颅内感染迹象，因此，发病早期也不能排除出现了颅内静脉窦血栓形成。同时，患者早期颜面部也出现了水肿，也不能排除有颈部静脉血栓的形成。而这些部位的血栓极可能在治疗过程中，因抗凝治疗而溶解。发病的中期，使用肝素将

APTT 维持在 60~100s 的水平，虽然患者肢体肿胀减轻，但是复查彩超仍旧有血栓持续存在，这个阶段下肢肢端并未出现坏死。疾病后期，因为肢端的持续缺血，下肢肌肉出现横纹肌溶解后并发感染，历经双下肢削痂术、异体皮制备、异体皮移植术以及深部组织感染清创引流术后感染得到控制，但是两次围手术期抗凝治疗中断，后续下肢肢端持续缺血性坏死，导致不可逆损伤，不得不进行下肢截肢。虽然最终患者康复、顺利出院，但是仍留有遗憾，此阶段抗凝治疗方案该如何优化值得我们反思。

（刘新强　朱高峰）

特别鸣谢

梅州市人民医院	罗伟文
广西壮族自治区人民医院	熊　滨
珠海市人民医院	贺　艳
广东省人民医院	曾文新
梅州市人民医院	张彦峰
汕头大学医学院第二附属医院	戴建伟
广东省中医院	奚小土

病例 17   探案

患者傅××，女性，64岁，急性起病，因"反复发热伴头痛2周，呼之不应2天"于2023年5月11日（D1）于我院急诊收入院。

一、病史特点

1. 老年女性，急性起病，病程2周。

2. 患者于2周前无明显诱因出现发热，伴头痛，自服解热镇痛药后好转。1周后再次出现发热、头痛，体温38℃，伴胃纳差、精神差，后逐渐出现枕部、颈部疼痛，伴恶心、呕吐，于当地医院就诊，具体治疗不详。3天前患者出现自言自语，烦躁不安，行为异常。2天前患者出现呼之不应，转至我院急诊就诊。查体见患者处于嗜睡状态，颈软，四肢肌力、肌张力减低，四肢腱反射迟钝，双下肢病理征可疑。头颅CT检查见双侧辐射冠稍低密度影，初步诊断颅内感染，急诊留观并予美罗培南2g q.8h.静脉注射+万古霉素1000mg q.12h.静脉注射经验性抗感染治疗。患者病情无好转，遂急诊收入院。患者自起病以来，无抽搐，无下肢水肿，胃纳差，少尿，便秘，近期体重无明显变化。

3. 既往史　鼻咽癌放疗后4年，有类风湿关节炎病史，长期服用激素（具体不详），否认高血压、糖尿病、脑梗死、冠心病病史；否认肝炎、结核等传染病史；否认输血史；否认外伤、手术史；否认中毒史；否认过敏史。

4. 体格检查　T 37.8℃，HR 123次/min，R 38次/min，BP 101/56mmHg。深大呼吸，双肺呼吸音清，未闻及干、湿啰音，未闻及胸膜摩擦音。心音正常，各瓣膜听诊区未闻及杂音，心律齐，未闻及心包摩擦音。腹部柔软，无压痛，无反跳痛，未触及包块。肠鸣音5次/min。

专科检查：患者昏迷，双侧压眶反射迟钝，双侧眼球居中，右侧瞳孔直径约3mm，左侧瞳孔直径约2.5mm，直接、间接对光反射迟钝，余脑神经检查不配合。肌肉无萎缩，疼痛刺激四肢有收缩；双侧巴宾斯基征阳性；颈无抵抗，脑膜刺激征（－）。

5. 辅助检查　入院前一天（PD1）在我院行头部CT平扫（图17-1）和胸部CT平扫（图17-2）。

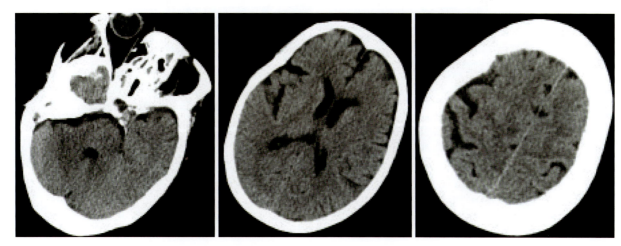

图17-1　头部CT（PD1）
双侧辐射冠稍低密度影；鼻咽后壁增厚；鼻窦炎；中耳炎

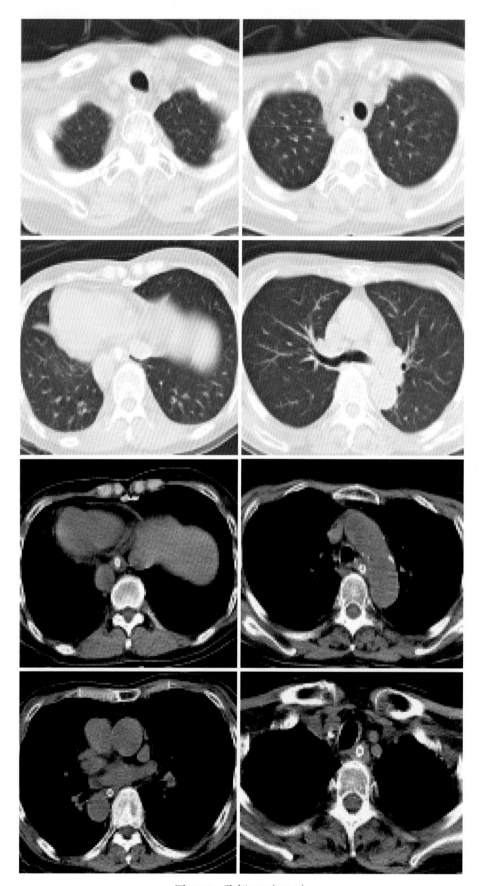

图 17-2　胸部 CT（PD1）
右肺中叶外侧段少许炎症；T$_7$椎体压缩性骨折；胸骨及左侧第 2 肋骨骨折；胆囊壁水肿、增厚

血常规：WBC 19.19×10^9/L，NEUT% 90.1%，Hb 112g/L，PLT 300×10^9/L。

感染指标：PCT 3.84ng/mL，CRP 173.1mg/L，IL-6 97.8pg/mL，Lac 1.4mmol/L。

肝肾功能：AST 42U/L，ALT 50U/L，CREA 90μmol/L。

心功酶：CK 34U/L，CK-MB<10U/L，NT-proBNP 3 226pg/mL，cTnT 54.7pg/mL。

凝血指标：PT 14s，APTT 44s，FIB 9.34g/L，INR 1.07，D-二聚体 4 970ng/mL。

二、初步诊断

1. 颅内感染（主诊断）。
2. 意识障碍。
3. 肺部感染。
4. 类风湿关节炎。
5. 鼻咽癌。

三、诊疗经过

D1 下午入院后告病重，行腰穿，提示脑脊液压力>320mmH$_2$O，脑脊液白细胞计数 1 341×10^6/L，蛋白定性阳性（2+），葡萄糖 3.55mmol/L，蛋白定量 1 821mg/L，脑脊液送 mNGS、病原学检查、血培养等检查，予抗感染、脱水降颅内压、护胃、维持内环境稳定等对症支持治疗。

D2 血气分析提示有呼吸性碱中毒，听诊双肺呼吸音弱，予气管插管、辅助通气。D2 上午 9 时脑脊液 mNGS 结果回报为中间链球菌（序列数 1 210），继续予美罗培南、万古霉素、阿昔洛韦抗感染，补充白蛋白，继续甘露醇、甘油果糖脱水降颅内压等对症支持治疗。床旁胸部 X 线检查未见明显异常，头颅 MR 平扫＋MRV 检查提示右侧小脑半球急性梗死灶（图 17-3）。

D3 下午 4 点，脑脊液培养回报耐碳青霉烯铜绿假单胞菌阳性，血培养阴性。患者病情无改善，仍昏迷，神志无好转，血 WBC、NEUT%、CRP、PCT、IL-6 等感染指标逐渐升高（图 17-4~图 17-9）。D1~D3 抗生素、脱水降颅内压方案见表 17-1。

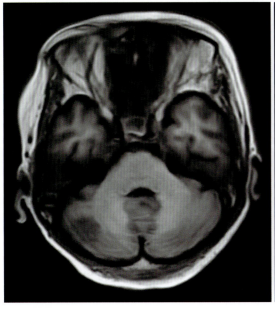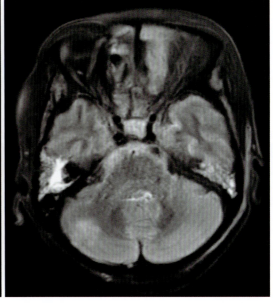

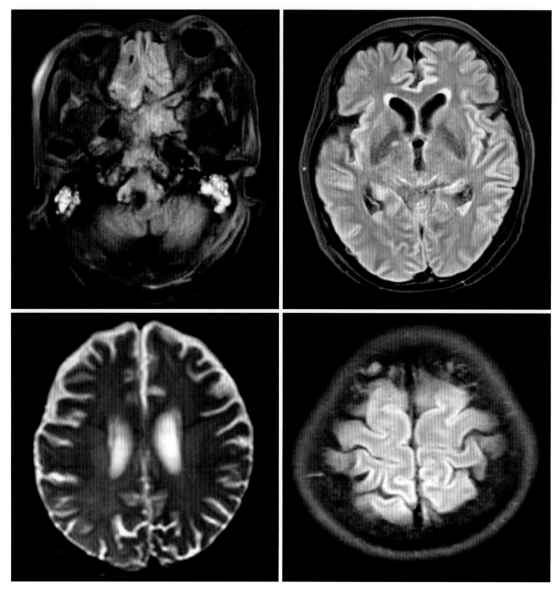

图 17-3　头颅 MR 平扫 +MRV（D2）

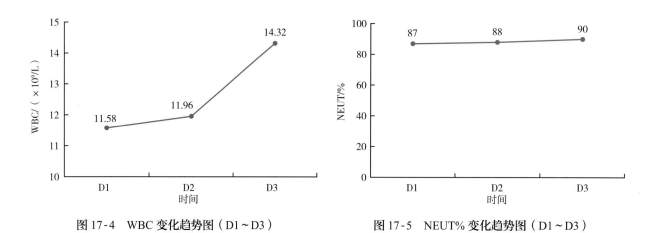

图 17-4　WBC 变化趋势图（D1～D3）　　　　图 17-5　NEUT% 变化趋势图（D1～D3）

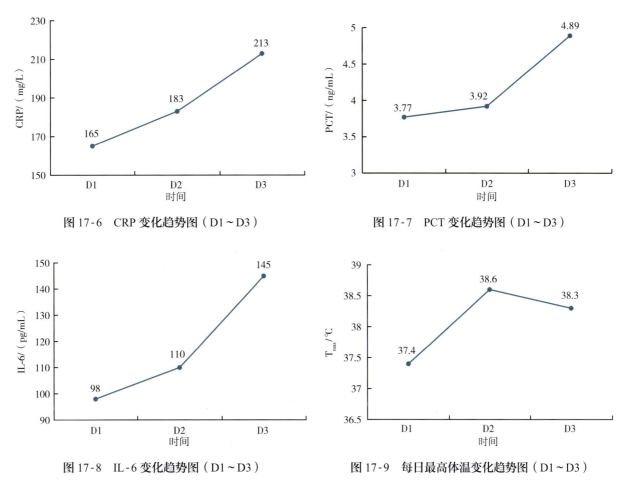

图 17-6　CRP 变化趋势图（D1～D3）　　　　图 17-7　PCT 变化趋势图（D1～D3）

图 17-8　IL-6 变化趋势图（D1～D3）　　　　图 17-9　每日最高体温变化趋势图（D1～D3）

表 17-1　D1～D3 抗生素、脱水降颅内压方案

D1	D2	D3
美罗培南 2g q.8h.		
万古霉素 0.5g q.6h.		
阿昔洛韦 0.5g q.8h.		
甘露醇 125mL q.8h.		
甘油果糖 250mL q.12h.		

第一阶段小结（D1～D3）

　　患者因"反复发热伴头痛 2 周，呼之不应 2 天"入院，头颅 CT 和腰穿脑脊液检查明确存在颅内感染、颅内压增高，给予"美罗培南＋万古霉素＋阿昔洛韦"积极抗感染，甘露醇＋甘油果糖脱水降颅内压，护胃、维持内环境稳定等对症支持治疗。但患者病情无改善，血 WBC、NEUT%、CRP、PCT、IL-6 等感染指标逐渐升高（图 17-4～图 17-9）。D1 送脑脊液 mNGS 检查和培养，D2 上午 9 时脑脊液 mNGS 检查结果提示中间链球菌感染，D3 下午 4 点脑脊液培养结果回报提示耐碳青霉烯铜绿假单胞菌感染。

　　您认为入院至今疗效欠佳的原因有哪些？脑脊液 mNGS 和培养的结果不一致，该如何鉴别两种结果的真与假？如何调整抗生素方案？

专家点评

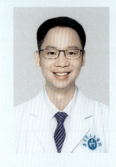

陈胜龙 广东省人民医院重症医学科副主任医师
中华医学会急诊医学分会出血学组委员
广东省医学会重症医学分会青年委员
广东省基层医药学会重症医学专业委员会秘书

患者以发热、头痛、意识障碍为主要表现，脑脊液检测结果支持颅内感染，予经验性使用"美罗培南＋万古霉素＋阿昔洛韦"抗感染治疗，同时予脱水降颅内压等治疗，但病情仍继续进展。治疗效果欠佳的原因主要如下：

1. 诊断问题　该患者除颅内感染之外，是否还存在脑静脉窦血栓形成、脑干梗死等情况？但该患者 MRI+MRV 并未发现上述两种病变；MRI 发现右侧小脑急性脑梗死，结合患者颅内压高，需要注意是否存在中脑导水管受到压迫，加重患者的意识障碍，目前病史提供的影像资料不够全面，因此尚难以确定。

2. 疗程问题　目前的抗感染方案严格意义来说仅使用了 2 天，且患者的病情处于加重阶段，抗感染是否起效还难说，因此判定是否有效为时尚早。

3. 抗生素是否有效覆盖病原体的问题　这就牵涉到第二个问题，即脑脊液 mNGS 和培养结果不一致。首先，不管哪一种检测手段，都可能出现假阳性的情况，可以再次送检。从患者的病史和检查结果来看，既往未使用碳青霉烯类抗生素，考虑耐碳青霉烯铜绿假单胞菌感染是假阳性的可能性更大。反过来，如果确实培养出铜绿假单胞菌，mNGS 理论上是很容易检测出来该病原体的。当然也有例外，这与检测和分析技术密切相关。所以，如果一定要二选一，个人考虑链球菌感染的可能性较大，也与该患者的病史特点较符合。因为链球菌感染可激活颅内的免疫反应，可表现为 D-二聚体高、急性脑梗死等；此外，链球菌是非化脓性细菌，一般不形成脑肿胀，而铜绿假单胞菌感染容易形成脓肿病灶，从这个角度来说现有资料也不大支持铜绿假单胞菌是致病菌。

综上所述，治疗方案建议做以下调整：基于链球菌所致颅内感染的特点，建议加用激素，阻断过度免疫反应；万古霉素更改为利奈唑胺，提高颅内血药浓度。同时复查脑脊液 mNGS 和培养。

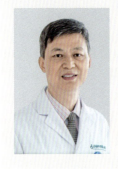

刘　斌 南方医科大学珠江医院急诊科主任，博士研究生导师
广东省医师协会急诊医师分会副主任委员
广东省预防医学会急症预防与救治专业委员会副主任委员
广东省医学会急诊医学分会常务委员
中国研究型医院学会卫生应急学专业委员会常务委员
《中华卫生应急电子杂志》编委
广东省胸痛中心协会常务理事

治疗效果欠佳的原因：诊断不正确？经验性治疗未覆盖病原体？静脉给药方式未达到足够高

的颅内药物浓度？

根据发热、头痛、意识障碍的临床表现，查体双侧病理征阳性，其他部位感染证据不足，加上脑脊液检查表现为蛋白增多、细胞增多，培养与 mNGS 发现有细菌，首先在诊断上考虑颅内感染，细菌感染可能性比较大，病毒感染一般蛋白不高，细胞数增多以淋巴细胞为主。结合脑脊液蛋白、细胞检查，诊断上考虑细菌感染可能性更大，病毒可能性小。目前感染治疗效果不佳，原因可能是抗生素没有覆盖到病原体、出现耐药菌或者给药途径不对。

患者 CT 显示有中耳炎，要注意其可能是颅内感染的来源，从经验上看，中耳炎最多见链球菌感染和厌氧菌感染了，因此对于抗生素治疗需要注意加用抗厌氧菌的药物。脑脊液 mNGS 检查与细胞培养结果不一致，考虑到本病例为社区感染，致病菌为非耐药菌的可能性大，所以先考虑是链球菌感染。但矛盾的是使用覆盖链球菌的药物治疗 3 天没有好转，加上长期使用激素，因此也不能排除耐药菌感染。总之，目前病原体尚不明确。分析出现目前矛盾的原因是细菌培养结果为铜绿假单胞菌，不能排除医院内污染，或者放疗后长期以来使用激素导致耐药菌生长。对于 mNGS，还得考虑 mNGS 检查的丰度，最为保险的做法是重新培养或者找另外公司再进行二代测序。

调整抗生素治疗方案：对于普通铜绿假单胞菌可用哌拉西林钠他唑巴坦钠；对于难治性耐药铜绿假单胞菌（DTR-铜绿假单胞菌）感染的治疗，美罗培南不能达到良好的治疗效果，可以使用头孢洛扎/他唑巴坦、头孢他啶阿维巴坦钠等。在目前情况下不能完全排除链球菌，可以继续联用万古霉素，头孢类药物可以鞘内注射，静脉结合鞘内/脑室内给药。因此，对于抗生素调整建议采用万古霉素加头孢他啶阿维巴坦钠鞘内注射，同时加用抗厌氧菌药。再复查脑脊液细菌培养，加做厌氧菌培养，或者另找一家公司做 mNGS。

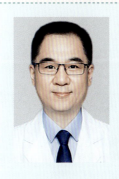

吕 波　广东省人民医院全科医学科副主任
广东省中西医结合学会急救医学专业委员会委员

该患者有鼻咽癌放疗、类风湿关节炎病史，长期服用激素，自身免疫状况欠佳，头颅 CT 提示存在鼻窦炎和中耳炎。根据患者临床表现和辅助检查结果，颅内感染诊断明确。患者在社区起病，住院期间未对颅内进行有创操作，考虑颅内感染为社区获得性感染，可能继发于鼻窦炎或中耳炎。头颅 MR 检查提示右侧小脑半球急性梗死灶，不能排除梗死灶是继发于感染的。综合以上临床特点，脑脊液 mNGS 检查出的中间链球菌为致病菌的可能性较大，培养出的耐碳青霉烯铜绿假单胞菌可能为污染，可以通过复查脑脊液培养进一步鉴别。

患者目前治疗效果欠佳，主要原因是患者并发右侧小脑半球急性梗死，在感染的基础上导致颅内压进一步升高，患者已出现双侧瞳孔不等，可能进一步会继发脑疝形成。对于抗生素治疗方案建议停用阿昔洛韦，继续美罗培南＋万古霉素，监测万古霉素浓度，必要时可行脑室引流术、减轻颅内压，还可行万古霉素脑室内注射治疗。

患者 D1～D3 抗感染治疗效果不佳，依据 D3 脑脊液培养结果回报为耐碳青霉烯铜绿假单胞菌阳性，因病情未能缓解，担心延误治疗，D4 起更改抗感染方案为头孢他啶 2g q.8h. 静脉滴注、阿米卡星 0.4g q.12h. 静脉滴注抗铜绿假单胞菌，并继续万古霉素 0.5g q.6h. 静脉滴注抗球菌治疗，停用美罗培南和阿昔洛韦。

D5、D6 两次复查腰穿，脑脊液压力较前下降，均为 200mmH₂O，故降颅内压治疗方案改为停用甘油果糖，甘露醇减量为 125mL q.12h. 静脉滴注。为鉴别致病菌的真假，D7 复查脑脊液 mNGS 回报中间链球菌感染，同时送检 CSF 数字 PCR 结果回报为链球菌属（7 791copies/mL）。

D4～D6 抗感染治疗效果不佳，间中仍有发热，神志无改善，脑脊液白细胞、血 WBC、NEUT%、PCT、IL-6、CRP 等炎症指标继续升高（图 17-10 至图 17-15），患者病情进一步加重。其间多次血培养、尿培养均阴性，复查胸片未见明显肺部感染。遂依据最新脑脊液 mNGS 结果，考虑中间链球菌为颅内感染的责任病原体，结合入院至今万古霉素已使用 6 天，但未见明显疗效，遂于 D7 更改抗生素方案为美罗培南 2g q.8h. 静脉滴注，联合血脑屏障穿透率较高的利奈唑胺葡萄糖注射液 0.6g q.12h. 静脉滴注，期望能取得较好的疗效（表 17-2）。并予气管切开，加强气道保护和管理。但事与愿违，D8 00：00 患者突然出现双侧瞳孔散大，圆形，直径约 6.0mm，对光反射消失。患者的腰穿颅内压及脑脊液生化、常规结果见表 17-3，CSF、血及尿病原学检测见表 17-4，D1～D8 液体平衡情况见表 17-5。

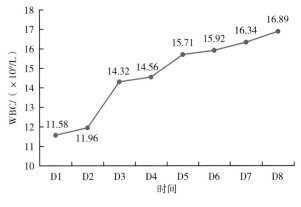

图 17-10　WBC 变化趋势图（D1～D8）

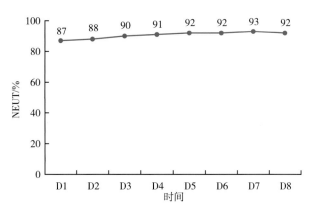

图 17-11　NEUT% 变化趋势图（D1～D8）

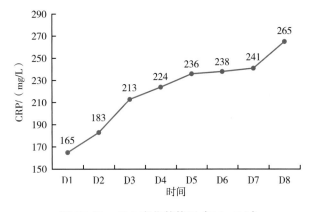

图 17-12　CRP 变化趋势图（D1～D8）

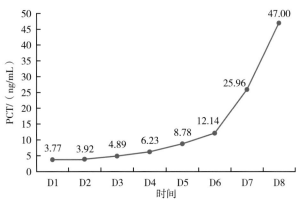

图 17-13　PCT 变化趋势图（D1～D8）

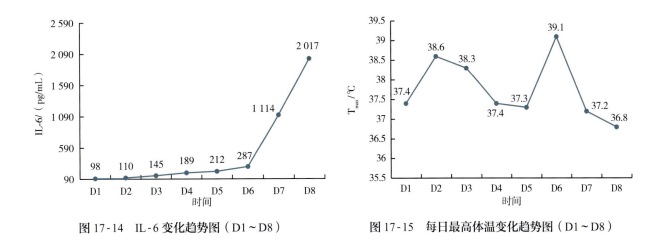

图 17-14　IL-6 变化趋势图（D1～D8）　　　图 17-15　每日最高体温变化趋势图（D1～D8）

表 17-2　抗生素、脱水降颅内压方案（D1～D8）

D1	D2	D3	D4	D5	D6	D7	D8
美罗培南 2g q.8h.			头孢他啶 2g q.8h. 阿米卡星 0.4g q.12h.		美罗培南 2g q.8h.		
万古霉素 0.5g q.6h.					利奈唑胺 0.6g q.12h.		
阿昔洛韦 0.5g q.8h.							
甘露醇 125mL q.8h.							
甘油果糖 250mL q.12h.							

表 17-3　腰穿颅内压及脑脊液生化、常规结果

日期	颅内压 /（mmH₂O）	CSF 生化			CSF 常规	
		葡萄糖 /（mmol/L）	氯 /（mmol/L）	微量总蛋白 /（mg/L）	WBC/（×10⁶/L）	蛋白定性
D1	＞320	3.55	109.8	1 821	1 341	阳性（2+）
D5	200	1.31	140.9	3 667	2 172	阳性（2+）
D6	200	取 CSF 标本送检 CSF-PCR 检测				

注：血糖 D1 6.87mmol/L，D5 6.17mmol/L。

表 17-4　CSF、血及尿病原学检测

采样日期	标本类型	检测结果
D1	CSF-mNGS	中间链球菌（序列数 1 210）
D1	CSF 培养	耐碳青霉烯铜绿假单胞菌
D2	血培养	阴性
D3	血培养	阴性
D3	血 mNGS	阴沟肠杆菌复合群（序列数 192）
D4	尿培养	阴性
D5	CSF-mNGS	中间链球菌（序列数 6）
D5	CSF 培养	阴性
D6	CSF-PCR	链球菌属（7 791copies/mL）

表 17-5　D1~D7 液体平衡情况

指标	D1	D2	D3	D4	D5	D6	D7
入量/mL	1 491	4 616	4 910	3 869	3 289	3 154	4 894
出量/mL	1 110	3 110	4 300	4 053	3 150	2 758	3 670
差值/mL	+381	+1 506	+610	−184	+139	+396	+1 224

第二阶段小结（D4~D8）

依据脑脊液培养结果为耐碳青霉烯铜绿假单胞菌阳性，D4~D6 予以"头孢他啶 + 阿米卡星 + 万古霉素"抗感染治疗，治疗效果不佳。D5、D6 复查两次腰穿，颅内压都较 D1 明显降低，但脑脊液 WBC，以及血 WBC、NEUT%、PCT、IL-6、CRP 等炎症指标持续升高，患者感染进一步加重。依据 D5 送检 D7 回报的 CSF-mNGS 和 CSF-PCR 检测结果，明确责任病原体为中间链球菌，D7 更改抗感染治疗为"美罗培南 + 利奈唑胺葡萄糖注射液"。患者病情仍持续加重，D8 00：00 突然出现双侧瞳孔散大（直径约 6.0mm），对光反射消失。

请问：①为何感染指标持续升高，颅内压反而降低呢？②病情进一步恶化，导致双侧瞳孔散大的最可能原因是？

专家点评

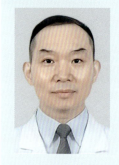

邓　哲　深圳市第二人民医院急诊外科及院前急救科主任，广东省一级创伤中心医疗总监
瑞士沃州中心医院（CHUV）及澳大利亚 Monash 大学访问学者
海峡两岸医药卫生交流协会急诊医学分会第三届委员
中国地市级医院急诊专科医联体常务理事
中国研究型医院学会卫生应急学专业委员会常务委员
广东省精准医学应用学会急危重症分会副主任委员
广东省医师协会急诊医师分会常务委员
广东省医学会应急（灾难）学分会常务委员

患者诊断"颅内感染，化脓性脑膜炎"明确。D5、D6 颅内压降低考虑受益于脱水药物应用，万古霉素对于抗链球菌感染有效。但病原体的播散途径为中耳炎→鼻窦炎→脑膜炎，因感染原发病灶未得到控制，鼻窦炎可持续释放病原体，导致炎症指标持续升高；责任病原体基本明确为中间链球菌，万古霉素和美罗培南虽然在脑脊液中可达较高浓度，但在鼻窦分布浓度不高，导致原发感染灶不能得到有效控制，且美罗培南对链球菌效果不佳。D4~D6 有用头孢他啶、阿米卡星，头孢他啶耐药率高，阿米卡星脑脊液浓度低。也不排除耐碳青霉烯铜绿假单胞菌等其他病原体的可能性，但无明确证据支持。此外，长期服用激素导致免疫抑制亦是导致抗感染欠佳的原因。

病情进一步恶化，导致双侧瞳孔散大的最可能原因为感染加重导致感染性休克、脑水肿加重；其次可能因使用大量脱水药物的情况下有效血容量不足，致使微循环衰竭而导致全脑供血不足。

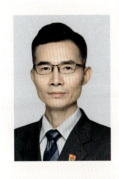

刘捷安　东莞市人民医院急诊医学中心副主任兼普济院区急诊科主任
广东省医学会急诊医学分会常务委员
广东省医师协会急诊医师分会常务委员
广东省医院协会医院门（急）诊管理专业委员会常务委员
广东省预防医学会急症预防与救治专业委员会常务委员
广东省基层医药学会急诊医学专业委员会副主任委员
东莞市医学会急诊医学分会主任委员

根据患者临床表现、实验室检查以及影像学检查结果，诊断颅内感染明确，考虑化脓性脑炎。感染指标持续升高提示颅内感染未曾得到控制，腰穿压力不等于颅内压，腰穿压力降低的原因可能是颅内压下降，亦有可能是脑脊液循环通路梗阻，尤其在化脓性脑炎患者中易发生。

该患者病情恶化，双侧瞳孔散大的原因：一是局灶性神经功能障碍——脑神经麻痹，局灶性神经功能障碍是细菌性脑膜炎常见的并发症；二是脑疝，尽管复查腰穿显示脑脊液压力是下降的，但这并不是持续动态的监测，因为感染未得到有效控制，血脑屏障的通透性增加和细胞毒性因子导致脑水肿的问题仍然存在，同时甘露醇反复使用也可能导致反跳现象，这些因素都可导致患者颅内压在短期内急剧升高，导致脑疝；三是不排除脑梗死加重或出现了脑出血导致颅内压升高。

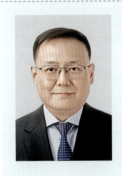

王国兴　首都医科大学附属北京友谊医院急诊科主任，博士研究生导师
中国医药卫生文化协会急诊急救分会秘书长
北京医学会急诊医学分会常务委员兼秘书
北京医师协会急诊医学专科医师分会常务理事兼总干事

患者诊断"细菌性脑膜炎"明确。

颅内压降低，感染反而加重的原因如下：①颅内压降低提示脱水治疗有效，但需要注意在脱水后6小时内不进行腰穿检查，以避免影响颅内压。②脑脊液培养结果为"耐碳青霉烯铜绿假单胞菌"，mNGS结果为链球菌，考虑抗生素不易透过血脑屏障，同时对耐碳青霉烯类铜绿假单胞菌（CRPA）疗效不佳，可考虑把"头孢他啶"换成具有酶抑制剂的"头孢他啶阿维巴坦钠"，并联合应用糖肽类药物；或者联合"多黏菌素"；或者根据细菌的最低抑菌浓度（MIC）选用敏感抗生素。③由于脑脊液白细胞数量多，蛋白含量高，不除外由脑脊液循环不畅导致的腰穿颅内压降低假象。

双侧瞳孔散大最可能的原因：①如合并呼吸浅慢不规则，血压下降，则提示脑疝形成，累及脑干；②如仅单纯"双侧瞳孔散大"，无生命体征改变，则提示病变累及动眼神经。

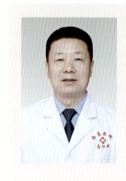

尹　文　中国人民解放军空军军医大学第一附属医院急诊科主任，博士研究生
导师

中国医师协会急诊医师分会常务委员兼副总干事

中华医学会急诊医学分会委员

中国急诊专科医联体副主席

中国医师协会整合急救医学专业委员会主任委员

陕西省医师协会急诊医师分会会长

陕西省急诊专科医联体主席

　　该患者为老年女性，因"反复发热伴头痛2周，呼之不应2天"主诉入科。既往有鼻咽癌放疗病史、类风湿关节炎病史且长期服用激素，处于免疫抑制状态，这些都是引起颅内感染的高危因素。初步诊断颅内感染，给予经验性抗感染治疗及脱水治疗，选用美罗培南＋万古霉素是可行的。

　　第一次腰穿提示高颅压，脑脊液常规、生化结果和mNGS结果进一步明确了颅内感染的诊断。患者神志中度昏迷，已出现呼吸不稳情况，提示颅内病变严重，可能预后不良，应及时向家属详细交代病情。头颅MR平扫＋MRV检查提示右侧小脑病灶，结合病史须考虑脑脓肿可能，可完善DWI及增强MRI进一步明确诊断，存在漏诊脑脓肿可能，须请神经外科会诊评估手术指征。

　　对于D3患者脑脊液培养提示耐碳青霉烯类铜绿假单胞菌感染，须排除定植和污染，耐碳青霉烯类铜绿假单胞菌感染是医院内感染，结合患者病史可能性不大。D4更改抗生素抗感染方案显得过于简单和仓促，D4~D6病情进一步恶化。D7虽再次调整抗生素，但病情仍在进展。诊治过程中抗生素调整欠深思熟虑，脱水治疗方案降低速度过快。

四、病例追踪

　　患者出现双侧瞳孔散大后即刻送检头颅CT平扫（图17-16），提示双侧大脑半球脑实质肿胀，不除外枕骨大孔疝，右侧小脑半球梗死，急性脑积水，建议行脑室外引流术。与患者家属详细说明病情后，家属拒绝手术并自动出院。

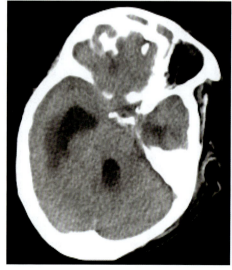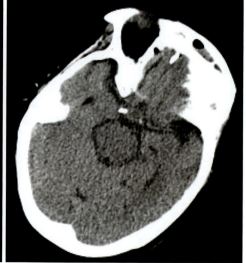

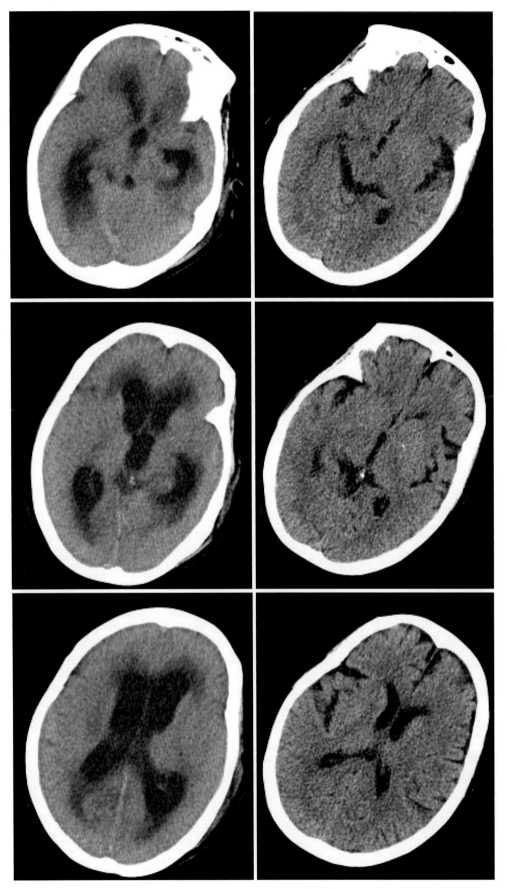

图 17-16　头颅 CT 平扫（D8）

学习心得

　　颅内感染与急性脑血管疾病均为神经内科的急危重症，当两者合并出现时，临床诊治面临着极大的挑战。本例患者以"发热、头痛、恶心、呕吐伴神志不清"为主要症状前来就诊。这些症状具有较高的警示性，发热提示机体存在炎症反应，头痛、恶心、呕吐以及神志不清则高度指向颅内病变。通过一系列的检查，主要诊断明确为颅内感染以及急性小脑梗死。这两种疾病同时发生在同一患者身上，相互影响，使得病情变得极为复杂。

　　在寻找病原体的过程中，出现了脑脊液 mNGS 及脑脊液培养结果不一致的情况。mNGS 结果显示为"中间链球菌"，而脑脊液培养结果却为"铜绿假单胞菌"。正常情况下，链球菌通常会定植在人鼻咽部。结合该患者有"鼻咽癌"病史，其鼻咽部及颅内的结构发生了改变，这种结构上的异常为定植链球菌进入颅内导致感染提供了潜在的途径，因此定植链球菌进入颅内导致感染的可能性较大。

　　为了明确病原体，进行了复查。复查脑脊液 mNGS 结果仍为"中间链球菌"。进一步开展了脑脊液数字 PCR 检测，结果显示为"链球菌属"。从这些结果来看，综合考虑病原体为"中间链球菌"更符合患者的实际情况。这一系列检测结果的分析表明，不同的病原学检测方法在准确性和特异度上存在差异，单一的检测方法可能无法准确地确定病原体。

　　当多种病原学检测结果不一致时，就数字 PCR、mNGS 与培养三者而言，它们各自具有特点和独特的应用范围。mNGS 适用于撒网式"捕捞"，它能够对样本中的所有微生物核酸进行高通量测序，不依赖于已知的病原体信息，可检测出各种罕见或未知的病原体，对于不明原因的感染具有很高的诊断价值。数字 PCR 则适用于靶向诊断和治疗监测，它能够对特定的病原体核酸进行精准定量，在已知病原体类型或者需要监测治疗效果时发挥重要作用。病原体培养虽然一直被视为"金标准"，但其存在明显的局限性，不仅有假阳性和假阴性的可能，而且标本在采集、运输和培养过程中极易被污染，从而影响结果的准确性。因此，在临床实际工作中，将多种方法有机结合，能够更全面、准确地找出导致感染的"元凶"，为后续的治疗提供有力的依据。

　　本例患者同时存在急性小脑梗死，在治疗过程中需要高度警惕小脑梗死后水肿带来的严重后果。小脑梗死后，局部脑组织会发生缺血缺氧性损伤，继而引发脑水肿。由于小脑的特殊解剖位置，其水肿可能会压迫第四脑室，导致脑脊液循环不通畅。而在临床工作中，常通过腰穿测压来评估颅内压，但当脑脊液循环受阻时，腰穿测压就不能准确反映颅内压，从而影响对病情的精准评估。

　　在抗感染治疗过程中，出现了外周血 WBC、PCT、CRP、IL-6 等炎症指标持续升高的情况，这表明炎症反应在不断加剧。然而，复查两次腰穿测压均较前明显下降，腰穿测压与多项炎症指标的变化方向出现了矛盾。经过分析，考虑为脑脊液循环不通畅导致测得颅内压降低的假象。由于脑脊液循环受阻，脑室系统内的压力不能通过正常途径传导至腰穿部位，使得腰穿测得的压力值偏低，而实际上颅内压可能是升高的。

　　其后患者病情恶化，头颅 CT 显示双侧大脑半球脑实质肿胀，不除外枕骨大孔疝可能。究其原因，小脑梗死引发的脑水肿压迫第四脑室导致急性脑积水的可能性最大。小脑梗死后的脑水肿不断加重，对第四脑室的压迫愈发明显，脑脊液循环严重受阻，脑室系统扩张，进而引起颅内压急剧升高，导致双侧大脑半球脑实质肿胀，最终出现枕骨大孔疝。当然，也不能排除颅内感染未得到有效控制，进一步加重了脑水肿的可能。颅内感染持续存在，炎症因子的释放会破坏血脑屏障，加重脑组织的水肿，与小脑梗死后的脑水肿相互作用，共同推动病情恶化。

在急性小脑梗死患者的诊治过程中，要时刻警惕第四脑室受压导致急性脑积水的发生。一旦发现患者出现头痛加剧、呕吐频繁、意识障碍加重等症状，应及时复查头颅影像，评估是否存在脑积水以及其严重程度。早期发现并采取有效的治疗措施，如脑室穿刺引流等，对于降低颅内压、挽救患者生命至关重要。

同时，也要注意避免过度使用镇静药。在治疗过程中，镇静药的使用是为了缓解患者的烦躁不安，减轻机体的应激反应。然而，如果过度使用，会导致患者神志变化难以被及时发现。而急性脑水肿的一个重要临床表现就是神志改变，过度镇静可能会掩盖这一关键症状，使医生错失对急性脑水肿的及时救治时机。因此，在使用镇静药时，要严格掌握适应证和剂量，密切观察患者的神志变化。

本病例通过对以"发热、头痛、恶心、呕吐伴神志不清"就诊患者的诊治过程分析，充分展示了颅内感染合并急性小脑梗死这一复杂疾病的临床特点。在病原学检测方面，多种检测方法结果不一致时，须综合分析各方法的特点及患者实际情况来确定病原体。在治疗过程中，急性小脑梗死后脑水肿导致的脑脊液循环障碍以及其与颅内感染相互影响的关系，给病情评估和治疗决策带来了诸多挑战。临床医生需要高度警惕小脑梗死后急性脑积水的发生，合理运用各种检测手段，避免过度使用镇静药，以提高此类复杂病例的诊治水平，改善患者的预后。

（朱高峰　黄伟平）

特别鸣谢

广东省人民医院	陈胜龙
南方医科大学珠江医院	刘　斌
广东省人民医院	吕　波
深圳市第二人民医院	邓　哲
东莞市人民医院	刘捷安
首都医科大学附属北京友谊医院	王国兴
中国人民解放军空军军医大学第一附属医院	尹　文

病例 18　挑战噬心恶魔

患者刘××，女性，60 岁，因"乏力伴气促、纳差 14 天"入院。

一、病史特点

1. 中老年女性，急性病程，既往史无特殊。

2. 入院前 14 天出现乏力，无发热、咳嗽，未行特殊处理，发病以来症状进行性加重并伴有气促、纳差。门诊拟诊"肺炎"收入呼吸内科。

3. 体格检查　T 36.5℃，R 25 次/min，BP 102/56mmHg，SpO₂ 99%。神清，精神疲倦。双肺呼吸音粗，双下肺可闻及中量湿啰音。HR 86 次/min，律齐，第一心音稍弱，二尖瓣、三尖瓣听诊区可闻及 2/3 级舒张期杂音。腹平坦，腹壁软，肝脾肋下未触及。全身无明显水肿，全身浅表淋巴结未触及肿大。

4. 辅助检查（D1）

血常规：WBC 9.45×10^9/L，NEUT% 80%，Hb 109g/L，PLT 208×10^9/L。

血气分析：pH 7.38，PaO₂ 70mmHg（FiO₂ 29%），PaCO₂ 41mmHg，BE 2mmol/L，Lac 1.5mmol/L。

感染指标：PCT 0.026ng/mL。

风湿指标：CRP 47.9ng/mL，ASO、RF、抗 DNA 酶 β 抗体（−）；体液免疫、自身抗体（−）。

甲功三项：TSH、T₃、T₄（−）。

甲状腺球蛋白免疫三项：ATG 548.1IU/mL，HTG 0.04ng/mL，TPO（−）。

心肌指标：cTnI 2.268ng/mL，CK-MB 9.1ng/mL，MYO（−），NT-proBNP 12 555pg/mL。

心电图：HR 86 次/min，律齐，肢体导联低电压，部分导联 ST 段抬高，广泛 ST 段压低（图 18-1）。

二、初步诊断

气促查因：肺炎？心功能不全？急性冠脉综合征？

三、治疗经过

呼吸内科完善以上检查后，考虑"肺炎"不是主要问题，心功能不全更严重，遂转入心内科继续治疗。予完善相关检查：冠脉 CTA 提示左冠状动脉主干、右冠状动脉主干均无明显狭窄（图 18-2），钙化评分为 0。左心室收缩功能下降（LVEF 35%），胸部 CT、CTA 提示未见心包积液、肺栓塞，可见双肺轻度坠积性肺炎、少量胸腔积液（图 18-3）。初步诊断为心功能不全，经利尿、调整血压、强心等治疗后，患者气促及低氧血症仍加重，并且出现休克、肾前性肾功能不全表现，经会诊后转入 ICU 抢救治疗。

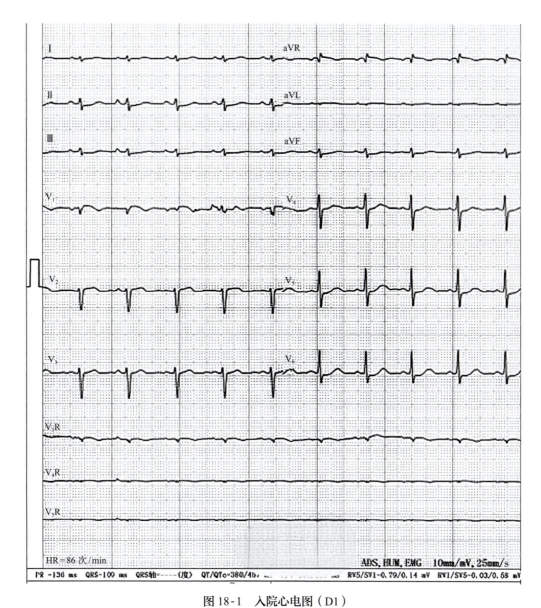

图 18-1　入院心电图（D1）

窦性心律，低电压（肢体导联），ST 段改变（V_1、V_2 弓背型抬高 0.1mV，Ⅱ、Ⅲ、aVF，$V_4 \sim V_6$ 近似水平型压低 0.05 ~ 0.1mV）

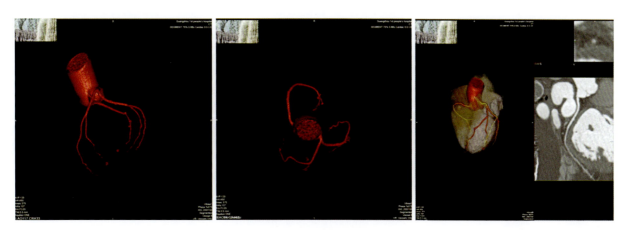

图 18-2　冠脉 CTA

左冠状动脉主干、右冠状动脉主干均无明显狭窄

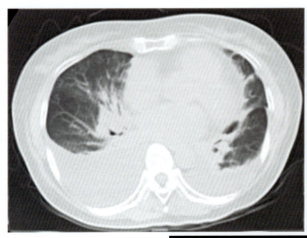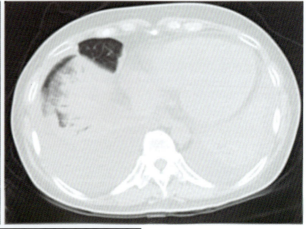

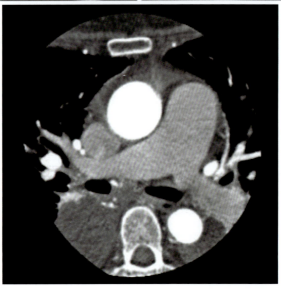

图 18-3 胸部 CT 和 CTA
未见心包积液、肺栓塞，可见双肺轻度坠积性肺炎、少量胸腔积液

第一阶段小结

患者为中年女性，急性起病，既往体健，以乏力、气促为首发表现，辅助检查提示感染指标不高，心衰指标明显升高，抗心衰治疗效果欠佳。目前心衰的诊断基本明确，您认为导致此患者心衰的病因为何？下一步如何治疗？

专家点评

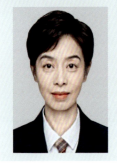

贺 艳　珠海市人民医院急诊医学部主任
中国女医师协会第二届急诊专业委员会委员
广东省医师协会急诊医师分会第五届委员会常务委员
广东省医学会应急（灾难）学分会常务委员
广东省精准医学应用学会急危重症分会副主任委员
广东省预防医学会急症预防与救治专业委员会常务委员

患者为中老年女性，以心力衰竭为主症入院，已证实为左室射血分数减低的心力衰竭，支持点包括气促乏力症状，心电图提示下壁、后壁缺血表现，cTnI、NT-proBNP 升高，胸部 CT 见双侧胸腔积液，均为左心衰竭提供证据。

但患者既往无病史、无冠脉危险因素，冠脉 CTA 提示左、右冠脉无明显狭窄，且钙化评分为 0，不支持冠心病诊断，患者左心衰竭缘起何处呢？

鉴别诊断如下：

1. 应激性心肌病　应激性心肌病是一种以左心室的短暂性局部收缩功能障碍为特征的综合征，临床表现类似于心肌梗死，但没有阻塞性冠状动脉疾病或急性斑块破裂的血管造影证据。应激性心肌病常常是由躯体应激、心理应激等因素导致的心肌损害，临床多见于绝经后女性，主要表现为胸闷、呼吸困难等，可伴有相应的生物标志物及心电图检查的异常。

对于本例患者需要考虑该病因诊断，积极鉴别。本例患者符合应激性心肌病的主要特征，可积极询问起病前病史，是否存在情感、心理应激，同时可进一步行左心室造影以助诊断。应激性心肌病是一种可逆的心肌病变，经过积极治疗后预后情况往往较为乐观，所以治疗上以支持治疗为主，多数患者的室壁运动异常在几天至几周内恢复，少数可持续 3 个月以上。

2. 扩张型心肌病　扩张型心肌病是一种原发性心肌疾病，疾病特征为心室扩大和心肌收缩功能降低，本病为排除性诊断，需要除外高血压、心瓣膜病、先天性心脏病、缺血性心脏病等。

本例患者未提供既往特殊病史，以左心室收缩功能减退起病，同时查体于二尖瓣、三尖瓣听诊区可闻及 2/3 级舒张期杂音，提示如非瓣膜原发病变，则可能存在二尖瓣、三尖瓣的相对关闭不全，提示可能已存在其他心腔的扩大，造成二尖瓣、三尖瓣的反流。而冠脉 CTA 纵隔窗提示肺动脉主干直径∶主动脉直径>1∶1，提示肺动脉增宽，这些证据均支持患者可能存在扩张型心肌病。为进一步明确诊断，该患者目前已行冠脉 CTA 而除外缺血性心肌病，尚需要进一步完善心脏超声检查、心脏 ECT 或心脏 MRI 以获得诊断依据。

如患者明确诊断为扩张型心肌病，则进一步进入病因诊断。中国人群中，扩张型心肌病依常见原因分为获得性、特发性、继发性。继发性病例常见于自身免疫病、内分泌代谢疾病患者，对于本例患者可完善自身抗体谱、甲状腺疾病相关检查等进一步鉴别。

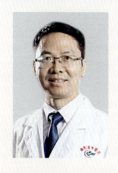

丁邦晗　广东省中医院急诊科大科主任，博士研究生导师
中国民主同盟第十三届中央委员会委员
中国民主同盟广东省第十六届委员会常务委员
政协第十三届广东省委员会常务委员
中国中西医结合学会急救医学专业委员会副主任委员
广东省中西医结合学会急救医学专业委员会主任委员
广东省医学会急诊医学分会副主任委员
广东省医师协会急诊医师分会副主任委员

心衰的病因众多，包括心源性和非心源性病因。常见的心源性心衰病因包括：心肌炎、心肌病、冠心病、高血压心脏病、心瓣膜病（风湿性心脏病）、肺心病、肺栓塞、心脏肿瘤等，本患者均无证据。非心源性病因包括：自身免疫病，感染性疾病（脓毒症心肌损害），以及前、后负荷增加（血容量不足、血容量短期剧增、主动脉狭窄、高血压急症）。非心源性病因还应包括呼吸肌、心肌、平滑肌的肌肉疾病，如吉兰 - 巴雷综合征（Guillain-Barré syndrome）、重症肌无力

等神经肌肉疾患。本例患者不除外神经肌肉疾患，这是诊断的首要方向。

对于本例患者应在心肺功能支持（呼吸机和IABP、必要时ECMO）下，尽快明确病因，对因治疗。

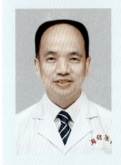

李湘民　　中南大学湘雅医院急诊科主任
　　　　　　湖南省医学会急诊医学专业委员会主任委员
　　　　　　湖南省急诊科质量控制中心主任
　　　　　　湖南省中医药和中西医结合学会急诊医学专业委员会主任委员
　　　　　　中国中西医结合学会急救医学专业委员会常务委员
　　　　　　中国医师协会创伤外科医师分会常务委员

女性患者，急性起病，临床表现为乏力、气促，体格检查双肺可闻及湿啰音，未见颈静脉怒张、全身水肿等体循环淤血体征，仅有肺循环淤血表现，实验室检测示BNP明显升高，左室射血分数仅35%，考虑急性左心衰竭。

急性左心衰竭病因中最常见的是急性大面积心肌梗死，其次是心肌炎（病毒性/免疫性）、感染性心内膜炎导致的瓣膜腱索损害、应激性心肌病、甲状腺危象、贫血、急性容量负荷过重等。患者既往体健，无发热症状，无颈静脉充盈、全身水肿等容量负荷过重的表现；实验室检查仅轻度贫血，血象及PCT均不高，甲状腺功能正常，免疫相关指标阴性；心电图肢体导联低电压，多导联ST压低，提示广泛心肌损害、心脏传导受损，而冠脉造影提示无明显狭窄，因此考虑病毒性心肌炎可能性大，而应激性心肌病病程两周时的心电图以广泛T波倒置更常见。

需要询问起病前1~3周内是否有上呼吸道感染、肠道感染等病史，完善病毒全套、心脏彩超、磁共振检查以评估心脏情况。目前经积极药物保守抗心衰治疗效果欠佳，可考虑ECMO辅助。

转入ICU后，根据已回报检查结果，患者心功能不全诊断明确。排除血管疾病、心脏传导异常、心包疾病、原发瓣膜病等问题，心衰病因考虑为心肌病变，瓣膜关闭不全为继发改变。立即予气管插管并机械通气，完善床旁胸片（图18-4）、床旁心脏彩超（图18-5）等检查并予继续抗心衰、抗感染、血液净化、引流胸腔积液等治疗。

转入ICU初步诊断如下：①心肌炎？心源性休克，二尖瓣关闭不全，二尖瓣脱垂，心功能不全（Ⅳ级）；②肾功能不全；③肺炎？胸腔积液。

患者转入ICU后，予心电监测、床旁超声监测、完善实验室及影像学检查，以及镇痛镇静、抗心衰［多巴酚丁胺10μg/（kg·min），呋塞米40mg q.12h.，重组人脑利钠肽500μg q.12h. 维持］、机

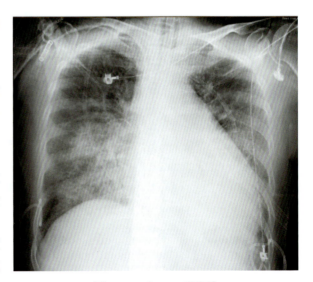

图18-4　入ICU后胸片

械通气、抗感染、血液净化、维持容量及内环境稳定、营养支持等治疗后，患者心衰症状无明显改善，心功能（VTI 8cm，CO 1.8L/min，LVEF 36%）仍不理想，心源性休克经治疗（去甲肾上腺素

超声描述：
左心房左心室扩大（LA=39mm、LV=58mm），主、肺动脉内径正常。主动脉瓣环、二尖瓣环回声增强，主动脉三瓣叶稍增厚，余瓣叶纤细，活动良好。普遍性室壁运动幅度降低。

彩色多普勒血流显像：主动脉瓣舒张期轻度反流。主动脉瓣上血流 PSV=0.90m/s。二尖瓣重度反流（14.0cm²），三尖瓣收缩期轻度反流，PV=2.50m/s，估测肺动脉收缩压为29mmHg。

室壁运动分析：普遍性室壁运动速度降低。

心功能测定：EF36%（参考值50%~75%）。

超声提示：
（床边超声检查，结果仅供参考）
建议病情许可时，到影像楼做常规检查

左心房左心室扩大
二尖瓣脱垂并重度反流
普遍性室壁运动降低
轻度主动脉瓣反流
轻度三尖瓣反流
左心室容量增大，左室射血分数降低

图 18-5　入 ICU 后床旁心脏彩超
左心房、左心室扩大，二尖瓣脱垂并重度反流，普遍性室壁运动降低，轻度主动脉瓣、三尖瓣反流，左心室容量增大，LVEF% 降低

1.1μg/（kg·min）无明显改善，肺水肿、低氧血症（氧合指数118mmHg）加重，肾功能不理想，需要血液净化支持。

第二阶段小结

抗病毒治疗、营养心肌、大剂量维生素 C、激素冲击治疗、丙种球蛋白等针对心肌炎的治疗方法存在争议，未有明确的证据支持以上几种方案可使患者获益，并可能存在潜在风险，本例患者并未采取以上任何一种方案。

请问：患者心源性休克仍有加重，后续需要进一步完善哪些检查，是否需要调整治疗方案？是否选择心泵功能支持？如果考虑心泵功能支持，如何选择？

专家点评

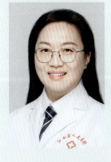

杨春丽　江西省人民医院医务处常务副处长、重症医学科（ICU）主任
中国医师协会重症医学医师分会常务委员
中国病理生理学会危重病医学专业委员会委员
中国女医师协会重症医学专业委员会常务委员
江西省医师协会重症医学医师分会会长
《医师报》重症专栏编委会副主编

患者为老年女性，既往无特殊病史，以乏力伴气促14天入院，完善相关检查，综合分析，诊断为心肌炎、二尖瓣脱垂伴关闭不全、心功能不全（Ⅳ级），心源性休克，感染性休克，肺部

感染，呼吸衰竭，胸腔积液，急性肾损伤。经过床旁血液滤过、强心、利尿等对症治疗后，患者病情无改善，下一步诊疗建议如下：

1. 诊断方面　患者有发热病史并出现胸闷症状，辅助检查提示心功能不全且排除冠状动脉狭窄，考虑心功能不全的病因是心肌炎，诊断方面需要寻找感染因素及免疫相关性因素，建议查血 mNGS 以查找可能的感染源，完善风湿免疫相关检查、炎症因子检测。

2. 循环方面　目前患者循环不稳定，需要大剂量血管活性药物维持，考虑为弥漫性心肌病变和心脏瓣膜病变所致，可行血流动力学监测指导容量管理。除考虑补充白蛋白、减轻组织水肿、增强心肌收缩力以外，还可以考虑使用大剂量维生素 C，以及甲泼尼龙 200mg q.d.，3～5 天后逐渐减量。患者二尖瓣脱垂合并重度反流，可请心脏外科会诊，评估是否能在 ECMO 支持下行手术治疗。

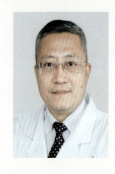

何志捷　中山大学孙逸仙纪念医院重症医学科主任，博士研究生导师
中国医师协会重症医学医师分会委员
广东省医学会重症医学分会副主任委员
广东省医院协会重症医学管理专业委员会副主任委员
广东省康复医学会重症康复分会副会长兼呼吸康复学组组长
广东省健康管理学会重症医学专业委员会副主任委员
广东省肝脏病学会重症医学专业委员会副主任委员
广东省医师协会重症医学医师分会常务委员

该患者的休克以心源性休克的可能性大。心源性休克的原因需要进一步明确，其病因常见的有急性心肌梗死，非急性心肌梗死引起的心源性休克的常见病因有心肌病、心肌炎等。而心肌炎的病因包括感染、自身免疫病和毒素/药物毒性 3 类，其还需要与脓毒症性心肌炎、应激性心肌病等鉴别，因此需进一步进行相关检查明确病因。相关检查包括免疫相关检查如结缔组织病相关检查（类风湿、血管炎等），常见的病毒学相关检查（呼吸道病毒、巨细胞病毒、EB 病毒等），血和支气管肺泡灌洗液等标本行 mNGS 检测等。

可进行有创血流动力学监测如 PICCO 等指导治疗，对于暴发性心肌炎可以进行免疫吸附的治疗、IABP、ECMO 和心室辅助装置，甚至心脏移植等。《2021 年 ELSO 成人心脏病患者 VA-ECMO 指南》指出，VA-ECMO 一般用于心源性休克发生后 6 小时内、常规药物和液体治疗无效、心脏循环衰竭可逆或可接受替代心脏辅助循环的患者，例如心室辅助装置或心脏移植，对ECMO 功能有影响的病因（如主动脉瓣关闭不全）应被视为潜在禁忌证。另外，对于二尖瓣关闭不全和二尖瓣脱垂可以请心外科协助诊治。

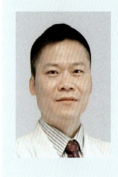

梁子敬　广州医科大学附属第一医院原党委副书记兼纪委书记，博士研究生导师
广州医科大学附属第一医院急诊科及全科医学科学科带头人
广东省全科医学领军人才
中华医学会灾难医学分会委员
中华医学会急诊医学分会中毒学组委员
广东省中西医结合学会蛇伤急救专业委员会主任委员
广东省医学会应急（灾难）学分会副主任委员
广东省医师协会急诊医师分会副主任委员

患者出现心源性休克，最常见原因是大面积心肌梗死，还有可能是暴发性心肌炎、特发性心肌病，同时要排除中毒等其他原因。根据目前提供的资料，甲状腺球蛋白免疫三项中，ATG 较正常值升高 4 倍，HTG 明显降低，要考虑甲状腺功能严重低下引起的心衰和休克，还要排除自身免疫病。

下一步处理：①抽血送 mNGS，排除病毒性心肌炎；②详细了解既往史，特别是追问关于甲状腺的病史，加强甲状腺的检查或复查，以及既往用药史，是否有异常用药，是否有服毒物等；③尽快完成胸腹部平扫，了解脏器结构；④复查甲状腺相关功能检查，通过 B 超了解甲状腺是否有异常，详细检查自身免疫相关的项目，排除自身免疫病引起的心肌病变。

治疗上：①有条件的可以用左心泵，没有的话，可以用 ECMO；②用 B 超或其他无创/微创技术（PICCO 等）监测心功能，指导液体管理和血管活性药物使用，以及正性肌力药物管理；③最后，血液净化过程中，可考虑加用血浆置换。

患者转入 ICU，经过 2 天治疗效果欠佳，根据体外生命支持组织（ELSO）指南，符合心源性休克诊断标准，符合 ECMO 支持指征，予行 ECMO 支持治疗。VA 模式（股动脉 - 股静脉通路，常规放置股动脉置管侧远端灌注管），3 000r/min，3.0L/min，常规普通肝素抗凝，维持 ACT 在 180～220s，APTT 在 80～100s。采用机械通气以肺保护通气的策略。其他治疗基本同前，并于 ECMO 维持第 4 天行 CT 检查（图 18-6）。

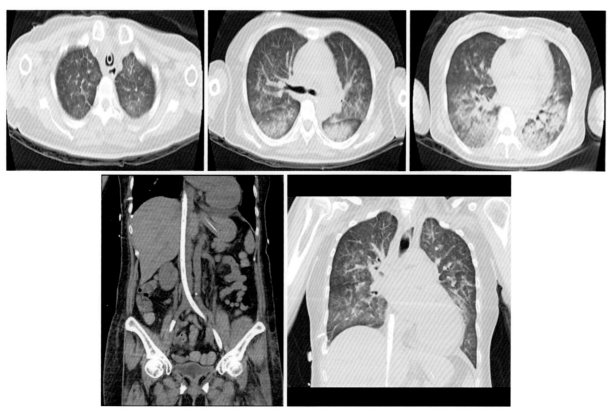

图 18-6　ECMO 支持第 4 天 CT

患者接受 ECMO 治疗后，心脏前负荷因 ECMO 引流而改善，肺水肿较前好转；体循环灌注在 ECMO 支持下得到保证，肾血流尚可，肾功能稍差，间断血液净化支持；神经系统脑氧监测、脑电双频指数、经颅直流电刺激均未见明显异常。全身各部位感染不严重，仅使用普通抗生素（哌拉西林钠他唑巴坦钠 4.5g 静脉滴注，q.8h.）；肺部情况良好，无明显肺水肿；股动脉置管侧血运良好，无缺血情况。

第三阶段小结

经过 14 天 ECMO 支持，患者自主心功能无明显改善，ECMO 支持流量持续维持于约 2 000r/min、2.0L/min 水平，维持于此支持水平后不能下调。若 ECMO 支持时间过长，感染、血栓及出血、南北综合征等并发症将可能相继出现。

请问：①患者前、后负荷指标尚理想，其他器官功能保护尚可，若患者病因为暴发性淋巴细胞性心肌炎，通常病程 5～7 天时多数患者会有心功能恢复，甚至可以完全撤离 ECMO；然而，该患者经过 14 天 ECMO 支持，自主心泵功能仍无明显改善，何故？②继续 ECMO 支持，等待心功能恢复，还是考虑其他治疗方式？治疗方案如何调整？

专家点评

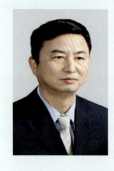

曾 俊　四川省医学科学院·四川省人民医院副院长、党委常务委员
国务院政府特殊津贴专家
中华医学会急诊医学分会委员
四川省医学会急诊医学专业委员会第八届主任委员
四川省紧急医学救援专家组办公室主任
四川省人民医院急诊医学与灾难医学研究所所长

目前主要矛盾：该患者经过 14 天 ECMO 支持，自主心泵功能仍无明显改善，主要问题是难治性心衰，其根源是存在二尖瓣脱垂合并重度反流的机械因素导致药物及 ECMO 治疗效果差。对于其二尖瓣重度反流，结合患者特点考虑以下病因。①急性重症心肌炎：可能性小（心肌损伤标志物增高不显著，老年人免疫功能呈下降趋势，不易形成强烈的自身免疫应答）。②扩张型心肌病：但左心室直径仅 58mm，因心脏扩大、瓣膜相对关闭不全导致重度反流可能性小。③急性冠脉综合征合并机械并发症：但冠脉 CTA 提示冠状动脉均无明显狭窄，可动态监测心电图及心肌损伤标志物变化情况。④风湿性心脏瓣膜病：但既往无风湿热病史，心脏彩超影像不支持。⑤感染性心内膜炎伴瓣膜机械并发症：可进一步行经食管超声检查明确。⑥退行性心瓣膜病：但病情进展迅速，不太好解释。⑦心肌淀粉样变：50 岁以上，无高血压冠心病史，进行性心衰，心脏不太大，心电图提示低电压，不能除外本病。

下一步处置：可进一步查找病因，条件允许情况下完善经食管超声检查、动态监测心电图、心肌损伤标志物检测、心脏 MRI、心肌活检等检查。治疗的核心问题是要解决二尖瓣重度反流，如证实为感染性心内膜炎伴瓣膜损害，建议急诊胸外科开胸换瓣。如排除感染性心内膜炎，可联系心脏内科在 ECMO 支持下行经导管缘对缘缝合术治疗二尖瓣反流。继续加强对症支持，维持水电解质及内环境平衡。在心脏根本问题尚未解决的情况下，ECMO 不具备撤机条件。

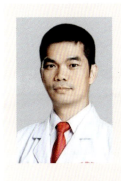

李金庭　东莞市厚街医院应急办主任、急危重症医学部主任
广东省医院协会重症医学管理专业委员会常务委员
广东省医院协会创伤专业委员会常务委员
广东省老年保健协会急危重病专业委员会常务委员
广东省精准医学应用学会急危重症分会常务委员
广东省临床医学学会重症创伤专业委员会常务委员
广东省基层医药学会重症医学专业委员会常务委员

　　该患者经过 14 天 ECMO 支持，自主心泵功能仍无明显改善，考虑原因可能如下：该病例为抗心衰治疗抵抗的心肌炎，应该考虑自身免疫性心肌炎、巨细胞性心肌炎、嗜酸细胞性心肌炎等特殊类型的心肌炎，需要进一步完善相关检查以确定是否需要应用激素及免疫抑制剂。

　　如果目前患者一般情况及 ECMO 运转良好，可继续 ECMO 支持 2~3 天，在这 2~3 天时间进行病理检查及基因测序明确诊断，以确定药物调整方案。如果顾忌 ECMO 运转不顺畅或者严重并发症出现，也可直接撤除 ECMO，改用 IABP 对心脏进行辅助治疗。治疗方案调整方面：①考虑加用静脉注射免疫球蛋白；②进行心内膜下心肌活检（常规镜检＋免疫组化染色＋病毒 PCR）及血液 mNGS 基因测序，可以鉴别本病例是否为淋巴细胞性心肌炎、巨细胞性心肌炎、嗜酸细胞性心肌炎、自身免疫性心肌炎等情况，根据检查结果决定是否使用激素或者免疫抑制剂。

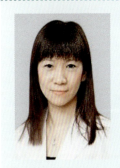

尹海燕　暨南大学附属第一医院副院长，博士研究生导师
美国哈佛大学医学院附属布莱根妇女医院访问学者
国家卫生健康委医疗应急工作专家组重症医学科成员
中国女医师协会重症医学专业委员会常务委员兼秘书长
中华医学会重症医学分会委员
中国医药教育协会血栓与止血危重病专业委员会常务委员
广东省医学会重症医学分会副主任委员
广东省医学教育协会重症医学专业委员会主任委员
广东省医院协会重症医学管理专业委员会副主任委员

　　患者心脏超声检查提示存在二尖瓣脱垂合并重度反流，这种瓣膜病变会导致患者出现严重血流动力学障碍（①瓣膜反流导致的左心房压力增高引起肺水肿；②反流使左心室向主动脉射血量低导致的低心输出量），为患者不能完全撤离 ECMO 的主要原因。

　　治疗方案：调低 ECMO 流量或短暂暂停 ECMO 观察二尖瓣反流情况，如果评估为重度反流，应考虑尽快行瓣膜置换术等手术治疗。

　　患者于 ECMO 支持 14 天后，心功能无明显改善，ECMO 支持流量持续维持于约 2 000r/min、2.0L/min 水平，不能下调，由于长期不能脱离人工心脏血泵功能支持，符合心脏移植指征，无明确禁忌证，于 ECMO 支持第 21 天获得合适配型心脏，完成心脏移植手术。术后予血浆置换、利妥昔单抗等治疗，术后 2 天后顺利撤离心泵功能支持。于移植术后 14 天出院，予以常规心脏移植术后抗排斥等维持治疗。术后病理（图 18-7）显示：巨细胞性心肌炎。

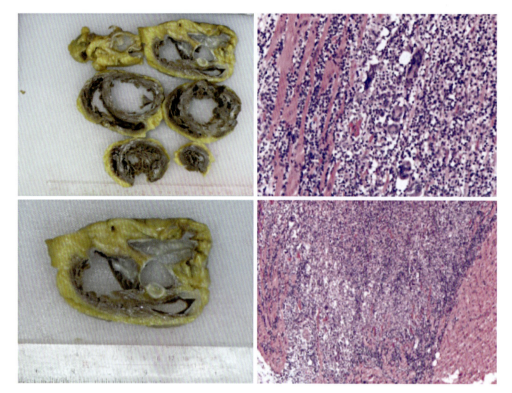

图 18-7 原位心脏大体及显微镜病理
大体标本可见病灶部位心肌组织呈灰白色改变、心腔扩大、心肌肥厚。
镜下可见弥漫或多灶性淋巴细胞浸润，伴多核巨细胞形成

四、病例追踪与预后

患者出院约 3 年，生活自理，可行一般活动，规律复诊，无明显重要器官后遗症。

学习心得

1. 什么是巨细胞性心肌炎？

巨细胞性心肌炎（giant cell myocarditis，GCM）也称特发性巨细胞性心肌炎（idiopathic giant cell myocarditis，IGCM），是一种少见的自身免疫性心肌炎症病变。早年多为尸检诊断，随着心内膜活检技术在临床的应用，已有生前诊断的报道。组织学诊断指标是在混合性炎症细胞浸润中有多核巨细胞，可有淋巴细胞和嗜酸性粒细胞，而没有结节病样肉芽肿。

2. 巨细胞性心肌炎的病因　巨细胞性心肌炎具体病因不清，目前认为其和自身免疫、遗传、感染等均有关系。上述多个因素在综合作用下，通过 T 淋巴细胞介导的免疫反应，导致了巨细胞性心肌炎的发生。

病毒感染可能诱发淋巴细胞性心肌炎，或触发巨细胞性心肌炎。由于名称相像，巨细胞性心肌炎容易被误认为巨细胞病毒感染导致的心肌炎。临床确实也有巨细胞病毒感染合并巨细胞性心肌病的病例报道，即"双巨"，预后不佳。

在巨细胞性心肌炎患者中，接近 20% 伴有自身免疫病，常见的是炎性肠病、重症肌无力和自身免疫性甲状腺炎等。本例患者检查提示 ATG 升高，提示合并了自身免疫性甲状腺炎。

巨细胞性心肌炎的好发年龄无特异性，有报道的患者年龄介于 15～71 岁之间，虽男女患病

率相似，但男性症状常比女性更重，心功能恶化更快、更明显，有研究指出这与睾酮促进巨细胞性心肌炎进展可能有关。

遗传因素也影响巨细胞性心肌炎的易感性。基因检测发现与免疫调节和 Th1 细胞功能相关的基因异常，以及桥粒蛋白基因异常与致心律失常性右心室心肌病的致病基因异常有重叠。

3. 巨细胞性心肌炎的临床表现　巨细胞性心肌炎最常见的临床表现为快速进展性心衰，部分患者也可以心悸、晕厥甚至猝死为首发症状。本例患者表现为快速进展性心衰。

巨细胞性心肌炎患者容易出现持续性室性心动过速（简称室速）。有报道称，接近 40%～50% 的巨细胞性心肌炎患者可出现持续性室速，这也是导致晕厥和猝死的主要原因，合并房室传导阻滞者也不罕见。本例患者心脏传导节律尚未出现改变，但已出现肢体导联低电压及 ST 段改变。临床上短时间内（如几天到几周内）出现心功能明显下降，既合并室速又合并房室传导阻滞，或酷似心肌梗死症状而冠脉造影又正常时，需要考虑巨细胞性心肌炎的可能。

4. 巨细胞性心肌炎的诊断和鉴别诊断　巨细胞性心肌炎诊断的"金标准"是心肌活检或者心脏移植后原位心的病理检查，大体标本或可见病灶部位心肌组织灰白色改变、心腔扩大、心肌肥厚等表现，镜下可见弥漫或多灶性淋巴细胞浸润，伴多核巨细胞形成。多核巨细胞为单核细胞吞噬心肌细胞而形成的，这也是文题称其为"噬心恶魔"的原因。心肌活检下不能见到非干酪样肉芽肿形成，这是本病与心脏结节病进行区别的要点。

暴发性淋巴细胞性心肌炎（fulminant lymphocytic myocarditis，FLM）需要与上述心肌疾病进行鉴别，FLM 更常见，病情相对更轻，病程更短，若合并心源性休克则需要心泵功能支持，患者通常在 5～7 天内可获得心功能恢复并撤离心泵支持。本病例中，在初期根据病程进展特点等情况，诊断考虑 FLM，并按照 FLM 治疗，与 GCM 治疗原则并无冲突。后期由于长期 ECMO 支持而无心功能恢复，选择心脏移植以获得长期脱离人工心泵功能支持的生存，更符合 GCM 特点。

单次心肌活检的诊断率大概在 60%～70%，重复心肌活检可将诊断率提高至 80%～93%。因而，对于临床上高度怀疑巨细胞性心肌炎者，即使首次心肌活检阴性，也不能轻易除外巨细胞性心肌炎的诊断。

心肌活检为有创操作，患者面临着心肌穿孔、心包填塞、三尖瓣反流等并发症的风险。准备进行心肌活检时须仔细权衡利弊，由有经验的专家进行操作。目前通过超声、MRI、PET/CT 等无创性检查手段诊断巨细胞性心肌炎的研究也在广泛开展，但推出特异性的诊断标准尚需要一段时间。

5. 巨细胞性心肌炎的治疗　首先需要强调的是，巨细胞性心肌炎常常病情进展迅速，几天内即可出现明显心功能恶化，因而强烈建议在 ICU 进行管理和治疗。

对于 GCM 主要表现为心衰者，和其他心衰一样，进行维持血压、利尿等抗心衰治疗，但治疗过程中地高辛、β 受体阻滞剂须慎用，因为这些药物可能诱发或加重房室传导阻滞。心源性休克时左西孟旦亦相对禁忌，多巴酚丁胺可改善传导并具有正性心肌作用，但需要考虑到增加心肌耗氧增加的问题。

对于合并心律失常者，需要针对心律失常进行治疗，如有高度房室传导阻滞时植入起搏器，室速时应用抗心律失常药物，甚至植入 ICD。因巨细胞性心肌炎患者合并的心律失常复杂，种类多，既有快速型，也有缓慢型，故而植入起搏器或 ICD 时需要仔细权衡，避免短期内反复操作和更换。对于心功能快速恶化、血流动力学不稳定者，需要进行机械辅助装置如 ECMO 或左心室辅助装置的治疗。

巨细胞性心肌炎的根本治疗为抑制异常的 T 细胞免疫反应，如应用激素、硫唑嘌呤、霉酚酸酯及抗 T 淋巴细胞单抗等，来达到延缓甚至抑制病情进展的目的。对于反复治疗无效，心功能持续恶化的患者，最终只能进行心脏移植。考虑到心脏供体的有限性，随着左心室辅助装置的改进，未来其在 GCM 中的应用可能会有更好的前景。

6. 巨细胞性心肌炎的预后　在不应用免疫抑制剂的情况下，从症状出现开始，50% 以上巨细胞性心肌炎患者的非移植生存期不超过 6 个月，80% 以上的患者在 1 年内死亡。目前，随着激素、免疫抑制剂及抗 T 淋巴细胞单抗的广泛应用，巨细胞性心肌炎的预后有一定程度的改善，1 年和 5 年的非移植生存率可达 69% 和 58%。

建议长期应用免疫抑制剂，有 8 年后停用免疫抑制剂出现巨细胞性心肌炎复发的病例报道。到底如何组合上述免疫抑制剂，以达到最佳的治疗效果，尚在探索之中。心脏移植后巨细胞性心肌炎患者的 5 年生存率可达 71%，生存率和其他情况下进行的心脏移植类似，大约 20% 的患者在心脏移植后会再发巨细胞性心肌炎，但免疫抑制剂治疗反应率较高。

总结：巨细胞性心肌炎罕见，一旦启动病程，病情进展迅速，对心肌功能和心脏传导系统都有着巨大的破坏力。早期识别和诊断，及时加用免疫抑制治疗，能够延缓疾病进展、改善患者预后。对于心功能急剧恶化的患者，须进行心泵功能支持，必要时及时进行心脏移植或心室辅助装置植入，可使部分患者获得生存机会。

（傅永鸿　曾　军）

特别鸣谢

珠海市人民医院	贺　艳
广东省中医院	丁邦晗
中南大学湘雅医院	李湘民
江西省人民医院	杨春丽
中山大学孙逸仙纪念医院	何志捷
广州医科大学附属第一医院	梁子敬
四川省医学科学院·四川省人民医院	曾　俊
东莞市厚街医院	李金庭
暨南大学附属第一医院	尹海燕

病例 19　不一样的重症肺炎

患者男性，24 岁，大学生，因"反复发热 1 个月余、气促 3 天"于 2021 年 6 月 8 日（D1）入住我院感染科病区。

一、病史特点

1. 青年男性，慢性病程。

2. 患者 1 个多月前（2021 年 5 月 3 日）出现发热，体温最高 39℃，3～4 次/d，伴有寒战、咳嗽、咳黄脓痰，活动后气促，至当地诊所就诊（具体不详），予抗感染等治疗未见好转，遂于 2021 年 5 月 6 日自行至广州医科大学附属第一医院就诊，接诊医生考虑患者为重症感染，病情危重，遂收入 ICU 治疗。ICU 住院期间予以抗感染及对症支持治疗，但效果不佳。2021 年 5 月 14 日患者突发呼吸急促，予气管插管、呼吸机辅助通气，痰培养及 mNGS 提示鲍曼不动杆菌感染，予美罗培南、伏立康唑及头孢哌酮钠舒巴坦钠抗感染治疗，抗感染治疗有效，病情逐渐平稳。2021 年 5 月 25 日患者呼吸功能恢复可，予拔除气管插管。2021 年 6 月 5 日患者无发热，一般情况可，住院 31 天后出院。出院后仍有反复发热，热峰达 40.1℃，伴活动后气促、咳嗽、咳黄脓痰，回家 3 天后为求进一步诊治，呼 120 后由我院急诊出车接回至我院发热门诊就诊，排除新型冠状病毒感染后 2021 年 6 月 8 日（D1）转入感染科隔离重症病区治疗。

3. 既往史　既往体健，大二期间有服兵役史 1 年。2020 年 5 月开始起病，表现为反复发热，2020 年 6 月至今，先后就诊于多家广东省内三甲医院，多次骨髓穿刺怀疑骨髓增生异常综合征（MDS），目前 MDS 待排。2020 年 6 月 16 日至 2020 年 8 月 12 日在我院住院治疗，当时诊断未明，多学科会诊意见指示：不排除急性纤维素性机化性肺炎（AFOP）、噬血细胞综合征、MDS、淋巴瘤可能。予以抗生素治疗效果不佳，肺部实变进展，2020 年 7 月 21 日在抗生素治疗基础上加用足量激素甲泼尼龙 80mg q.d. 治疗后发热消退、肺部实变吸收。

4. 体格检查　患者嗜睡状，形态消瘦，经鼻气管插管，球囊供氧。呼吸急促，稍烦躁。生命体征：T 36.5℃，HR 111 次/min，R 30 次/min，BP 81/41mmHg，SpO_2 100%。可呼唤睁眼，GCS 10 分，双侧瞳孔等大等圆，瞳孔直径 2.5mm，对光反射灵敏。双肺呼吸音粗，双下肺可闻及明显痰鸣音。心率快，111 次/min，心尖搏动正常，心律齐，未闻及心脏杂音及胸膜摩擦音。腹软，无压痛、反跳痛；四肢活动可，双下肢无水肿。双侧髂前上棘皮肤破损病灶，全身皮肤及巩膜稍黄染。

5. 个人史及家族史　生于广东省湛江市。吸烟 5 年余，3～4 支/d，1 个月前戒烟。否认疫区、疫水接触史。否认冶游史。未婚未育。家族史无特殊。

6. 辅助检查（2021 年 6 月 8 日，D1）

（1）血常规：WBC 2.52×10^9/L，NEUT 0.806，LYM 0.14×10^9/L，Hb 66g/L，PLT 26×10^9/L。

（2）感染指标：PCT>200ng/mL，IL-6>5 000pg/mL，CRP>200mg/L。

（3）新型冠状病毒核酸检测阴性。

（4）血气分析：pH 7.228，PaO_2 129mmHg，$PaCO_2$ 61.7mmHg，Lac 1.3mmol/L，BE −2.2mmol/L；实际碳酸氢盐 22.6mmol/L，FiO_2 50%，氧合指数 323mmHg。

（5）心脏指标：N 端 B 型钠尿肽前体（NT-proBNP）3 879pg/mL，cTNT 18.7pg/mL。

（6）肝功能：TP 51.8g/L，ALB 29.13g/L，TBIL 70.8μmol/L，DBIL 45μmol/L，ALT 7U/L，AST

18U/L，CHE 1 095U/L。

（7）肾功能：BUN 5.37mmol/L，CREA 49.29μmol/L。

（8）尿常规分析：WBC 23.6 个/μL，RBC 23.6 个/μL（+），葡萄糖（－），酮体（－）。

（9）电解质：K 3.64mmol/L，Na$^+$ 139.8mmol/L，Cl$^-$ 103.4mmol/L，Ca^{2+} 1.88mmol/L。

（10）凝血指标：INR 1.61，FIB 3.34g/L，PT 19.1s，APTT 57.6s，D-二聚体 2 180ng/mL。

7. 辅助检查见图 19-1。

细胞系统		早幼粒细胞		0.5 ~ 3.2
	中性粒细胞	中 幼		3.1 ~ 17.5
		晚 幼	1.00	5.4 ~ 22.0
		杆状核	6.00	9.5 ~ 28.5
		分叶核	31.00	6.3 ~ 34.3
	嗜酸性粒细胞	中 幼		0 ~ 1.8
		晚 幼		0 ~ 3.5
		杆状核		0 ~ 2.2
		分叶核		0 ~ 6.5
	嗜碱性粒细胞	中 幼		0 ~ 0.4
		晚 幼		0 ~ 0.3
		杆状核		0 ~ 0.3
		分叶核		0 ~ 0.6
红细胞系统		原始红细胞		0 ~ 0.6
		早幼红细胞		0 ~ 2.8
		中幼红细胞		3.5 ~ 14.0
		晚幼红细胞	2.00	4.4 ~ 24.0
		早巨红细胞		
		中巨红细胞		
		晚巨红细胞		
淋巴细胞系统		原始淋巴细胞		
		幼稚淋巴细胞		0 ~ 1.0
		淋巴细胞	58.00	8.4 ~ 34.6
		异常淋巴细胞	3.00	
单核细胞系统		原始单核细胞		
		幼稚单核细胞		0 ~ 0.2
		成熟单核细胞	1.00	0 ~ 3.8
浆细胞系统		原始浆细胞		
		幼稚浆细胞		
		浆细胞		0 ~ 1.5
巨核细胞系统		原始巨核细胞		
		幼稚巨核细胞		
		颗粒巨核细胞		
		产板巨核细胞		
		裸核巨核细胞		
其他细胞		网状细胞		0 ~ 0.08
		内皮细胞		0 ~ 0.37
		骨髓瘤细胞		0 ~ 0.14
		吞噬细胞		0 ~ 0.09
		组织嗜碱细胞		0 ~ 0.14
		分类不明细胞		
		其他异常细胞		
分裂细胞				
退化细胞				
粒细胞系统/红细胞系统				
血片共计有核细胞数			100	个
髓片共计有核细胞数				个

此报告仅对本标本负责

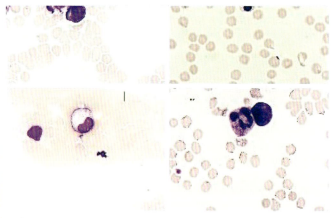

血片

　　白细胞减少，分类可见晚幼粒细胞，淋巴细胞比例增高，异型淋巴细胞占 3.0%，异型淋巴细胞体大小不一，圆或类圆形，胞质量丰富，深蓝色或灰蓝色，边缘深染，胞核圆或类圆形，核染色质固缩浓聚，个别可见核仁，1 个。成熟红细胞大小不一，部分细胞中央淡染区扩大，可见大红、小红、椭圆形和碎裂形（约占 2.0%）红细胞，分 100 个白细胞可见 2 个有核红细胞，血小板少见，散在或小簇分布，可见大、巨大血小板。

意见：血片白细胞减少，分类可见晚幼粒细胞和有核红细胞，淋巴细胞比例增高，异型淋巴细胞占 **3.0%**，血小板少见，碎裂形红细胞约占 **2.0%**。

图 19-1　外周血涂片

白细胞减少，分类可见晚幼粒细胞和有核红细胞，淋巴细胞比例增高，异型淋巴细胞占 3.0%，血小板少见，碎裂形红细胞约占 2.0%

二、初步诊断

发热、气促查因：①重症肺炎？②急性纤维素性机化性肺炎（AFOP）？③骨髓增生异常综合征（MDS）？④淋巴瘤？

三、诊疗经过

入住我院感染科病房后予药物退热、美罗培南＋伏立康唑抗感染治疗（表 19-1），辅以补液、补充电解质等综合治疗。经广谱抗感染治疗后仍有发热、咳嗽、咳黄脓痰表现，复查胸部 CT 提示肺实变病灶增多（图 19-2），多次痰培养均提示耐碳青霉烯鲍曼不动杆菌感染（D5、D6），考虑既往抗感染治疗未达预期疗效，D5 停用美罗培南，改用头孢哌酮钠舒巴坦钠＋替加环素抗感染治疗（表 19-1）。D9 转入我院呼吸科进一步治疗。D9 胸部 CT 平扫结果见图 19-3。

表 19-1　抗生素方案（D1～D9）

D1～D2	D3～D4	D5～D9
美罗培南 1.0g q.8h.		
	伏立康唑 200mg q.12h.	
		头孢哌酮钠舒巴坦钠 3g q.8h.
		替加环素 50mg q.12h.

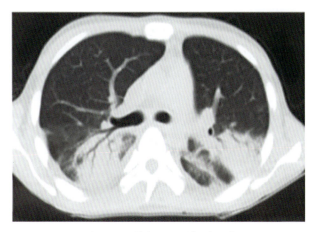
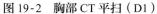

图 19-2　胸部 CT 平扫（D1）

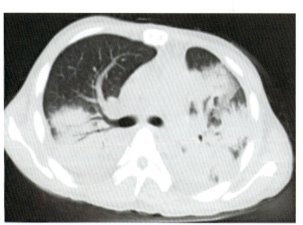

图 19-3　胸部 CT 平扫（D9）

入 ICU 后 WBC、体温、PCT、CRP、NT-proBNP、D-二聚体变化趋势图（图 19-4～图 19-11）。

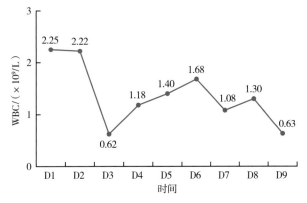

图 19-4　WBC 变化趋势图（D1～D9）

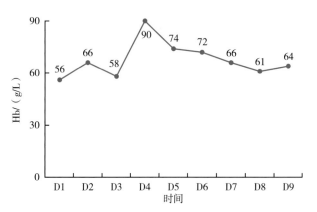

图 19-5　Hb 变化趋势图（D1～D9）

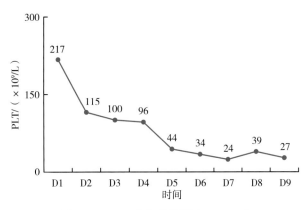

图 19-6　PLT 变化趋势图（D1～D9）

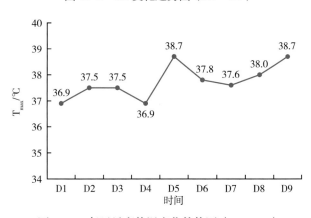

图 19-7　每日最高体温变化趋势图（D1～D9）

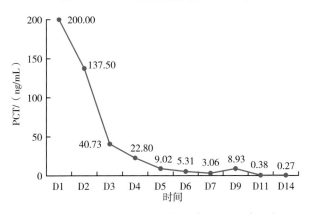

图 19-8　PCT 变化趋势图（D1～D14）

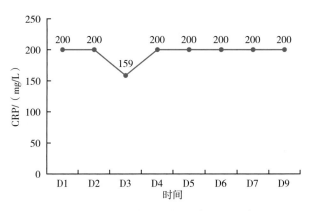

图 19-9　CRP 变化趋势图（D1～D9）

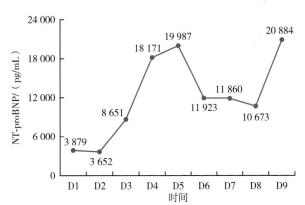

图 19-10　NT-proBNP 变化趋势图（D1～D9）

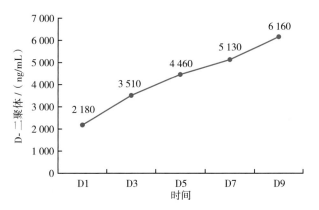

图 19-11　D-二聚体变化趋势图（D1～D9）

第一阶段小结

　　患者青年男性，既往体健，过去1年内因反复发热多次入住省内三甲医院ICU等科室，此次主诉"反复发热1个月余"来我院就诊。患者入院后高热、气促持续，多次痰培养均提示耐碳青霉烯鲍曼不动杆菌感染。D10患者反复出现气促，SpO_2最低降至82%、血压最低81/41mmHg。予快速补液扩容、去甲肾上腺素静脉泵入维持血压。床边纤维支气管镜提示：痰栓阻塞左侧主支气管。予以纤维支气管镜吸出左侧大量黄脓痰后气促仍旧不能缓解，予以纤维支气管镜下经鼻气管插管，随后转入ICU进一步诊治。

　　该患者病情危重，反复发热、三系减少，诊断未明，请各位专家在现有资料的基础上，针对如下问题给予指导性意见：①患者反复高热的原因？感染性还是非感染性为主？②患者肺部病变考虑是重症肺炎、AFOP、脓毒症肺损伤、淋巴瘤，还是其他因素所致？③患者三系减少，是血液系统疾病所致，还是重症感染所致骨髓抑制？

专家点评

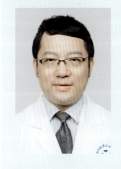

林新锋　广州中医药大学第一附属医院重症医学科主任
中国中西医结合学会重症医学专业委员会常务委员
广东省医院协会重症医学管理专业委员会常务委员
广东省中医药学会重症医学专业委员会主任委员
广东省中西医结合学会重症医学专业委员会副主任委员
广东省肝脏病学会重症医学专业委员会副主任委员
广东省临床医学学会临床重症医学专业委员会副主任委员
广东省医学教育协会重症医学专业委员会副主任委员

　　该患者为青年男性，慢性发热病史，反复多次以发热为主诉入住省内三甲医院呼吸、ICU等科室，初始规范的抗感染治疗效果不佳，不同医院多次痰培养均提示耐碳青霉烯鲍曼不动杆菌感染（包括本次入院培养结果）。在抗生素的基础上加用足量的激素治疗后发热好转、肺部实变吸收，似乎针对该病菌的抗感染治疗有一定的效果，但也许激素的使用才是热退、肺部实变吸收的关键。

　　从患者的病史、体征来看，不排除耐碳青霉烯鲍曼不动杆菌是条件致病菌，在患者免疫能力低下时由定植变为感染。反复高热的原因复杂，感染、非感染因素都有，本次入院PCT等炎症指标明显升高、微生物培养结果均提示感染的存在；而非感染因素应该重点考虑淋巴瘤相关的噬血细胞综合征可能，反复高热、三系减少、消瘦等症状是该病常见的临床表现，如果能提供如NK细胞活性、血清铁蛋白等更多的理化检查结果，有助于作出更合理准确的判断。

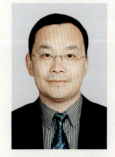

宋振举　复旦大学附属中山医院副院长，博士研究生导师
国家重点研发计划首席科学家
复旦大学应急救援与急危重症研究所所长
中华医学会急诊医学分会第九届青年委员会副主任委员
上海市公共卫生优秀学科带头人
上海市急危重症临床医学研究中心主任
上海市肺部炎症与损伤重点实验室副主任
上海市医师协会急诊科医师分会副会长
上海市医学会急诊医学专科分会副主任委员

这是一个临床常见的病例，在恶性肿瘤病史的基础上合并感染，临床上表现为高热。对临床医生的挑战在于如何区分发热是基础疾病导致的还是继发感染导致的，或是两者兼有，以及如何去平衡抗感染治疗与原发疾病治疗。

患者原发疾病诊断：患者基础疾病诊治已1年，但尚未明确诊断，外院多次骨髓穿刺考虑MDS可能，但都没有明确。本次的外周血涂片结果显示有核红细胞和晚幼粒细胞，MDS是需要考虑的诊断。但是患者为年轻男性，因发热起病，淋巴瘤的可能性要远高于MDS。此外，血涂片见到破碎红细胞，也提示血液系统肿瘤的可能性比较大。此次PLT降低明显，且有细胞因子异常升高，还需要考虑噬血细胞综合征的可能。原发疾病的诊断以及目前疾病处于什么阶段的判断，对于目前治疗是很有意义的。因此，如果病情允许，首先还是要再做一次骨髓穿刺。

肺部病灶的性质判断：患者本次1个月前起病有高热伴咳嗽咳黄痰，入院后查PCT、CRP、IL-6都明显升高，多次痰培养结果都提示鲍曼不动杆菌，纤维支气管镜也见到气道内大量黄痰导致气道闭塞，因此该患者肺部感染诊断应该是明确的。对于AFOP的诊断，需要有病理学诊断的依据，目前从患者的病史中，并没有反映出有做过肺活检或穿刺的病史，因此缺少诊断依据。至于是不是淋巴瘤，则回到上述的原发疾病诊断内容中，完善骨髓穿刺，明确原发疾病诊断对肺部的病变性质判断也有帮助。

三系下降的原因：从病史上看，倾向于该患者存在血液系统恶性肿瘤合并肺部感染，噬血细胞综合征待排。结合病程时间与疾病演变情况，更倾向于该患者的三系下降是血液系统原发疾病导致的。

一些不明确的病史：例如患者治疗过程中使用的药物，类似激素或其他影响免疫状态的药物，以及本次发病之前的药物应用史。例如：患者D4的体温到达低谷，而D5的体温则到达顶峰。其中是否有药物的因素？激素？如激素治疗后体温可下降，之后再反弹，更要考虑淋巴瘤的可能。

综上所述，该患者目前考虑诊断为：肺部感染，Ⅰ型呼吸衰竭，血液系统恶性肿瘤，淋巴瘤可能性大，噬血细胞综合征待排。可在完善骨髓穿刺的情况下尝试静脉使用激素治疗。无论是淋巴瘤、噬血细胞综合征，还是重症肺炎，甚至是AFOP，使用激素都能获益。

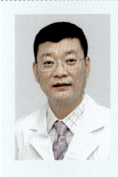

王海嵘　上海交通大学医学院附属新华医院急诊医学科副主任兼支部书记
中华医学会急诊医学分会灾害学组组员
中国医疗保健国际交流促进会胸痛学分会青年委员会副主任委员
上海市中医药学会亚健康分会委员

患者在本次发病之前的发热，主要考虑非感染性。本次发病以来，感染性及非感染性因素均存在。患者肺部病变考虑重症肺炎，不能排除淋巴瘤等肿瘤浸润。

患者三系减少的原因，主要考虑是血液系统疾病所致。根据患者的病史、检查，首先考虑淋巴浆细胞系统的疾病，如恶性淋巴瘤、急性淋巴细胞白血病、浆细胞白血病、MDS等，其中恶性淋巴瘤的可能性最大。

考虑恶性淋巴瘤的理由如下：患者1年前存在不明原因的发热，多次骨髓穿刺怀疑骨髓增生异常综合征，多学科会诊认为不排除噬血细胞综合征，最终在抗生素治疗的基础上加用足量激素甲泼尼龙治疗后发热消退、肺部实变吸收后好转，符合恶性淋巴瘤早期不易找到病灶，易以噬血细胞综合征为早期表现，且甲泼尼龙治疗有效的特点，但淋巴瘤的治疗并不能靠单纯使用甲泼尼龙完全缓解，因此在 1 年不到的时间再次复发。淋巴瘤可累及骨髓，但多为局灶性分布，建议换部位进行骨髓穿刺，并建议行淋巴结超声、PET/CT 等寻找肿大淋巴结进行活检以明确诊断。

急性淋巴细胞白血病、浆细胞白血病的可能性相对恶性淋巴瘤要低，这两种疾病由于在骨髓中灶性分布，在疾病早期进行骨髓穿刺可能不易找到异常细胞，这两种疾病也易以噬血细胞综合征为早期表现，且甲泼尼龙治疗有效。但如果是这两种疾病，在血常规中会提示看到异常细胞或白血病细胞，或提示单个核细胞比例增加，因此早期漏诊的概率不大。

淋巴细胞、浆细胞系统的其他疾病，如慢性淋巴细胞白血病、多发性骨髓瘤、单克隆丙种球蛋白血症等虽对甲泼尼龙治疗敏感，但该患者的临床表现不符，不考虑。MDS 的可能性很低，因为 MDS 所致的发热基本上是感染所致，肿瘤热罕见，且甲泼尼龙治疗效果不佳。此外，建议查一下人类免疫缺陷病毒（HIV）相关指标。

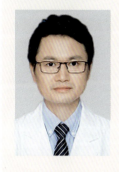

江稳强　广东省人民医院 EICU 副主任（主持工作），博士研究生导师
中华医学会急诊医学分会卒中学组委员
广东省医疗安全协会急诊医学分会主任委员
广东省中医药学会热病专业委员会常务委员
广东省预防医学会急症预防与救治专业委员会常务委员
广东省病理生理学会危重病医学专业委员会委员
广东省医学会急诊医学分会卒中学组委员

患者反复高热的原因：考虑 MDS 的基础上，合并机化性肺炎和感染可能。患者入院三系减少，外院多次骨髓穿刺拟诊 MDS，考虑 MDS 可能性大；去年本院多学科会诊考虑 AFOP 可能；此次 CT 表现为双肺下叶基底部、胸膜下片状实变影，伴明显支气管充气征，符合机化性肺炎表现，但有待于病理进一步确诊。病程中多次病原学提示耐碳青霉烯鲍曼不动杆菌，阶段性抗感染治疗有效，考虑在基础病之上合并感染亦是发热的原因之一。

肺部病变考虑机化性肺炎合并重症感染：肺部 CT 表现符合机化性肺炎，AFOP 病情迁移可转化为隐源性机化性肺炎（COP），情况允许可行肺活检病理鉴别。此次入院病情加重，出现咳嗽、气促、咳浓痰，感染指标均异常升高，病原学示耐碳青霉烯鲍曼不动杆菌，符合急性感染性疾病表现，考虑此次合并重症感染。

三系减少原因考虑主要为血液系统疾病所致，患者病程演变及多次骨髓穿刺结果支持其原发因素为血液系统疾病可能性大，不排除重症感染加重了对血液系统的影响。

AFOP 原因不明，可继发于感染、恶性肿瘤和各种自身免疫性疾病等，表现为肺泡成纤维细胞、泡沫状巨噬细胞和炎症浸润。文献报道，有一些 MDS 患者出现肺部浸润并被诊断为 AFOP，其机制尚不清楚，MDS 免疫失调可能是导致其肺部浸润的原因。

患者入 ICU 后（D10），复查 PCT 从 8.92ng/mL 显著上涨至 20.92ng/mL，考虑前期抗感染效果不佳，抗生素方案调整为：亚胺培南西司他丁钠＋替加环素＋多黏菌素 B，并加用激素抗炎治疗（表 19-2）。同时每天行纤维支气管镜吸痰，为黄绿色黏稠痰液，经多次纤维支气管镜治疗后痰量持续减少、黏稠度持续降低，留取纤维支气管镜冲洗液培养，结果均为铜绿假单胞菌及耐碳青霉烯鲍曼不动杆菌。经上述治疗，患者 PCT 进行性下降，D15 PCT 下降至 1.44ng/mL，复查胸部 CT 平扫提示：双肺感染，双侧胸腔少量积液（图 19-12）；脾大，大致同前。

表 19-2　抗生素以及激素方案（D10～D19）

D10～D13	D14～D15	D16～D17	D18～D19
替加环素 50mg q.12h.			
多黏菌素 B 50 万 IU q.12h.			
亚胺培南西司他丁钠 2g q.8h.			
		多西环素 100mg q.12h.	
甲泼尼龙 40mg q.8h.	甲泼尼龙 40mg b.i.d.		甲泼尼龙 40mg q.d.

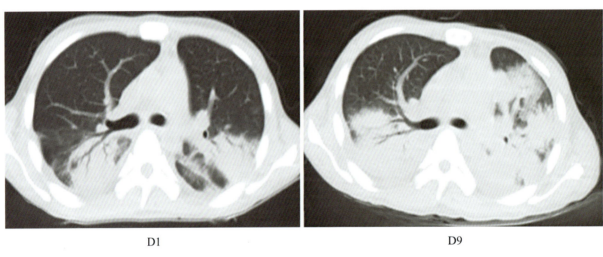

D1　　　　　　　　　　　　　　　　D9

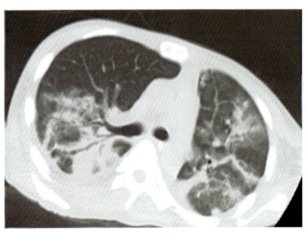

D15

图 19-12　胸部 CT 变化

对症支持治疗。①呼吸衰竭：呼吸机辅助呼吸，SIMV 模式，气道峰压 >30cmH_2O，予以雾化、吸痰、镇静、调整呼吸机参数治疗。②循环衰竭：患者入 ICU 血压 80/54mmHg 左右，去甲肾上腺素维持血压（D11 停用）。③心脏功能衰竭：患者 BNP 持续 >10 000pg/mL（入 ICU 时 29 991pg/mL），

D11 心脏 B 超提示左心室舒张功能减退；轻度三尖瓣反流；轻度肺动脉高压。予以左西孟旦、冻干重组人脑利钠肽、限制入量等对症治疗，BNP 可进行性下降至 10 000pg/mL 左右。④神经系统：患者入 ICU 后较为烦躁，间中予以咪达唑仑或右美托咪定镇静治疗可缓解，D14 开始间中出现癫痫抽搐表现，予以安定、丙戊酸钠对症治疗可缓解，D15 复查头颅 CT 平扫提示左侧顶叶、枕叶低密度影，考虑梗死灶可能。

D16 院内多学科诊疗（MDT），呼吸科意见：结合既往抗生素治疗效果不佳、激素治疗后肺部实变可吸收的特点（图 19-13）以及病理结果（图 19-14），考虑感染诱发的 AFOP 最为可能。血液科

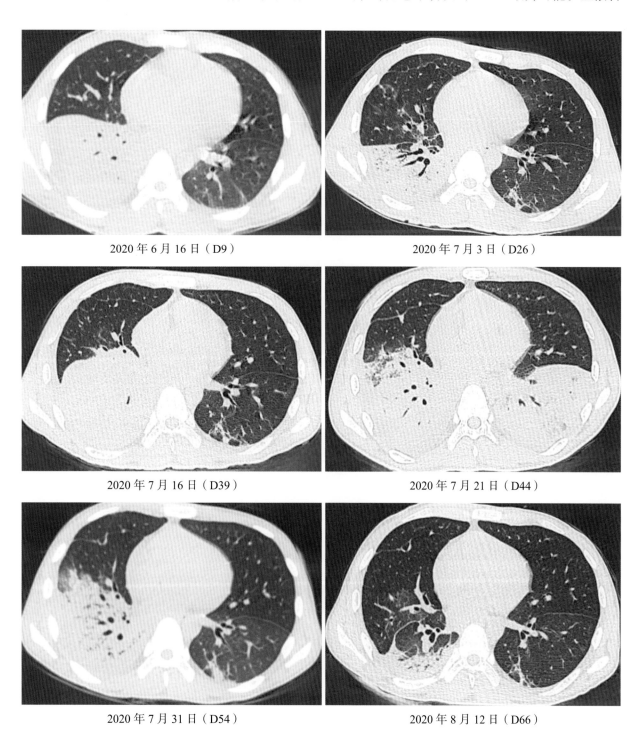

2020 年 6 月 16 日（D9）	2020 年 7 月 3 日（D26）
2020 年 7 月 16 日（D39）	2020 年 7 月 21 日（D44）
2020 年 7 月 31 日（D54）	2020 年 8 月 12 日（D66）

图 19-13　胸部 CT 对比（2020 年 6—8 月）

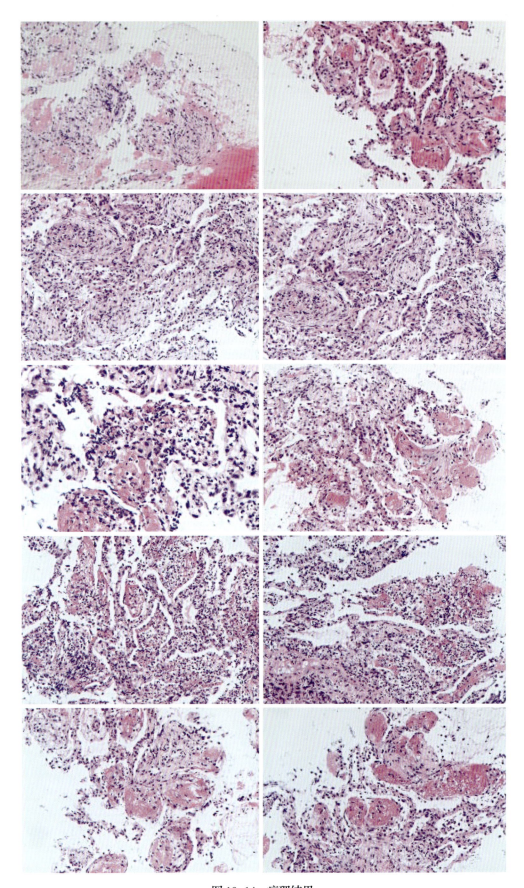

图 19-14　病理结果

病理诊断：肺泡腔内纤维素性渗出，伴大量中性粒细胞聚集，部分肺泡腔机化，未见肉芽肿结节和肿瘤性改变

意见：不排除继发于重症感染的巨噬细胞活化综合征或进展到噬血细胞综合征的可能性，且未完全排除 MDS 可能，因此建议停用环孢素，改用托珠单抗治疗方案及激素治疗，必要时可使用芦可替尼调节免疫，下一步可先行双侧骨髓穿刺活检术明确诊断。淋巴瘤科意见：患者 PCT 变化与抗感染治疗方案无明显相关性，激素治疗效果好，且患者使用多种抗生素治疗效果均不理想，因此考虑非感染性疾病可能，不排除淋巴瘤，CT 结果提示实变位置靠近胸壁，可大剂量激素冲击治疗。患者家属拒绝行骨髓穿刺以及外送基因检测等有创及昂贵检查，故在 ICU 住院期间未获得患者的骨髓穿刺、病原学测序、血液病基因检测及测序等重要结果。

经院内 MDT 讨论，根据 MDT 专家会诊意见予以降阶梯治疗，调整治疗方案为多西环素抗感染，甲泼尼龙 40mg b.i.d. 抗炎治疗（表 19-2）。D17～D19 无发热，PCT 无明显升高，但是患者 CRP 再次升高至＞200mg/L，血小板以及白细胞再次下降。我院血液科建议患者病情稳定后行骨髓移植，但患者因经济原因放弃治疗，自动出院。

D10～D19 WBC、体温、PCT、CRP、NT-proBNP、D-二聚体、氧合指数变化趋势见图19-15～图 19-23。

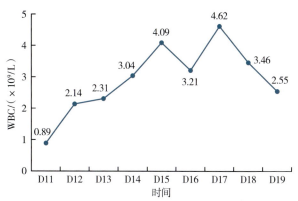

图 19-15　WBC 变化趋势图（D11～D19）

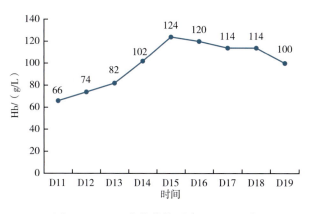

图 19-16　Hb 变化趋势图（D11～D19）

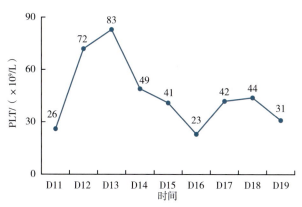

图 19-17　PLT 变化趋势图（D11～D19）

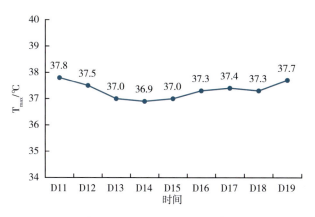

图 19-18　每日最高体温变化趋势图（D11～D19）

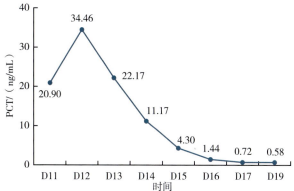

图 19-19　PCT 变化趋势图（D11～D19）

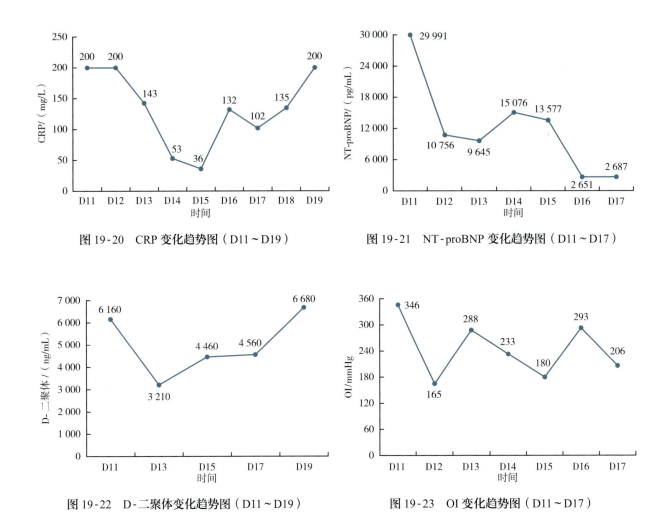

图 19-20　CRP 变化趋势图（D11～D19）

图 19-21　NT-proBNP 变化趋势图（D11～D17）

图 19-22　D-二聚体变化趋势图（D11～D19）

图 19-23　OI 变化趋势图（D11～D17）

第二阶段小结

转入 ICU 后予以"亚胺培南西司他丁钠＋替加环素＋多黏菌素 B"强力抗感染，辅以甲泼尼龙 40mg b.i.d. 抗炎治疗，同时予以呼吸机辅助呼吸等对症支持治疗后患者病情稳定。D16 经院内 MDT 讨论，调整治疗方案为多西环素抗感染，甲泼尼龙 40mg b.i.d. 抗炎治疗。D17～D19 无发热，PCT 无明显升高，但是患者 CRP 再次升高＞200mg/L，血小板以及白细胞再次下降。

患者反复发热，感染指标显著升高，肺部实变明显，完善肺活检提示急性纤维素性机化性肺炎可能，广谱抗生素辅以激素治疗有效。目前患者的治疗效果尚可，如果您是主诊医生，请针对如下问题给予指导性意见：①该患者发生急性纤维素性机化性肺炎的原因是什么？②反复痰培养结果均提示耐碳青霉烯鲍曼不动杆菌感染，是否与急性纤维素性机化性肺炎有关？是否需要针对性使用相关抗生素？

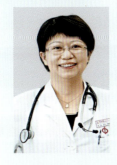

詹　红　中山大学附属第一医院急诊科原主任

中国医师协会急诊医师分会委员

中国研究型医院学会急救医学专业委员会常务委员

国家卫生健康委能力建设和继续教育中心急诊学专家委员会委员

中国医师协会住院医师规范化培训急诊专业委员会委员

广东省健康管理学会急诊与灾难医学专科联盟专业委员会主任委员

广东省医学会急诊医学分会副主任委员

急性纤维素性机化性肺炎（AFOP）的临床表现和影像学均缺乏特异性，诊断困难，确诊需病理活检。该例患者使用抗生素治疗无效或在感染控制后仍反复发病，考虑发生 AFOP 的原因可能是血液系统疾病如 MDS。研究也表明，AFOP 的发生与恶性血液病及骨髓移植有关，且报道多见于 MDS，但其发病机制尚不明确，可能与 MDS 患者的染色体异常、中性粒细胞产生超氧阴离子和骨髓嗜酸性粒细胞增多引起的免疫异常等 MDS 导致的肺损伤因素有关。

目前尚无耐碳青霉烯鲍曼不动杆菌感染与 AFOP 发病相关的证据，但从病程来看，耐碳青霉烯鲍曼不动杆菌感染可能是该患者发生 AFOP 的诱发加重因素或继发的感染。MDS 本身就可以是 AFOP 的病因，MDS 在病情发展中会使宿主出现免疫抑制，容易感染耐碳青霉烯鲍曼不动杆菌，并进一步导致弥漫性肺损伤而加重 AFOP，如病原学检测到耐碳青霉烯鲍曼不动杆菌阳性且存在感染指标如 CRP、PCT 明显升高时，则建议在使用激素治疗的同时使用敏感抗生素进行针对性治疗，以治疗感染和控制病情。

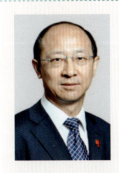

张新超　北京医院（国家老年医学中心）急诊科原主任

中华医学会急诊医学分会委员

中国医疗保健国际交流促进会急诊医学分会主任委员

中国老年医学学会基础与转化医学分会会长

中国医学救援协会教育分会副会长

中国急诊专科医联体副主席

北京医学会急诊医学分会副主任委员

北京医师协会急诊医学专科医师分会副会长

该病例病情较为复杂，病理证实急性纤维素性机化性肺炎（AFOP），当属少见。患者 2020年 6—8 月间多次骨髓穿刺疑似 MDS，以及专科会诊考虑 AFOP，并对激素治疗反应好。此次发病，肺部感染是明确存在的，泌尿系统感染也不能除外，虽难以用某一个因素（感染、MDS）解释急性纤维素性机化性肺炎的成因，但两者之间的关联是无法除外的。换而言之，本例的 AFOP 似是继发性更为合理。

文献报道，引起 AFOP 的感染病原体有流感嗜血杆菌、不动杆菌、SARS、COVID-19 和呼吸道合胞病毒等。本例的耐碳青霉烯鲍曼不动杆菌感染或与 AFOP 的发生存在某些间接的关联，不仅此次发病与 1 年前的表现类似，而且目前没有完全否定的理由和依据。

经院内 MDT 讨论，调整治疗方案为多西环素抗感染，甲泼尼龙 40mg b.i.d. 抗炎治疗。D17～D19 无发热，PCT 无明显升高，继续针对性应用抗生素是合理的：其一，调整后的疗程太短；其二，治疗 AFOP 的主点在于激素，在感染不能得到充分控制的情况下，激素治疗的风险会大大增加。

此外，患者的心脏功能受损主要是舒张异常，应用正性肌力药的证据不足。

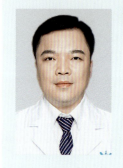

胡 北 广东省人民医院急诊科副主任（主持工作），博士研究生导师
国家自然科学基金评审专家 / 广东省杰出青年医学人才
中华医学会急诊医学分会青年委员 / 临床研究学组委员
中华医学会灾难医学分会青年委员
中国医师协会急诊医师分会国际交流学组委员
中华急诊医学教育学院广东分院院长
广东省基层医药学会急诊医学专业委员会主任委员
广东省医学会急诊医学分会青年委员会副主任委员
广东省医师协会急诊医师分会委员

该病例为慢性病程，表现为反复发热、肺部占位性病变、血液系统改变，经抗生素联合激素治疗有效，肺活检提示急性纤维素性机化性肺炎可能，但因经济原因住院期间未获得患者的骨髓穿刺、流式细胞学、病原学测序、血液病基因检测及测序、PET/CT 等重要结果。

AFOP 常伴发于多种其他疾病：结缔组织疾病、感染（细菌感染，如流感嗜血杆菌、鲍曼不动杆菌；病毒感染，如 SARS 病毒、呼吸道合胞病毒、HIV；真菌感染，如耶氏肺孢子菌；衣原体肺炎）、环境暴露、药物不良反应和造血干细胞移植后等。无视原发病而单纯依靠 AFOP 的典型病理改变作为独立诊断极有可能掩盖其他组织学病变。该病有以下特点：严重的全身炎症且 C 反应蛋白、红细胞沉降率等感染指标上升；肝功能异常且白蛋白合成功能受损；贫血；CT 显示大叶性肺炎肺实变。此外，有 AFOP 患者合并骨髓增生异常综合征、白血病的报道。

结合本病例的临床特点和检查结果，考虑本例 AFOP 为继发性可能，主要考虑继发于血液系统疾病如淋巴瘤、MDS 等，二者均不能排除，需要进一步检查来明确。患者反复痰培养结果均提示耐碳青霉烯鲍曼不动杆菌感染，根据患者病史与治疗经过，不考虑与急性纤维素性机化性肺炎有关，而主要考虑患者长期 ICU 住院和广谱抗生素使用相关。

应该根据其是否为致病菌来决定是否需要针对性使用相关抗生素，本例早期诊断未明确，患者发热、感染指标增高，可按致病菌给予相应抗感染治疗，疗程中密切观察评估，在抗感染治疗无效且加用激素治疗有效后应该及时给予降阶梯抗感染方案。

学习心得

急性纤维素性机化性肺炎（acute fibrinous and organizing pneumonia，AFOP）是一种具有急性、亚急性的临床表现，组织病理学表现以肺泡腔内"均质嗜酸性纤维素球"改变为显著特征，与急性肺损伤相关的，不同于典型弥漫性肺泡损伤、隐源性机化性肺炎、嗜酸性粒细胞性肺炎的特发性间质性肺炎。AFOP 是特发性间质性肺炎的一种罕见病理学类型，可以是特发性或继发性。据目前国内外文献报道，其主要与感染、自身免疫性疾病、免疫功能状态改变、血液恶性肿瘤、药物不良反应、职业及环境暴露等因素相关。许多患者还被报道具有发病的次要因素，包括肺移植、HIV 感染、衣原体肺炎、恶性血液病（如骨髓增生异常综合征、淋巴瘤、急性淋巴细胞白血病、急性髓性白血病）等。AFOP 有两种已知的表现形式，国外报道可见导致急剧恶化及死亡的急性暴发型，而国内医学研究中纳入的患者多见亚急性。亚急性患者大多数病情进展较缓，一般治疗效果好，预后尚可。

　　AFOP 的诊断依赖于大块肺组织活检标本，典型表现为镜下见广泛分布的嗜酸性纤维素球，且不形成透明膜、Masson 小体或大量嗜酸粒细胞浸润。但随着技术的进步，开胸肺活检正被经皮穿刺肺活检术及经支气管镜肺活检术取代。治疗上，约 30% 的急性暴发型患者需糖皮质激素联合机械通气或体外膜肺氧合等辅助治疗，病死率高达 90%。亚急性患者目前临床上主要的治疗药物是糖皮质激素类药物联合免疫抑制剂，多数患者可在治疗数月后基本痊愈，但由于首次冲击时间、用药剂量及患者的依从性等不同，部分患者可能出现症状的反复，从而延长临床治疗时间。AFOP 患者可见急剧而严重的临床表现，包括发热、C 反应蛋白及红细胞沉降率等血清标志物升高、肝功能异常、贫血及低白蛋白血症等，抗生素治疗无效，预后较差，应当在临床上仔细辨证，避免失治误治。

　　关于 AFOP 在重症肺炎发生发展过程中所扮演角色的思考：本例患者既往确诊 AFOP，MDS 待排，但未长期规律应用糖皮质激素治疗。本次发病仍以高热为首发症状，伴三系减少、巩膜及皮肤轻度黄染，此阶段可能是 AFOP 复发及 MDS 伴噬血细胞综合征加重所致。患者同样存在肺部感染表现，经抗感染治疗效果仍不佳，考虑仍以 AFOP 所致的非感染性因素为主，抗生素降阶梯辅以呼吸机辅助呼吸及糖皮质激素等综合治疗，可使病情明显缓解，但对三系减少、巩膜及皮肤轻度黄染等症状治疗无效。AFOP 也常伴发于多种其他疾病如鲍曼不动杆菌感染，痰培养反复提示耐碳青霉烯鲍曼不动杆菌感染可能是 AFOP 的致病因素，目前可能处于定植菌状态。因此该患者的治疗原则是以糖皮质激素控制 AFOP，辅以适当抗感染治疗并维持器官功能，针对性处理 MDS，方有机会从根本上解决问题。

（刘新强　陈溢润）

特别鸣谢

广州中医药大学第一附属医院	林新锋
复旦大学附属中山医院	宋振举
上海交通大学医学院附属新华医院	王海嵘
广东省人民医院	江稳强
中山大学附属第一医院	詹　红
北京医院	张新超
广东省人民医院	胡　北

病例20 鬼手神枪

患者男性，72岁，因"发热7天，呼吸困难2天"于2021年1月15日（D1）入住我科。

一、病史特点

1. 病例特点 老年男性，急性病程。

2. 现病史 入院前6天（PD6）患者无明显诱因开始出现发热，体温最高达39.9℃，无咳嗽、咳痰，无咽痛，无胸闷、气促，无头晕、头痛，无腹痛、腹泻，无尿频、尿急、尿痛等不适，伴有乏力，休息后可改善。PD5于当地医院查胸部CT提示右肺肺炎，予"莫西沙星250mL静脉滴注q.d."抗感染治疗。PD2患者出现高热大汗伴呼吸困难，脉搏血氧饱和度（SpO_2）下降至80%，立即气管插管，呼吸机辅助通气。PD1完善肺动脉CTA提示肺动脉未见明显异常，右肺大片状阴影及实变较前增多，加用"美罗培南1g静脉滴注q.8h."加强抗感染治疗。治疗后病情无明显改善，为进一步治疗转入我院。

3. 既往史 高血压10余年，采用"苯磺酸左氨氯地平片2.5mg口服q.d."治疗，血压控制130~150/70~90mmHg。

4. 体格检查 T 39.7℃，HR 100次/min，BP 147/77mmHg。患者镇静状态，呼吸机辅助通气（V-SIMV模式）。双肺呼吸音粗，双下肺可闻及干湿啰音，右肺明显。心脏各瓣膜听诊区未闻及杂音。腹软，腹部未触及包块。四肢肌张力正常，病理征阴性。

5. 院前辅助检查（PD5）

（1）血常规：WBC 7.26×10^9/L，NEUT% 80.9%，LYM 0.91×10^9/L，Hb 150g/L，PLT 128×10^9/L。

（2）感染指标：PCT 4.5ng/mL，红细胞沉降率88mm/h。

（3）心脏指标：NT-proBNP 182pg/mL，hs-cTNT 47.4pg/mL。

（4）肝功能：TP 51.2g/L，ALB 27.3g/L，TBIL 27.8μmol/L，DBIL 12.2μmol/L，ALT 37U/L，AST 103U/L。

（5）肾功能：BUN 6.0mmol/L，CREA 101μmol/L。

（6）电解质：K^+ 3.87mmol/L，Na^+ 125mmol/L，Cl^- 93mmol/L，Ca^{2+} 2.18mmol/L。

（7）PD5胸部CT（图20-1）：考虑右肺上叶、右肺下叶炎性病灶，右侧胸腔少量积液并局限性肺不张，左肺下舌段慢性炎性改变。

（8）PD1胸部CT（图20-2）：①肺动脉CTA未见明显异常。②右肺大片状阴影及实变较之前增多，考虑肺部感染，以大叶性肺炎可能性大；双侧胸腔积液。

6. 入院后实验室检查

（1）血常规：WBC 10.3×10^9/L，NEUT% 92.4%，LYM 0.36×10^9/L，Hb 105g/L，PLT 248×10^9/L。

（2）感染指标：PCT 6.64ng/mL（D1）→ 4.23ng/mL（D2），IL-6 230.2pg/mL，CRP 183.2mg/L。

（3）血气分析：pH 7.422，PaO_2 80.2mmHg，$PaCO_2$ 34.7mmHg，Lac 2.7mmol/L，BE −1.3mmol/L，实际碳酸氢盐23.3mmol/L，吸氧浓度（FiO_2）80%，氧合指数101mmHg。

（4）心脏指标：NT-proBNP 755.6pg/mL，TNT-HS 19.3pg/mL。

（5）肝功能：TP 56.9g/L，ALB 30.7g/L，TBIL 40.3μmol/L，DBIL 25.1μmol/L，ALT 35U/L，

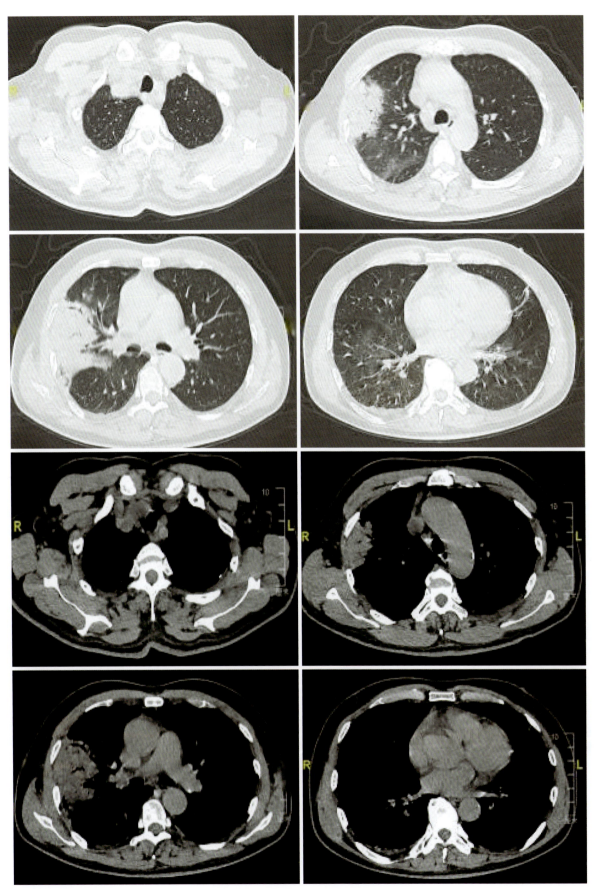

图 20-1　胸部 CT 平扫（PD5）

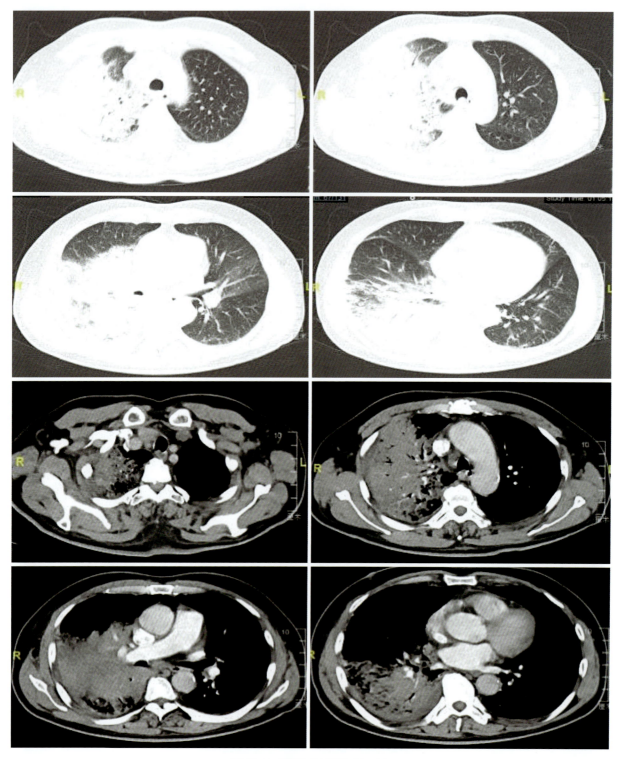

图 20-2　胸部 CT 平扫（PD1）

AST 63U/L，CHE 2 482U/L。

（6）肾功能：BUN 13.8mmol/L，CREA 124.8μmol/L。

（7）尿常规分析：WBC 51.7/μL，红细胞（RBC）（+），葡萄糖（−），酮体（−）。

（8）电解质：K⁺ 3.59mmol/L，Na⁺ 143.5mmol/L，Cl⁻ 108.8mmol/L，Ca²⁺ 1.87mmol/L。

（9）凝血指标：INR 1.17，FIB 9.52g/L，PT 15.0s，APTT 59.0s，D-二聚体 2 940ng/mL。

（10）其他：真菌 D-葡聚糖检测<10pg/mL，抗链球菌溶血素 O 试验（-），α₁-酸性糖蛋白2.11g/L。

二、初步诊断

①重症肺炎；②呼吸衰竭；③高血压 2 级。

三、诊疗经过

患者入院后予镇痛、镇静及有创机械通气（V-SIMV 模式，潮气量 500mL，PEEP 7cmH₂O，FiO₂ 70% ~ 80%），入院 D1 胸片（图 20-3）：右肺中上野肺炎，右侧胸腔少中量积液。经验性予以美罗培南（1.0g 静脉滴注 q.8h.）、莫西沙星（250mg 静脉滴注 q.d.）；D1 肺泡灌洗液涂片提示未发现细菌、真菌及抗酸杆菌。D4 行头胸腹部 CT 检查（图 20-4），见脑白质疏松，脑萎缩；双肺感染，以右肺为主，双侧胸腔少量积液，并右肺膨胀不全；纵隔淋巴结肿大，考虑炎症反应所致；肝脏多发囊肿，双肾囊肿；腹腔少量积液。

D4 行右侧胸腔穿刺引流；穿刺液常规：呈黄色，WBC 186×10⁶/L；黏蛋白定性：弱阳性；

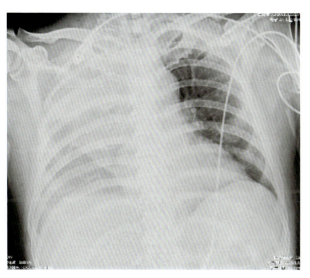

图 20-3　胸片（D1）

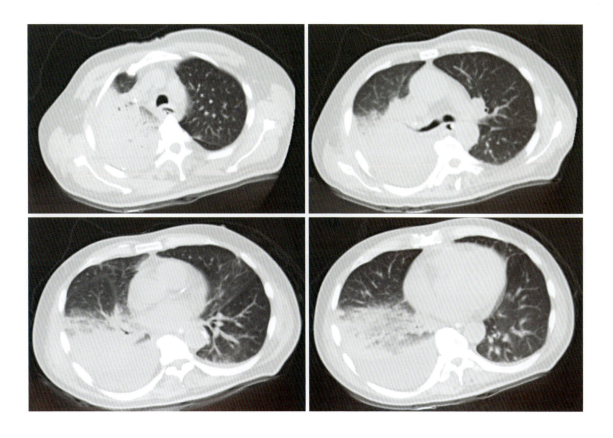

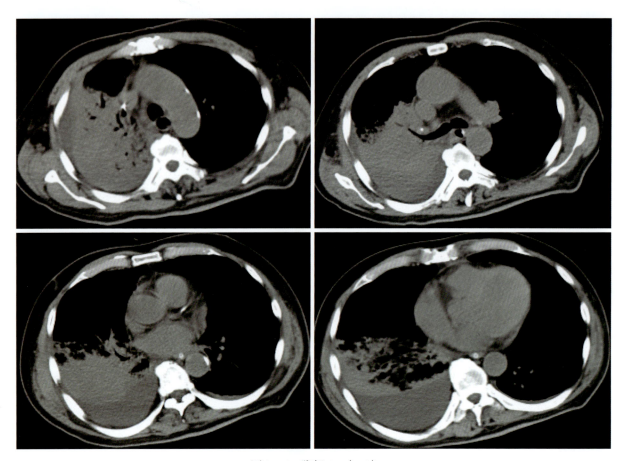

图 20-4　胸部 CT（D4）

穿刺液生化：葡萄糖 7.78mmol/L，氯 125mmol/L，总蛋白 33.8g/L，腺苷脱氨酶 30.5U/L，乳酸脱氢酶 759U/L，甲胎蛋白 1.1ng/mL，癌胚抗原 6.89ng/mL；穿刺液涂片未见细菌、真菌及抗酸杆菌。D4 肺泡灌洗液培养结果提示无细菌及真菌生长；血培养未见细菌、真菌。

PD6～D5 抗生素方案（表 20-1），D1～D5 病原学检测（表 20-2），D1～D5 血常规、体温、PCT、CRP、Lac、氧合指数、肝功能、NT-proBNP、D-二聚体变化趋势图（图 20-5～图 20-20）。

表 20-1　第一阶段抗生素方案（PD6～D5）

PD6～PD2	PD1～D5
莫西沙星 250mg 静脉滴注 q.d.	
	美罗培南 1.0g 静脉滴注 q.8h.

表 20-2　第一阶段病原学检测（D1～D5）

病原体标本类型	肺泡灌洗液培养	全血培养	胸腔穿刺液培养
细菌	（-）	（-）	（-）
真菌	（-）	（-）	（-）
抗酸杆菌	（-）	（-）	（-）

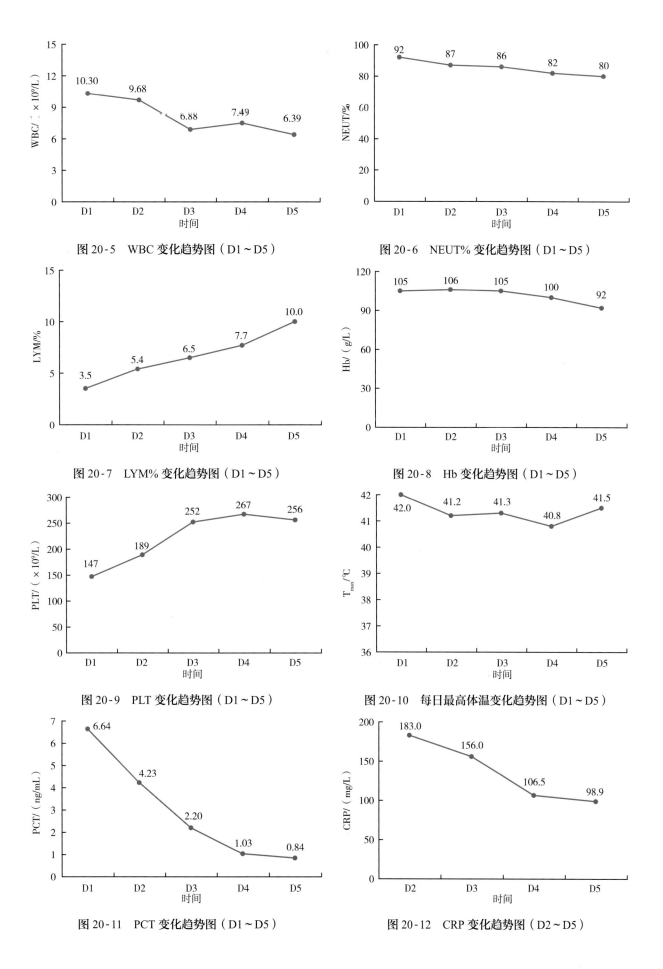

图 20-5　WBC 变化趋势图（D1～D5）

图 20-6　NEUT% 变化趋势图（D1～D5）

图 20-7　LYM% 变化趋势图（D1～D5）

图 20-8　Hb 变化趋势图（D1～D5）

图 20-9　PLT 变化趋势图（D1～D5）

图 20-10　每日最高体温变化趋势图（D1～D5）

图 20-11　PCT 变化趋势图（D1～D5）

图 20-12　CRP 变化趋势图（D2～D5）

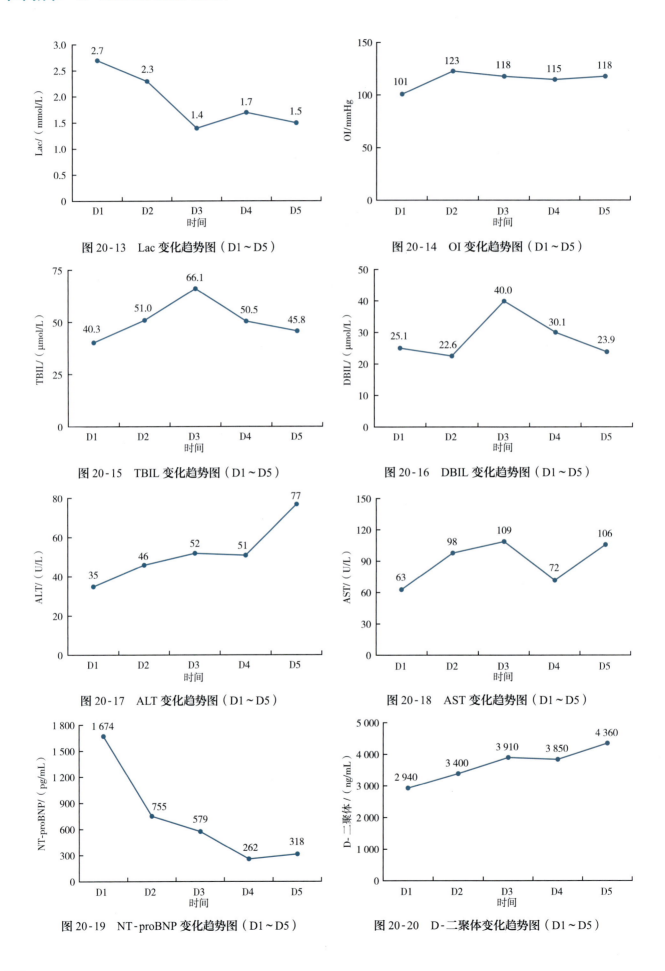

图 20-13　Lac 变化趋势图（D1～D5）

图 20-14　OI 变化趋势图（D1～D5）

图 20-15　TBIL 变化趋势图（D1～D5）

图 20-16　DBIL 变化趋势图（D1～D5）

图 20-17　ALT 变化趋势图（D1～D5）

图 20-18　AST 变化趋势图（D1～D5）

图 20-19　NT-proBNP 变化趋势图（D1～D5）

图 20-20　D-二聚体变化趋势图（D1～D5）

第一阶段小结

　　患者老年男性，急性起病，因"发热7天，呼吸困难2天"入院，入院前1天外院CT揭示右肺大片状阴影及实变，较入院前5天明显增多，病情迅速进展全重症肺炎，呼吸衰竭。患者目前诊断明确，但肺泡灌洗液涂片及培养未见细菌及真菌，胸腔穿刺液涂片及培养未见细菌及真菌，血培养阴性。予以莫西沙星及美罗培南抗感染治疗后感染指标逐步下降，但仍持续高热，肺部影像学和氧合指数无明显改善。

　　请问：①患者肺部感染病原学考虑是什么？肺泡灌洗液涂片及培养未见细菌及真菌，是否为非典型病原体？②如是非典型病原体，起病第1天开始使用莫西沙星抗感染治疗，为何病情还是迅速进展？③根据目前病情变化，是否需要调整抗生素？

专家点评

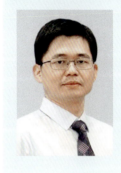

张振辉　广州医科大学附属第三医院院长，博士研究生导师
广州医科大学附属第二医院重症医学科学科带头人
广东省医学会重症医学分会副主任委员
广东省医师协会重症医学医师分会委员兼秘书
广东省医院协会重症医学管理专业委员会副主任委员
广东省医学教育协会重症医学专业委员会副主任委员
广东省中西医结合学会重症医学专业委员会常务委员
广东省临床医学学会临床重症医学专业委员会常务委员

　　患者为老年男性，既往体健，以发热起病，病情进展迅速，出现呼吸衰竭，CT提示右肺大片状阴影及实变，对目前抗感染方案疗效欠佳，患者重症社区获得性肺炎（CAP）合并呼吸衰竭诊断明确。重症CAP最常见的病原菌肺炎链球菌和非典型病原体。根据WUH评分系统，如果老年患者出现：①体温>38.9℃（伴有相对缓脉）；②红细胞沉降率>90mm/h或C反应蛋白>180mg/L；③铁蛋白高于正常2倍；④低磷血症；⑤磷酸激酶升高>2倍；⑥入院时镜下血尿。如有大于其中3项的表现，且对β-内酰胺类抗菌药物无反应时，要怀疑军团菌肺炎。患者高热，CT表现大片实变伴胸腔积液，血钠125mmol/L，多次痰培养未培养出病原菌，PCT和CRP升高，AST/LDH升高，考虑非典型病原体，要注意军团菌肺炎的可能，另外要注意排除鹦鹉热衣原体。建议行肺泡灌洗液、血、尿军团菌抗原检测，必要时行mNGS以明确病原菌。

　　对于免疫功能正常的轻、中度军团菌肺炎患者，可采用大环内酯类、呼吸喹诺酮类或多西环素单药治疗；对于重症病例、单药治疗失败、免疫功能低下的患者，建议喹诺酮类药物联合利福平或大环内酯类药物治疗。本例患者经抗感染治疗后炎症指标有所好转，氧合轻度改善，影像学无明显改善（重症军团菌肺炎影像学吸收相对慢，滞后），综合判断疗效虽然不显著，但病情还是有所控制。

　　建议调整抗感染治疗方案：喹诺酮类药物联合多西环素或大环内酯类。

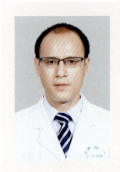

王桥生　南华大学附属第一医院重症医学科主任
英国西苏格兰大学访问学者
伊丽莎白女王大学医院访问学者
湖南省衡阳市重症医学质量控制中心副主任委员
湖南省衡阳市复苏中心副主任委员
湖南省衡阳市医学会感染病学会委员
湖南省衡阳市第一批次高层次人才

　　患者为老年男性，临床表现为发热并发呼吸困难，常规涂片及培养未发现相应细菌、真菌，经美罗培南＋莫西沙星抗感染后，患者仍表现持续发热、氧合差，动态复查肺部CT提示右肺未见明显改善。病原学重点要考虑非典型病原体感染，包括支原体、衣原体、奴卡菌感染，尤其是衣原体感染，如鹦鹉热衣原体。

　　鹦鹉热衣原体感染影像学主要表现以肺叶段渗出、实变为主，常规涂片及细菌培养常常敏感性差，完善肺泡灌洗液mNGS检测可能对诊断有帮助。该患者使用莫西沙星后疗效不显著，但肺部CT显示病灶有一些消散，提示有一定效果。如为衣原体感染，莫西沙星一般不作为首选抗感染治疗药物，建议首选多西环素。

　　奴卡菌一般见于免疫缺陷患者，该患者不支持。如高毒力肺炎克雷伯菌感染，因其荚膜厚，抗生素难以渗透，早期症状改善不明显，但常规病原学检测常常可以发现，且该细菌感染容易出现迁移播散，肺部影像学可表现多发病灶，甚至空洞，部分病例肺外器官可受累，该患者不支持此诊断。

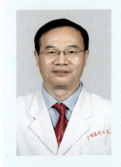

朱继金　广西医科大学第一附属医院急诊科原主任
广西医学会急诊医学分会副主任委员
广西医师协会急救复苏专业委员会副会长

　　患者临床特点似乎为大叶性肺炎，但强力抗生素（碳青霉烯类和呼吸喹诺酮）不能控制，基本排除典型社区获得性细菌性肺炎。

　　患者表现为稽留热、白细胞不高、PCT还有下降，虽然没有发现病原体，但仍需要考虑病毒性肺炎或干酪性（结核性）肺炎。建议停用原来抗生素，可以改用注射用头孢哌酮钠舒巴坦钠，加上抗病毒阿比多尔3～5天，同时使用三联抗结核药至少1周。

　　患者经上述抗感染治疗后PCT、CRP逐渐下降，但仍有高热，肺部影像学和氧合指数无明显改善，D6行全血mNGS检测：鹦鹉热衣原体（序列数20）；肺泡灌洗液mNGS检测：鹦鹉热衣原体（序列数129）、流产衣原体（序列数10）、屎肠球菌（序列数8）；血肺炎衣原体IgG抗体（＋）。考虑目前肺部感染主要致病菌为鹦鹉热衣原体，予停莫西沙星及美罗培南，改用多西环素（200mg口服q.12h.）抗感染治疗（表20-3）。D7复查胸部CT（图20-21）提示：对比D4胸部CT，双肺感染（右肺为主），左肺渗出病灶较前增多，右肺病灶部分较前吸收减少。双侧胸腔少量积液，左侧较前增多，并双肺膨胀不全。纵隔较大淋巴结。肝脏多发囊肿，双肾囊肿。腹腔少量积液。

表 20-3　第二阶段病原学检测（D6）

标本类型	全血 mNGS	肺泡灌洗液 mNGS	血支原体衣原体抗体
检测结果	鹦鹉热衣原体（序列数 20）	鹦鹉热衣原体（序列数 129） 流产衣原体（序列数 10） 屎肠球菌（序列数 8）	肺炎支原体 IgM 抗体（−） 肺炎支原体 IgG 抗体（−） 肺炎衣原体 IgM 抗体（−） 肺炎衣原体 IgG 抗体（＋）

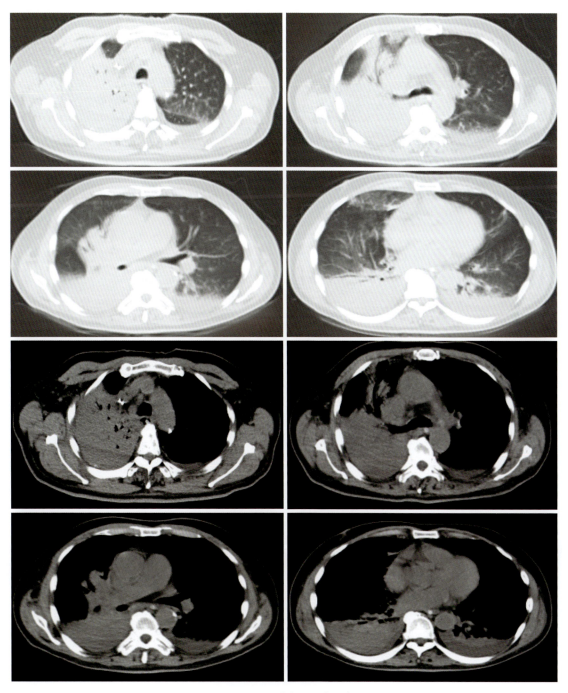

图 20-21　胸部 CT（D7）

　　患者改用多西环素抗感染后，仍持续高热，氧合指数无明显改善，感染指标无明显下降，但患者肝功能相关的酶进行性升高，予以乙酰半胱氨酸、腺苷蛋氨酸、多烯磷脂酰胆碱护肝治疗后肝功能无明显改善。

　　D6 病原学检测（表 20-3），D1～D8 抗生素使用方案（表 20-4），D7 胸部 CT 检查（图 20-21）及 D1～D8 血常规、体温、PCT、CRP、Lac、氧合指数、总胆红素、结合胆红素、ALT、AST、NT-proBNP、D-二聚体变化趋势图（图 20-22～图 20-37）。

表 20-4　第一、二阶段抗生素使用方案（D1～D8）

D1～D5	D6～D8
莫西沙星 250mg 静脉滴注 q.d.	
美罗培南 1.0g 静脉滴注 q.8h.	
	多西环素 200mg 口服 q.12h.

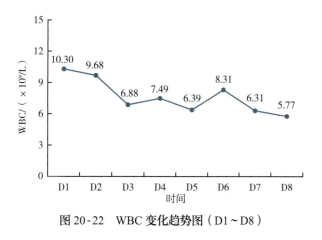

图 20-22　WBC 变化趋势图（D1～D8）

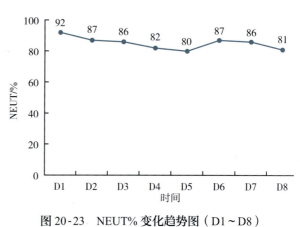

图 20-23　NEUT% 变化趋势图（D1～D8）

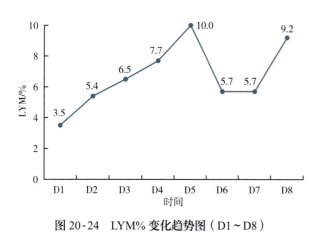

图 20-24　LYM% 变化趋势图（D1～D8）

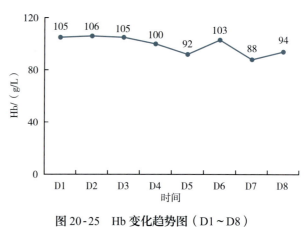

图 20-25　Hb 变化趋势图（D1～D8）

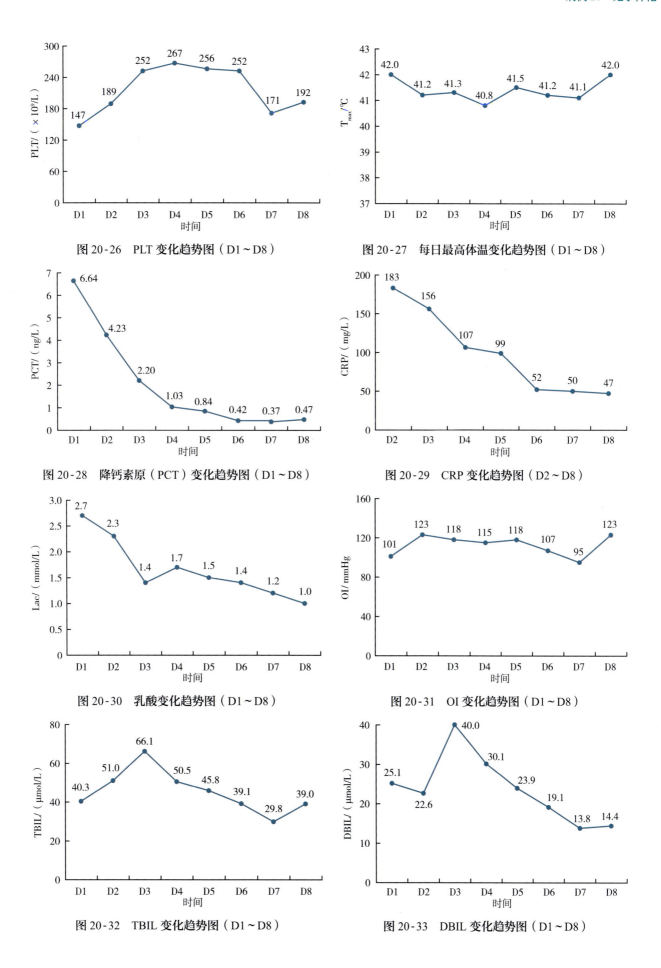

图 20-26　PLT 变化趋势图（D1～D8）

图 20-27　每日最高体温变化趋势图（D1～D8）

图 20-28　降钙素原（PCT）变化趋势图（D1～D8）

图 20-29　CRP 变化趋势图（D2～D8）

图 20-30　乳酸变化趋势图（D1～D8）

图 20-31　OI 变化趋势图（D1～D8）

图 20-32　TBIL 变化趋势图（D1～D8）

图 20-33　DBIL 变化趋势图（D1～D8）

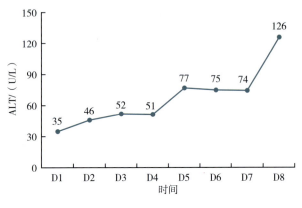

图 20-34　ALT 变化趋势图（D1～D8）

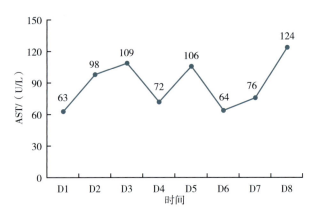

图 20-35　AST 变化趋势图（D1～D8）

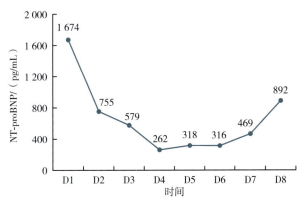

图 20-36　NT-proBNP 变化趋势图（D1～D8）

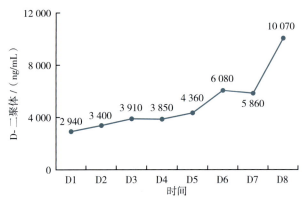

图 20-37　D-二聚体变化趋势图（D1～D8）

第二阶段小结

　　患者全血和肺泡 mNGS 检测提示鹦鹉热衣原体，血肺炎衣原体 IgG 抗体（＋）；患者目前病原体明确，予以多西环素抗感染治疗后，患者仍持续高热，氧合指数无明显改善，感染指标无明显下降，但患者肝功能相关的酶进行性升高。

　　请问：①患者目前肝功能相关的酶升高考虑是感染加重还是药物相关性肝损伤？②下一步治疗如何调整？

专家点评

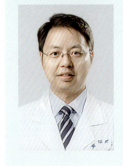

彭正良　南华大学附属第一医院急诊医学中心主任

中华医学会急诊医学分会临床研究学组委员

湖南省医学会急诊医学专业委员会委员

湖南省急诊科医疗质量控制中心委员

衡阳市急诊科质量控制中心主任

衡阳市医学会急诊医学专业委员会副主任委员

患者炎症指标 CRP、PCT 呈现下降趋势，血乳酸降至正常，但患者仍持续高热，转氨酶有所升高，总胆红素升高以间接胆红素为主，特别是 D-二聚体明显上升。综合分析，目前抗感染治疗是有效的，但感染后的炎症反应、内皮损伤很重。所以，下一步治疗调整：①加强原发病灶的引流，包括体位引流，可以做纤维支气管镜吸痰。如果脓痰很多，要警惕已经定植的屎肠球菌的感染。②加强抗炎治疗，可以加用小剂量激素治疗。③密切监测 D-二聚体的变化，在患者卧床上呼吸机的情况下，建议加用肝素保护血管内皮，抗凝。

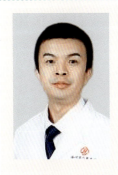

潘挺军　梅州市人民医院重症医学四科主任医师
　　　　　广东省医院协会重症医学管理专业委员会委员
　　　　　广东省健康管理学会重症医学专业委员会委员
　　　　　广东省生物医学工程学会重症医学工程分会委员
　　　　　梅州市医学会急危重症医学分会委员

患者经积极治疗后虽然 C 反应蛋白、PCT 等情况有所好转，但仍有反复高热，氧合指数无明显改善，肝功能检查提示转氨酶有进一步上升趋势，考虑感染仍未完全控制，故转氨酶升高仍可能为感染所致。感染原因一方面与本身鹦鹉热衣原体感染有关，另一方面不排除二重感染可能。但由于患者曾使用莫西沙星及负荷剂量多西环素，仍不能完全排除药物性肝损害可能性。

接下来须进行细菌病原学检查明确是否合并有二重感染可能，尤其是排查是否合并有革兰氏阳性球菌感染，必要时加用抗革兰氏阳性球菌治疗；可完善溶血相关、自身免疫性肝炎等检查，结合 GGT 等情况排除药物性肝损可能性，完善胸部 CTA 检查排除是否合并有肺栓塞。药物治疗上可予多西环素减半剂量使用，注意出入量情况及肝功能、BNP 等变化，观察体温变化。

患者肝功能相关的酶升高考虑肝功能损害与多西环素相关，且患者肺泡灌洗液 mNGS 提示屎肠球菌（序列数 8），D9 予停用多西环素，改用"头孢哌酮钠舒巴坦钠 3 000mg 静脉滴注 q.8h.+ 阿奇霉素 500mg 静脉滴注 q.d."抗感染治疗（表 20-5），D9 床边胸片（图 20-38）提示：右肺炎症，右上肺膨胀不全，右侧胸腔少量积液；左肺渗出较前稍减少。左肺炎症，左侧少量胸腔积液。

表 20-5　第二、三阶段抗生素使用方案（D6~D20）

D6~D8	D9	D10~D20
多西环素 200mg 口服 q.12h.		
	头孢哌酮钠舒巴坦钠 3 000mg 静脉滴注 q.8h.	
	阿奇霉素 500mg 静脉滴注 q.d.	

D10 氧合明显改善，停有创呼吸机，改用无创呼吸机序贯辅助呼吸。D11 复查床边胸片（图 20-39）提示：符合双肺炎症，拟右上肺膨胀不全；双侧胸腔少量积液。主动脉硬化。

D13 患者神志清楚，生命体征平稳，无明显气促，转至呼吸科病房继续予以"注射用头孢哌酮钠舒巴坦钠+阿奇霉素"抗感染治疗。D19 复查胸部 CT（图 20-40）提示：双肺感染可能（右肺为主），

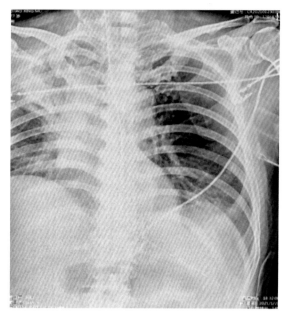
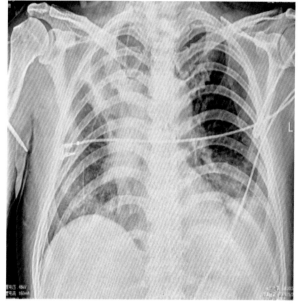

图 20-38　床边胸片（D9）　　　　　　　图 20-39　床边胸片（D11）

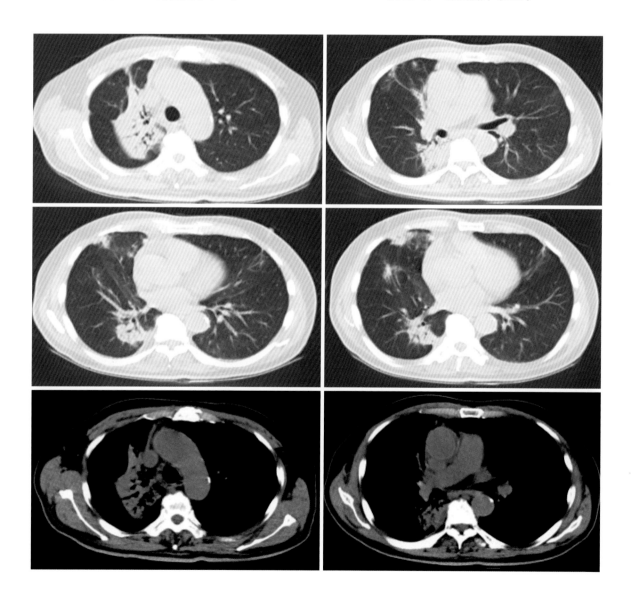

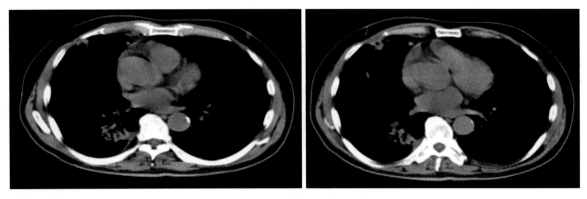

图 20-40　肺部 CT（D19）

双肺渗出病灶较前明显吸收。双侧胸腔少量积液，较前吸收。主动脉及冠状动脉硬化，同前。纵隔增大淋巴结较前缩小。

D20 患者咳嗽咳痰较前明显好转，无发热，无气促，予以办理出院。D36 复查胸部 CT（图 20-41）提示：右肺上叶、右肺下叶炎性病灶，右侧胸腔少量积液并局限性肺不张，左肺下舌段慢性炎症治疗好转。

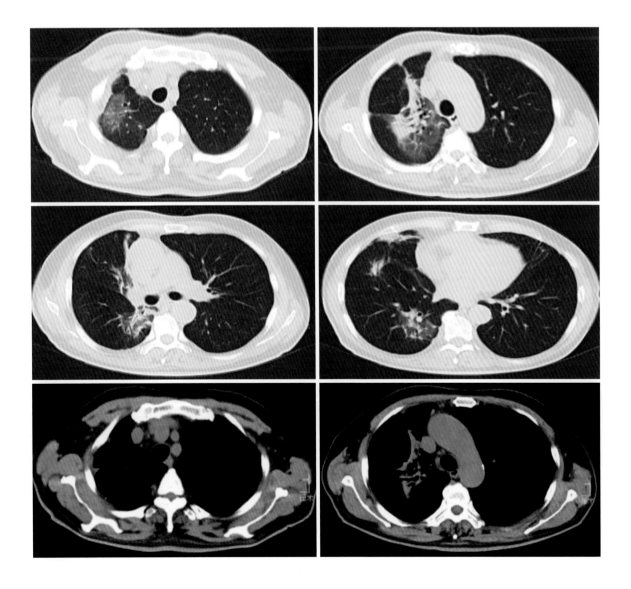

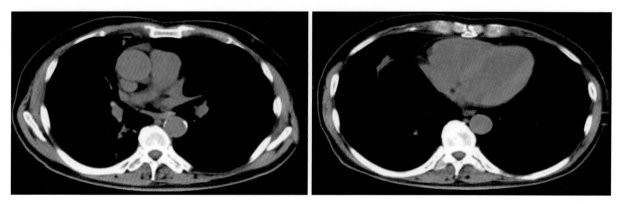

图 20-41　肺部 CT（D36）

　　D6～D20 抗生素使用方案（表 20-5）；D9 胸片（图 20-38），D11 胸片（图 20-39），D19 胸部 CT（图 20-40），D36 胸部 CT（图 20-41）；D8～D20 体温、氧合指数、血常规、PCT、CRP、总胆红素、结合胆红素、ALT、AST 变化趋势（图 20-42～图 20-51）；PD5～D36 的 CT 演变情况（图 20-52）。

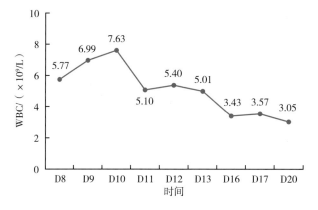

图 20-42　WBC 变化趋势图（D8～D20）

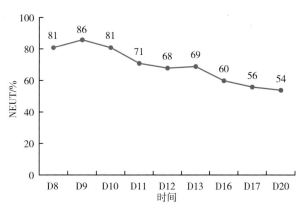

图 20-43　NEUT% 变化趋势图（D8～D20）

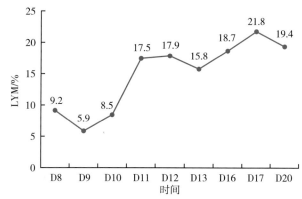

图 20-44　LYM% 变化趋势图（D8～D20）

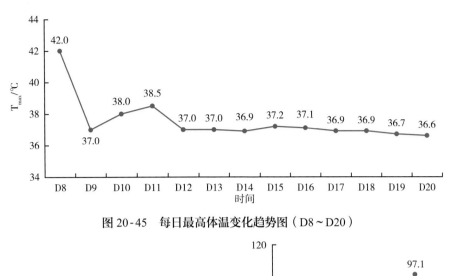

图 20-45　每日最高体温变化趋势图（D8～D20）

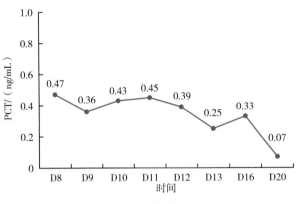

图 20-46　PCT 变化趋势图（D8～D20）

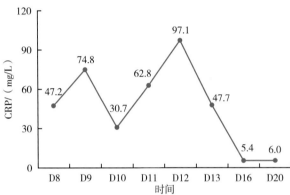

图 20-47　CRP 变化趋势图（D8～D20）

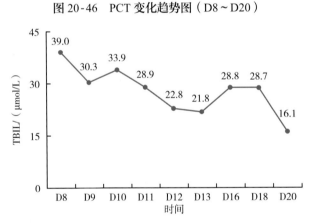

图 20-48　TBIL 变化趋势图（D8～D20）

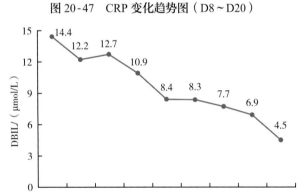

图 20-49　DBIL 变化趋势图（D8～D20）

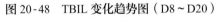

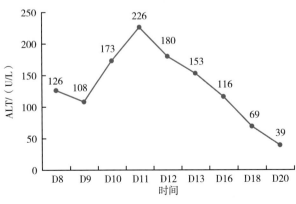

图 20-50　ALT 变化趋势图（D8～D20）

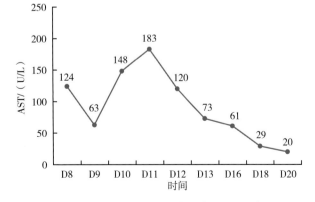

图 20-51　AST 变化趋势图（D8～D20）

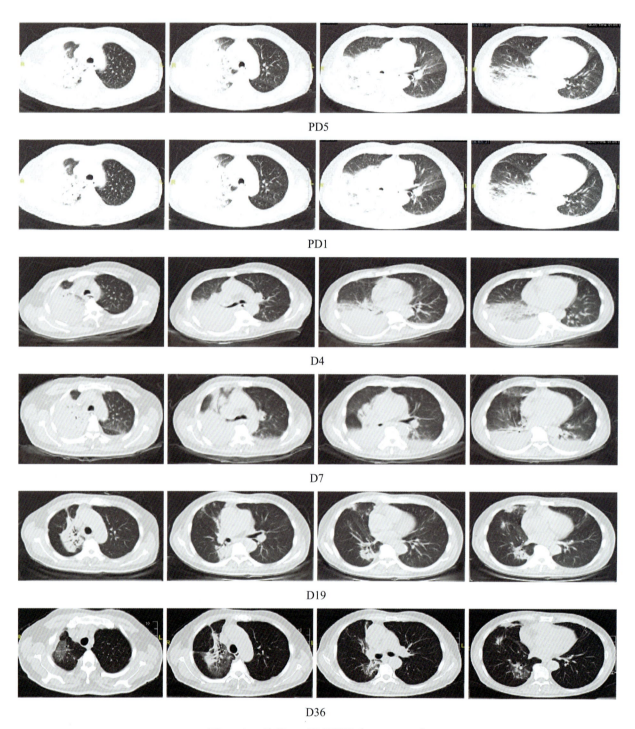

图 20-52　胸部 CT 演变情况（PD5～D36）

第三阶段小结

　　调整抗生素后患者病情逐步好转，脱离呼吸机支持，转出 ICU，最后成功出院。请问：①患者入院时 PCT 高，考虑衣原体感染所致，还是混合感染所致？单纯衣原体感染是否导致 PCT 升高？②患者入院后持续查血衣原体 IgM 阴性、IgG 阳性，请问 IgM、IgG 对衣原体感染的指导意义？

专家点评

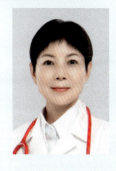

刘雪燕　深圳市人民医院重症医学科主任，博士研究生导师
深圳市重症感染防治重点实验室主任
中国医师协会重症医学医师分会委员
中国病理生理学会危重病医学专业委员会委员
中国老年医学学会重症医学分会委员
中国科技产业化促进会精准医学专业委员会常务委员
广东省医学教育协会重症医学专业委员会副会长
广东省医院协会重症医学管理专业委员会常务委员

　　常规培养无法检出非典型肺炎病原体，经高通量测序检测血及肺泡灌洗液同时检出鹦鹉热衣原体感染，肺泡灌洗液中还发现屎肠球菌。一般单纯的衣原体感染，PCT 增高不明显，此例患者入院时 PCT 高，考虑为混合感染。

　　患者入院后经过治疗，体温从发病开始，大致 2 周后逐渐下降，鹦鹉热衣原体感染多数患者出现肝、脾受累。患者使用多西环素后，肝功能相关的酶继续增高，考虑与鹦鹉热衣原体感染、氧合差、药物等多种因素导致的急性肝损伤有关，停用多西环素，改为"头孢哌酮钠舒巴坦钠 + 阿奇霉素"后 2～3 天肝功能相关的酶逐渐好转，但同时患者氧合、体温等也同步好转。

　　鹦鹉热衣原体感染治疗首选四环素、阿奇霉素，次选药物包括多西环素。

　　患者入院后持续查血衣原体 IgM 阴性、IgG 阳性，IgM 阳性应考虑现症感染，IgG 非现症感染指标。

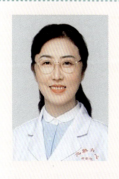

马　渝　重庆市急救医疗中心党委书记
国务院政府特殊津贴专家
中华医学会急诊医学分会常务委员
中国医师协会重症医学医师分会委员
中国医院协会急救中心（站）分会副主任委员
重庆市学术技术带头人
重庆英才·创新领军人才
重庆市急危重症临床医学研究中心主任

　　患者入院时 PCT 高考虑鹦鹉热衣原体感染。一般而言，衣原体感染 PCT 升高不明显，但该患者发病初期肺部病变迅速进展，存在严重应激，这些可能是导致患者 PCT 升高的原因。入院后多次肺泡灌洗液、胸腔穿刺液及血液微生物检测均阴性，证明患者混合感染的可能性小，且 mNGS 检测屎肠球菌序列数低，提示混合感染可能性低。

　　衣原体 IgM、IgG 对衣原体感染的指导意义：①若 IgG≥1∶16 但≤1∶512，且 IgM 阴性提示衣原体既往感染。②若 IgG 抗体滴度≥1∶512 和/或 IgM 抗体≥1∶32，提示近期感染；若急性期和恢复期双份血清 IgG 抗体滴度 4 倍及以上升高也提示近期感染。③若 IgG 抗体阴性，但 IgM 抗体阳性，考虑窗口期的存在；若 7 周后复查 IgG 仍然为阴性，不论 IgM 结果如何，均可判断无既往感染，也无近期感染。故不能单纯地说 IgM 阳性就是新近感染，IgG 阳性就是既往感染，还需要查看滴度进行判断。

学习心得

鹦鹉热衣原体是一种专性胞内寄生的革兰氏阴性病原体，成人比儿童发病率高，好发于 60 岁以下且无 COPD 病史的男性。患者多数有疫鸟接触史，人与人传播也有报道，但不是主要传染方式；潜伏期通常为 5～14 天。鹦鹉热患者的临床症状无特异性，最常见的症状有头痛、寒战、发热（高达 40.5℃）和肌痛；可发展为伴有干咳的呼吸困难或胸闷，严重时进展为重症肺炎；也有报道以肝炎、心肌炎、脑膜炎为首发临床表现。相比其他肺炎病例，患者血液中的白细胞通常较低，PCT 增高不明显。80% 以上的患者胸片不正常，常为单侧下叶受累；影像学表现通常为斑片状磨玻璃影或大片融合实变影，多沿肺段分布，以下叶受累为主，部分患者可出现双侧实变、多发结节性浸润或粟粒性播散，肺门淋巴结病和胸腔积液少见。

对于鹦鹉热衣原体感染，传统血清学的敏感度及特异度均不高，血培养及痰培养假阴性率高。PCR 技术比培养和血清学检测更敏感，可以快速明确诊断，尤其在严重感染时更为重要；近年来肺泡灌洗液 mNGS 检查在重症肺炎患者病原学筛查中得到广泛应用。

鹦鹉热的治疗首选细胞内活性高的四环素类抗菌药物，轻中症患者以口服多西环素为主，重症患者可予以静脉滴注多西环素，大多数患者经多西环素治疗后 48 小时内可有效控制发热症状。疗程为 10～14 天以上，当四环素治疗有禁忌证时，可选用大环内酯类药物（红霉素、阿奇霉素等）替代。氟喹诺酮类药物在体外试验研究提示具有抗鹦鹉热衣原体的活性，但比四环素及大环内酯类药物活性弱。

本病例以发热为主要症状，病情迅速进展为呼吸困难，符合鹦鹉热衣原体感染的临床表现，CT 提示右肺肺炎，单侧实变也和鹦鹉热衣原体的影像学改变相吻合。早期予以莫西沙星及美罗培南抗感染治疗后症状无改善，考虑鹦鹉热衣原体无细胞壁，β- 内酰胺类抗生素对其无效，而喹诺酮类药物对其活性较弱，进而导致病情进行性进展。鹦鹉热的治疗首选四环素类抗菌药物，本例患者在单纯口服多西环素治疗后，体温及氧合指数并无明显改善的原因考虑为：①重症患者口服吸收效果欠佳，文献推荐重症患者可予以静脉滴注多西环素治疗；② mNGS 提示合并屎肠球菌感染，单用多西环素不能覆盖屎肠球菌。根据病例报道，大多数单纯鹦鹉热衣原体感染，感染指标升高不明显，结合本例患者感染指标情况及 mNGS 结果考虑本患者为混合感染可能性大。予以改用"头孢哌酮钠舒巴坦钠 + 阿奇霉素"治疗后患者体温迅速下降，氧合指数迅速改善。患者清醒后追问病史，在起病前 1 周曾在活禽市场购买家禽；回顾患者病情变化，与典型鹦鹉热感染的接触史、症状、体征及影像学改变一致。但因病史的疏漏，以及传统痰涂片、痰培养和血培养病原学检测的有限性，导致患者诊断延迟。对于重症肺炎患者，传统方法未找到病原体时，肺泡灌洗液 mNGS 不失为寻找病原体快速、有效的方法。

（曾举浩　韩永丽）

特别鸣谢

广州医科大学附属第三医院	张振辉
南华大学附属第一医院	王桥生
广西医科大学第一附属医院	朱继金
南华大学附属第一医院	彭正良
梅州市人民医院	潘挺军
深圳市人民医院	刘雪燕
重庆市急救医疗中心	马　渝

病例 21 致命的邂逅

患者男性，15 岁，学生，因"右侧腹部绞痛伴血尿 4 天"于 2021 年 3 月 11 日（D1）至我院急诊科就诊。

一、病史特点

1. 少年男性，急性病程。

2. 现病史 患者 4 天前无明显诱因出现右侧腹痛伴肉眼血尿，家属诉于当地诊所诊断"泌尿系结石"（未见检查资料），予"排石"等对症处理（具体不详），效果欠佳，腹痛逐渐加重，2 天前出现排黑便。今晨（D1）腹痛明显，精神转差，于怀集县人民医院就诊，查腹部增强 CT 提示：大量腹腔积液；双侧肾周积液并考虑右侧肾周出血。血常规提示：血红蛋白 64g/L，凝血功能提示 PT 未测出，APTT 168.8s，予输血、止血、补液抗休克、维持电解质平衡等对症支持治疗。当天中午因病情危重转入肇庆市第一人民医院就诊，继续予以输血、止血、补液抗休克等治疗，行胸腹部 CT（图 21-1）提示"盆腔积液，腹部、盆腔内肠系膜、网膜脂肪间隙密度局部增高、分界不清"，检验结果：WBC 28.08×10^9/L，Hb 44g/L，PT>170s，APTT>170s，CREA 170.5μmol/L，Lac>12mmol/L。诊断考虑：凝血功能障碍；血腹；失血性休克；酸中毒；肾功能不全。患者家属要求转至上级医院进一步治疗，当晚来我院急诊就诊。患者到达我院前 1 小时出现发热，测体温 37.7℃。

3. 既往史 患者既往 12 年前因"小肠坏死"于当地医院行小肠部分切除术。有哮喘病史 10 余年，近年未发作，未予特殊治疗（具体不详）。否认既往出血史，否认服毒史，否认外伤史。

4. 体格检查 T 37.7℃，HR 161 次/min，R 35 次/min，BP 98/57mmHg［多巴胺 5μg/（kg·min）］，SpO_2 86%（储氧面罩高流量吸氧）。烦躁，精神差，贫血貌，对答切题，双侧瞳孔等大等圆，对光反射灵敏。双肺呼吸音粗，双肺可闻及少许湿啰音，以双下肺为主。心律齐，各瓣膜区未闻及病理性杂音。腹膨隆，腹肌紧张，全腹压痛及反跳痛明显，移动性浊音阳性，Murphy 征阴性。双下肢轻度凹陷性水肿。

5. 辅助检查

腹部 CT 增强扫描（怀集县人民医院，D1 9:00）：①大量腹腔积液；②双侧肾周积液并考虑右侧肾周出血；③肝胆胰脾未见明显异常；④右肾肾盂扩张；⑤下腔静脉明显变扁，双侧肾静脉稍细小；⑥右侧胸腔少量积液。血常规 Hb 64g/L；凝血功能 PT 未测出，APTT 168.8s。

腹部 CT 平扫（当天转肇庆市人民医院后复查，D1 13:00）（图 21-1）：①盆腔积液；②腹部、盆腔内肠系膜、网膜脂肪间隙密度局部增高，分界不清，考虑挫伤并出血。复查血常规 WBC 28.08×10^9/L，Hb 44g/L；凝血功能 PT>14.6s，APTT>45.0s；生化指标 CREA 170.5μmol/L；血气分析 pH 7.289，BE −13mmol/L，Lac>12mmol/L，PaO_2 53.6mmHg，$PaCO_2$ 38.2mmHg。

二、初步诊断

①腹腔出血；②失血性休克；③凝血功能障碍。

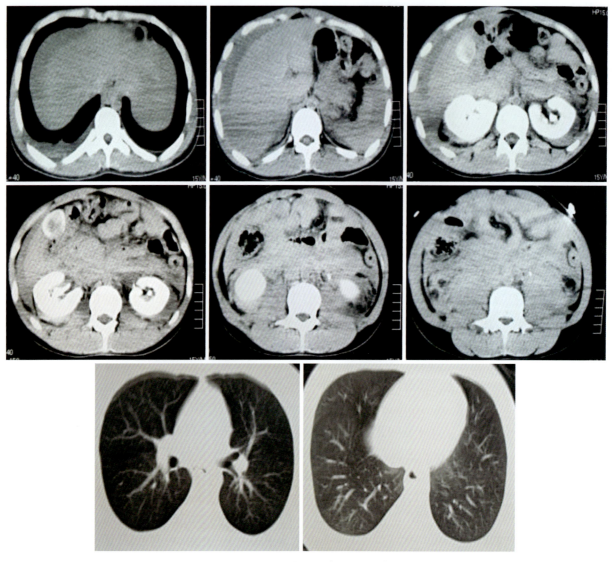

图 21-1　胸腹部 CT（D1 13：00）

三、诊疗经过

来院后予输红细胞、血浆，止血，积极补液、多巴胺维持血压，储氧面罩高流量吸氧。D1 晚急查胸腹部 CT 示"腹腔、双肾周大量积液、积血；部分小肠肠腔内少许高密度影，考虑积血与对比剂残留相鉴别；双肺感染，双侧胸腔少量积液"（图 21-2）。急诊予"头孢噻肟钠舒巴坦钠 6g 静脉滴注 b.i.d."抗感染治疗。

D1 检验结果：

（1）血常规：WBC 17.75×10^9/L，Hb 53g/L，PLT 228×10^9/L。

（2）凝血指标：INR 4.65，PT 43s，PTa 35%，APTT 76.8s，D-二聚体 2 300ng/mL。

（3）急诊肝功能：AST 1 209U/L，ALT 333U/L，ALB 26.22g/L。

（4）感染指标：PCT 7.88ng/mL，超敏 CRP 63.2mg/L。

D1 夜间呼吸急促，储氧面罩高流量吸氧下氧饱和度下降至 82%~85%，HR 155 次/min，BP 98/57mmHg［多巴胺 5μg/（kg·min）］，予无创辅助通气（FiO_2 100%，PEEP 6cmH$_2$O），经皮氧饱

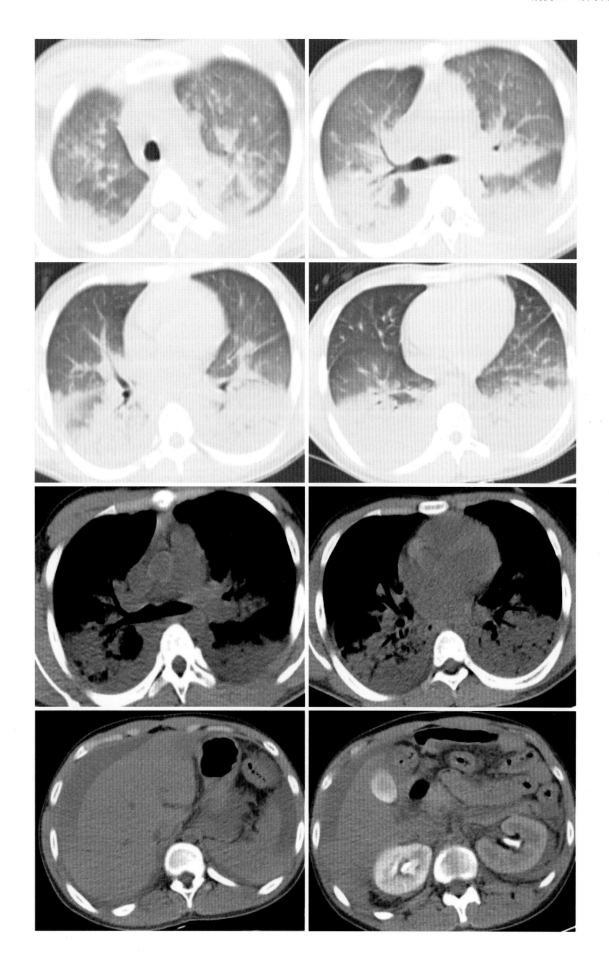

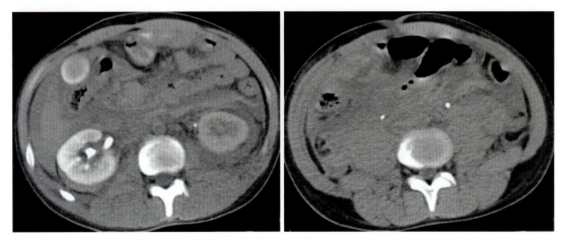

图 21-2　胸腹部 CT（D1 22：00）

和度可维持在 90%～93%。D2 凌晨患者出现神志淡漠，无创呼吸机 FiO$_2$ 100% 支持下 SpO$_2$ 85%，予气管插管，有创机械通气支持。插管过程中曾出现心率、血压下降，曾行短暂心肺复苏术（约 3 分钟），插管后高呼吸参数支持下（PEEP 15cmH$_2$O，FiO$_2$ 100%）SpO$_2$ 维持在 90%～95%。行床旁纤维支气管镜检查示气道通畅，各段支气管可见少量粉红色泡沫样痰。

Hb、APTT 和 PT、WBC、PLT 变化趋势见图 21-3～图 21-6。

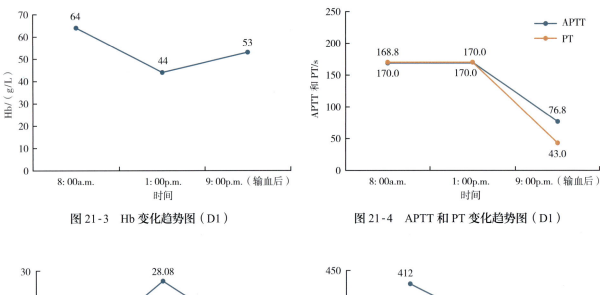

图 21-3　Hb 变化趋势图（D1）

图 21-4　APTT 和 PT 变化趋势图（D1）

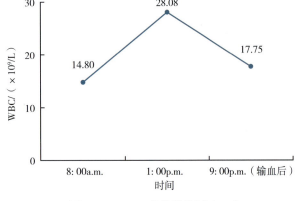

图 21-5　WBC 变化趋势图（D1）

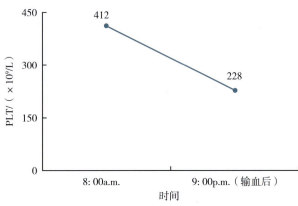

图 21-6　PLT 变化趋势图（D1）

第一阶段小结（起病—D2凌晨）

患者为少年男性，主诉"右侧腹部绞痛伴血尿4天"来院，伴解黑便，当地医院CT检查示大量腹腔积液、双侧肾周积液并出血，24小时不同时间点的检验结果显示：①血红蛋白下降（图21-3）；②凝血指标明显异常（图21-4）；③肾功能损伤（CREA 170.5μmol/L）；④乳酸明显升高（>12mmol/L），血压需多巴胺维持；⑤WBC增高（图21-5），PLT从$412×10^9$/L下降至$228×10^9$/L（图21-6）。来院前1小时出现发热。来急诊后经输血、补液、止血等支持治疗，生命体征仍不稳定，并出现血氧下降，D1当晚需无创辅助通气，后转气管插管。插管过程曾因心率下降短暂行胸外按压（约3分钟）。

患者病情危重，诊断未明，请您分析：①患者目前主要诊断考虑什么？②需要行哪些进一步检查以及处理？

专家点评

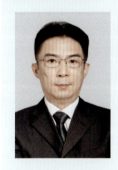

熊 滨　广西壮族自治区人民医院副院长
国务院政府特殊津贴专家
中华医学会重症医学分会全国委员
中国医师协会重症医学医师分会委员
中国医师协会体外生命支持专业委员会委员
广西壮族自治区卫生健康委员会重症医学质量控制中心主任
广西医学会重症医学分会主任委员

结合病史，目前主要诊断考虑：①休克（低血容量性、分布性）；②重症肺炎，Ⅰ型呼吸衰竭；③多脏器功能障碍综合征（呼吸系统、循环系统、血液系统、肝脏、肾脏）；④重度贫血；⑤凝血功能障碍；⑥急性肾损伤；⑦消化道出血；⑧双肾周出血；⑨多浆膜腔积液（腹腔、盆腔、胸腔）；⑩酸碱平衡障碍（代谢性酸中毒）。

患者为青少年男性，以腹痛伴血尿起病，当地医院考虑肾结石，予以"排石"等处理后出现腹痛加重，继而出现症状加重，实验室检查及影像学提示出血可能，后出现多器官功能不全，考虑休克后继发脏器损伤。血常规提示白细胞明显升高，需考虑有无碎石后血管损伤、细菌入血可能。双肺病灶进展快，肺部影像提示病灶以重力依赖区为主。出血部位及是否存在活动性出血，尚不明确。

结合病史，可以送检血及肺泡灌洗液标本行高通量测序检查以尽快明确病原学，积极调整抗感染方案。若情况允许，尽早行介入造影检查评估出血部位及有无介入下止血可能。凝血功能纠正后，必要时可请外科行开腹探查及止血。积极申请血制品输注，维持生命体征。肺部分泌物需进行及时引流；其他如肾、肝等重要脏器，在积极改善循环的同时，避免使用肝肾损伤药物。

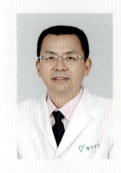

武　钢　南方医科大学南方医院急诊医学科原副主任（主持工作）

中国医师协会急诊医师分会委员

中华医学会急诊医学分会创伤学组委员

中国老年医学学会急诊医学分会常务委员

中国医学救援协会急诊分会常务委员

广东省中西医结合学会灾害医学专业委员会副主任委员

《中国急救医学》杂志编委

　　该阶段从病史、体格检查、各项辅助检查来看，原发性疾病问题主要集中在右侧腹部，未见空腔脏器穿孔和绞窄性肠梗阻典型表现。目前主要诊断考虑腹腔血管源性疾病；进一步检查以及处理：经抗休克肾功能改善，患者可耐受的情况下，行腹腔血管动、静脉相增强 CT 检查。

　　腹部问题包括疼痛、凝血障碍、出血、严重肝功能损害、"肉眼血尿"等，但未见到胰酶指标，从 D1 间隔 4 小时的两次 CT 看胰腺结构形态模糊不清，需了解胰腺炎二项指标。

　　15 岁小孩，在 3 岁时行肠切除手术，考虑原因是什么？（肠套叠坏死？）与本次右侧腹部疼痛急症有没有关联？检测抗凝蛋白、抗凝血酶以及相关抗原水平，下肢肿胀应行下肢血管超声检查，以排除易栓症。

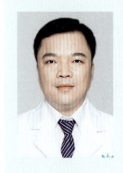

胡　北　广东省人民医院急诊科副主任（主持工作），博士研究生导师

国家自然科学基金评审专家 / 广东省杰出青年医学人才

中华医学会急诊医学分会青年委员 / 临床研究学组委员

中华医学会灾难医学分会青年委员

中国医师协会急诊医师分会国际交流学组委员

中华急诊医学教育学院广东分院院长

广东省基层医药学会急诊医学专业委员会主任委员

广东省医学会急诊医学分会青年委员会副主任委员

广东省医师协会急诊医师分会委员

　　患者青少年男性，急性病程，主诉："左侧腹部疼痛伴血尿 4 天"。病程中出现消化道出血和腹腔出血，同时伴有严重的凝血功能紊乱，PT、APTT 均显著延长，而患者也否认外伤史。因此，患者多部位出血考虑凝血功能异常引起可能性大，即先有凝血功能异常，继而发生多部位出血、休克、多器官功能衰竭等。凝血功能异常原因一般有原发性和继发性，原发性主要是一些遗传性疾病，发病年龄往往较小。本例患者无明显家族史，既往也无出血倾向的表现，考虑继发性凝血功能障碍可能性大。继发性凝血功能障碍的原因主要有中毒、药物性因素等。

　　本例患者无明确毒物接触史，但近年来临床观察表明，中毒患者的毒物接触史往往较为隐匿，甚至不能排除故意投毒的可能，因而，无明确毒物接触史并不能作为中毒的排除理由。而中毒的原因首先考虑鼠药中毒：首先，鼠药中的一类即是抗凝血类药物，临床表现相符；其次，在农村、乡镇地区，鼠药投放广泛，管理不规范，很容易接触到。综合上述分析，患者很可能是由于鼠药中毒引起严重的凝血功能障碍，继而发生腹腔、肾脏、消化道广泛出血，继发休克、代谢性酸中毒、多器官功能障碍综合征（MODS）。

　　进一步检查主要是鉴别凝血功能障碍的原因，包括：毒物检测、凝血因子检测等。治疗上主要建议以下几点：①迅速纠正凝血功能，补充凝血因子，给予维生素 K_1、输注新鲜冰冻血浆、冷沉淀等，并严密监测凝血功能变化。②迅速控制活动性出血，纠正休克。鉴于患者目前的情况，存在开腹手术禁忌，应考虑介入栓塞止血。③限制性液体复苏，维护器官功能。

患者 D2 凌晨经泌尿外科、普外科、介入科等多学科会诊讨论，认为目前患者生命体征不稳定，凝血功能极差，腹腔、肾周多处出血，暂不宜行手术及介入治疗，予内科保守治疗，积极纠正凝血异常、输血等。

D2 上午转入 ICU，转入时查体：HR 145 次/min，BP 131/100mmHg ［NE 0.4μg/（kg·min）］，SpO_2 83%～85%（BIPAP 模式，FiO_2 100%，PEEP 15cmH$_2$O），镇静状态，双侧瞳孔等大 3mm，对光反射迟钝。双肺呼吸音粗，双下肺呼吸音低，腹部膨隆，全腹压痛。腹壁可见穿刺点渗血。腹腔诊断性穿刺可见不凝血。

转入 ICU 后当天予俯卧位通气，加强镇静肌松，并继续予输注红细胞、新鲜冰冻血浆、维生素 K_1、凝血酶原复合物等支持治疗，以及氢化可的松 200mg q.d. 持续泵入。患者复查 PCT 较前明显升高（7.88ng/mL → 48.47ng/mL），予亚胺培南西司他丁钠 500mg q.8h. 抗感染。经俯卧位通气、积极输血，患者氧饱和度明显改善，血流动力学逐渐改善 ［D3 晨 NE 下调至 0.1μg/（kg·min）］。

第二阶段检验结果见图 21-7～图 21-15。

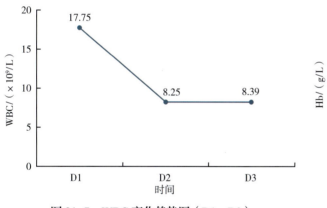

图 21-7   WBC 变化趋势图（D1～D3）

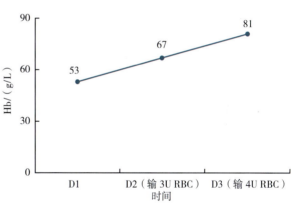

图 21-8   血红蛋白变化趋势图（D1～D3）

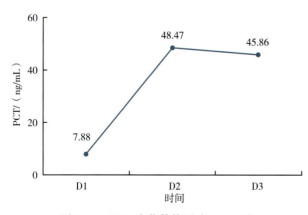

图 21-9   PCT 变化趋势图（D1～D3）

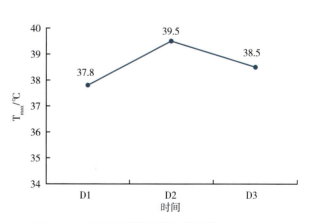

图 21-10   每日最高体温变化趋势图（D1～D3）

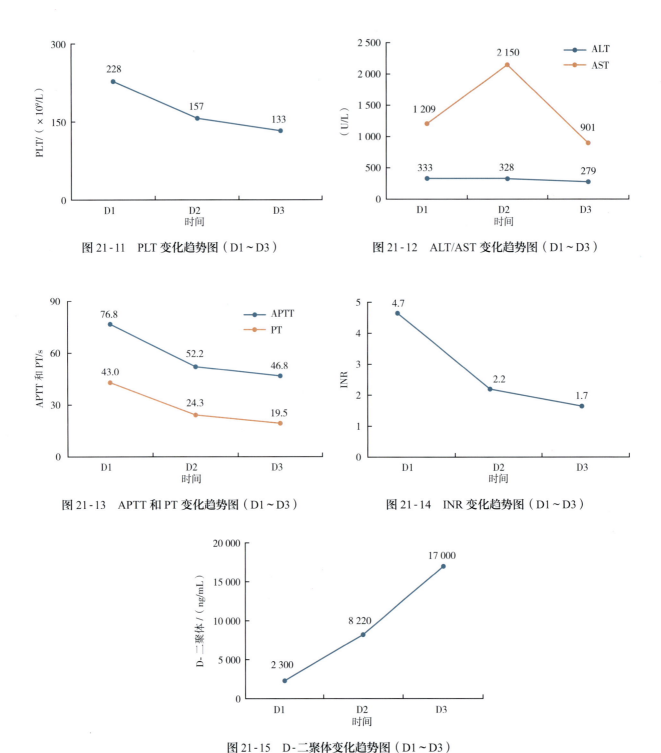

图 21-11　PLT 变化趋势图（D1～D3）

图 21-12　ALT/AST 变化趋势图（D1～D3）

图 21-13　APTT 和 PT 变化趋势图（D1～D3）

图 21-14　INR 变化趋势图（D1～D3）

图 21-15　D-二聚体变化趋势图（D1～D3）

D2～D3 其他检验结果：NT-proBNP 11 258pg/mL，cTNT 863.6pg/mL。抗核抗体，血管炎指标，Coombs 试验均为阴性。

内源性凝血因子活性（D2 送检）见表 21-1。

外源性凝血因子活性（D2 送检）见表 21-2。

床旁简易心脏 B 超（D3）：LVED 43mm，室壁运动正常，估测 LVEF 64%，下腔静脉内径 16mm，轻度二尖瓣、三尖瓣反流。

表 21-1　内源性凝血因子检查项目

检查项目	结果	检查项目	结果
凝血因子XII活性测定	24.0% ↓	活化部分凝血活酶时间	52.4s ↑
凝血因子IX活性测定	41.0% ↓	APTT	52.40s ↑
血管性血友病因子定量检测	199.00% ↑	凝血因子VIII活性测定	171.0% ↑
加等量正浆 APTT	43.70s	凝血因子XI活性测定	45.0% ↓
加 1/10 正浆 APTT	47.60s ↑	狼疮抗凝物质检测	1.00

表 21-2　外源性凝血因子检查项目

检查项目	结果	检查项目	结果
国际标准化比值	1.95 ↑（口服华法林）	凝血因子V活性测定	29.0% ↓
凝血酶原活动度	40.0% ↓	凝血因子VII活性测定	23.0% ↓
血浆凝血酶原时间测定	22.20s ↑	凝血因子X活性测定	32.0% ↓
凝血因子II活性测定	35.0% ↓	凝血因子XIII定性测定	阴性

第二阶段小结（D2 ~ D3）

患者于急诊当天经多学科会诊，认为患者生命体征不稳定，暂予保守治疗。D2 转入 ICU 时纯氧通气下 SpO_2 83% ~ 85%，结合胸部 CT 可见肺部渗出呈重力依赖性，即予俯卧位通气，氧合明显改善（SpO_2 99% ~ 100%）。D2 复查 PCT 较前明显升高（7.88ng/mL → 48.47ng/mL），升级为亚胺培南西司他丁钠抗感染。输 RBC 后血红蛋白有所回升，但 PLT 持续下降，D-二聚体持续上升，予补液、补充凝血因子和维生素 K_1 等处理后，至 D3 血流动力学逐渐改善，但诊断仍未明。

D2 转入 ICU 抢救记录：双侧瞳孔等大，对光反射灵敏，双肺呼吸音粗，双下肺呼吸音低。腹部稍膨隆，肝脾触诊不满意，腹壁可见诊断性腹腔穿刺点部位渗血。立即予以心电监护，呼吸机辅助通气，复查血气，同时予以补液、补充凝血因子、输红细胞等对症处理。至 D3 血流动力学逐渐改善。

请您分析：①患者目前主要诊断考虑什么？②患者 PCT 显著升高，考虑是感染所致，还是急性循环衰竭、心肺复苏所致？③需进一步完善什么检查？

专家点评

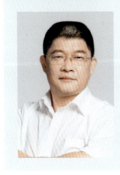

周 宁　湛江中心人民医院原副院长，博士研究生导师
中国医院协会门（急）诊专业委员会委员
广东省医院协会医院门（急）诊管理专业委员会副主任委员
广东省中西医结合学会卫生应急学专业委员会副主任委员
广东省医师协会急诊医师分会常务委员
广东省医学会急诊医学分会常务委员
湛江市医学会急诊医学分会主任委员

患者目前诊断：①休克（分布性，失血性）；②ARDS；③MODS；④出凝血功能障碍（获得性）；⑤腹腔出血；⑥泌尿系结石；⑦严重脓毒症。

PCT升高考虑脓毒症为主，注意复查PCT动态变化，因PCT＞80ng/mL，应动态排除甲状腺髓样癌、类癌综合征、胰腺炎、肠系膜血管栓塞、寄生虫尤其是疟疾等。

下一步的检查：出血原因（凝血因子抗体等）、腹腔积液常规、生化及病原学检查、血管炎及免疫相关检查、全腹增强CT及CTA，排除肿瘤、淋巴瘤等。完善血管造影、泌尿系造影，腹液、血液及肺泡灌洗液mNGS检查。

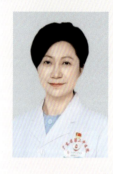

赵丽芸　广东省第二中医院重症医学科主任
世界中医药学会联合会呼吸病专业委员会常务理事
中华中医药学会肺系病分会委员
中国康复医学会重症康复专业委员会委员
广东省中医药学会重症医学专业委员会副主任委员
广东省基层医药学会中西医结合呼吸与危重症专业委员会副主任委员
广东省呼吸与健康学会中医药专业委员会副主任委员

主要诊断考虑：①腹腔出血；②失血性休克；③急性呼吸窘迫综合征；④肺炎；⑤腹腔感染？⑥凝血功能障碍；⑦急性肾损伤。

患者白细胞、CRP、PCT明显升高，双下肺实变，考虑肺部感染，同时不排除腹腔出血后合并腹腔感染的可能，完善相关的病原学检查（痰、腹腔引流液、血、尿）。患者NT-proBNP 11 258pg/mL，cTNT 863.6pg/mL均明显升高，15岁患者冠脉病变的可能性小，但患者经历了失血性休克、心搏骤停、严重感染、大量补液，可能导致心肌损伤和急性心功能异常，动态观察心电图及心脏彩超的变化。患者循环逐渐稳定，氧合改善的情况下，建议再次请外科针对腹部情况进行干预。

该患者以凝血功能障碍为突出表现，虽无服毒史，考虑毒鼠药中毒的可能性大，于入ICU当天即外送抗凝血类鼠药检测。D4广州市第十二人民医院毒物检测结果回报：溴敌隆阳性。

该患者诊断溴敌隆中毒明确，结合病史，考虑溴敌隆中毒致使凝血功能障碍，腹腔及胸腔、肺等多发出血并失血性休克，给予特异性药物维生素 K_1 10mg t.i.d. 治疗，凝血指标逐渐改善，胸、腹腔出血较前吸收，泌尿系出血情况明显改善。至D9，患者PCT下降明显，抗生素方案从亚胺培南西司他丁钠降阶梯为"哌拉西林钠他唑巴坦钠 4.5g 静脉滴注 q.8h."。WBC仍处高值（图21-16），PCT逐渐下降（图21-17），CRP呈现波动趋势（图21-18），患者仍反复发热，D9～D14热峰有逐渐升高的趋势（图21-19）。肾功能、心功能明显好转（图21-20～图21-23），肺部情况较前改善（图21-24～图21-26），呼吸机参数较低。病原学方面：痰培养见鲍曼不动杆菌，肺泡灌洗液见鲍曼不动杆菌、铜绿假单胞菌（表21-3）。

此外，患者停用镇静后仍昏迷不醒，D5头颅CT检查未见明显异常（图21-27），D6行腰椎穿刺术示脑脊液清亮，压力270mmH₂O，脑脊液常规、生化、培养未见明显异常。D12行头颅MRI检查示弥漫性脑肿胀（图21-28）。

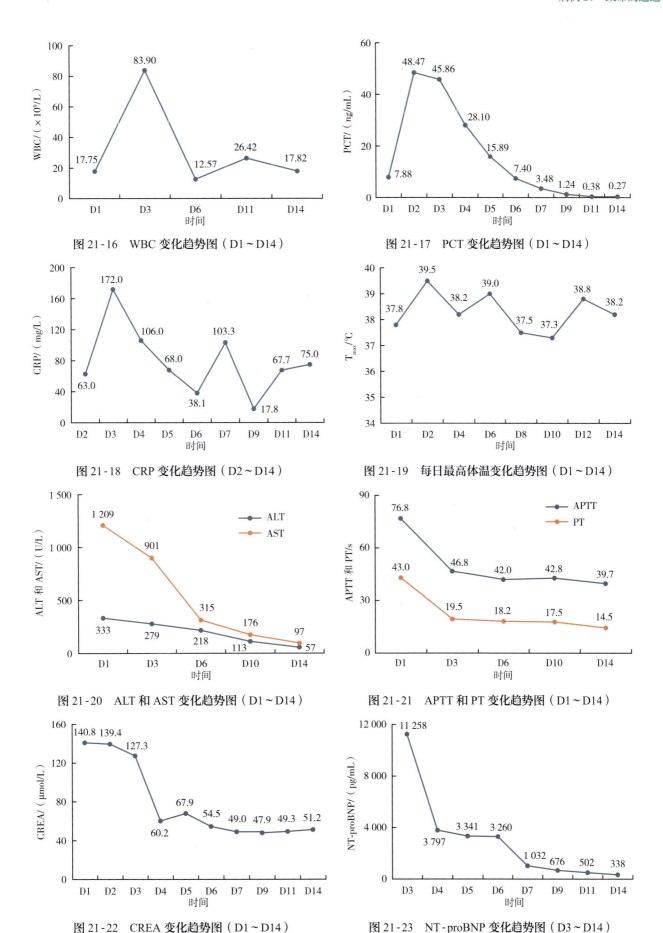

图 21-16　WBC 变化趋势图（D1~D14）

图 21-17　PCT 变化趋势图（D1~D14）

图 21-18　CRP 变化趋势图（D2~D14）

图 21-19　每日最高体温变化趋势图（D1~D14）

图 21-20　ALT 和 AST 变化趋势图（D1~D14）

图 21-21　APTT 和 PT 变化趋势图（D1~D14）

图 21-22　CREA 变化趋势图（D1~D14）

图 21-23　NT-proBNP 变化趋势图（D3~D14）

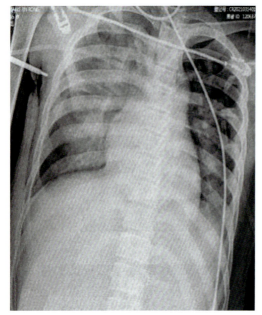

图21-24　胸片（D4）

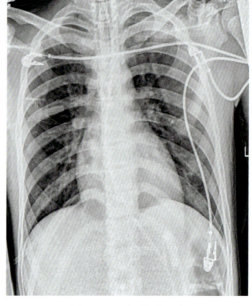

图21-25　胸片（D9）

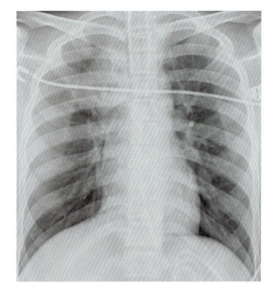

图21-26　胸片（D14）

表21-3　病原学情况

采样日期	标本类型	培养结果
D2	血培养	阴性
D6	纤支镜冲洗液	耐碳青霉烯鲍曼不动杆菌
D6	血培养	阴性
D8	痰培养	耐碳青霉烯鲍曼不动杆菌
D13	肺泡灌洗液	耐碳青霉烯鲍曼不动杆菌（3+） 耐碳青霉烯铜绿假单胞菌（3+）
D13	血培养	阴性
D13	尿培养	阴性

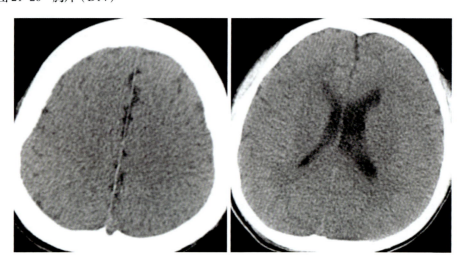

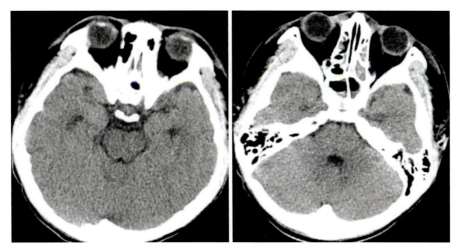

图 21-27　头颅 CT 未见明显异常（D5）

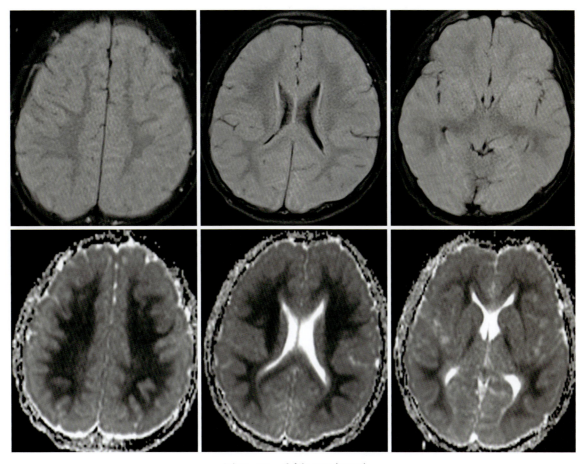

图 21-28　头颅 MRI（D12）
弥漫性脑肿胀（上排 T_2，下排 DWI）

第三阶段小结（D4～D14）

　　患者溴敌隆中毒诊断明确，经有效治疗，出凝血情况以及循环、呼吸情况均明显改善，PCT 已明显下降，但患者仍反复发热，后期热峰逐渐升高，WBC 持续高值，从 D3 的 $8.39 \times 10^9/L$ 到 D11 的 $26.42 \times 10^9/L$，患者持续昏迷不醒。

请您分析：

1. 您认为患者发热的原因考虑感染性还是非感染性？支持点有哪些？
2. 对于患者持续昏迷最可能的原因，您认为是如下哪一方面：① CPR 所致的缺血缺氧性脑病；②溴敌隆中毒相关的脑损伤；③两者皆是。

专家点评

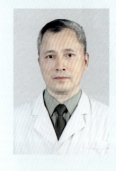

聂时南　　中国人民解放军东部战区总医院急诊医学科主任，博士研究生导师
　　　　　　中国医师协会急诊医师分会副会长
　　　　　　中华医学会急诊医学分会委员
　　　　　　中国急诊专科医联体副主席
　　　　　　全军急救医学专业委员会副主任委员
　　　　　　国家卫健委卫生应急处置指导专家
　　　　　　江苏省医学会急诊医学分会副主任委员

患者在肺部状况好转，呼吸支持条件较低，PCT 明显下降且无新发感染依据的情况下，出现发热，其原因首先考虑非感染性。后几日最高体温为 38.2℃或是低热，出血吸收或中毒本身均有可能引起类似发热。虽此期 WBC 处高值，但中毒（比如大家熟知的百草枯中毒）和应激状况下，WBC 都可能增高，并不一定是感染加重。

溴敌隆可竞争性抑制维生素 K，造成其相关的凝血因子缺乏；然而，除了凝血因子，体内尚存在其他种类维生素 K 依赖的蛋白，这些蛋白可能与细胞代谢和若干功能相关，提示溴敌隆可能存在凝血系统外毒性。患者院内心脏停搏，时间短，且及时按压，缺血缺氧性脑病可能性小；通常 CPR 后早期即发生脑水肿，但该患者第 5 天 CT 尚未见明显脑肿胀，故其昏迷及后期 MRI 所见脑损伤，更宜用溴敌隆的神经细胞毒性解释。同时，明显的肝功能异常，也不排除与溴敌隆的凝血系统外毒性有关。

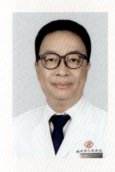

罗伟文　　梅州市人民医院重症医学四科主任
　　　　　　中国老年医学学会重症医学分会委员
　　　　　　广东省医学会重症医学分会常务委员
　　　　　　广东省医师协会重症医学医师分会副主任委员
　　　　　　广东省医院协会重症医学管理专业委员会常务委员
　　　　　　广东省健康管理学会重症医学专业委员会副主任委员
　　　　　　梅州市医学会重症医学分会主任委员

根据患者现有资料，考虑发热的原因为感染所致可能性大，但不排除非感染性所致。考虑感染原因支持点有：患者经抗感染治疗后仍有反复发热，并在 D9～D14 热峰逐渐升高，热峰在 38.5℃以上，白细胞升高明显，同时患者的炎症指标 CRP 有进一步上升趋势，D14 的胸片较 D9 的右上肺有所进展，考虑感染病原体可能为耐药菌或革兰氏阳性球菌可能性大，感染部位不排除肺部感染、导管相关性感染。但由于患者各脏器功能指标有所好转，PCT 不高，头颅 MRI 提示弥漫性脑肿胀，不排除中枢性发热可能性，建议进一步完善检查，如病原学检查及真菌等相关检测。

　　患者头颅 MRI 提示弥漫性脑肿胀，病变是以脑缺血缺氧后脑白质改变为主的影像学改变，且患者脑脊液清亮，常规生化未见异常。溴敌隆中毒引起相关的脑损伤大部分以出血为主要症状，另外，溴敌隆引起的神经系统改变经早期积极治疗后神志一般能逆转。综上所述，考虑患者持续昏迷最可能的原因为 CPR 所致的缺血缺氧性脑病。

四、病例追踪

　　患者 D15 复查胸部 CT 较前明显好转（图 21-29），D16 行气管切开术，术后成功脱机。但患者持续呈昏迷状态，D15 头部 CT 示弥漫性脑肿胀，考虑缺血缺氧性脑病可能性大，预后不佳。D20 抽血复查溴敌隆定量检测结果为 16.24μg/L，患者因经济原因于当天自动出院。

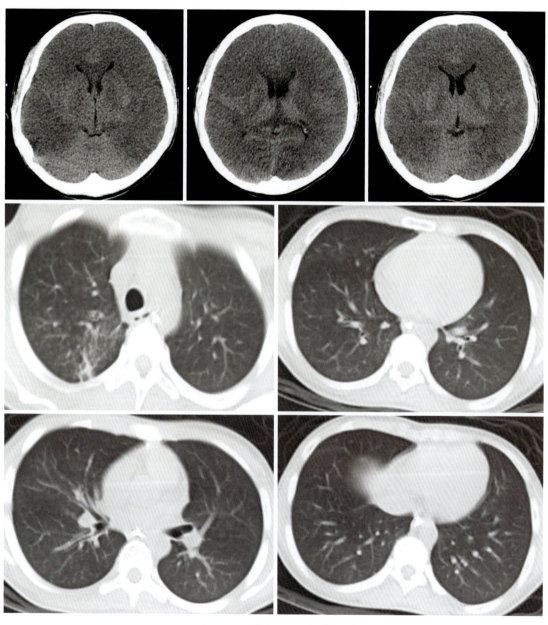

图 21-29　头胸 CT 平扫（D15）

学习心得

本病例以血尿、腹痛起病，以腹腔、泌尿系统、消化道出血为突出表现，伴有严重的凝血功能紊乱，初始接诊时诊断不明，也曾为是否开腹探查、介入造影下止血等外科措施进行多学科讨论，后因患者凝血功能严重异常、生命体征不稳而作罢。该患者无外伤史，多部位出血的临床特点和外院首份凝血检查提示 PT 未测出，引起了我们的关注，结合外院增强 CT 已排除多数外科疾病，因此我们首先考虑原发病为药物、毒物（特别是毒鼠药）中毒引起的凝血功能障碍，继而导致多部位出血、休克、多器官功能衰竭等。我们再三向患者家长追问病史，该家长一直否认患者有毒鼠药接触史、服药自杀史、食用不洁食物史等，但发病前该家长未与患者一起生活，尚不能完全排除患者曾在路边摊吃烧烤等不洁食物。我们在来院第 2 天外送的抗凝血类鼠药检测提示溴敌隆阳性证实了我们的猜测。

溴敌隆是一种高毒抗凝血性杀鼠剂，属第二代香豆素类抗凝血剂。其中毒机制是其 4-羟基香豆素结构与维生素 K 相似，竞争性拮抗肝脏对维生素 K 的利用，从而阻碍凝血酶原和凝血因子 II、VII、IX、X 的合成和活化；另外，其代谢产物苄叉丙酮可以直接损伤体内毛细血管壁，导致通透性增加而加重出血。溴敌隆对体内现存的凝血因子不起作用，不同的凝血因子有不同的半衰期（FⅦ：4~6 小时；FⅨ：16~30 小时；FⅩ：30~34 小时；FⅡ：36~72 小时），一般认为其降低到最低浓度需要 5~7 天，故中毒潜伏期一般为 3~7 天。

溴敌隆具有脂溶性高、分布广、高蛋白结合率的特征，当白蛋白>32g/L 时结合率高达 97%~99%，并在肝脏中蓄积，其半衰期长达 24 天，抗凝作用可持续 51 天至 13 个月。维生素 K_1 是溴敌隆中毒的特效解毒剂，初始用量为 10~20mg t.i.d.，每天总量可达 120mg，对于出血严重者，输注新鲜冰冻血浆、凝血酶原复合物以控制出血，可同时使用糖皮质激素、大剂量维生素 C。由于溴敌隆持久的抗凝作用，维生素 K_1 的治疗疗程应尽量长，直到溴敌隆代谢完全，必要时可对溴敌隆行定量检测。本病例入院第 20 天复查溴敌隆定量检测结果为 16.24μg/L，但由于该患者自动出院，无法获取该患者后续的定量结果变化。

尽管本例患者诊断及时，出凝血情况以及多器官功能不全经维生素 K_1、输血、机械通气、俯卧位通气等有效治疗措施明显改善。可惜的是，该患者持续昏迷不醒，此时需鉴别溴敌隆中毒相关的脑病、缺血缺氧性脑病等可能。溴敌隆脑病罕见，可为深部白质对称性病变或出血，但均可逆。而本患者 D12 MRI 提示弥漫性脑肿胀，住院 20 天临床表现无明显好转，结合脑脊液结果考虑 CPR 所致的缺血缺氧性脑病的可能性大。最终该患者家属放弃治疗出院，结局令人遗憾。给我们的经验教训是，对于不明原因的出血，特别是多部位出血患者，不能先入为主，在排查常见疾病的基础上，应拓宽诊断思路，高度警惕溴敌隆等毒物中毒可能，并及早送检血液标本行毒物检测，以减少误诊、漏诊。

（曾举浩　欧启添）

特别鸣谢

广西壮族自治区人民医院	熊　滨
南方医科大学南方医院	武　钢
广东省人民医院	胡　北
湛江中心人民医院	周　宁
广东省第二中医院	赵丽芸
中国人民解放军东部战区总医院	聂时南
梅州市人民医院	罗伟文

病例 22 "矛盾"的脑出血

患者女性，30岁，因"停经10周，颈痛、恶心10天，抽搐2天"于2018年10月1日（D1）入院。

一、病史特点

1. **病例特点** 青年女性，急性病程。

2. **现病史** 患者10周前停经，当地医院检查后确诊为宫内妊娠。10天前无明显诱因出现后颈痛，自觉发热，未测体温，自行"热敷"后好转。2天前上述症状加重，伴恶心、呕吐、乏力，患者自觉无法忍耐，遂至"绍兴市妇幼保健院"就诊，拟诊"妊娠剧吐"。于输液室补液过程中患者无明显诱因突发四肢弯曲样强直、牙关紧闭、双眼上翻持续5分钟，30分钟期间反复发作，每次持续10余秒后自行缓解，共发作4次，发作间期神志模糊。送我院急诊，痫样发作再发，持续10余秒，缓解期意识不清，气道保护能力差，予以紧急气管插管后查头颅CT（图22-1）。

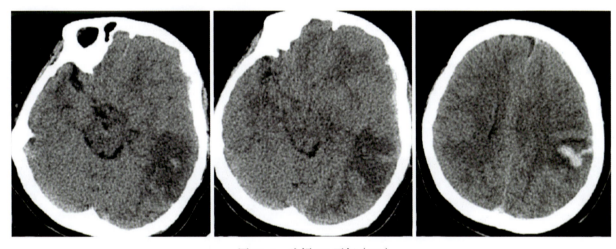

图 22-1 头颅 CT 平扫（D1）

3. **既往史** 患者既往有2次自然流产史；慢性肾炎病史，患者母亲因产后"系统性红斑狼疮（SLE）""产褥感染"死亡。

4. **体格检查** 患者镇静镇痛状态（RASS评分：-3分，中度镇静；CPOT评分：0分），双侧瞳孔等大等圆，直径3mm，对光反射迟钝；气管插管接呼吸机通气，FiO$_2$ 40%，模式A/C-VC，PEEP 5cmH$_2$O，SpO$_2$ 100%。生命体征：HR 83次/min，BP 124/62mmHg。心脏听诊可及Ⅱ级收缩期杂音，双肺呼吸音粗，未闻及明显痰鸣音。腹稍膨隆。病理征阴性，右侧肢体未见自主活动，左侧有自主活动，四肢张力不高，颈项无明显强直。

5. **D1辅助检查**

（1）血常规：WBC 17.5×10^9/L，Hb 113g/L，PLT 242×10^9/L。

（2）感染指标：PCT 0.316ng/mL，CRP 126mg/L。

（3）血生化：CREA 140μmol/L，BUN 8.4mmol/L，ALT 33U/L，AST 15U/L，ALB 27g/L，TBIL 17.2μmol/L。

（4）凝血指标：PT 16.2s，APTT 40.5s，D-二聚体 2 860ng/mL。

（5）血气分析：pH 7.40，PaO₂ 168mmHg，PaCO₂ 26 mmHg，BE −7.0mmol/L，Lac 0.7mmol/L。

（6）尿常规：蛋白（++），管型（−）。

（7）床边B超：子宫体积增大，内可见一孕囊样回声，提示宫内早孕；床边心超：二尖瓣轻度反流，二尖瓣后叶可疑增厚。

D1头颅CT提示（图22-1）：左侧颞叶脑出血。

二、初步诊断

①抽搐待查：颅内肿瘤伴出血？重症子痫？颅内血栓伴出血？②肾功能不全，慢性肾炎；③妊娠状态。

三、诊疗经过

患者入院后D1～D4予以甘露醇、呋塞米、甘油果糖及高渗盐水脱水降颅压治疗，丙戊酸钠控制癫痫。停用镇静后评估意识（GCS评分：2-T-6），双侧瞳孔等大等圆，直径3mm，对光反射迟钝，右侧肢体未见自主活动，左侧可见自主活动，四肢肌张力不高，颈抵抗无明显强直，病理征阴性。同时完善相关检查：抗核抗体、抗心磷脂抗体、抗中性粒细胞胞质抗体阴性，同型半胱氨酸及肿瘤标志物正常水平。蛋白C 15%（正常70%～130%），蛋白S 95%（正常55%～123%）。血栓弹力图：LY30/EPL 1.7%，R时间61.2s，MA 71.6mm，Angle 74°。D3复查头颅CT（图22-2）提示：脑水肿进展。

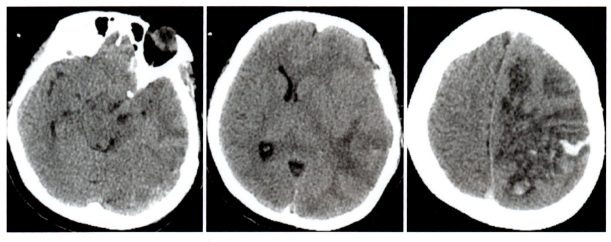

图22-2　头颅CT（D3）
脑水肿进展

D4患者意识水平下降，GCS评分：3-1-3，瞳孔不等大，左/右：2.5mm/4mm，对光反射迟钝；急查头颅CT（图22-3）提示：脑水肿进展，脑疝。

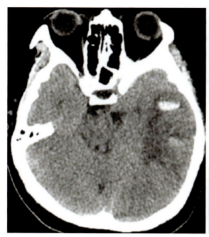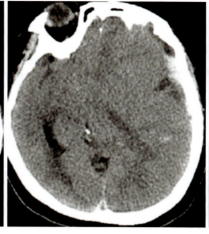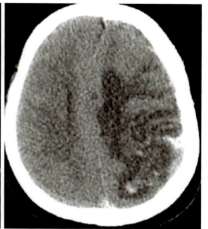

图 22-3　头颅 CT（D4）
脑水肿进展，脑疝

第一阶段小结

　　患者青年女性，既往有慢性肾病史，风湿免疫性疾病家族史，此次因"停经 10 周，颈痛、恶心 10 天，抽搐 2 天"入院。CT 提示颅内出血，患者意识水平改善后再次下降，脑疝形成。目前患者病情危重，且诊断未明，是肿瘤合并出血？脑梗塞合并出血？自身免疫性疾病？或是重症子痫，还是其他？大家意见不一，请您在现有资料的基础上，就诊断方面给出一些指导性意见，接下来该做些什么检查？应对策略如何？

专家点评

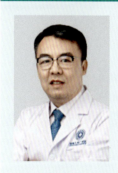

寇秋野　　前海人寿广州总医院党委书记、副院长
　　　　　　急危重症医学中心主任
　　　　　　中华医学会外科学分会外科感染与危重症学组委员
　　　　　　广东省医学会重症医学分会常务委员
　　　　　　广东省生物医学工程学会常务理事
　　　　　　广东省临床医学学会临床重症医学专业委员会副主任委员

　　从 CT 上看，感觉像血管的问题，要考虑静脉窦血栓并出血。肾病、妊娠均可能为诱发因素，特别是妊娠期患者血液高凝，出现神经系统症状要考虑到脑静脉血栓形成（CVT）的可能性。在控制颅内压的情况下，完善全脑血管造影（金标准）及磁共振 MRV 检查以明确诊断。治疗上，在传统的脱水及对症的基础上去骨瓣减压术和/或视医院条件介入或手术静脉取栓。

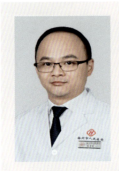

张彦峰　梅州市人民医院重症医学二科，神经重症监护病区负责人

中国医学救援协会重症医学分会青年委员

广东省医学会器官移植学分会委员

广东省临床医学学会临床重症医学专业委员会委员

广东省基层医药学会器官捐献与移植专业委员会常务委员

梅州市医学会急危重症医学分会常务委员兼秘书

　　患者为年轻女性，急性起病，妊娠期，以抽搐、意识障碍为主要表现，既往肾炎病史、SLE家族史，血栓弹力图提示高凝状态，脑出血量不大，血肿周围水肿范围广泛，进展快，较符合静脉疾病相关脑水肿特点，并无高血压、糖尿病、高脂血症病史，初步考虑为颅内静脉窦血栓形成并出血可能性大。孕期未提供高血压史，尿蛋白及血肌酐变化考虑与肾炎相关，未见转氨酶及胆红素升高，血小板尚正常，诊断重症子痫证据尚不充分。

　　建议完善头颅磁共振（平扫、增强、MRA、MRV、DWI、波谱）等检查，同时需结合MRA+MRV进一步排除血管畸形（动脉瘤、动静脉畸形、海绵状血管瘤等）导致的出血；患者头颅CT见占位效应及水肿明显，肿瘤标志物无异常，脑肿瘤可依磁共振检查结果进一步待排；患者合并发热、颈痛、抽搐，CRP、PCT升高，中枢神经系统感染待排，可结合磁共振增强、腰穿脑脊液检测进一步排除。

　　治疗方面：目前颅内占位效应明显，中线偏移，建议行开颅去骨瓣减压，同时加强脱水降颅内压，加强抗癫痫、脑保护（亚低温），同时结合磁共振等相关检查决定下一步治疗方案（如静脉血栓，待脑出血稳定后适时抗凝）。

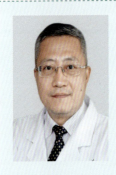

何志捷　中山大学孙逸仙纪念医院重症医学科主任，博士研究生导师

中国医师协会重症医学医师分会委员

广东省医学会重症医学分会副主任委员

广东省医院协会重症医学管理专业委员会副主任委员

广东省康复医学会重症康复分会副会长兼呼吸康复学组组长

广东省健康管理学会重症医学专业委员会副主任委员

广东省肝脏病学会重症医学专业委员会副主任委员

广东省医师协会重症医学医师分会常务委员

　　患者女性，30岁，有宫内妊娠史，本次出现颈痛、恶心、呕吐、抽搐、意识障碍等神经系统表现入院，头颅CT提示左侧颞叶脑出血，后病情加重，头颅CT提示脑水肿进展，脑疝形成。既往有慢性肾炎病史，尿蛋白（++），有风湿免疫性疾病家族史。目前患者为神经重症，病情危重，诊断方面具体未明。

　　脑出血的原因需要注意脑血管的畸形、血管炎（风湿免疫性疾病）、血栓形成（蛋白C 15%）、感染造成的动脉炎（白细胞计数 $17.5×10^9/L$）等，建议尽快完善相关检查。脑脊液检查对诊断未明的患者十分重要，但是如果脑疝存在是不适宜的，应在积极控制颅内压后尽快进行；DSA检查对于脑血管畸形和血管炎诊断有一定帮助；患者既往有慢性肾炎病史和风湿免疫性疾病家族史，需要完善相关检查以排除SLE、皮肌炎、类风湿、硬皮病等风湿免疫性疾病；感染方面也需要进行病原学和感染标志物等检查；下肢静脉相关超声检查排除静脉血栓形成。

目前治疗颅内高压非常重要，内科保守治疗无效时可及时进行外科手术治疗。在积极抗感染的前提下，如果高度怀疑为风湿免疫性疾病，可尝试应用大量丙种球蛋白和激素治疗。根据动态监测凝血功能看是否需要抗凝治疗。

完善头颅 CT 后，考虑患者为孕妇，颅内出血伴早期水肿明显，放射科阅片后诊断颅内静脉性出血可能，急诊行 MRV 检查（图 22-4）提示广泛颅内静脉窦及大脑皮层静脉血栓形成，继发左侧大脑半球出血性脑梗死、左侧额颞部硬膜下血肿，中线移位，中脑脑干受压明显，脑疝形成。行全院 MDT 讨论，神经内科会诊：建议立刻启动抗凝治疗；神经介入科会诊：目前介入置管溶栓效果有限；神经外科会诊：有手术指征，建议行去骨瓣减压术。入院第 4 天急诊全麻下行"开颅血肿清除术 + 去骨瓣减压术"，术中见脑表面少量散在血肿，静脉内血栓形成。

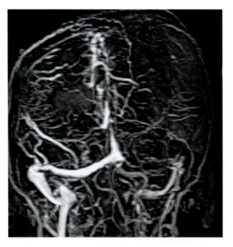

图 22-4 头颅 MRV（D4）

第二阶段小结

经过神经介入科、神经内科、神经外科共同干预，颅内出血考虑静脉窦血栓形成伴出血转化基本明确，采用去骨瓣、脱水降颅压等对症支持治疗。术后患者需使用抗凝治疗，请问：抗凝的起始时机？患者慢性肾功能不全，如何选择抗凝药物及剂量？宫内活胎如何处理？

专家点评

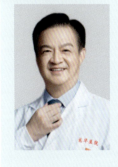

方邦江　上海中医药大学附属龙华医院急危重症研究所所长，博士研究生导师

教育部"长江学者"

国家中医药领军人才"岐黄学者"

国务院政府特殊津贴专家

上海市中医药学会急诊分会主任委员

中华医学会急诊医学分会常务委员

中国中西医结合学会重症医学专业委员会副主任委员

中国医师协会急诊医师分会常务委员

抗凝治疗时机：①口服避孕药等相关的颅内静脉系统血栓（CVST），应立即停用此类药物。②伴发于 CVST 的少量内出血和颅内压增高并不是抗凝治疗的绝对禁忌证（Ⅱ级推荐，B 级证据）。③CVST 应及早接受抗凝治疗。

抗凝药物选择：①急性期使用低分子肝素，亦可使用普通肝素，体重<50kg 者 4×10^3IU；体重 50~70kg 者 6.25×10^3IU；体重>70kg 者 10×10^3IU 皮下注射（2 次/d），常规治疗 2 周，

使 APTT 和活化凝血时间（ACT）延长至正常参考值的 2 倍。②而后可予华法林治疗，目标是将 INR 控制在 2～3s。③对于病因明确且临床症状改善的患者，可以服用华法林 3 个月；必要时可以服用华法林 6～12 个月，对于复发性颅内静脉和静脉窦血栓形成患者，可以考虑终身抗凝治疗。④新型抗凝药，如达比加群、利伐沙班、阿哌沙班和依度沙班等新型抗凝药在颅内静脉系统血栓形成治疗中的临床经验和证据有限，因此疗效尚待进一步观察。

介入治疗：对于规范治疗＞6 个月、慢性血栓、局部脑静脉窦狭窄、症状无改善、脑静脉窦远近端压力梯度＞10mmHg 的患者，可考虑静脉窦内支架植入术。

宫内活胎如何处理：无论何种抗凝药物，妊娠期使用，都有导致胎盘出血，出现流产的可能。不论是普通肝素还是低分子肝素，都不会透过胎盘屏障，对胎儿无影响，但可能导致可恢复性骨质疏松、脱发或肝素诱导的血小板减少；华法林的特点是：①分子量小，可以透过胎盘屏障；②可以导致胎儿畸形，主要是颌面部的骨骼中线发育不良，如唇裂、腭裂、鼻梁塌陷等，发生在妊娠开始后 3 个月内，即胎儿形成的阶段，畸形出现的概率为 6% 左右，与华法林的剂量有关。如果每天在 5mg 以下，发生率就不高。③可以导致胎儿内出血，尤其是出生后。

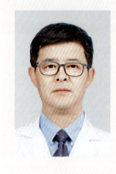

侯 明 青海大学附属医院急救中心主任
国务院政府特殊津贴专家
青海省医师协会急诊医师分会主任委员
青海省医学会医院感染分会主任委员
青海省病理生理协会危重病专业委员会主任委员

抗凝起始的时机：如患者脑疝发生前即能明确诊断为 CVST，则应立刻使用，颅脑术后，稳妥起见 24 小时后应实施抗凝。

抗凝药物建议选择普通肝素静脉泵入的方法，按 400～600U/h 泵入，随时测 APTT 以调整用量。

宫内活胎暂时不需要处理，严密观察即可。

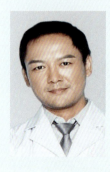

方 明 中山市小榄人民医院院长，博士研究生导师
重症医学科学科带头人
中国医师协会急诊医师分会青年委员会常务委员
广东省健康教育协会副会长
广东省基层医药学会副会长
广东省医学教育协会重症医学专业委员会副主任委员
广东省医院协会第十一届理事会副会长

抗凝是静脉窦血栓形成的基础性治疗，应当机立断迅速使用，脑出血不是使用抗凝的禁忌，相反，抗凝治疗有助于静脉回流的重建，对脑出血的缓解非常重要。慢性肾功能不全与否，仍需认真梳理病史，谨慎诊断。从对肾功能影响的角度，新型抗凝药如达比加群、利伐沙班均有经

肾脏排泄的属性，更推荐的依然是华法林，不经肾脏代谢，在房颤领域被推荐为肾功能不全的首选。

　　胎儿的处理，即是否终止妊娠，个人认为需谨慎。妊娠、避孕药物使用以及风湿免疫疾患是非感染性静脉窦血栓疾病的诱因，去除高凝状态、扩容及抗凝治疗后，如脑水肿消退，继续妊娠可以尝试。毕竟生活不易，妊娠不易，医疗的意义不仅在于缓解疾病本身，患者的感受也是我们必须考虑的。

　　患者 D5 复查头颅 CT（图 22-5）提示：患者颅内出血无明显进展，水肿较前改善；凝血功能：PT 15.4s，APTT 43s，血小板 127×10^9/L；血栓弹力图：LY30/EPL 0，R 75.6s，MA 70.6mm，Angle 76 度，神经内科、神经外科共同会诊后，于开颅术后 48 小时启动抗凝。考虑患者慢性肾功能不全，肌酐清除率约 39mL/min，初始低分子肝素 0.4mL q.d. 皮下注射，后动态监测血抗 Xa 活性（峰值）（图 22-6）和颅内出血情况综合指导低分子肝素抗凝剂量，并逐渐加量至低分子肝素 0.4~0.6mL q.12h.；术后 1 周行气管切开术，意识水平较前改善，GCS 评分：4-T-5，瞳孔恢复等大。

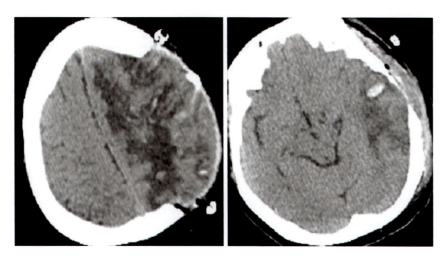

图 22-5　头颅 CT（D5）

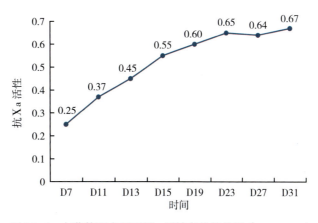

图 22-6　血浆抗凝血因子 Xa 活性变化趋势图（D7~D31）

D8 行神经内科、神经外科、产科、麻醉科多学科讨论。患者孕 11 周+，经腹子宫及附件 B 超示：宫内孕，头臀长 3.48cm；考虑脑出血术后肿胀明显，颅内病情不稳定，拟术后 3 周启动"药物引产 + 手术清宫术"。其间抗凝、脱水降颅压、营养神经等对症支持治疗后，患者意识水平逐渐转清，可遵嘱活动；D11 复查头颅 CT（图 22-7）提示：脑水肿较前改善；D23 予以米非司酮 3 天，后行"宫腔钳夹 + 清宫术 + 电吸人流术"，过程顺利；D26 转神经外科。经过多科合作，该病例终于抢救成功，患者四肢肌力最后基本恢复正常，可正常行走。

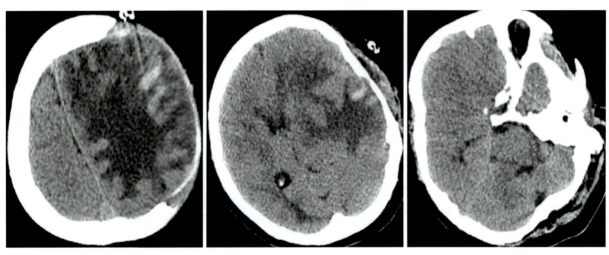

图 22-7　头颅 CT（D11）
脑水肿较前改善

四、出院诊断

①颅内静脉窦血栓形成，左侧额、顶叶及颞叶出血性脑梗死，左侧额颞部硬膜下血肿，脑疝形成；②症状性癫痫；③慢性肾炎，肾功能不全；④宫内妊娠。

学习心得

该病例为"孕妇、脑出血伴癫痫"患者，初期临床表现类似重症子痫，影像学表现与常见脑出血存在类似的地方，最终诊断为颅内静脉窦血栓。此类疾病虽有出血，但仍需尽早启动抗凝或溶栓治疗，治疗原则与其他脑出血性疾病完全相反。

静脉窦血栓发病率低，女性较男性更常见，主要与怀孕、产后高凝及口服避孕药物相关，主要机制方面表现为：静脉回流受阻，毛细血管灌注降低，大脑血量增加，导致血管性水肿，严重者出现静脉或毛细血管破裂而出现脑出血，即临床上表现为静脉出血性脑梗死。同时，静脉窦血栓形成亦可导致脑脊液重吸收障碍，从而导致颅内压力升高；病因方面，可分为获得性易栓症（如孕妇、产褥期、口服避孕药和恶性肿瘤患者），先天性易栓症（如蛋白 C/蛋白 S 缺乏、抗凝血酶缺乏症、高同型半胱氨酸血症等），以及其他少见病因，如感染（口面部、鼻窦等感染）、炎症性疾病（如 SLE、白塞病、炎症性肠病等）。临床上，主要表现为颅内高压、局灶性神经缺陷表现、昏迷、癫痫发作等。治疗方面，主要依赖抗凝治疗，改善回流，使闭塞静脉窦再通，同时预防血栓进展。对于孕产妇继发的颅内静脉窦血栓患者，推荐整个孕期使用低分子肝素，产后可逐渐考虑序贯为华法林。对于肾功能不全患者，由于低分子肝素清除和肌酐清除率高度相关，对于肌酐清除率小于30mL/min者，建议低分子肝素减量或进行抗Xa监测。

此病例告诉我们，临床上出血患者并不全是抗凝治疗的禁忌证，查明出血病因在重症患者中尤为重要。当临床遇到脑出血患者，早期治疗效果不佳时，除了完善头颅CTA外，行头颅MRV或CTV可能会有意想不到的获益。

（黄　曼　马岳峰）

特别鸣谢

前海人寿广州总医院	寇秋野
梅州市人民医院	张彦峰
中山大学孙逸仙纪念医院	何志捷
上海中医药大学附属龙华医院	方邦江
青海大学附属医院	侯　明
中山市小榄人民医院	方　明

病例 23 拨开云雾见青天

患者林××，女性，61岁，家庭主妇，因"反复咳嗽、咳痰3个月，活动后气促1个月余"于2020年5月7日（D1）入院。

一、病史特点

1. 老年女性，家庭主妇，亚急性病程，因进行性加重的呼吸道症状入院。

2. 约于2020年1月中旬起，出现咳嗽、咳痰，咳白色黏痰，不易咳出，伴全身疲乏、纳差、活动后气促，上一层楼即感气促，休息后可缓解，夜间可平卧，双下肢近脚踝处水肿，间有吞咽不畅及进食后呛咳，无发热、胸痛、心悸等不适症状，病后体重下降约3kg。于4月18日到当地市级医院就诊，发现双下肺有湿啰音，血白细胞（WBC）、转氨酶、N端B型钠尿肽前体（NT-proBNP）、肌钙蛋白和肿瘤标志物等升高，胸部CT提示两下肺感染、肝多发小囊肿等，考虑肺部感染，先后给予"奥司他韦+头孢噻肟钠舒巴坦钠"（4月18—28日）、莫西沙星（4月28日—5月6日）等抗感染，治疗效果差，且肺部病灶进行性扩散，伴少量胸腔积液，支气管镜检查提示支气管炎，B超提示双侧股总静脉血栓形成（不完全梗阻），低蛋白血症等，当地诊断"肺部感染、间质性肺炎、股总静脉血栓形成、心肌损害、肝功能异常、双侧胸腔积液"等，给予低分子肝素抗凝、营养心肌、护肝等治疗，因诊断不清、疗效不佳，于5月7日来我院就诊。

3. 既往史 原发性高血压10年，收缩压最高达180mmHg，近期先后服用硝苯地平、氯沙坦、厄贝沙坦氢氯噻嗪控制血压，自诉血压控制尚可。3个月前双下肢肿痛外院诊断"骨膜炎"，予"抗感染"治疗后症状消失（具体不详）；3年前左足背出现色素沉着，未曾受伤，无明显不适；10年前有胸腺瘤切除术史；30多年前有剖宫产术史。无糖尿病、肺结核等病史；无特殊家庭史。

4. 体格检查 T 37.8℃，HR 94次/min，R 20次/min，BP 123/64mmHg。发育良好，营养中等，皮肤巩膜无黄染，浅表淋巴结未触及。肺部呼吸音对称，未闻及明显啰音。心律齐，未闻及杂音。腹平软，无压痛，肝脾未触及，双肾区无叩痛。脊柱四肢无畸形。双下肢无明显水肿，左足背大片状色素沉着（图23-1）。

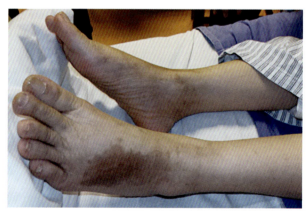

图23-1 左足背色素沉着

5. 辅助检查

（1）实验室检查

1）血常规（4月18日当地）：WBC 15.53×10^9/L，NEUT% 83.4%，LYM% 9.3%，Hb 133g/L。

2）生化指标：Na^+ 140mmol/L，K^+ 4.4mmol/L，Cl^- 102mmol/L，Ca^{2+} 1.76mmol/L，CREA 52μmol/L，UA 317μmol/L；ALT 120U/L，AST 178U/L，ALB 28.8g/L，TG 2.51mmol/L，TC 5.2mmol/L，LDL-C 0.66 mmol/L。

3）甲状腺功能：FT_4 25.63pmol/L，FT_3 6.18pmol/L，TSH 2.458μIU/mL。

4）尿液检查：尿蛋白（++），潜血（+++），24小时尿微量白蛋白240.8mg/L。

5）心脏指标：NT-proBNP 791.8pg/mL，hs-cTnT 424ng/L；心肌酶：AST 161U/L，LDH 745U/L，CK 5 303U/L，CK-MB 122U/L，α 羟丁酸脱氢酶 430U/L。

6）超敏 CRP 22.5mg/L，PCT 0.114pg/mL。

7）肿瘤标志物：神经元特异性烯醇化酶 53.15ng/mL，细胞角蛋白 19 片段 6.59ng/mL，中性粒细胞胞质抗体谱三项示抗肾小球基底膜抗体 34.3Au/mL。

8）风湿四项、糖化血红蛋白、真菌 G 试验、痰找抗酸杆菌（3 次）、自身抗体十五项、自身免疫性肝病抗体、抗心磷脂抗体三项均未见异常。

（2）影像检查

1）4 月 18 日（PD19）当地心电图（ECG）示窦性心动过速。

2）支气管镜检查示支气管炎表现，肺泡灌洗液病原微生物高通量基因检测检出假单胞菌、嗜血杆菌属、人类 β 疱疹病毒 5 型，真菌、寄生虫、结核分枝杆菌、支原体、衣原体和立克次体均未检出；支气管肺泡灌洗液（BALF）培养阴性。

3）双下肢动脉静脉彩超示双股总静脉血栓形成不完全梗阻，双下肢动脉硬化；心脏彩超示 EF 66%，室间隔基底段增厚、三尖瓣轻度关闭不全、左心室收缩功能正常（D1 复查结果同前，伴舒张功能减低）；腹部彩超示子宫萎缩，内膜点状强回声，子宫肌层回声不均；泌尿系统及盆腔未见异常。

4）肺动脉 CTA 示肺动脉主干及各分支通畅，未见明确充盈缺损；肺多发片状及斑片状实变影，以双下肺为主，考虑炎症。双侧胸腔少量积液，胸主动脉硬化。胸部及上腹部 CT 平扫示双下肺感染、肝脏多发性小囊肿（其于 PD17、PD12、PD4 复查，提示双肺多发片状及斑片状实变影，以双下肺炎为主，双下肺病灶内可见支气管充气征，病变增大，仍考虑炎症，右侧少量胸腔积液）。

（3）入院检查

1）血常规：WBC $18.55 \times 10^9/L$，NEUT% 65.4%，LYM% 5.2%，CRP 12.8mg/L，超敏 CPR 5mg/L。

2）胸部 CT 示两肺多发渗出并局部实变，以双下肺显著，考虑炎症，建议治疗后复查，除外合并新生物，两侧少量胸腔积液。纵隔多发增大淋巴结，性质待定，右第 3 后肋及第 1 腰椎病变，肝 S_4 囊肿，心脏增大（图 23-2）。

3）新型冠状病毒未检出。

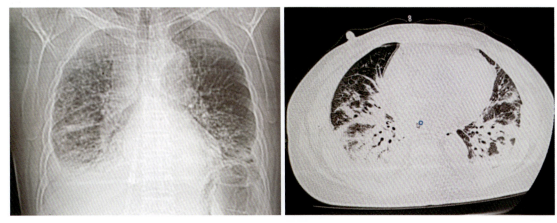

图 23-2　入院当天胸部 CT 定位片及断层 CT

二、初步诊断

①气促查因：肺部感染？肿瘤？心力衰竭？②高血压 3 级。

三、诊疗经过

入院后予以哌拉西林钠舒巴坦钠抗感染（6.0g q.12h.）、硝苯地平控释片降血压、氨溴索化痰、对症治疗，完善相关检查。

第一阶段小结

老年女性，急性起病，亚急性病程，以呼吸道症状为主的多器官系统损害表现，活动后气促，病情呈进行性发展，伴有乏力、纳差、下肢水肿等非特异性症状。查体有肺部炎症体征，无其他脏器阳性体征。既往除高血压外，无特异性疾病。血 WBC、转氨酶、BNP、心肌酶、肌钙蛋白及肿瘤标志物等升高，胸部 CT 提示两肺多发片状及斑片状实变影，以两下肺为主，疑似肺部感染，并有双股静脉不全梗阻性血栓形成。支气管镜提示支气管炎表现，肺泡灌洗液病原微生物高通量基因检测检出假单胞菌、嗜血杆菌属、人类 β 疱疹病毒 5 型，初步筛查无结核和新型冠状病毒感染征象，经多种抗生素治疗疗效差。

请问：根据现有资料，您考虑感染性疾病还是非感染性疾病？下一步需做什么评估或检查？治疗方面有什么指向？

专家点评

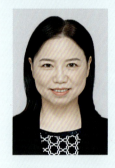

邓西龙　广州市第八人民医院重症医学科主任
广东省医学会重症医学分会委员
广东省临床医学学会感染性疾病精准诊疗专业委员会副主任委员
广东省临床医学学会临床重症医学专业委员会常务委员
广东省医学教育协会重症医学专业委员会常务委员
广州市医师协会危重症医学医师分会副主任委员

根据目前的资料，考虑非感染性疾病可能性大，不考虑感染性疾病的依据为：患者病程已经3个月余，一般的社区获得性肺炎病程多数 1~2 周可以控制，而该患者经多种抗生素治疗无效。PCT 仅仅轻微升高，真菌 G 试验以及结核相关的病原检测阴性，虽然 BALF 的高通量基因检测检出有病原，这些病原都可以在呼吸道定植，结合该患者病程、治疗经过以及免疫状态，考虑为定植的可能性大。

非感染性疾病方面首先考虑自身免疫性疾病，如抗中性粒细胞胞质抗体（ANCA）相关性血管炎，依据为有肺、心、肾受累，静脉血栓形成，抗肾小球基底膜抗体和肿瘤标志物阳性。ANCA 相关性血管炎可以导致肺部受累，文献报道肺部受累的比例高达 90%，也可累及肾脏，表现为镜下血尿或肉眼血尿、蛋白尿，与该患者相符。

下一步建议继续复查中性粒细胞胞质抗体谱、凝血功能、T 淋巴细胞亚群等，如果无明显凝血功能异常，可以考虑做肺活检或肾活检取得病理检查明确诊断。

治疗方面，建议请风湿免疫科会诊，考虑是否可以使用免疫抑制治疗。

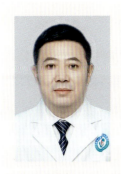

黄　亮　南昌大学第一附属医院急诊科首席专家，博士研究生导师

中华医学会急诊医学分会第六、七、八、九届委员

中国医师协会急诊医师分会常务委员

中国急诊专科医联体副主席

江西省急诊质控中心主任

江西省医学会急诊医学分会第五、六、七届主任委员

　　老年女性，进行性呼吸道症状 3 个月，表现为咳嗽，气促，有吞咽不畅及进食后呛咳，病后体重下降 3kg，抗感染治疗后，肺部病灶进行性扩散，伴胸腔积液、纵隔多发淋巴结增大、肿瘤标志物升高、右侧第 3 肋及第 1 腰椎病变。患者病情呈进行性发展，单纯以肺部感染性疾病难以解释上述多种改变，应考虑恶性肿瘤病变的存在。

　　患者病程中出现双踝水肿，低蛋白血症，检查：TG 高，尿蛋白（++），潜血（+++），24 小时尿微量蛋白 240.8mg/L，肾小球基底膜抗体 34.3Au/mL，考虑存在肾病综合征，恶性肿瘤继发可能性大。恶性肿瘤是老年肾病综合征的常见病因，肾脏病理类型多为不典型膜性肾病，主要致病机制可能是肿瘤相关抗原和抗体反应或肿瘤引起的免疫功能异常产生的免疫复合物导致的肾损害。双下肢深静脉血栓是膜性肾病患者常见的并发症，BNP、高敏肌钙蛋白、血清酶增高，而心脏彩超示左心收缩功能、EF 正常，考虑系肾病所致。

　　建议：①行全身骨扫描、PET/CT、骨髓穿刺＋骨髓活检、胸穿、纵隔磁共振检查，必要时肺活检，明确肿瘤诊断；②行肾穿刺活检、血小板计数、D-二聚体、24 小时尿蛋白定量、血清抗 M 型磷脂酶 A2 受体自身抗体等，完善肾病检查；③行 CT 肾静脉成像术以排除肾血管血栓；④明确肿瘤诊断后行相关专科治疗，考虑肺部肿瘤合并假单胞菌感染，观察哌拉西林钠舒巴坦钠的疗效，必要时加予头孢他啶、亚胺培南等治疗。

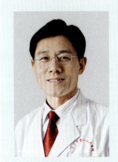

孙树印　济宁市第一人民医院党委书记，急救中心主任

中华医学会急诊医学分会委员

中国医师协会急诊医师分会、重症医学医师分会委员

山东省医院协会医疗康复机构管理专业委员会主任委员

山东省医学会急诊医学分会副主任委员

济宁市医学会急诊医学分会主任委员

济宁市医学会重症医学分会主任委员

济宁市医学科学研究所所长

　　首先考虑肺部感染，即存在感染性疾病，而且病原学可能是以耐药的铜绿假单胞菌感染为主的混合感染。证据如下：①患者自 2020 年 1 月中旬起病，至 4 月 18 日转入市级医院，基层医院治疗 3 个月未见改善，肺部结构病变，铜绿假单胞菌感染风险增加。呼吸系统疾病史，近 3 个月内使用抗菌药物，病情严重，提示肺部铜绿假单胞菌感染可能性。②黏痰不易咳出伴有气急，是铜绿假单胞菌肺炎的特点之一。③该患者肺部 CT 示双肺多发片状及斑片状实变影，以双下肺炎为主，双下肺病灶内可见支气管充气征。铜绿假单胞菌肺炎影像学无特异性，可表现为弥漫性支气管肺炎，重者实变。④炎症指标，尤其是 PCT 多轻度升高。⑤有肺泡灌洗液病原微生物高通量基因检测的结果为佐证。

该患者可能存在非感染性疾病，即肿瘤。证据如下：①纳差、乏力，体重下降，转氨酶高、白蛋白低、肿瘤标志物高，胸腔积液，纵隔多发肿大淋巴结；②骨骼破坏（右第3后肋及第1腰椎病变）；③高凝状态（双股总静脉血栓形成）；④左足背出现色素沉着。出现上述征象，要考虑到肺占位、卵巢占位及肾上腺等处病变。

下一步要继续下呼吸道分泌物培养，了解病原学；胸部强化CT，腹部、盆腔影像学检查，有条件可行PET/CT，重点了解纵隔、肺部、肾上腺、子宫附件等情况。

治疗方面：抗感染重点针对多重耐药铜绿假单胞菌（MDR-PA），"β-内酰胺类＋氨基糖苷类＋大环内酯类抗生素"或"β-内酰胺类＋喹诺酮类"；若泛耐药铜绿假单胞菌（XDR-PA）菌株，考虑多黏菌素E，但肾毒性明显，剂量选择必须根据肌酐清除率调整，常须联合其他抗菌药物。同时还要重视抗感染外的综合治疗。

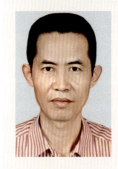

谢　宜　潮州市中心医院急诊科原主任
广东省中西医结合学会卫生应急学专业委员会常务委员
广东省医学会急诊医学分会委员
广东省医师协会急诊医师分会委员
广东省医学会应急（灾难）学分会委员
广东省急诊医学医疗质量控制中心成员

患者入院后经近20天的强有力抗菌治疗，病情未见好转，肺部CT复查双肺炎症病灶进行性增大，并有多脏器功能损害，实验室检查白细胞升高，CRP轻度升高，但PCT不高，肺泡灌洗液病原微生物高通量基因检测到假单胞菌、嗜血杆菌属性、人类β疱疹病毒5型。这些病原微生物可能是条件致病菌，也可能受标本采集等因素影响，而且肺泡灌洗液培养阴性，因此，不支持感染性疾病的诊断。

根据现有资料，诊断上应考虑风湿免疫系统疾病可能，实验室检查风湿四项、自身抗体十五项、自身免疫性肝病抗体、抗心磷脂抗体三项未见异常，诊断依据不足。中性粒细胞胞质抗体谱三项示抗肾小球基底膜抗体升高，B超提示双下肢静脉血栓及皮肤改变，3个月前有双下肢肿痛症状，应考虑肺出血-肾炎综合征、系统性血管炎可能。实验室肿瘤标志物升高，未能排除肺癌。建议复查ANCA，再做红细胞沉降率、免疫球蛋白及补体检测、动脉血气分析，肺功能检查，胸部CT增强扫描，痰查含铁血黄素细胞，肺泡灌洗液查癌细胞，必要时行病理穿刺活检等检查。治疗上建议暂停使用抗生素，试用糖皮质激素和细胞毒药物治疗。

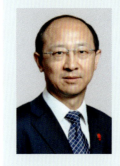

张新超　北京医院（国家老年医学中心）急诊科原主任
北京医学会急诊医学分会委员
中国医疗保健国际交流促进会急诊医学分会主任委员
中国老年医学学会基础与转化医学分会会长
中国医学救援协会教育分会副会长
中国急诊专科医联体副主席
北京医学会急诊医学分会副主任委员
北京医师协会急诊医学专科医师分会副会长

　　临床表现（症状及体征）、辅助检查（白细胞、中性粒细胞、PCT 等显著升高）、CT（两肺多发片状及斑片状实变影），支持肺炎诊断。支气管镜提示支气管炎表现，肺泡灌洗液病原学检查见到假单胞菌、嗜血杆菌，下呼吸道感染是明确的。该病例系老年患者，有胸腺切除病史，有明确存在吞咽困难及进食后呛咳病史，低蛋白血症，多重吸入危险因素，存在吸入性肺炎成分的参与，而且整体病程符合反复吸入导致肺部迁延性感染及化学性炎症损伤的特质，病变持续加重。

　　患者先后经奥司他韦、头孢噻肟钠舒巴坦钠、莫西沙星抗感染治疗，效果不理想，可能与假单胞菌对 β- 内酰胺类抗生素耐药有关，也可能与病程中未对患者吞咽、咳嗽等功能进行评估，未对进食呛咳这一重要吸入性肺炎的诱因进行针对性干预有关。

　　处置建议：①评价患者吞咽、咳嗽功能和反流情况，尝试应用鼻饲，并选用叶酸、茶碱、血管紧张素转化酶抑制剂（ACEI）等有改善呛咳研究证据的药物。②抗感染药物可适当升级至头孢哌酮钠舒巴坦钠或碳青霉烯治疗耐药假单胞菌。③进一步评价存在阳性球菌导致肺部感染的可能性。继续完善结核、真菌等特异性病原体相关检查如 G 试验、半乳甘露聚糖抗原试验（GM 试验）、T-spot 等。④老年急性感染患者，深静脉血栓形成，宜常规抗凝治疗，并评价可能的出血风险。⑤虽心脏 LVEF 正常，但心影有增大，BNP 增高，存在心脏舒张功能不全（EF 保留），可适当给予利尿剂和硝酸酯类血管扩张剂。

　　此外，患者纵隔多发增大淋巴结，并多器官损害，存在明确胸腺瘤病史，血液中肿瘤标志物升高，常规抗感染治疗效果不理想，似不能完全除外肿瘤、自身免疫性疾病。必要时，进行 CT 引导下穿刺肺活检。患者血肿瘤标志物升高非特异性，不除外感染、肝功能异常等因素导致。"3 年来左足背大片状色素沉着（图 23-5）"有何指向不清楚。

　　入院后完善检查。

1. 一般实验室检查

（1）血常规：WBC 12.5×10^9/L，NEUT 0.69，LYM 0.23，Hb 106g/L，PLT 453×10^9/L；肝功能：ALT 58.2g/L，ALB 32.7g/L；D-二聚体 702ng/mL；TG 2.95mmol/L；尿比重 1.010，蛋白阴性，尿蛋白定量 0.24g/24h，尿微量白蛋白 7.6mg/24h。

（2）心肌梗死鉴别六项：AST 66U/L，CK 1 952.3U/L，CK-MB 52U/L，LDH 727U/L，肌钙蛋白 0.25μg/L，肌红蛋白 911ng/mL（其后 2 次复查肌酶进行性升高）；BNP 715pg/L（复查 977.2～1 201pg/L）。

（3）血气分析：pH 7.397，$PaCO_2$ 44.5mmHg，PaO_2 81.2mmHg，HCO_3^- 26.8mmol/L。

（4）生化指标：电解质、血糖、糖化血红蛋白、肾功能、甲功五项、凝血功能正常。

2. 感染指标　新型冠状病毒二次筛查（－）；CRP 19.6mg/L，PCT 0.05ng/mL（复查有升高）。痰培养、血清九项呼吸道感染病原体 IgM 抗体检测（嗜肺军团菌、肺炎支原体、Q 热立克次体、肺炎衣原体、呼吸道腺病毒、呼吸道合胞病毒、甲乙型流感病毒、副流感病毒）、真菌（曲霉菌抗原检测、隐球菌抗原检测、真菌 G 试验、革兰氏阴性菌脂多糖）、结核菌涂片（4 次）、结核感染 T 淋巴细胞试验均阴性，血传播八项阴性。

3. 肿瘤标志物　神经元特异性烯醇化酶 25.56ng/mL，CA125 58.11U/mL，非小细胞肺癌相关抗原 6.19ng/mL 均轻度升高，其他如 CEA、AFP、CA153、CA199、CA724、SCC 均正常。

4. 风湿免疫　免疫八项：IgG 20.1g/L，CH50 65.9U/mL，$β_2$ 微球蛋白 5.48mg/L，IgA、IgM、

C_3、C_4 和铜蓝蛋白均正常；Th1/Th2 细胞因子检测：IL-6 11.66pg/mL，IL-2、IL-4、IL-6、IL-10、TNF-α、TNF-γ 均阴性；血清变应原测定 21 项阴性；风湿三项：CRP 2.2mg/L，RF 30.9IU/mL，抗链球菌溶血素 13.0IU/mL；血管炎三项：抗蛋白酶 3 抗体、髓过氧化物酶抗体、抗肾小球基底膜抗体均阴性；抗心磷脂抗体三项：抗心磷脂抗体 IgG 206.65GPL/mL，抗心磷脂抗体 IgM 正常，抗 β_2 糖蛋白 1 抗体（IgG）正常。

抗核抗体（ANA）定量正常；抗核抗体谱示抗 Ro-52 抗体（++）；其余抗体（抗小体、抗 SSA、抗 SSB、抗 Sc1-70、抗 Sm、抗着丝点 B 蛋白、抗 Jo-1、抗 Nrnp/Sm、抗核糖体蛋白、抗组蛋白、抗双链 DNA）全阴性。涎液化糖链抗原（KL-6）642U/mL（正常值≤5U/mL）。

5. 影像 ①心脏彩超示室间隔基底明显增厚致左心室流出道狭窄；左心房稍大，二、三尖瓣轻度反流，左心室收缩功能未见明显异常，微量心包积液。②肝胆胰脾泌尿彩超示脂肪肝、肝多发囊肿，胆囊泥沙样结石可能，余无异常。③双下肢动脉粥样硬化伴小斑块声像；双下肢深静脉及大隐静脉近段未见异常声像。④胸部 CT 平扫示两肺多发渗出并局部实变较前进展，以两下肺为著，拟炎症合并肺水肿；两侧胸腔少量积液较前稍增多；纵隔多发增大淋巴结较前增大；心脏增大同前（图 23-3）。⑤支气管镜检查未见明显异常，肺泡灌洗液培养、结核涂片、TB-DNA、真菌培养均阴性。

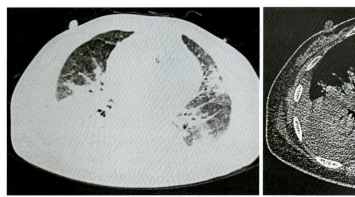
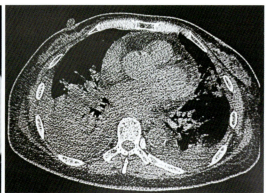

图 23-3 胸部 CT 复查

第二阶段小结

入院后给予哌拉西林钠舒巴坦钠抗感染的同时，完善了一系列检查，一般实验室检查无严重异常，细菌、真菌、结核、病毒等感染指标及病原体无阳性发现，心肌酶显著异常，肿瘤标志物轻度升高，风湿指标抗心磷脂抗体 IgG、抗 Ro-52 抗体显著异常，涎液化糖链抗原（KL-6）升高，免疫功能改变不大。胸部影像两肺多发渗出病灶，以下肺为甚，部分肺实变，有纵隔多发增大淋巴结，但未见明显新生物；心脏增大，心包微量积液，原有的下肢静脉血栓未检及。

目前无明确病原学检查阳性结果，治疗效果差，请问：下一步应完善哪些相关检查？是否需要调整治疗方案？

专家点评

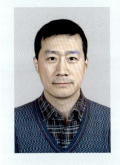

冀 兵

山西医科大学第一医院急诊创伤中心主任
中华医学会急诊医学分会委员
中华医学会急诊医学分会危重症学组委员
中国医师协会急诊医师分会委员
中国医师协会急诊医师分会急诊外科专业委员会副主任委员
中国急诊专科医联体副主席
山西省医学会急诊医学专业委员会第七、八届主任委员
山西省医师协会急诊医师分会副会长

目前看是一个逐渐加重的肺部病变，从斑片影到实变灶再到合并胸腔积液，而病原学检查阴性，且排除新型冠状病毒感染；经过正规抗感染治疗效果不明显，应该考虑非感染性因素，比如风湿、肿瘤、皮肌炎等。撤去抗生素等，减少药物因素的影响。

免疫功能变化不明显，而抗 Ro-52 抗体增高，可能没有实际意义，但建议完善心肌酶谱持续监测，肌炎抗体谱。KL-6 升高，可以考虑行肺功能、肺泡灌洗或者肺针刺活检，对特发性间质性肺炎有诊断意义；胸腔积液穿刺并行常规检查、细胞学检查。

PET/CT 检查对肿瘤、炎症、结核等的诊断都有一定意义。

射血分数正常不代表心功能正常，需要加用改善心功能的药物如冻干重组人脑利钠肽。

下肢深静脉血栓应加用抗凝治疗，监测凝血功能，配合物理治疗，注意预防心脑血管并发症的发生。

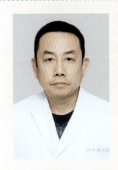

谢 扬

汕头大学医学院第二附属医院急诊学科带头人/科主任
国务院政府特殊津贴专家/全国五一劳动奖章获得者
中国研究型医院学会卫生应急学专业委员会常务委员 中国中西医结合学会灾害医学专业委员会常务委员
中华医学会灾难医学分会现场救援学组委员
广东省医学会应急（灾难）学分会副主任委员
汕头市医学会急诊医学专业委员会主任委员

病例特点：老年女性，急性起病，亚急性病程，无特殊职业暴露和疫区接触史，临床上主要表现为进行性呼吸道症状。病程中先后应用奥司他韦、头孢噻肟钠舒巴坦钠、莫西沙星、哌拉西林钠舒巴坦钠等抗感染，治疗效果差，细菌、真菌、病毒等病原体检查无阳性发现。

临床阳性检查结果主要包括：心肌酶显著异常，风湿指标抗心磷脂抗体、IgG、抗 Ro-52 抗体显著异常，肿瘤标志物轻度升高。胸部影像两肺多发渗出病灶，以下肺为甚，部分肺实变，纵隔淋巴结增大；彩超示室间隔基底明显增厚致左心室流出道狭窄；双下肢动脉粥样硬化。

目前需警惕自身免疫性疾病可能，主要着手点：①仔细询问病史和查体，关注皮肤、黏膜、颌下、颈部淋巴结、关节等情况；左足背大片状色素沉着查体明确是否有皮下硬结等。②左足皮肤能否取病理；肺或者纵隔淋巴结活检。③完善血清 IgG4、ANCA、狼疮抗凝物、狼疮细胞检查、肌炎抗体谱等检测。若确诊自身免疫性疾病，可予糖皮质激素、麦考酚酯、单抗、免疫吸附或血浆置换等治疗。

肺部多发病灶不一定是感染所致，结合影像及涎液化糖链抗原（KL-6）显著升高，提示明显间/实质性改变及间质增生。心肌酶升高，心脏增大、心包微量积液，但心电图无异常，考虑心肌受损，多项风湿指标明显异常，应着重考虑风湿病，结合肌酶谱显著升高，应考虑先天性肌强直。本病患者虽无明显皮肤或肌肉体征，但住院期间乏力渐明显、纳差、轻度吞咽不畅，左足背大片色素沉着，应进一步明确或排除先天性肌强直。治疗上在原抗感染的同时，加用甲泼尼龙 40mg/d，并进一步完善先天性肌强直检查。

针对先天性肌强直，做了肌电图、肌炎抗体谱和皮肤活检。

1. 抗肌炎抗体 24 项检查　抗 PL-7 抗体、抗 EJ 抗体、抗 T1F1γ 抗体阳性，其他阴性。

2. 肌电图　四肢所测感觉、运动神经传导异常，提示多发性周围神经损害，轻度；左肱二头肌、左三角肌肌电图呈活动性肌源性损害。

3. 皮肤活检　于左上臂皮肤活检，病理发现左上臂（皮肤、肌肉）送检皮肤组织，表皮变薄、上皮脚消失，真皮层小血管及皮肤附件见散在淋巴细胞浸润；另见少许横纹肌组织，肌纤维中度萎缩，以束周萎缩显著，可见变性、坏死及再生的肌纤维，部分肌纤维核内移，肌纤维间可见炎症细胞浸润，肌膜周可见小血管炎；病变为炎性肌病，倾向于皮肌炎（图 23-4）。免疫组化 CD4、CD8、CD20、CD3 均阳性。

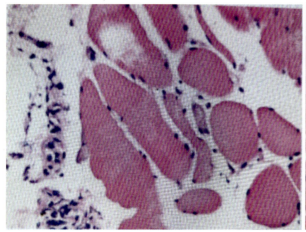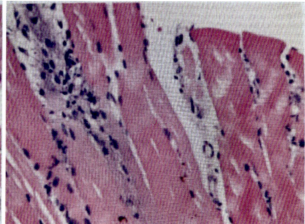

图 23-4　皮肤活检病理

4. 因复查胸 CT 提示两侧胸腔积液较前有增加，做了胸腔穿刺抽液（图 23-5）及胸膜活检。胸膜活检（右侧胸膜）示少许皮肤、横纹肌组织及脂肪组织，可见散在少许淋巴细胞及浆细胞浸润。

根据前述相关结果，完善先天性肌强直相关检查，发现肌炎、皮肌炎相关指标阳性，皮肤病理活检符合皮肌炎表现，结合实验室检查肌酶显著升高，故"皮肌炎"诊断成立；进行性乏力和左足特发性皮肤色素沉着，吞咽不畅，活动后气促，肺部多发性斑片影及间质纤维化指标阳性、胸腔积液，抗感染治疗效果差，提示肺部表现为结缔组织相关性肺部表现；后期 PCT 有升高，不完全除外合并感染。

另外，患者活动后气促、心功能轻度受损（胸 CT 提示合并肺水肿）、BNP 升高、心包微量积液，应考虑为皮肌炎心脏受累表现。最

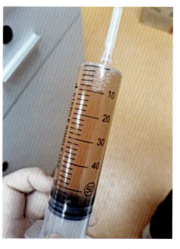

图 23-5　胸腔积液（右）

终诊断为：①皮肌炎；②结缔组织相关性肺病；③高血压 3 级。

由于皮肌炎易合并肿瘤，结合本例患者肿瘤标志物轻度升高，应警惕合并肿瘤，需定期做肿瘤相关筛查。由于皮肤炎合并结缔组织相关肺病及心脏受损，考虑治疗方面应给予强化免疫治疗，而后一般治疗。遗憾的是，因本院风湿科患者较多，患者家属要求回当地治疗，故未能观察到治疗疗效。

学习心得

结缔组织病（CTD）是一种自身免疫性、累及全身结缔组织的多系统疾病，可侵犯多种脏器，肺间质是 CTD 最常累及的部位之一，15%～25% 的 CTD 并发间质性肺疾病（ILD），肺部表现可与全身疾病同时或先后出现，肺损伤程度和活动性可与其他脏器受累不平行，当肺部表现为首发症状时，容易误诊。CTD 相关性 ILD 占 ILD 的 19%～34%，肌炎/皮肌炎（PM/DM）是结缔组织病之特发性炎性肌病（idiopathic inflammatory myopathies，IIM）的主要疾病类型，年发病率为 2%～19%，男女比例 1:（2～3），皮肌炎好发于 5～15 岁和 45～65 岁两个年龄段，肌炎好发于 50～60 岁，很少发生于 15 岁以下。

多发性肌炎和皮肌炎的诊断标准最早于 1975 年由 Bohan 和 Peter 提出：肢带肌、颈前肌对称无力，病程持续数周到数月，有/无吞咽困难、呼吸肌受累；肌肉活检：肌纤维坏死，炎症细胞浸润，束周萎缩；血清 CK 升高；肌电图呈肌源性损害，满足以上四项即可诊断为多发性肌炎，伴有皮肤改变者确诊为皮肌炎。研究发现，PM/DM 患者较一般人群发生肿瘤的概率高 6.5～12.6 倍，约 30% 的成人皮肌炎与恶性肿瘤相关。

以呼吸道症状为主要症状就诊是急诊最常见的呼吸系统急症之一，其中以间/实质性肺炎为甚。本例患者女性、61 岁，以呼吸系统症状咳嗽、咳痰、活动后气促为主要表现就诊，经影像学检查发现肺部（两下肺为主）片状、点片状阴影为主要表现，血象轻度增高，符合常见的肺炎诊断，但经多种抗生素治疗后，效果很差，似有进行性发展趋势，PCT 正常、BNP 升高、多种肌酶/心肌酶明显异常、红细胞沉降率、CRP、肿瘤标志物升高等表现，难以用肺炎解释。这种情况下应考虑是否为其他疾病如心肌梗死、心力衰竭、横纹肌溶解甚至肿瘤等，但患者无外伤或特殊药物史、无胸痛、心电图正常，无腰背疼痛或酸痛、尿色和血钾等改变，又很难以急性冠脉综合征、横纹肌溶解症等疾病解释。进一步检查发现，抗核抗体等自身抗体异常、胸腔和心包少量积液等多浆膜腔积液，很容易联想到结缔组织病，深入检查发现抗合成酶抗体（抗 EJ-7 抗体、抗 PL-7 抗体）和抗 T1F1γ 抗体阳性，符合特发性炎性肌病；且病程中，患者有近端肌无力、间有吞咽不畅等表现，虽无皮疹和肌痛等表现，很有可能为特发性炎性肌病（PM/DM），经肌电图和皮肤活检进一步证实符合诊断。该患者有符合上述皮肌炎相关的所有要件，还有肺部斑片状阴影，支气管镜检查未发现明显异常，间质纤维化指标涎液化糖链抗原（KL-6）显著升高，抗感染治疗无效，诊断结缔组织相关性肺炎也成立。10%～30% 的 PM/DM 存在心脏并发症，如心力衰竭、心肌炎等，本患者 BNP 进行性升高，一度心脏彩超发现舒张性心功能障碍，符合 DM 相关性心脏并发症。抗 T1F1γ 抗体阳性更常见于恶性肿瘤相关性皮肌炎，本患者多项肿瘤标志物升高，因此，不排除合并肿瘤，需继续定期做肿瘤方面监测。皮肌炎的治疗首选糖皮质激素，合并进展性间质性肺病者应给予大剂量的糖皮质激素、免疫抑制剂或大剂量丙种球蛋白冲击治疗等。遗憾的是，患者确定诊断后，赴他院治疗，未能追踪预后。

颇受启发的是，急诊临床诊疗过程中，当某一疑似诊断经相应治疗疗效不佳时，应改变思路，考虑是否有其他诊断可能，特别是存在一些症状无法以某一疾病解释时，更应抓住这些不好解释的表现/线索，进一步探究其因，为临床明确诊断和有效治疗寻求更好的证据。

（赖荣德　梁子敬）

特别鸣谢

广州市第八人民医院	邓西龙
南昌大学第一附属医院	黄　亮
济宁市第一人民医院	孙树印
潮州市中心医院	谢　宜
北京医院	张新超
山西医科大学第一医院	冀　兵
汕头大学医学院第二附属医院	谢　扬

病例 24　不同寻常的心肌梗死

患者女性，66岁，因"突发意识障碍1小时"于2018年5月20日10:00入住重症医学科。

一、病史特点

1. 老年女性，急性病程。既往有高血压病史20年，血压最高达200/105mmHg，长期口服降压药物，血压控制尚可；鼻咽癌病史20余年，在中山大学肿瘤防治中心行放射治疗后无复发；否认冠心病、糖尿病等病史。

2. 患者入院前1小时无明显诱因出现意识障碍、呼之不应，伴有口吐白沫、呼吸困难、大小便失禁、牙关紧闭，无发热，家人发现后，立即拨打120，由急诊出车接回送入我院急诊科，给予吸氧、心电监护示心率140次/min，血压78/40mmHg，呼吸35次/min，脉搏血氧饱和度82%。考虑患者病情危重，立即由急诊转至重症医学科监护治疗。

3. 体格检查　T 36.3℃，HR 134次/min，R 28次/min，BP 83/57mmHg，SpO_2 82%（立即气管插管、呼吸机辅助呼吸）。患者呈深昏迷状，双侧瞳孔等大等圆，直径约2.0mm，对光反射消失。双肺呼吸音粗，可闻及大量湿啰音。心律齐，心脏各瓣膜听诊区未闻及病理性杂音。腹部平软，肠鸣音稍弱，四肢无水肿，生理反射弱，双下肢巴氏征阳性。

4. 辅助检查

（1）血常规：WBC 32.63×10^9/L，NEUT 30.13×10^9/L，NEUT% 92.3%，MONO 0.70×10^9/L，RBC 6.12×10^{12}/L，HCT 0.5270。

（2）血生化：AST 53U/L，TP 62.9g/L，ALB 31.0g/L，CK 241U/L，CK-MB 22.9U/L，Ca^{2+} 1.94mmol/L，LDL 3.16mmol/L，hs-cTnI 11.3ng/mL，MYO 1 123ng/mL。

（3）血气分析：pH 7.244，PaO_2 78.4mmHg，$PaCO_2$ 42.4mmHg，Lac 5.5mmol/L，HCO_3^- 17mmol/L。NT-proBNP 2 210pg/mL，PCT<0.02ng/mL。

D1头颅平扫+CTA重建结果、胸片、心电图见图24-1~图24-3。

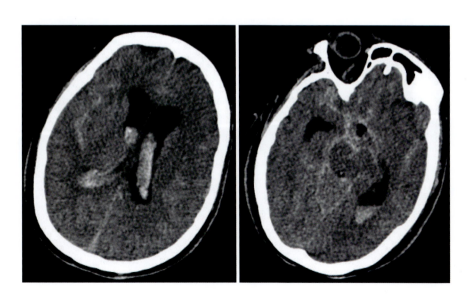

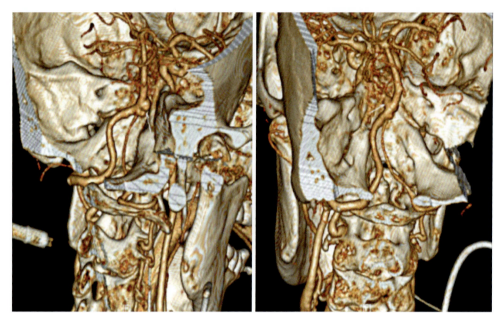

图 24-1　头颅平扫 +CTA 重建（D1）

基底动脉动脉瘤破裂出血并破入脑室、蛛网膜下腔出血

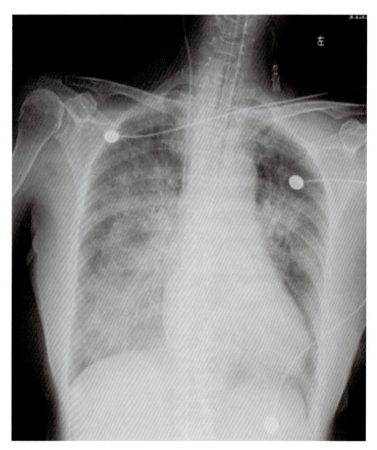

图 24-2　入院第 1 天胸片（D1）

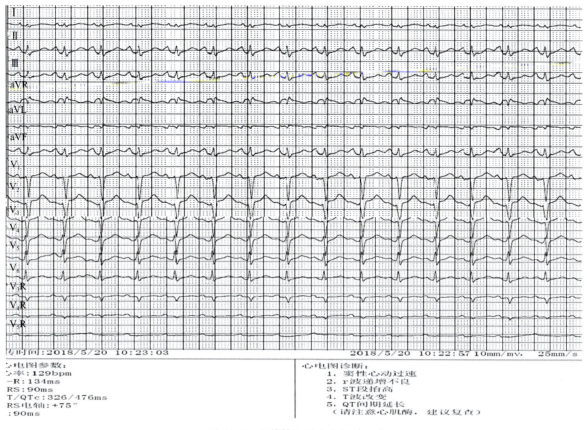

心电图参数：
心率：129bpm
-R：134ms
RS：90ms
T/QTc：326/476ms
RS电轴：+75°
：90ms

心电图诊断：
1. 窦性心动过速
2. r波递增不良
3. ST段抬高
4. T波改变
5. QT间期延长
（请注意心肌酶，建议复查）

图 24-3　入院第 1 天心电图（D1）
窦性心动过速；r 波递增不良；ST 段抬高；T 波改变；QT 间期延长

二、初步诊断

①颅内动脉瘤破裂，蛛网膜下腔及脑室出血；②急性肺水肿；③急性心肌梗死？心源性休克？④吸入性肺炎？脓毒症休克？⑤高血压；⑥鼻咽癌放疗后。

三、诊疗经过

入院后立即气管插管、呼吸机支持呼吸（FiO₂ 0.6，PEEP 8cmH₂O），深静脉穿刺置管，去甲肾上腺素［0.5μg/（kg·min）］静脉泵入维持血压，神经外科急会诊后于入院当天下午行急诊"基底动脉起始部夹层动脉瘤血管内介入栓塞＋辅助支架植入术"，术后予盐酸替罗非班氯化钠注射液泵入，暂予哌拉西林钠他唑巴坦钠抗感染。

第一阶段小结

老年女性，因"突发意识障碍 1 小时"急诊入院，入院时已出现低血压、气促、血氧饱和度下降。查体：深昏迷状，巴氏征阳性，双肺大量啰音。头颅 CT 提示基底动脉动脉瘤破裂出血并破入脑室、蛛网膜下腔出血，血象高，心肌酶、肌钙蛋白升高，胸片提示肺水肿，心电图提示 ST 段抬高。

请问：①患者目前颅内动脉瘤破裂、蛛网膜下腔及脑室出血诊断明确，是否同时存在动脉瘤破裂及急性心肌梗死、心源性休克？②下一步需要完善哪些检查？

专家点评

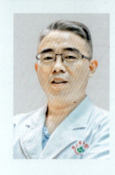

奚小土　广东省中医院急诊科主任

世界中医药学会联合会热病专业委员会副会长

中华中医药学会感染病分会常务委员

中国中西医结合学会急救医学专业委员会委员

广东省基层医药学会急诊医学专业委员会副主任委员

广东省中西医结合学会卫生应急学专业委员会副主任委员

广东省中医药学会热病专业委员会主任委员

　　从心电图、心肌酶学检查来看，患者可以诊断为急性心肌梗死，气促、心率增快、血压下降、两肺湿啰音等心源性休克的临床表现也比较明显。急性脑出血合并心律失常、心力衰竭、急性心肌梗死等被称为脑心综合征（BHS），发生机制主要与下丘脑-垂体-肾上腺轴的调节、交感神经的激活以及儿茶酚胺的心脏毒性作用有关。

　　急性自发性脑出血（SIH）患者的心电图异常表现从高到低依次为 ST 段压低（24%）、左心室高电压（20%）、QT 间期延长（19%）、T 波倒置（19%）、窦性心动过速（9%）、心房颤动（8%）、右束支传导阻滞（6%）、ST 段抬高（6%）、室性早搏（4%）和窦性心动过缓（4%）。ICH 的急性心肌梗死（AMI）发生率为 2%～4.5%，AMI 的发生与既往有冠心病和糖尿病史相关。

　　下一步须监测心电图、心肌酶学、肌钙蛋白的动态演变，进行床旁心脏超声检查，评估心脏功能，如明确有急性心肌梗死，建议行急诊冠脉造影并支架植入，检查与治疗同步，改善冠脉血供，可能对改善预后有益。

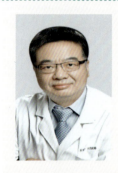

朱继红　北京大学人民医院急诊科主任

中华医学会急诊医学分会常务委员

中国医师协会急诊医师分会常务委员

北京医学会急诊医学分会候任主任委员

北京中西医结合学会急救医学专业委员会副主任委员

北京医学会血栓与止血分会副主任委员

《中华急诊医学杂志》编委

　　患者病情严重，存在如下几个问题：

　　1. 根据患者临床表现、体格检查及影像学检查，颅内动脉瘤破裂、蛛网膜下腔出血诊断是明确的。

　　2. 患者存在意识改变、心率增快、血流动力学不稳定、血乳酸水平升高，故休克的诊断是成立的，然而休克的原因尚需进一步探讨。患者心电图改变，心肌酶升高，心源性休克不能排除；患者蛛网膜下腔出血，神经源性休克亦不排除。心源性休克呈现心脏泵血功能衰竭、心脏排血量降低，进而全身有效循环血容量急剧下降，组织细胞灌注严重不足；而神经源性休克是分布性休克，常存在动脉阻力调节功能严重障碍，血管张力丧失，引起血管扩张，周围血管阻力降低，有效血容量减少，呈现高排低阻的表现，可以根据患者血流动力学特点进行鉴别。

　　3. 患者存在蛛网膜下腔出血、心电图改变、心肌酶升高，需鉴别急性冠脉综合征和脑心综合征。急性冠脉综合征是由于冠状动脉阻塞进而引起心肌细胞缺血坏死，心肌坏死分布与冠状动脉供血分布相关，而脑心综合征是由于脑损伤导致心脏出现瞬态的心肌运动功能减退，可伴或不伴心尖部参与的室壁运动异常，而这些异常在后续的疾病过程中又完全恢复的一组临床综合征（梅奥诊所标准），其核心特点是心脏运动异常的区域与冠状动脉供血区域不一致。

4. 患者胸片提示肺水肿表现，须鉴别神经源性肺水肿和急性心力衰竭。神经源性肺水肿是指患者并无原发心、肺、肾疾病，而是由各种中枢神经系统疾病所致的颅内压增高引发的急性肺水肿。而急性心力衰竭是指急性发作或加重的左心功能异常所致的心肌收缩力降低、心脏负荷加重，造成急性心排血量骤降、肺循环压力升高、周围循环阻力增加，引起肺循环充血而出现急性肺淤血、肺水肿，并可伴组织、器官灌注不足和心源性休克的临床综合征。

结合患者首发症状及相应临床表现分析，以一元论解释，考虑患者诊断颅内动脉瘤破裂、蛛网膜下腔出血、合并脑心综合征、神经源性肺水肿更为合理。但是患者心肌酶学水平升高较为明显，超敏肌钙蛋白 I（TnI）11.3ng/mL，与脑心综合征心肌酶学表现略有不同（一般而言，大面积脑梗死的脑心综合征患者中 TnI 最大值也<2.8ng/mL），同时患者发病时间用脑心综合征解释也尚须探讨，一般而言，蛛网膜下腔出血后脑心综合征的发生时间最早发生在出血后第 2～7 天。因此，该患者尚须进一步完善相关检查，以及观察患者病情演变，以明确诊断。

进一步完善检查：建议首先完善超声心动图，同时监测心肌酶学演变。如条件允许，建议有创血流动力学监测，以系统评估患者的血流动力学特点，包括中心静脉压、肺毛细血管楔压、外周血管阻力、胸腔内血容量、血管外肺水等指标。

D2 行纤维支气管镜肺泡灌洗，气管及主气管内无明显异物；复查胸部 CT（图 24-4）；予以抗血小板、抗凝、调脂等对症支持治疗。患者仍呈深昏迷状，呼吸机支持通气、去甲肾上腺素用量同前，心率 120 次/min 左右，胃液咖啡样，OB（+）。反复查心电图（图 24-5），完善心脏超声检查（图 24-6）。

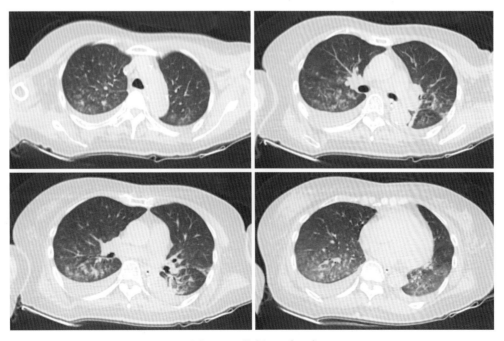

图 24-4　胸部 CT（D2）

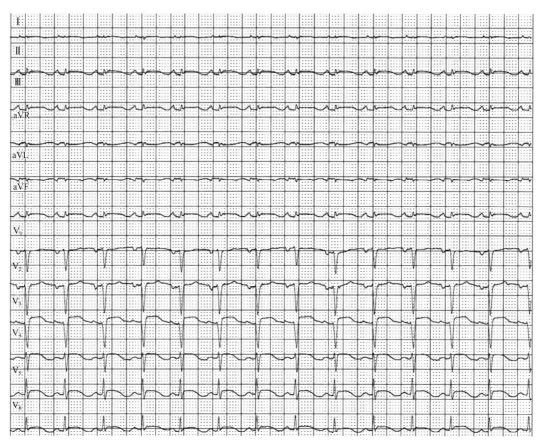

图 24-5　心电图（D2）
急性前壁、下壁心肌梗死

超声描述：（计量单位：长度为毫米；面积为平方厘米；体积为立方厘米；速度为厘米／秒；流量为毫升／分）

心腔及大血管内径：（单位：mm）

右心房：33	右心室：31	右心室流出道：18	主肺动脉：21
左心房：33	左心室舒张末：46	左心室收缩末：37	主动脉瓣环：19
主动脉窦部：26	升主动脉：30	室间隔：9	左心室后壁：9

瓣口血流速度：（单位：cm/s）

| 肺动脉瓣：0.8 | 主动脉瓣：1.1 | 三尖瓣：0.5 |
| 二尖瓣 E 峰：0.5 | A 峰：0.8 |

心功能测定：

LVEF：40%　　　　　FS：20%

升主动脉未见扩张，搏动呈弓背样；

左心房增大，余各房室不大，左心室前壁运动幅度明显减低，室壁增厚率减低，心肌回声减低，室壁三层结构存在，余室壁节段运动未见明确异常；

各瓣膜形态正常；

二尖瓣 EF 斜率减慢，二尖瓣血流频谱呈松弛减退型；

房室间隔连续完整，未见 PDA 征；

心包腔未见明显积液；

CDFI：主动脉瓣反流，彩束面积 1.1cm²；

　　　二尖瓣反流，彩束面积 3.5cm²；

　　　三尖瓣反流，彩束面积 3.0cm²；CW 估测肺动脉收缩压 40mmHg。

图 24-6　心脏超声（D2）
符合心肌梗死超声改变，左心功能减低，LVEF 40%。主动脉瓣膜、二尖瓣轻度反流，
三尖瓣轻度反流并轻度肺动脉高压

　　D5 患者呈中昏迷，自主呼吸微弱，呼吸机参数同前，多巴胺静脉泵入升压，发热，行腰椎穿刺检查，液体尽量负平衡。血儿茶酚胺检查结果回报：肾上腺素 591.99pg/mL，去甲肾上腺素 4 805.93pg/mL，多巴胺 85.59pg/mL。

　　cTnI、CK、CK-MB、WBC、NT-proBNP、胸片和心脏超声结果见图 24-7～图 24-13。

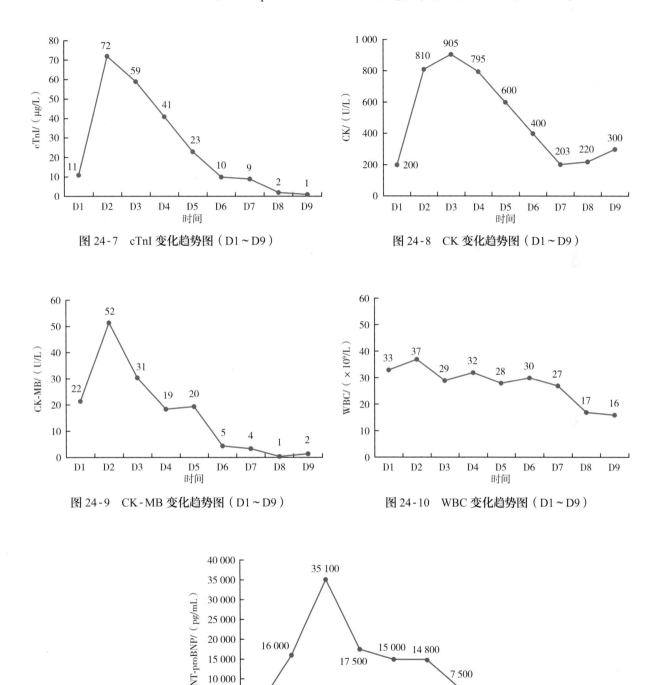

图 24-7　cTnI 变化趋势图（D1～D9）

图 24-8　CK 变化趋势图（D1～D9）

图 24-9　CK-MB 变化趋势图（D1～D9）

图 24-10　WBC 变化趋势图（D1～D9）

图 24-11　NT-proBNP 变化趋势图（D1～D7）

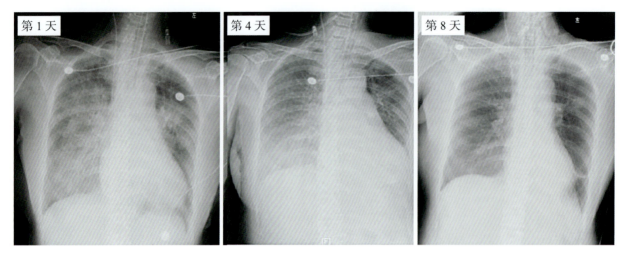

图 24-12　胸片演变

超声描述：（计量单位：长度为毫米；面积为平方厘米；体积为立方厘米；速度为厘米／秒；流量为毫升／分）

　　心腔及大血管内径：（单位：mm）

　　右心房：29　　　　　右心室：29　　　　　右心室流出道：22　　　　主肺动脉：27

　　左心房：34　　　　　左心室舒张末：43　　左心室收缩末：27　　　　主动脉瓣环：20

　　主动脉窦部：30　　　升主动脉：33　　　　室间隔：12　　　　　　　左心室后壁：11

　　瓣口血流速度：（单位：m/s）

　　肺动脉瓣：1.3　　　　主动脉瓣：1.3　　　　三尖瓣：0.5

　　二尖瓣 E 峰：0.4　　　A 峰：0.5

　　心功能测定：

　　LVEF：66%　　FS：36%　　　HR：101 次／min　　SV：54mL

　　升主动脉未见扩张，搏动尚好；

　　各房室不大，左心室壁对称性增厚，室壁运动尚好，未见明显节段性运动异常；

　　各瓣膜形态正常；

　　房室间隔连续完整，未见 PDA 征；

　　心包腔未见明显积液；

　　CDFI：三尖瓣反流，彩束面积 3.0cm^2；CW 估测肺动脉收缩压 40mmHg。

超声提示：

　　　　左心室壁增厚

　　　　三尖瓣轻度反流

　　　　轻度肺动脉高压

图 24-13　心脏超声（D10）
未提示左心室节段性运动异常，LVEF 66%

第二阶段小结

　　患者反复行心电图检查，均提示急性前壁、下壁心肌梗死，入院第 2 天心脏超声检查提示左心室节段性运动异常，EF 值明显下降，肌钙蛋白、CK 及 CK-MB 达峰值后迅速下降。多次请心内科会诊，均考虑急性心肌梗死。鉴于生命体征不稳定，建议心力衰竭纠正后行冠脉介入治疗。但入院第 10 天再次复查心脏超声提示 LVEF 60%，未见左心室节段性运动异常。患者经治疗后意识有改善，胸片提示肺水肿逐步减轻。

请问：①由于病情重不能行冠脉造影检查，患者目前还能诊断急性心肌梗死吗？②患者出现休克的主要原因是什么？

专家点评

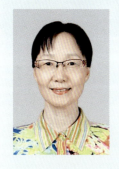

戴建伟 汕头大学医学院第二附属医院重症医学科学科带头人
广东省医学会重症医学分会第四届副主任委员
广东省医院协会重症医学管理专业委员会常务委员
广东省病理生理学会危重病医学专业委员会第一届副主任委员
广东省健康管理学会重症医学专业委员会副主任委员
广东省健康管理学会内科危重症多学科诊疗专业委员会副主任委员
汕头市医学会重症医学专业委员会前任主任委员

患者老年女性，存在低密度脂蛋白升高、高血压等冠心病危险因素，本次起病伴有意识障碍，无法主诉是否存在胸痛症状，但检查提示心肌细胞损伤（肌钙蛋白 T、肌红蛋白、CK、CK-MB、AST 升高），同时存在心肌缺血证据（心电图前壁、下壁 ST 段抬高及心脏彩超前壁节段性运动异常），按第四版心肌梗死全球统一定义，急性心肌梗死的诊断成立，但难点在于鉴别 1 型心肌梗死和 2 型心肌梗死。前者是因为冠脉粥样斑块破裂或侵蚀，血栓形成，后者则是心肌氧供需失衡所致，二者诊断的"金标准"是冠脉造影或尸体解剖明确是否存在冠脉血栓。

本例患者未行冠状动脉造影，无法 100% 区分 1 型和 2 型心肌梗死，但原发病为脑动脉瘤破裂出血并破入脑室、蛛网膜下腔出血，交感神经过度激活，血儿茶酚胺含量明显升高，导致心率明显增快，冠脉痉挛，提示存在心肌氧供需失衡。未行再灌注治疗的情况下心肌酶谱迅速下降，左心室壁节段运动异常消失均不符合 1 型心肌梗死特征，考虑为冠状动脉痉挛及 β_1 受体过度激活等可逆性较强因素纠正所致。综上所述，考虑患者为 2 型急性心肌梗死。同时，患者心肌梗死的诱发因素为急性脑血管意外，从神经外科角度讲，该患者心脏相关表现亦可诊断为脑心综合征。

患者急性前壁心肌梗死，射血分数下降，NT-proNBP 升高，休克的主要原因考虑心源性休克。

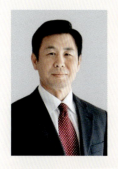

解 建 山东第一医科大学第一附属医院重症医学科原主任
国务院政府特殊津贴专家
中华医学会重症医学分会第二、三届委员会委员
中华医学会急诊医学分会第六、七届委员会委员
中国病理生理学会危重病医学专业委员会第三、四届委员会常务委员
中国医师协会重症医学医师分会第一、二届委员会委员
中国医师协会急诊医师分会第二、三届委员会常务委员

虽然因病情重，患者暂时无法进行冠状动脉造影，但依据现有资料，如典型的心电图的改变、心肌酶学的异常、血流动力学的改变及超声心动图的检查等，可以诊断为"急性心肌梗死"。

患者休克的原因应该考虑为心源性，具体依据如下：

1. 患者入院前没有发热等感染症状，没有如腹泻、长时间不能进食等液体不足或大量流失病史。

2. 患者入院时体温及 PCT 正常，虽然白细胞和中性粒细胞升高，但主要与机体应激反应有关；胸片显示两肺有渗出性改变，系左心衰竭致急性肺水肿。即便有误吸，短时间之内也不会进展为脓毒症休克；心脏超声提示，没有发现心脏血栓、心脏各流出道没有压塞。因而脓毒症休克、低血容量性休克和压塞性休克基本可以除外。

3. 休克应该为心源性，因为患者有明确的急性心肌梗死的表现，大面积心肌梗死导致心脏收缩力下降，造成心源性休克。

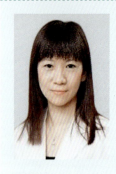

尹海燕 暨南大学附属第一医院副院长，博士研究生导师
美国哈佛大学医学院附属布莱根妇女医院访问学者
国家卫生健康委医疗应急工作专家组重症医学科成员
中国女医师协会重症医学专业委员会常务委员兼秘书长
中华医学会重症医学分会委员
中国医药教育协会血栓与止血危重病专业委员会常务委员
广东省医学会重症医学分会副主任委员
广东省医学教育协会重症医学专业委员会主任委员
广东省医院协会重症医学管理专业委员会副主任委员

目前暂不考虑诊断为急性心肌梗死，理由如下：

1. 患者既往无冠心病病史，此次发病后 CK 及 CK-MB、肌钙蛋白达峰值后迅速下降，心脏超声检查左心室节段性运动及 EF 值等前后两次变化较大，临床和实验室指标不符合急性心肌梗死的动态演变过程。

2. 从病理生理角度无法完全用一元论解释患者脑出血同时合并急性心肌梗死，而突发中枢神经系统功能紊乱可出现心血管系统应激性功能障碍，即脑心综合征，患者可出现心肌缺血和急性肺水肿的症状体征，但相关酶学等演变过程有别于急性心肌梗死，可用以鉴别。

休克的主要原因考虑急性左心功能不全，心源性休克。突发急性左心功能不全导致急性肺水肿及心输出量急剧降低而出现低血压、休克的临床表现。

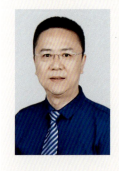

周人杰 中国人民解放军陆军军医大学第二附属医院（新桥医院）急诊医学科主任
博士研究生导师
中华医学会急诊医学分会委员
中国医师协会急诊医师分会委员
中国人民解放军急救医学专业委员会创伤组委员
重庆英才·创新领军人才
重庆市学术技术（急诊医学）带头人
重庆市医学会急诊医学分会副主任委员
《中国急救医学》杂志编委
《临床急诊杂志》编委
《重庆医学》杂志编委

根据急性心肌梗死的诊断标准（2018 年德国慕尼黑 ESC 大会）：血清心肌标志物（主要是肌钙蛋白）升高（至少超过 99% 参考值上限），并至少伴有以下一项临床指标：①缺血症状；②新发生的缺血性 ECG 改变［新的 ST-T 段改变或左束支传导阻滞（LBBB）］；③ECG 病理性

Q 波形成；④影像学证据显示有新的心肌活性丧失或新发的局部室壁运动异常；⑤冠状动脉造影或尸检证实冠状动脉内有血栓。新版中强调，如果患者有典型的急性心肌缺血临床症状并伴有血清肌钙蛋白水平升高，就可以确诊为心肌梗死；依据现有资料，诊断应考虑急性心肌梗死。

该患者既往有高血压病史，但否认冠心病等情况，此次发病以意识障碍为首发，是否有胸痛、胸闷、心悸等临床症状无从查证。但患者血清心肌标记物中，特别是超敏肌钙蛋白 I 11.3ng/mL，肌红蛋白 1 123ng/mL 明显升高。心电图提示：急性前壁、下壁心肌梗死。心脏超声：LVEF 40%，符合心肌梗死改变。所以目前即使未行冠状动脉造影检查，诊断也应考虑急性心肌梗死可能。但不完全排除脑损伤致心肌损害的可能（未行特殊治疗：左心室壁运动恢复，LVEF 由 30% 升高至 66%）。

休克的主要原因：如急性心肌梗死诊断成立，则考虑心源性休克可能性大，但不排除神经源性休克可能。

考虑神经源性休克可能的理由：急性颅脑损伤完全有可能引起肺水肿、心肌损害、心力衰竭、应激性溃疡等表现。颅脑损伤（如下丘脑功能受损）可引起交感神经的异常兴奋→外周血管收缩→心脏后负荷增加→冠状动脉收缩→心肌缺血缺氧→心肌收缩力降低，继而出现肺间质水肿；多种血管活性物质的释放，造成肺毛细血管持续痉挛、肺血管内皮细胞损伤，继而血管通透性升高，也可以造成肺水肿；同时颅脑损伤可引起应激性心肌损伤和心内膜下出血。

该患者入院时体格检查：心率增快、血压下降、呼吸急促（HR 134 次/min，R 28 次/min，BP 83/57mmHg），双肺大量湿啰音（SpO$_2$ 82%）。血气分析：乳酸升高（Lac 5.5mmol/L）。头颅 CTA：颅内动脉瘤破裂、蛛网膜下腔及脑室出血。提示有休克、肺水肿表现，同时血儿茶酚胺：肾上腺素 591.99pg/mL、去甲肾上腺素 4 805.93pg/mL、多巴胺 85.59pg/mL，提示存在交感神经的异常兴奋。病历中提到已行腰椎穿刺检查，但未说明脑脊液压力及生化检查结果，补充这些结果可进一步增强存在神经源性休克的说服力。

D9 行气管切开，次日脱离呼吸机，意识转为浅昏迷。D33 转神经内科，复查头颅 CT 提示出血基本吸收（图 24-14）。反复查心脏超声（图 24-15）、心电图（图 24-16）均未提示异常。D43 意识转为清醒，加强康复锻炼后出院（图 24-17）。

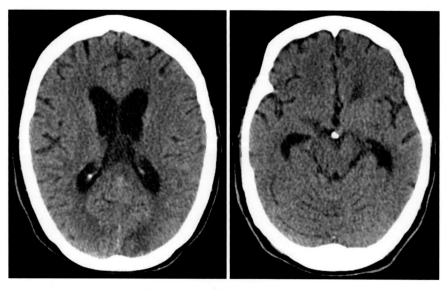

图 24-14　头颅 CT 平扫（D33）

| 姓名： | 性别：女 | 年龄：66 岁 | 床号：12 | 科室：重症医学科 |
| 检查部位：心脏（彩超）常规经胸超声心动图（床旁） | | | | 检查日期：2018-06-22 |

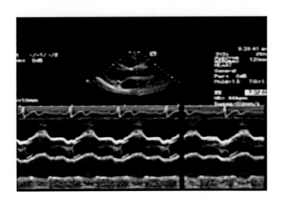

超声描述：（计量单位：长度为毫米；面积为平方厘米；体积为立方厘米；速度为厘米／秒；流量为毫升／分）

心腔及大血管内径：（单位：mm）

右心房：28	右心室：28	右心室流出道：19	主肺动脉：22
左心房：29	左心室舒张末：41	左心室收缩末：27	主动脉瓣环：21
主动脉窦部：28	升主动脉：28	室间隔：12	左心室后壁：11

瓣口血流速度：（单位：m/s）

| 肺动脉瓣：1.1 | 主动脉瓣：1.7 | 三尖瓣：0.5 |
| 二尖瓣 E 峰：0.5 | A 峰：0.7 | |

心功能测定：

LVEF：65% FS：37% HR：53 次/min SV：51mL EPSS：4mm

升主动脉未见扩张，搏动尚好；

各房室不大，室间隔及左心室后壁对称性增厚，室壁运动尚好；

各瓣膜形态正常；

二尖瓣 EF 斜率减慢，二尖瓣血流频谱呈松弛减退型；

房室间隔连续完整，未见 PDA 征；

心包腔内未见液性暗区。

CDFI：三尖瓣反流，彩束面积 2.5cm²；CW 估测肺动脉收缩压 35mmHg。

超声提示：

左心室壁增厚

三尖瓣轻度反流

肺动脉轻度高压

床旁超声检查，结果仅供参考。

图 24-15　心脏超声（D33）

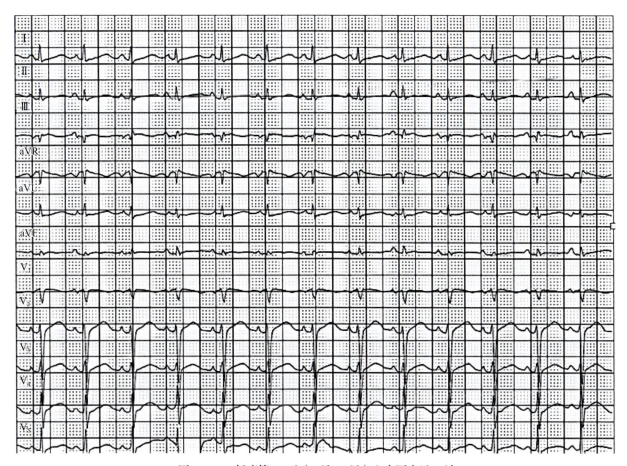

图 24-16　起病第 80 天（8 月 10 日）心电图未见 Q 波

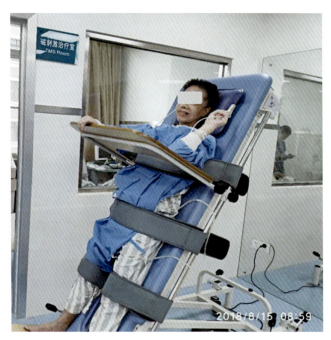

图 24-17　起病第 85 天患者进行康复锻炼

第三阶段小结

患者意识逐步改善，未行冠脉介入治疗，心功能逐步恢复，心电图恢复正常，经康复治疗后患者出院。

请问：①回顾该患者的发病及治疗过程，能用一元论解释病情进展吗？②急性心肌梗死患者往往在相当长的时间内均能在超声显示心室节段性运动异常，该患者心功能迅速恢复的原因是什么？

专家点评

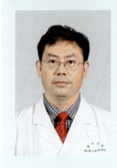

蒋龙元　　中山大学孙逸仙纪念医院急诊科学科带头人
国家卫健委卫生应急处置指导专家
中国医师协会急诊医师分会常务委员兼总干事
中国急诊专科医联体副主席
广东省医师协会急诊医师分会前任主任委员
广东省急诊专科医联体主席
广东省医学会急诊医学分会副主任委员

该患者突发"颅内动脉瘤破裂、蛛网膜下腔及脑室出血"，其间出现低血压、急性心肌缺血事件和肺水肿等多个看似独立、不关联事件，上述不同器官的病变，可用诊断学一元论"尽量用一个病解释所有的临床征象"的原则，解释疾病的发生、发展。理由如下：

急性疾病方面：大脑不仅是神经中枢，下丘脑同时具有内分泌功能，发生病变可直接影响循环系统、呼吸系统的稳定。如本患者需要持续去甲肾上腺素纠正低血压，需考虑为交感神经和副交感神经失调导致的神经源性休克（分布性休克）；心脏改变需考虑脑心综合征；肺水肿除考虑心源性所致外，需要考虑神经源性肺水肿。

基础疾病方面：①高血压是诱发本次脑出血的重要原因；②本患者既往20余年前有鼻咽癌放疗病史，虽然不一定达到放射性脑病的诊断标准，提示有可能造成潜在的放射性脑损伤，导致下丘脑等部位对脑出血后的易损性明显增加和放大。

综上所述，在原有放射性脑损伤的易损因素基础上，高血压诱发脑出血，引起非低血容量、非感染性的神经源性分布性休克，并同时引起神经源性肺水肿和脑心综合征。

该患者的急性心肌缺血原因不是由于冠脉急性狭窄后心肌细胞大量坏死导致的急性心肌梗死，而是受损心肌细胞仍具有活力、暂时性功能降低的"心肌顿抑"现象。在血流动力学纠正以及颅内病变好转的情况下，心肌顿抑具有一定的可逆性。本患者后期心肌功能完全恢复正常，进一步证实本案例不符合心肌组织冠脉狭窄导致的不可逆性急性心肌梗死。

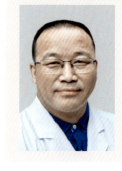

窦清理　　深圳市宝安区人民医院急诊医学科主任暨外科ICU主任
中国医师协会急诊医师分会急诊高压氧学组主任委员
中国地市级医院急诊专科医联体副主席
深圳市医师协会急救复苏专业委员会候任主任委员
深圳市医学会急诊医学分会副主任委员
深圳市高压氧质量控制中心副主任

该病例可以用脑心综合征一元论来解释疾病全貌。脑心综合征是因急性脑病,主要为脑出血、蛛网膜下腔出血等累及下丘脑、脑干、自主神经中枢所引起的类似 AMI、心肌缺血、心律失常或心力衰竭的统称,当脑病渐趋平稳或好转时,则心脏病症状及心电图异常随之好转或消失。

回顾文献,该患者脑心综合征的可能机制为:①急性脑出血患者在短时间内会出现颅内压增高,出现脑血液循环障碍,导致下丘脑 - 垂体 - 肾上腺轴功能障碍,儿茶酚胺分泌增多,从而诱发冠状动脉痉挛,心脏负荷增加,诱发心肌缺血。②脑出血损伤心血管调节中枢,如脑干的一些神经核团也易诱发脑心综合征。除上述机制以外,该患者不除外有冠心病,在发病初期,该患者有低血压的情况,诱发心肌缺血,从而进一步加重脑心综合征中的心血管系统病情进展。在原发病治疗好转后,心功能能迅速恢复,也从侧面证明该患者病程中所伴发的一系列心血管系统变化均为脑心综合征所导致。

结论:该患者可用脑心综合征解释其疾病发生发展的全貌,在治疗原发疾病后,心功能迅速恢复,治疗效果明显。但在治疗过程中若加入高压氧治疗,可能会加速其脑功能恢复,使整体病程缩短。

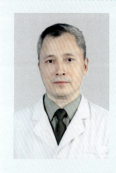

聂时南　中国人民解放军东部战区总医院急诊科主任,博士研究生导师
中国医师协会急诊医师分会副会长
中华医学会急诊医学分会委员
中国急诊专科医联体副主席
全军急救医学专业委员会副主任委员
国家卫健委卫生应急处置指导专家
江苏省医学会急诊医学分会副主任委员

回顾患者起病及诊疗经过,"颅内动脉瘤破裂、蛛网膜下腔及脑室出血,高血压,鼻咽癌放疗后"的诊断是明确的。但入院时即有休克及急性肺水肿表现,此时的休克由何种原因导致的?①合并急性心肌梗死导致的心源性休克?②误吸导致的脓毒症休克?肺水肿是误吸导致的 ARDS 表现,还是心源性肺水肿?能否用一元论来解释病情进展的关键就是动脉瘤破裂导致的蛛网膜下腔及脑室出血是否可以解释该患者后续出现的休克、肺水肿等临床表现,以及伴随的检验、检查异常。综合分析认为:该患者的情况可以用临床中发生率比较高的动脉瘤性蛛网膜下腔出血相关应激性心肌病这样的一元论来解释。

20% ~ 30% 的蛛网膜下腔出血者常出现可逆的继发性心电图异常和左心室功能障碍,心肌病和/或局部室壁异常(无明显冠脉狭窄),就是神经源性应激性心肌病(NSC)。临床表现与急性冠脉综合征(ACS)相似,这类患者常并发致命性室性心律失常。

心电图异常是识别应激性心肌病的关键。最常见的心电图改变是 QT 间期延长(45%)、ST 段压低(35%),出现 U 波(28%);90% 的患者前壁心电图出现异常,ST 段抬高常见于心尖及室间隔中部活动异常的患者,但 ST 段抬高幅度低于 ST 段抬高心肌梗死(STEMI);发病24 ~ 48 小时内常出现深倒置对称的 T 波,QT 间期延长;1/3 的患者出现前间隔短暂性 Q 波;尚无可靠的心电图标准区别应激性心肌病与 STEMI(该患者既往无冠心病及糖尿病病史,故STEMI 可能性较低)。大多数患者的心电图表现是短暂的,数月内完全恢复。

超敏肌钙蛋白 I 或 CK-MB 轻度升高,升高幅度与室壁异常活动的幅度不成比例。肌钙蛋白、CK-MB、脑利尿钠肽等生物标志物水平升高。其中，肌钙蛋白具有高度敏感性。20%~40%的蛛网膜下腔出血（SAH）患者中肌钙蛋白水平可能升高，肌钙蛋白水平在SAH发病后1~2天内达峰值，然后逐渐下降。脑利尿钠肽升高，1~2周后恢复至基线水平。

应激性心肌病心脏彩超最常见的室壁运动异常是基底部和室间隔中部活动异常或全心的收缩减弱。有报告33%应激性心肌病出现心尖部和室间隔中部活动异常。应激性心肌病室壁活动异常与单一的冠脉供血范围不一，是暂时性的，数天和数周内完全缓解。

诊断：肌钙蛋白I轻度升高，幅度与心功能下降程度不一致。部分患者出现新的心功能不全，有研究指出，EF<40%，肌钙蛋白I<2.8ng/mL提示应激性心肌病，而AMI可能性低。

蛛网膜下腔出血诱发的应激性心肌病病理生理机制尚不清楚，有多种理论对其进行了解释，包括儿茶酚胺假说、冠状动脉多血管痉挛或微血管功能障碍。儿茶酚胺释放理论被广泛接受，多种因素支持这一理论，包括SAH发生48小时内血浆儿茶酚胺水平升高，持续6个月恢复正常，组织病理学的研究结果表明，SAH后应激性心肌病患者心肌收缩带坏死，这是儿茶酚胺毒性的标志。

此外，该患者急性肺水肿的出现可继发于急性左心功能障碍，也可能同时合并神经源性肺水肿（NPE），因NPE一般也出现交感神经兴奋，儿茶酚胺分泌增多，造成肺血管外静水压的异常升高而导致肺水肿。症状通常在24~48小时内自行缓解，但是也有可能像它们快速发生一样快速消失。单纯NPE的诊断是一种排除性诊断，基于传统定义，需要在神经损伤的基础上，证明是非心源性肺水肿。由于临床上常常出现心源性或呼吸源性肺水肿的病因与神经源性肺水肿的病因同时存在，导致三者之间鉴别困难，尤其是合并肺部感染的情况下。该患者入院后即完善纤维支气管镜检查，已排除呼吸源性肺水肿。

综上考虑，该患者病情及进展符合神经源性应激性心肌病（NSC），因此，可以用一元论来解释。

该患者心功能迅速恢复的原因是神经源性应激性心肌病与急性心肌梗死（冠状动脉梗阻）的发病机制及治疗方式不同所决定的。

急性心肌梗死主要是单一冠脉供血范围内的心肌细胞坏死，从而出现对应心室节段运动异常，治疗以尽早开通血管为主。一般情况下多支血管同时阻塞的可能性不大，该患者心电图提示前壁及下壁心肌梗死，该范围心肌梗死是分别由两支不同冠状动脉供血梗阻所致（左前降支及右冠状动脉），所以不考虑为常见的急性心肌梗死。

而SAH伴发的应激性心肌病是可逆的心功能障碍及局部室壁运动异常，治疗以纠正潜在的神经损失为主，患者大多预后良好，在发病后数天或数周内左心功能即可恢复正常，住院期间往往仅需要支持治疗。绝大多数左心室功能的恢复在1~3个月，少数住院期间可完全恢复。心室壁节段性运动异常和心功能通常在1~4周内恢复正常。该患者入院后第一时间处理了原发病——神经损伤，并进行了严格的容量管理，包括血管活性药物、利尿剂以及液体复苏等支持治疗，所以该患者心功能恢复迅速。

学习心得

脑心综合征最早在1947年提出，研究者发现，脑血管疾病可导致心肌损伤和心律失常。自此，脑心相互作用机制引发学界广泛关注。有学者提出"脑-心轴"概念，强调神经系统功能障碍与心脏损伤的密切关系。经过 50 余年的研究，目前脑心综合征的概念已基本确立。

梅奥诊所将其定义为：由中枢神经系统疾病引发的室壁运动异常，可伴有或不伴有心尖部异常，且这些异常与可能引发心脏病变的原发疾病无关。核心特征包括：①左心室壁运动功能减退；②症状随原发病治疗逐渐恢复。

研究证实，可引发该综合征的中枢神经系统疾病包括：蛛网膜下腔出血；癫痫；缺血性脑卒中；脑出血；感染性脑膜炎；免疫性脑炎；偏头痛；中枢性睡眠呼吸暂停综合征；创伤性脑损伤。

卒中 - 心脏综合征心脏并发症分类体系将缺血性脑卒中后心脏并发症系统分为五类：①缺血性 / 非缺血性急性心肌损伤，表现为肌钙蛋白升高，常无症状；②卒中后急性心肌梗死；③左心功能不全、心力衰竭及卒中后 Takotsubo 综合征；④卒中后心源性猝死；⑤心电图改变与心律失常（包括新发房颤）。

Takotsubo 综合征，又称应激性心肌病、心尖球形综合征、章鱼壶心肌病、心碎综合征、应激诱导性心肌病、圣瓶综合征，是一种以左心室的短暂性局部收缩功能障碍为特征的综合征，类似于心肌梗死，但没有阻塞性冠状动脉疾病或急性斑块破裂的血管造影证据。Takotsubo 一词，源自日语名词 "章鱼壶"，其最常见和典型的形式，是收缩期时 LV 心尖球形膨出，类似于章鱼壶的形状；而基底段心肌则代偿性收缩，甚至导致左心室流出道梗阻。

在疑似急性冠脉综合征（ACS）或疑似 ST 段抬高心肌梗死的患者中，有 1%～2% 存在 Takotsubo 综合征。一项纳入 3 265 例肌钙蛋白阳性 ACS 患者的注册登记研究中，其患病率为 1.2%。一项系统评价显示了类似结果，疑似 ACS 或 ST 段抬高心肌梗死患者中有 1.7%～2.2% 存在 Takotsubo 综合征。相比于男性，Takotsubo 综合征在女性中要常见得多，且主要发生在年龄较大的成人。国际 Takotsubo 心肌病登记研究纳入了 1 750 例 Takotsubo 综合征患者，89.9% 是女性，平均年龄为 66.4 岁；该研究中包括欧洲和美国的 26 个医疗中心。

Takotsubo 综合征主要有以下特点：①中老年女性多见；②有强烈的心理或躯体应激作为发病诱因；③症状和心电图表现类似 AMI，但冠状动脉没有明显的固定狭窄；④急性期心脏收缩功能下降，但常在短时间内恢复。

Takotsubo 综合征的发病机制尚不明确。与急性心肌梗死相比，Takotsubo 综合征患者的初始收缩功能可能与其相似或更差，而舒张功能可能相似或更好。已提出的机制假设包括儿茶酚胺过量、冠状动脉痉挛以及微血管功能障碍。

目前关于本病的诊断标准众多，下面介绍 2018 年欧洲心脏病协会制定的 Takotsubo 综合征诊断标准：

1. 运动障碍　患者表现为短暂的左心室功能障碍（运动功能减退、运动不能或运动障碍），心尖球形或心室中段、基底部或局部室壁运动异常；右心室可能受累；局部室壁运动异常通常超出单个心外膜血管分布。

2. 情绪或躯体应激触发　Takotsubo 综合征事件之前存在情绪和 / 或躯体诱因，但并非必须条件。

3. 诱因　神经系统疾病（如蛛网膜下腔出血、卒中 / TIA 或癫痫发作）和嗜铬细胞瘤可能会成为 Takotsubo 综合征的诱因。

4. 新出现的心电图异常　新出现的心电图异常，包括 ST 段抬高、ST 段压低、T 波倒置和 QTc 延长，罕见的情况下，可无任何心电图改变。

5. 伴有心脏生物标志物 心脏生物标志物（肌钙蛋白和肌酸激酶）水平在大多数情况下适度升高；脑利尿钠肽水平明显升高是常见的。

6. 共存可能性 Takotsubo 综合征和明显的冠状动脉疾病并不矛盾，可能存在于同一例患者。

7. 无感染性心肌炎证据 通过检查排除了感染性心肌炎的可能性。

8. 性别分布 绝经后女性比例较高。

本例患者为 66 岁（绝经后）女性，因蛛网膜下腔出血急诊入院，迅速出现心源性休克、急性肺水肿表现，有心肌酶升高、心电图动态变化，但心脏超声提示发病 9 天后左心室收缩功能恢复正常。抽血检查提示儿茶酚胺明显升高。此后反复查心电图、心脏超声均正常。虽然该患者未行冠状动脉造影检查明确冠状动脉情况，但结合病史及病情变化，仍可诊断为脑心综合征所致应激性心肌病。

临床上不能仅凭心电图变化及肌钙蛋白升高诊断急性心肌梗死，应综合病情评估、动态进行超声监测。上述标准的应用有助于在临床实践中更准确地诊断应激性心肌病，尤其是在急诊和门诊环境中，可以帮助医生快速识别并正确治疗这种特定病症，避免误诊。

（王灿敏 杨 帆 邢 锐）

特别鸣谢

广东省中医院	奚小土
北京大学人民医院	朱继红
汕头大学医学院第二附属医院	戴建伟
山东第一医科大学第一附属医院	解 建
暨南大学附属第一医院	尹海燕
中国人民解放军陆军军医大学第二附属医院	周人杰
中山大学孙逸仙纪念医院	蒋龙元
深圳市宝安区人民医院	窦清理
中国人民解放军东部战区总医院	聂时南

病例 25　祸不单行

患者王××，女性，69 岁，广东广州人，因"确诊肺癌 2 年，气促 4 个月，加重 4 天"于 2018 年 3 月 26 日（D1）收入院。

一、病史特点

1. 中老年女性，晚期肺癌。不吸烟，既往有 2 型糖尿病、高血压病史，规律药物治疗，血糖、血压控制好。

2. 患者家属代诉，患者 2015 年 12 月 3 日因"反复咳嗽 3 个月"就诊南方医科大学中西医结合医院，行"右颈淋巴结活检"病理确诊肺腺癌转移，诊断右上肺腺癌 $cT_1N_2M_1$（颈部淋巴结）IV 期，基因检测 ALK 突变，EGFR 阴性。2015 年 12 月 8 日—2016 年 2 月 16 日紫杉醇脂质体 + 洛铂四周期化疗，疗效稳定，出现 III 度骨髓抑制；2016 年 2 月 10 日起口服"克唑替尼 250mg b.i.d."靶向治疗，咳嗽症状好转，最佳疗效 PR（部分缓解）。2017 年 12 月起患者出现活动后气促，12 月 14 日复查胸部 CT 提示双肺新发小结节，纵隔淋巴结较前增大，右中下段肺不张，左肺出现少许纤维灶，提示肿瘤进展。患者继续口服"克唑替尼"，2018 年 3 月开始出现四肢肿胀，呈进行性加重，无发热、肢体感觉、活动障碍等。气促加重，3 月 6 日复查胸部 CT，提示肿瘤进一步增大，右中下段肺不张大致同前，遂停靶向药物；2018 年 3 月 20 日患者自行网上购"AP26113 药粉"（AP26113 是一个全新口服 ALK 抑制剂，该患者获得药粉来源不详）。口服 2 天，剂量不详，患者气促症状急剧加重伴发绀，于 2018 年 3 月 24 日前往广州市中医医院就诊入住该院 ICU，予无创呼吸机辅助呼吸，氧合不能改善，即行经鼻气管插管接呼吸机辅助呼吸，考虑药物性间质性肺炎，予亚胺培南西司他丁钠、莫西沙星、甲硝唑抗感染等治疗，症状无好转，2018 年 3 月 26 日转入我院 ICU。

3. 体格检查　T 36.9℃，HR 84 次/min，R 18 次/min，BP 114/56mmHg。头面部及双上肢水肿，患者镇静状态，可唤醒，经鼻气管插管接呼吸机辅助呼吸，ASV 模式，FiO_2 55%，PEEP 8cmH_2O，血氧饱和度 98% ~ 100%。双肺呼吸音增粗，未闻及明显啰音。心音正常，各瓣膜听诊区未闻及杂音，心律齐，未闻及心包摩擦音。腹部外形正常，腹式呼吸存在，腹软，全腹无压痛及反跳痛，未触及包块，无液波震颤，肝脾肋下无触及，胆囊肋下无触及，Murphy 征阴性，双侧输尿管无压痛。移动性浊音阴性，双侧肾区无叩痛，膀胱无叩痛，肠鸣音 4 次/min，无气过水声。四肢凹陷性水肿，双上肢明显。

二、初步诊断

①肺部感染? ②呼吸衰竭；③肺恶性肿瘤个人史（右肺非小细胞肺癌）；④上腔静脉阻塞综合征? ⑤高血压 2 级；⑥2 型糖尿病。

三、诊疗经过

入院后（D1）予持续呼吸机辅助通气，经验性予"莫西沙星氯化钠针 250mL 静脉滴注 q.d.；亚胺培南西司他丁钠针 1 000mg 静脉滴注 q.8h.；万古霉素针 500mg 静脉滴注 q.12h."抗感染治疗，血培养、肝肾功能、甲状腺功能等检查均未见明显异常。

1. 检验结果见图 25-1~图 25-8。

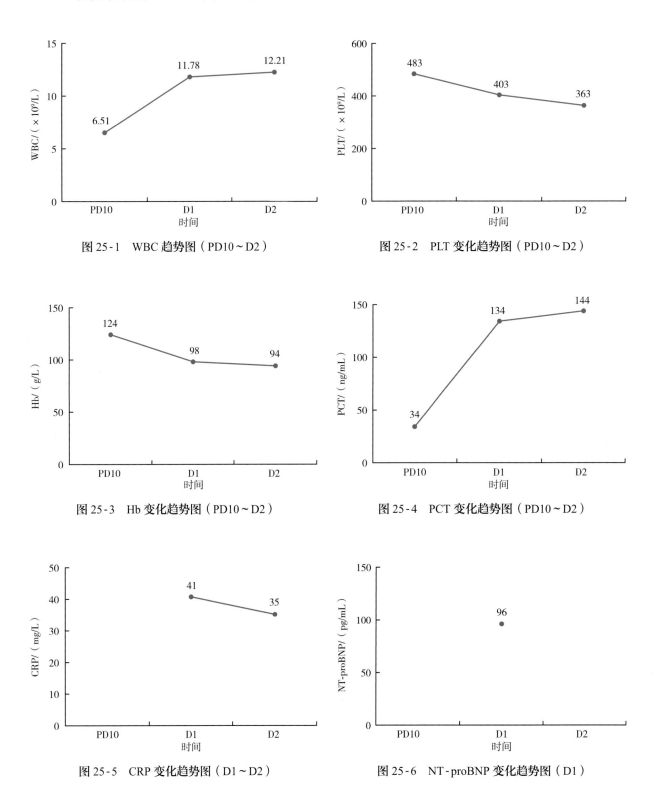

图 25-1　WBC 趋势图（PD10~D2）

图 25-2　PLT 变化趋势图（PD10~D2）

图 25-3　Hb 变化趋势图（PD10~D2）

图 25-4　PCT 变化趋势图（PD10~D2）

图 25-5　CRP 变化趋势图（D1~D2）

图 25-6　NT-proBNP 变化趋势图（D1）

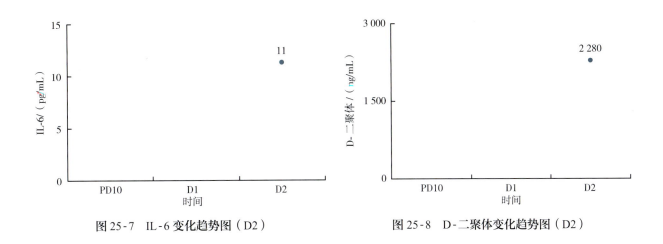

图 25-7　IL-6 变化趋势图（D2）　　　　　图 25-8　D-二聚体变化趋势图（D2）

2. 入院时血气分析见表 25-1。

表 25-1　动脉血气分析（D1）

类型	pH	$PaCO_2$	PaO_2	SaO_2	HCO_3^-	P/F	Lac	BE
动脉	7.427	28.9	85	95.3	20.7	134	1.7	−4.4

3. 影像学结果见图 25-9 ~ 图 25-12。

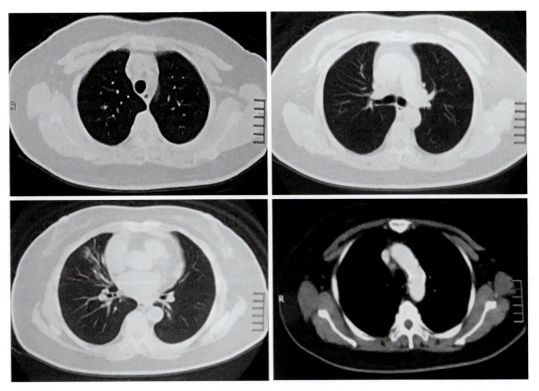

图 25-9　胸部 CT（发病前 1 年）

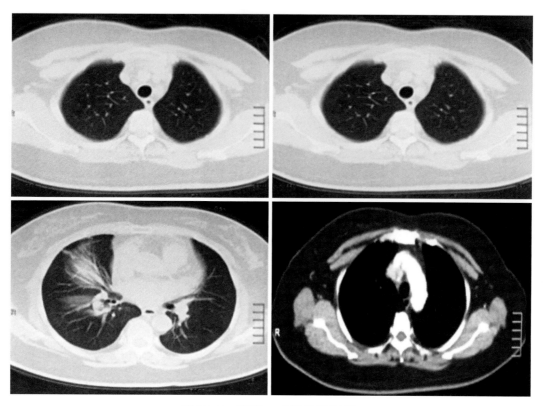

图 25-10　胸部 CT（发病前半年）

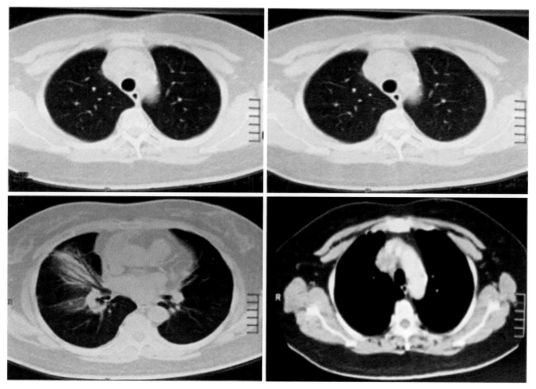

图 25-11　胸部 CT（发病前半个月）

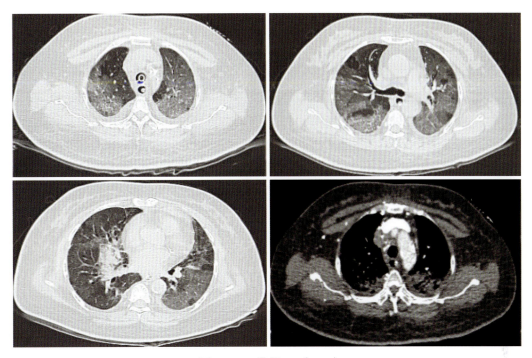

图 25-12　胸部 CT（PD2）
肺部多发斑片状实变影、间质性肺水肿征象

第一阶段小结

患者中老年女性，不吸烟，确诊肺癌 2 年余，靶向治疗后。入院后查 WBC 及 PCT 均明显升高（图 25-1、图 25-4），胸部 CT 提示双肺多发斑片状实变影（图 25-9~图 25-12），支持感染性疾病，考虑存在严重感染。但患者入院前 2 天在外院 ICU 予"亚胺培南西司他丁钠、莫西沙星、甲硝唑"抗感染治疗，症状无好转，考虑外院抗感染时间短，入院后予"莫西沙星氯化钠 250mL 静脉滴注 q.d.，亚胺培南西司他丁钠 1 000mg 静脉滴注 q.8h.，并加用万古霉素 500mg 静脉滴注 q.12h."抗感染，但病情无明显好转。于是大家对肺部感染的诊断表示怀疑，有些人认为是非感染性疾病所致。患者恶性肿瘤靶向治疗后出现症状加重，是否与靶向药引起的间质性肺炎相关？或者是肿瘤进展所致多发肺部转移？基于目前资料，希望得到您的指导意见：

1. 倾向于感染性疾病还是非感染性疾病？
2. 目前的抗菌治疗方案是否需要更改？

专家点评

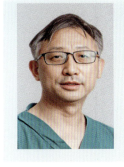

邢　锐　　广东省第二人民医院急危重症医学部主任兼重症医学科主任
中国医学救援协会重症医学分会副会长
广东省医院协会重症医学管理专业委员会副主任委员
广东省临床医学学会临床重症医学专业委员会副主任委员
广东省医学会重症医学分会常务委员
广州市医师协会危重症医学医师分会副主任委员
广东省肝脏病学会重症医学专业委员会副主任委员

倾向非感染性疾病，不排除免疫低下导致的条件致病菌感染。原因1：经过积极抗感染治疗4天（外院2天+院内2天），患者并没有获益，感染指标未见降低（WBC、PCT持续升高），肺部CT影像示多发斑片状实变影。原因2：患者肺部CT影像提示肺部症状重，给氧浓度55%，PaO_2 85mmHg，氧合指数154mmHg；但患者肺外打击不明显，循环稳定、神志可唤醒状态。原因3：重症感染指标未见明显升高，BNP、IL-6等反应感染指标大致正常。原因4：目前FDA已批准多种ALK抑制剂治疗ALK阳性非小细胞肺癌（NSCLC），包括一代药物克唑替尼，二代药物色瑞替尼、布格替尼、艾乐替尼。肺毒性罕见，但是有可能致命，多数为迟发性，克唑替尼相关肺毒性可能是超敏性肺炎。

暂不调整抗菌方案。原因1：考虑诊断酪氨酸激酶抑制剂相关肺毒性时，必须排除疾病进展和感染性肺炎，必须立即行支气管镜检查，留取痰培养及行活检检查，明确病理及呼吸病原学检查情况。原因2：如果怀疑患者有药物相关的超敏反应，停药为强制性要求。在确定痰培养阴性后或活检提示非感染时，现在糖皮质激素仍为标准治疗。

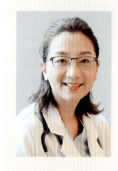

黄 曼 浙江大学医学院附属第二医院党委委员，综合ICU主任，博士研究生导师
浙江省医学会重症医学分会常务委员兼秘书
中国女医师协会重症医学专业委员会副主任委员
中国医师协会体外生命支持专业委员会常务委员
中国人体器官分配与共享计算机系统科学委员会委员
浙江省神经科学学会神经重症专业委员会主任委员

患者中老年女性，确诊肺癌2年余，靶向治疗后。近半年来出现胸闷气急加重，影像学提示肺部肿瘤进展，伴有上腔静脉阻塞综合征表现。近半个月来影像学进展明显，表现为两肺磨玻璃样改变，入院前2天病情再次急剧加重，机械通气维持。目前查体并无肺部啰音，但并未描述痰液性状及量。结合病史、查体、辅助检查，首先考虑感染性疾病。

虽然患者PCT升高，但肺部查体并无肺部实质渗出表现，广谱抗生素治疗并无明确细菌感染依据，而影像学表现同样并非细菌性肺炎表现，须考虑非典型病原体感染，如巨细胞病毒，耶氏肺孢子菌等。建议予以支气管肺泡灌洗，除灌洗液常规、生化、培养外，可以留取标本送基因学检测，协助诊断致病菌。

因患者目前无明确细菌感染依据，建议可停用万古霉素及莫西沙星，暂保留亚胺培南西司他丁钠，加用更昔洛韦。但同时需进一步排查非感染性因素，如化疗药物引起的间质性肺炎仍需考虑，化疗药物及分子靶向药物均可引起肺部弥漫性肺间质性疾病，文献报道发病率在0.03%~3%不等，死亡率高达72%，无特异性诊断标准，需结合病史及药物治疗史，并排除其他疾病。另外，肺癌少见的转移形式"肺淋巴管癌"，也可出现类似间质性肺炎表现。

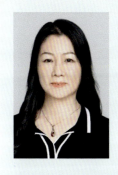

张金娥　广东省人民医院医学影像科主任医师

广东省临床医学学会免疫缺陷与感染防治专业委员会副主任委员

广东省基层医药学会呼吸病专业委员会常务委员

广东省健康管理学会放射学专业委员会首届常务委员

广东省放射学会乳腺组首届副组长

广东省医师协会放射科医师分会委员兼呼吸疾病组秘书

　　入院前外院 3 次 CT（图 25-9～图 25-11）：右中叶和右下肺前基底段逐渐出现斑片状影，边缘清晰，内见支气管充气征。纵隔 4R 淋巴结增大。入院前 2 天 CT（图 25-12）：双肺弥漫性磨玻璃影，边缘清晰。心脏不大，未见胸腔积液。

　　影像诊断：双肺弥漫性间质性肺病变。①感染性病变：病毒性肺炎？肺孢子菌肺炎？真菌性肺炎？②非感染性病变：急性间质性肺炎（AIP）? ARDS? 肺水肿？③特发性肺间质性病变：药物性肺损伤？④右中叶感染灶有所吸收，右下肺感染灶消失。⑤纵隔淋巴结增大，考虑转移。

　　D2 患者出现发热，PCT 明显升高，考虑不排除真菌和耶氏肺孢子菌感染的可能，停万古霉素，予以亚胺培南西司他丁钠 1 000mg q.6h. 静脉滴注，同时加用卡泊芬净 50mg q.d. 静脉滴注及复方磺胺甲噁唑 960mg q.i.d. 口服（表 25-2），并予甲泼尼龙 40mg 静脉滴注减轻肺部渗出。胸部 CT 见图 25-13。D4 患者未再出现发热，但其他临床表现无好转，头颈及双上肢肿胀明显，降钙素原及白细胞维持在较高水平，D-二聚体不断上升，D5 复查胸部 CT 提示肺部斑片影较前无缓解（图 25-14）。

　　WBC、PLT、Hb、PCT、CRP、D-二聚体的变化趋势见图 25-15～图 25-20。

表 25-2　抗生素及激素使用方案（D1～D5）

D1	D2～D4	D5
亚胺培南西司他丁钠 1.0g q.8h.	亚胺培南西司他丁钠 1.0g q.6h.	
莫西沙星 250mL q.d.		
万古霉素 1.0g q.12h.	卡泊芬净 50mg q.d.	
	复方磺胺甲噁唑 960mg q.i.d.	
	甲泼尼龙 40mg q.d.	

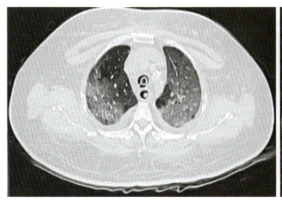
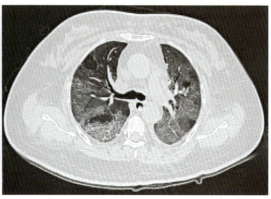

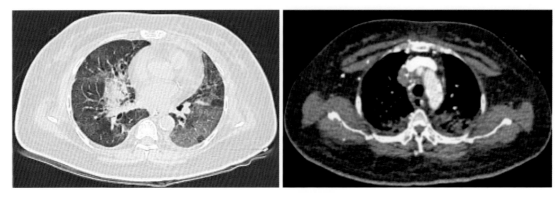

图 25-13　胸部 CT（D2）

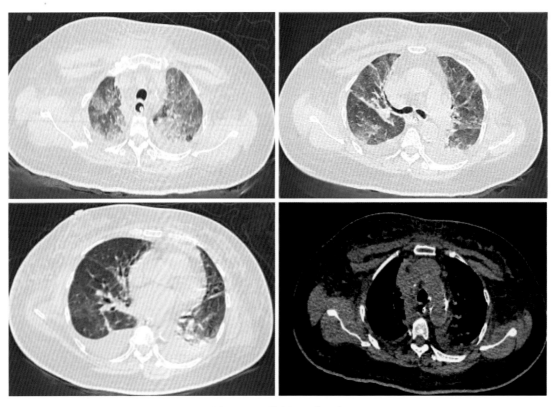

图 25-14　胸部 CT（D5）
肺部病灶无明显好转

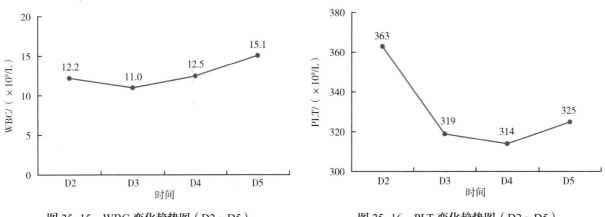

图 25-15　WBC 变化趋势图（D2～D5）　　　　　图 25-16　PLT 变化趋势图（D2～D5）

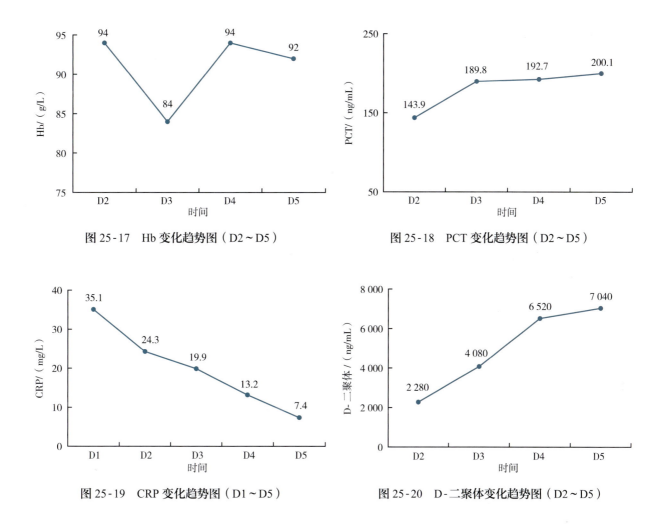

图 25-17　Hb 变化趋势图（D2～D5）

图 25-18　PCT 变化趋势图（D2～D5）

图 25-19　CRP 变化趋势图（D1～D5）

图 25-20　D-二聚体变化趋势图（D2～D5）

第二阶段小结

这一阶段由于患者 PCT 显著升高（＞200ng/mL），胸部渗出病变严重，但 NT-proBNP 不高，考虑感染严重，病原体不明，调整抗生素用量，"亚胺培南西司他丁钠 1 000mg q.6h."，联合使用"卡泊芬净 50mg q.d.+ 复方磺胺甲噁唑片 960mg q.i.d."进行广覆盖、强化抗感染，同时予"甲泼尼龙 40mg q.d."减轻肺部渗出治疗，但临床症状进一步加重。D5 胸部 CT 示双肺多发斑片状模糊致密影较 D2 胸部 CT 增多，PCT 持续升高＞200ng/mL，且 D-二聚体进行性增高至 7 040ng/mL。虽经强力联合抗感染，但病情未见好转。

针对病情加重原因，大家意见有分歧，有人认为抗生素没能覆盖致病菌或疗程不足；有人认为患者的主要矛盾是非感染性疾病，肿瘤进展或靶向药所致间质性肺炎可能才是真正的元凶；下一步如何处理？

专家点评

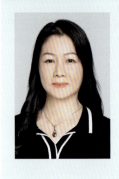

张金娥　广东省人民医院医学影像科主任医师
广东省临床医学学会免疫缺陷与感染防治专业委员会副主任委员
广东省基层医药学会呼吸病专业委员会常务委员
广东省健康管理学会放射学专业委员会首届常务委员
广东省放射学会乳腺组首届副组长
广东省医师协会放射科医师分会委员兼呼吸疾病组秘书

　　图 25-14 和图 25-13 CT 对比显示：双上肺磨玻璃影明显增多，原右中叶及右下肺前基底段病灶消失。双侧胸腔积液稍增多。心脏不大。纵隔 4R 淋巴结增大与上腔静脉分界不清。
　　影像诊断：①双肺弥漫性间质性病变（双上肺为主），结合临床需考虑特发性间质性肺炎，药物性肺损伤？②双侧胸腔少量积液；③原右中叶及右下肺病灶消失；④纵隔淋巴结增大，考虑累及上腔静脉；⑤双肺多发结节，考虑转移。

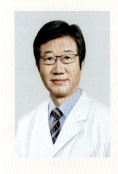

常　平　南方医科大学珠江医院重症医学科原主任，博士研究生导师
广东省医学会重症医学分会副主任委员
广东省医院协会重症医学管理专业委员会副主任委员
广东省健康管理学会重症医学专业委员会副主任委员

　　肺腺癌诊断的病理学证据明确。患者曾行紫杉醇＋洛铂化疗共 4 个周期，长期服用"克唑替尼胶囊"靶向治疗，达到部分缓解。2 年后，肿瘤进展，双肺新发小结节、纵隔淋巴结增大，右中叶下段肺不张。
　　肺部病变应与感染性肺炎相鉴别，肺孢子菌肺炎需要重点鉴别。患者症状与体征分离、肺部影像学可见马赛克征和外周透亮带等符合肺孢子菌肺炎的特点。可行 CD4[+] 和 CD8[+] T 淋巴细胞亚群检查，低于 100 个/μL 提示重度免疫抑制，是肺孢子菌肺炎发病的危险因素。肺泡灌洗＋特殊染色找到耶氏肺孢子菌则可确诊。
　　机械通气后，肺部出现新的感染，高热、新的肺部渗出和实变、白细胞计数和 PCT 进行性升高等，支持细菌性感染。
　　从一元论的角度，本例最可能的诊断为：致死性药物不良反应。结合患者长期服用克唑替尼，再次服用症状加重，表现为呼吸困难、四肢水肿、非感染性肺炎、D-二聚体进行性升高等。克唑替尼临床研究报告的常见严重不良反应包括：肺炎（4.1%）、呼吸困难（2.3%）和间质性肺病（2.9%）等；5% 的患者出现致死性不良反应，包括：急性呼吸窘迫综合征、肺栓塞和脓毒症。因此，有条件可行心血管超声、CTA，以及肺穿刺活检和组织培养等检查，进一步诊断和鉴别诊断。
　　尽管如此，患者 PCT 持续升高，仅仅是肺部感染很难圆满解释，应全身检查，排除肺外感染因素。

经抗生素及低剂量激素联合治疗后，患者症状及检验、影像学指标均无好转，科室讨论后考虑患者可能为靶向药所致间质性肺炎，在原"亚胺培南西司他丁钠＋万古霉素＋卡泊芬净"抗感染的基础上，D5 起予甲泼尼龙 500mg 冲击治疗 3 天逐步减量（具体方案见表 25-3），予乙酰半胱氨酸抗肺纤维化、氨溴索化痰、补液及对症治疗，胸部 CT 见图 25-21。D6 起患者精神较前好转，D10 复查胸部 CT：双肺水肿较前稍吸收，双侧胸腔积液较前稍减少（图 25-22）。

表 25-3　抗生素及激素使用方案（D1～D10）

D1	D2～D4	D5～D7	D8	D9	D10
亚胺培南西司他丁钠 1.0g q.8h.	亚胺培南西司他丁钠 1.0g q.6h.				
莫西沙星 250mL q.d.					
万古霉素 1.0g q.12h.					
	卡泊芬净 50mg q.d.				
	复方磺胺甲噁唑 960mg t.i.d.				
甲泼尼龙 40mg q.d.		500mg q.d.	200mg q.d.	80mg q.d.	40mg q.d.

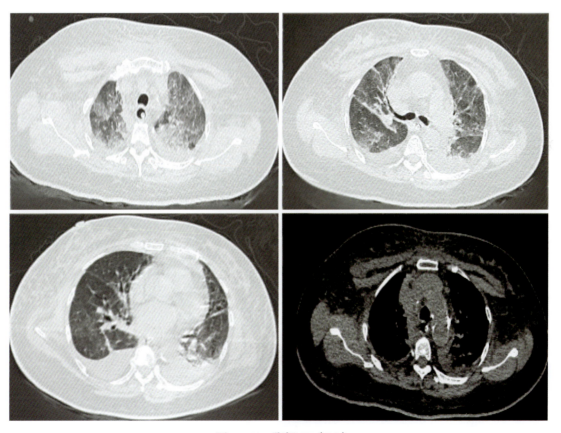

图 25-21　胸部 CT（D5）

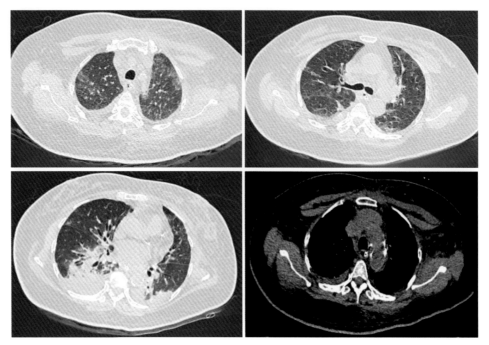

图 25-22　胸部 CT（D10）
渗出较 D5 明显减少（大剂量激素冲击 6 天后）

WBC、PLT、Hb、PCT、IL-6、CRP、D-二聚体和 NT-proBNP 的变化趋势见图 25-23 ～ 图 25-30。

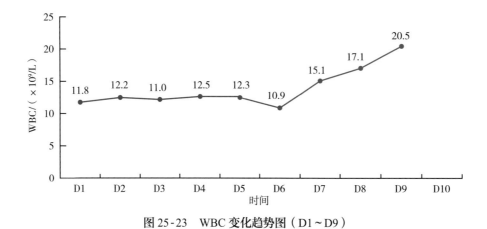

图 25-23　WBC 变化趋势图（D1 ～ D9）

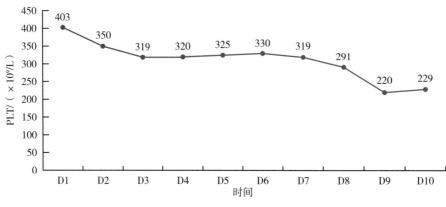

图 25-24　PLT 变化趋势图（D1 ～ D10）

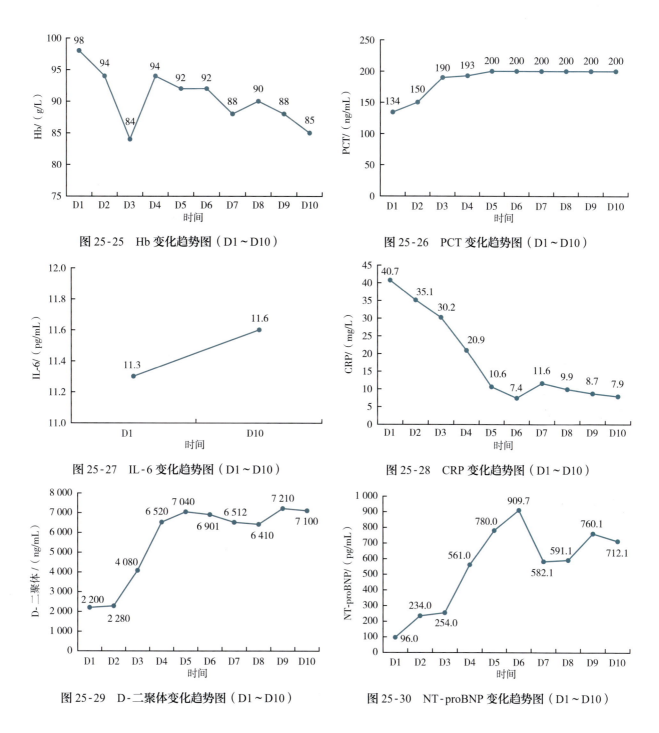

图 25-25　Hb 变化趋势图（D1～D10）

图 25-26　PCT 变化趋势图（D1～D10）

图 25-27　IL-6 变化趋势图（D1～D10）

图 25-28　CRP 变化趋势图（D1～D10）

图 25-29　D-二聚体变化趋势图（D1～D10）

图 25-30　NT-proBNP 变化趋势图（D1～D10）

第三阶段小结

患者自 D5 加用甲泼尼龙 500mg 冲击治疗后，D6 开始精神较前好转，无发热、畏寒，无胸闷、胸痛，无气促，动脉血气分析：氧合指数 251.0mmHg，PEEP 9cmH$_2$O，Lac 1.0mmol/L。D10 复查胸部 CT 提示斑片状模糊致密影较前吸收，但患者 PCT 连续 5 天持续>200ng/mL 水平，D-二聚体（7 210ng/mL）持续升高。

鉴于此，大家对 PCT 增高的原因存在争议，有人认为虽然肺部病灶有明显吸收，但可能存在其他隐匿感染；也有人认为可能是由于明显的头颈部肿胀压迫甲状腺引起或甲状腺癌导致。针对 PCT 持续升高的原因请您提出宝贵意见，并指导下一步的诊疗方案。

专家点评

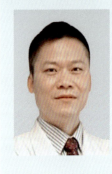

梁子敬　广州医科大学附属第一医院原党委副书记兼纪委书记，
博士研究生导师
广州医科大学附属第一医院急诊科及全科医学科学科带头人
广东省全科医学领军人才
中华医学会灾难医学分会委员
中华医学会急诊医学分会中毒学组委员
广东省中西医结合学会蛇伤急救专业委员会主任委员
广东省医学会应急（灾难）学分会副主任委员
广东省医师协会急诊医师分会副主任委员

　　肾功能损害可能是导致 PCT 升高的主要原因，因为肾脏的排泄功能减慢，导致肌酐和血尿素氮水平升高。此外，某些疾病可能会触发免疫系统的异常反应，从而导致 PCT 的大量增加，因此建议进行免疫性疾病的检查。持续的头颈部肿胀可能会导致肌肉损害，特别是横纹肌溶解，同时甲状腺功能的损害也不可忽视，因为这些情况同样可能导致 PCT 水平升高。因此，建议进行相关检查，以排除横纹肌溶解和甲状腺功能损害的可能性。

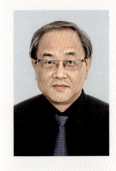

童朝阳　复旦大学附属中山医院急诊科主任，博士研究生导师
中华医学会急诊医学分会常务委员
中国医师协会急诊医师分会委员
上海市医学会急诊医学专科分会前任主任委员
《中国急救医学》杂志编委
《中华急诊医学杂志》编委

　　结合患者的治疗过程，尤其是广谱抗生素抗感染治疗无效、大剂量激素冲击治疗后，患者的临床症状、氧合指数等明显好转，结合患者有服用不明药物的病史，考虑肺部间质性的改变以及低氧血症是药物所致。但患者症状改善后，PCT 的水平仍然较高，没有明显的下降趋势。PCT 是一种炎症反应的标记物，与机体的炎症反应剧烈程度有关，创伤、烧伤、外科术后等均可引起 PCT 的升高。间质性肺炎也存在炎症反应，PCT 也会升高。但间质性肺炎的炎症反应往往局限在肺部，不会导致剧烈的全身炎症反应，因此 PCT 不会过高。

　　患者为免疫抑制宿主，气管插管呼吸机辅助通气，入住 ICU 时间较长，WBC、PCT 和IL-6 持续升高，首先要考虑隐匿性感染的可能。可以行床旁支气管镜观察患者的气道情况、支气管肺泡灌洗送病原体检测，病原体二代基因测序了解病原体，尤其少见病原体的可能。同时完善检查，进行其他可能部位的感染灶筛查：血流感染、腹腔感染、泌尿系统感染、皮肤软组织感染等。可以行颈部彩超，排除甲状腺肿瘤和甲状腺受压等疾病，但是可能性比较小。

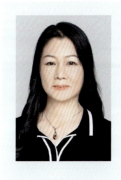

张金娥　广东省人民医院医学影像科主任医师

广东省临床医学学会免疫缺陷与感染防治专业委员会副主任委员

广东省基层医药学会呼吸病专业委员会常务委员

广东省健康管理学会放射学专业委员会首届常务委员

广东省放射学会乳腺组首届副组长

广东省医师协会放射科医师分会委员兼呼吸疾病组秘书

　　影像诊断：①双肺弥漫性间质性病变明显吸收好转；②双侧胸腔积液有所减少；③右上纵隔旁肿块有所缩小。

　　为排除肺外感染如泌尿系感染及甲状腺疾病或受压，进行尿液、甲状腺 CT、甲状腺功能及肾上腺皮质醇等检查，但均未见明显异常，甲状腺也未见明显受压征象；结合患者予激素冲击后明显好转，考虑感染因素并非主要矛盾，予抗生素降阶梯为"哌拉西林钠他唑巴坦钠 4.5 q.6h. 静脉滴注"（表 25-4），甲泼尼龙从 500mg q.d. 逐渐降至 40mg q.d. 维持，患者病情一度明显好转，于 D11 天开始（激素冲击 6 天后），PCT、D-二聚体较前明显下降，D17 再次复查胸部 CT 提示肺部渗出明显吸收，但头面及双上肢浮肿继续加重，考虑为肿瘤所致的上腔静脉阻塞综合征加重，经患者家属同意后于 D19 行上腔静脉支架术以开放上腔静脉回流，头面部及上肢水肿的情况得以明显改善；同时，考虑患者使用激素时间已 2 周，肺部渗出好转，于 D19 后停用 40mg q.d. 的甲泼尼龙（甲泼尼龙使用方案见表 25-5）。WBC、PLT、PCT、CRP、D-二聚体、NT-proBNP 变化趋势见图 25-31 ~ 图 25-36，上腔静脉支架术前后表现见图 25-37、图 25-38，D10、D17 胸部 CT 见图 25-39、图 25-40。D21 患者气促症状再次加重，胸部 CT 提示双肺病灶较前增多，合并肺水肿（图 25-41）。

表 25-4　抗生素使用方案（D1 ~ D21）

D1	D2 ~ D10	D11 ~ D21
亚胺培南西司他丁钠 1.0g q.8h.	亚胺培南西司他丁钠 1.0g q.6h.	
莫西沙星 250mL q.d.		
万古霉素 1.0g q.12h.		
	卡泊芬净 50mg q.d.	
	复方磺胺甲噁唑 960mg t.i.d.	
		哌拉西林钠他唑巴坦钠 4.5g q.6h.

表 25-5　甲泼尼龙使用方案（D1 ~ 19）

D1 ~ D4	D5 ~ D7	D8	D9	D10 ~ D19
40mg q.d.	500mg q.d.	200mg q.d.	80mg q.d.	40mg q.d.

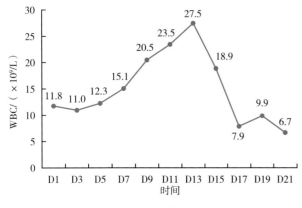

图 25-31　WBC 变化趋势图（D1～D21）

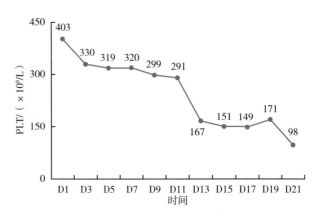

图 25-32　PLT 变化趋势图（D1～D21）

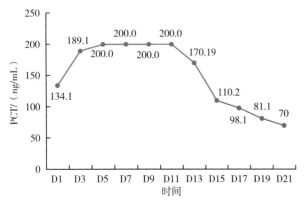

图 25-33　PCT 变化趋势图（D1～D21）

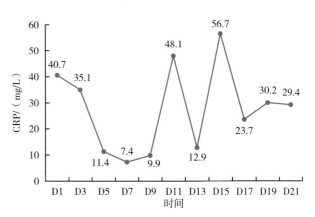

图 25-34　CRP 变化趋势图（D1～D21）

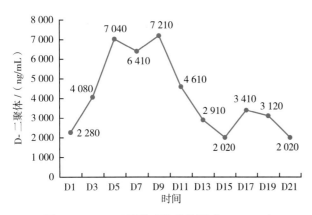

图 25-35　D-二聚体变化趋势图（D1～D21）

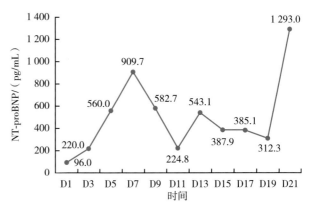

图 25-36　NT-proBNP 变化趋势图（D1～D21）

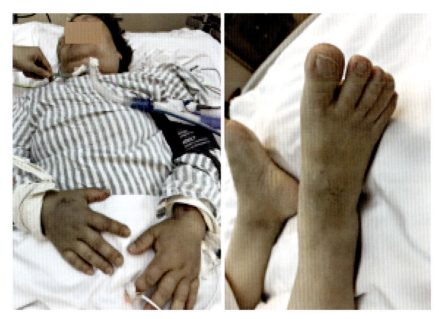

图 25-37　上腔静脉支架术前

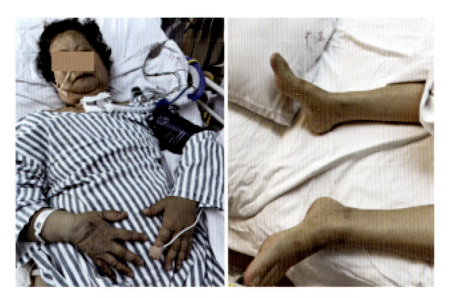

图 25-38　支架术后，上肢、头面部水平明显减轻

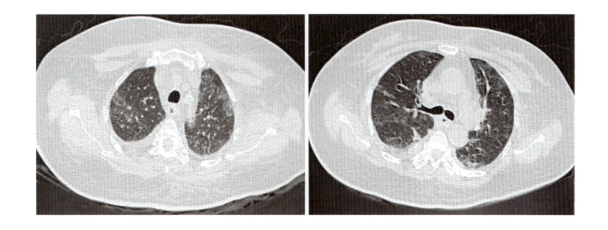

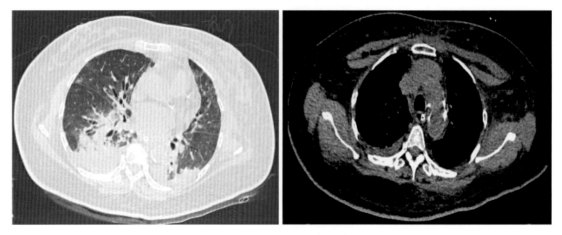

图 25-39　胸部 CT（D10）

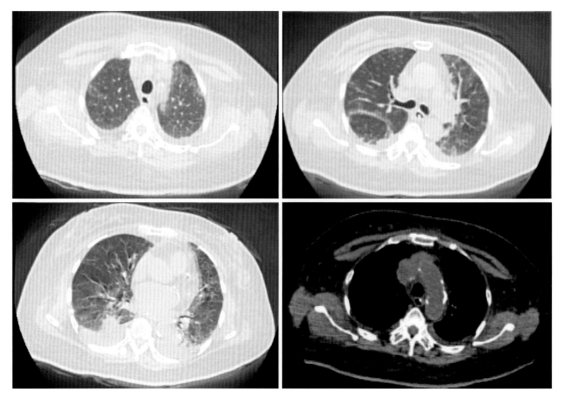

图 25-40　胸部 CT（D17）

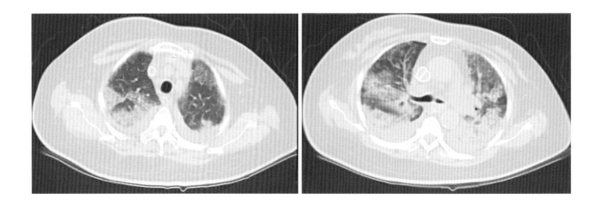

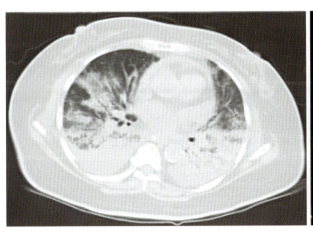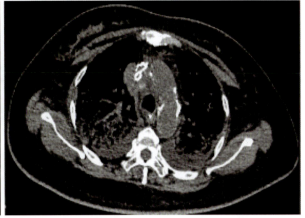

图 25-41　停用激素、上腔静脉支架术后 2 天，胸部 CT（D21）较 D17 明显再度加重

第四阶段小结

该患者曾予甲泼尼龙 500mg q.d. 激素冲击同时仅用哌拉西林钠他唑巴坦钠抗感染 3 天后，病情曾一度好转，予甲泼尼龙 40mg q.d. 继续维持 5 天后停用，出现氧合变差（氧合指数由 250mmHg 降至 120mmHg，PEEP 10cmH$_2$O），胸部病灶再度加重，D21 胸部 CT 提示双肺野多发斑片状模糊影较前明显增多，合并肺水肿，NT-proBNP 由 321.3pg/mL 升至 1 293pg/mL；但此时的 PCT 较前已明显降低（由 200ng/mL 降至 70ng/mL），D-二聚体也较前下降（由 7 210ng/mg 至 2 020ng/mg），上腔静脉阻塞综合征也于 D19 行支架置入后，上肢及头面部水肿症状明显缓解，同时行甲状腺彩超、甲状腺功能以及醛固酮等检查均未见明显异常，甲状腺也未见明显受压征象。

此时，患者肺部病灶加重的原因应做如何考虑？加重原因：①解除上腔静脉压迫后心力衰竭所致？②停用激素所致的肺间质性肺炎反弹？③新发感染？下一步的处理主要是抗心力衰竭、重新使用激素还是加强抗感染？依据是什么？

专家点评

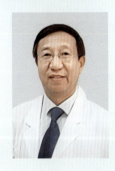

王　仲　清华大学附属北京清华长庚医院全科医学科主任，博士研究生导师
中国医疗保健国际交流促进会急诊医学分会会长
中国医师协会全科医师分会委员
中华医学会全科医学分会慢病学组委员
海峡两岸医药卫生交流协会全科医学分会副主任委员
中国医促会全科医学分会副主任委员
北京医学会急诊医学分会常务委员

考虑患者在 2 年前进行抗肿瘤治疗时，就曾有"左肺纤维灶"的表现，结合使用过紫杉醇及洛铂，可能曾有药物性肺损伤并引起了纤维化。此次入院的明显水肿，应当考虑静脉回流不良所致，肺部的病变也主要因肺部非感染性病变及回流不畅所致。这可以解释抗生素治疗效果不佳和激素治疗的效果。从病例中没有看到使用"上腔静脉支架"的直接依据，只描述了"使用支架后外周水肿好转"。此外，自始至终没有提供心脏超声的结果和输液情况。因此，明确患者再发肺

水肿的原因缺少依据。但从发展的速度和检查结果看，本人认为不考虑感染加重所致，应该更多地考虑心功能不全等因素（BNP升高），但也不能排除肺部病变因停用激素加重的因素，需要通过心脏超声进行鉴别。

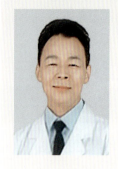

郭振辉　中国人民解放军南部战区总医院原MICU主任，博士研究生导师
广东省医院协会重症医学管理专业委员会副主任委员
广东省肝脏病学会重症医学专业委员会副主任委员
广州市医师协会危重症医学医师分会第一届副主任委员
广州市医学会肠外肠内营养学分会第一届副主任委员

　　患者抗感染、激素冲击后，症状改善、肺部阴影明显吸收；而支架植入后2天，呼吸困难加重，NT-proBNP显著增高、胸腔积液较前增多，所以首先考虑心力衰竭。依据是患者支架植入后，狭窄解除，上肢及头面部水肿症状明显缓解，回心血量骤增，加重前负荷导致心力衰竭发作可能；临床上呼吸困难加重的同时，NT-proBNP较前明显增高、胸腔积液较前增多与心力衰竭吻合；但患者肺部CT检查缺少蝶形影等心力衰竭特征改变。

　　患者住院期间，出现呼吸困难加重，结合原有病史，感染不能排除。大量激素冲击后出现的感染，胸部CT显示多部位渗出，应考虑铜绿假单胞菌肺炎，但体温基本正常、PCT继续下降，应激表现不明显；肺部CT除了渗出性影响外，尚有不能解释的影像学改变，所以需要考虑特殊感染——侵袭性曲霉感染。侵袭性曲霉感染的依据是：患者晚期肺癌、糖尿病基础，入住ICU，留置多种管路，适应性及固有免疫均受损，存在曲霉感染的高危因素；肺部CT提示间质性、弥漫性改变，上叶外侧靠近胸膜处有楔形病灶，与曲霉感染的特征性表现吻合；PLT明显下降，不排除脓毒症渗漏可能，因此，可疑侵袭性曲霉感染。需了解体温曲线，完善GM试验、痰培养及涂片等检查，必要时伏立康唑治疗。

　　患者在病情好转的情况下，呼吸困难加重、影像学改变突出，而应激不明显，血常规和PCT继续下降，需要考虑非感染性状况——急性高危肺动脉栓塞，依据是患者卧床、肿瘤基础，血液高凝，肿瘤压迫上腔静脉，管腔狭窄，血流受阻，不排除有血栓形成；此外，上腔静脉支架植入后血流增大，血流冲刷下使原本存在的血栓有脱落可能，或支架植入时机械作用可能使附壁血栓脱落，或支架释放时损伤血管壁，诱发新鲜血栓形成并有脱落可能。临床以气促加重为主要表现，与上腔静脉支架植入存在时间先后关系，且患者CT提示上叶外侧楔形病灶，D-二聚体居高不下，高度可疑肺栓塞。肺部CTA可证实，若明确可行溶栓治疗。

　　综合以上状况，患者临床症状加重的原因既不是解除上腔静脉压迫后心力衰竭所致，也非停用激素产生肺间质性肺炎反弹，也与新发感染关系不大；而应考虑非感染性疾病——急性高危肺动脉栓塞；抓紧进行CTA检查，一经证实，可行溶栓治疗！

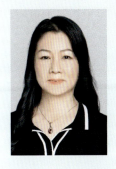

张金娥　广东省人民医院医学影像科主任医师

广东省临床医学学会免疫缺陷与感染防治专业委员会副主任委员

广东省基层医药学会呼吸病专业委员会常务委员

广东省健康管理学会放射学专业委员会首届常务委员

广东省放射学会乳腺组首届副组长

广东省医师协会放射科医师分会委员兼呼吸疾病组秘书

第 17 天（图 25-40）CT 复查：双肺磨玻璃影逐渐减少，胸腔积液减少。双肺多个圆形结节，4R 淋巴结增大。增强扫描邻近上腔静脉未见强化。

第 21 天（图 25-41）CT 复查：①双肺弥漫性磨玻璃影，双侧胸腔积液合并邻近双下肺新月形压迫性肺不张，结合临床考虑原间质性肺病变复发；②纵隔淋巴结转移，双肺多发转移；③上腔静脉支架植入术后。

此时，组织相关科室会诊，肿瘤医师指出，患者症状、体征明显缓解，感染指标持续下降，病情稳定，但影像学检查提示双肺下叶病灶改变与临床症状不符，且入院时间质性肺炎明显，应用激素后缓解，现停用激素后再次出现肺间质改变，不除外药物性间质性肺炎出现反跳，且 CRP 与 D-二聚体又有升高的趋势（图 25-42 ~ 图 25-46），但 PCT 无再度明显升高，建议再次加用甲泼尼龙治疗；因此于 D24 开始停用所有抗生素（表 25-6），胸部 CT 肺部渗出明显增多并持续（图 25-47、图 25-48），D25 再次加用甲泼尼龙 80mg 治疗（表 25-7），D29 复查 CT 肺部病灶较前再度明显改善（图 25-49），D34 肺部病灶进一步吸收（图 25-50），同时顺利撤离呼吸机。

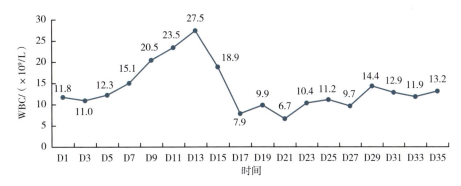

图 25-42　WBC 变化趋势图（D1 ~ D35）

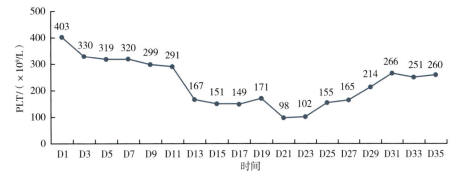

图 25-43　PLT 变化趋势图（D1 ~ D35）

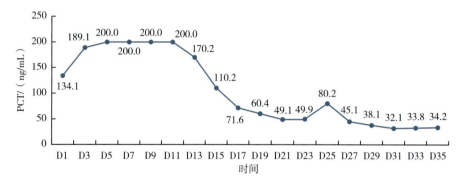

图 25-44   PCT 变化趋势图（D1~D35）

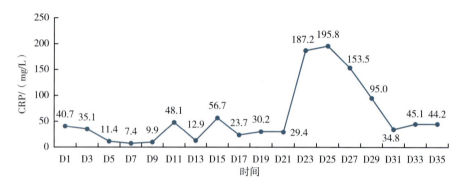

图 25-45   CRP 变化趋势图（D1~D35）

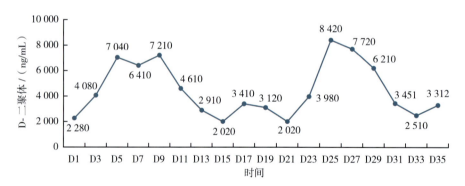

图 25-46   D-二聚体变化趋势图（D1~D35）

表 25-6   抗生素使用方案（D1~D35）

D1	D2~D10	D11~D23	D24~D35
亚胺培南西司他丁钠 1.0g q.8h.			
万古霉素 1.0g q.12h.			
莫西沙星 250mL q.d.			
	亚胺培南西司他丁钠 1.0g q.6h.		停用所有抗生素
	卡泊芬净 50mg q.d.		
	复方磺胺甲噁唑 960mg t.i.d.		
		哌拉西林钠他唑巴坦钠 4.5g q.6h.	

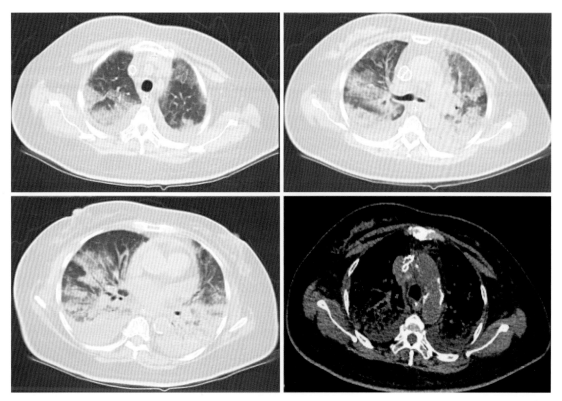

图 25-47　胸部 CT（D21）
停用激素 2 天肺部渗出明显增多

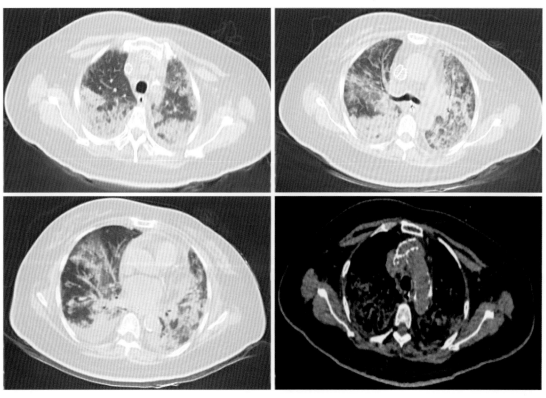

图 25-48　胸部 CT（D24）
停用激素 4 天肺部持续渗出

表 25-7　甲泼尼龙使用方案（D1~D35）

D1~D4	D5~D7	D8	D9	D10~D19	D20~D24	D25~D35
40mg q.d.	500mg q.d.	200mg q.d.	80mg q.d.	40mg q.d.	停用	80mg q.d.

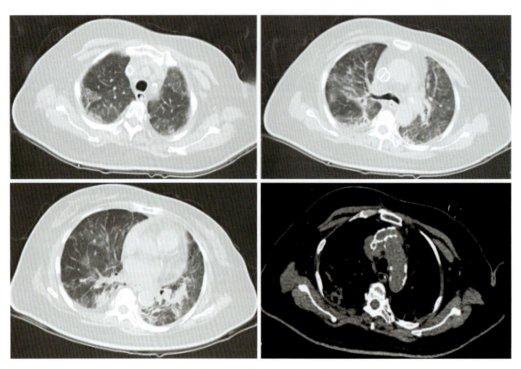

图 25-49　胸部 CT（D29）
再次使用甲泼尼龙 80mg q.d. 后 4 天，肺部渗出明显好转

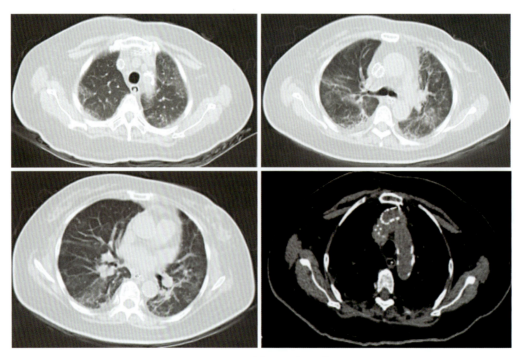

图 25-50　胸部 CT（D34）
再次使用甲泼尼龙 80mg q.d. 后 9 天肺部渗出进一步吸收，同时顺利撤机

第五阶段小结

　　患者自停用激素后，再次出现肺间质改变，同时 D-二聚体再度升高至 8 420ng/mL，PCT 并无明显变化（波动在 34～44ng/mL），不除外药物性间质性肺炎出现反跳，D25 再次加用甲泼尼龙 80mg 治疗，并在 D24 起停用所有抗生素的情况下，D29 复查 CT 肺部病灶较前明显改善，D34 复查胸部 CT 提示双肺斑片影进一步吸收，同时顺利撤机，但 PCT 仍维持在较高水平。

　　至此，纵观整个病情，PCT 从入院前 10 天的 34ng/mL 至入院后 6 天持续＞200ng/mL，再降回到 30～40ng/mL 的基础水平，此后再无下降；另外，肺部病灶在激素的干预下也历经了好转—加重—再次好转的过程；这是值得大家讨论的两条主线：①肺部病灶最终是否可以确认为靶向药物导致的肺间质性病变？②导致 PCT 维持在较高水平的原因有哪些？如压迫甲状腺、甲状腺癌、隐匿性感染、肺癌相关、靶向药相关等；③临床有哪些手段可快速鉴别非感染所致的 PCT 增高？

专家点评

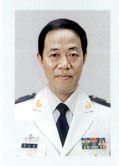

林兆奋　上海长征医院原急救科主任，博士研究生导师
中华医学会急诊医学分会第八届副主任委员
全军急救医学专业委员会副主任委员
上海市医学会急诊医学专科分会名誉主任委员

　　肺部病变应首先考虑药物导致的肺间质性病变：①肺腺癌诊断明确，曾经 3 个月短期化疗，发病前有 2 年靶向药物治疗过程。②抗感染治疗效果不明显，小剂量激素和短时间冲击后停药肺部影像学加重，而激素冲击治疗及后续加量治疗均取得明显效果。③药物性肺间质病变有效治疗措施包括停药、激素和氧疗。

　　本例 PCT 明显增高未伴随感染/脓毒症相关临床表现，本例患者 PCT 维持极高水平并非感染所致。PCT 目前在临床是较理想的判断感染标志物，多数情况下可帮助临床识别感染和非感染因素，并可提示感染的严重程度。脓毒症时 PCT 升高，G⁻菌感染升高最明显，通常可超过 10ng/mL。G⁻菌所致脓毒症休克时，PCT 可升高到 100ng/mL 以上。本例患者虽然 PCT 高达 200ng/mL，但其他脓毒症全身影响不明显，循环稳定，经验性抗感染已覆盖，未显示抗感染效果，肺外未发现可能的感染灶。肺部影像学等征象改善与激素治疗明显相关，结合患者的基础病情，考虑 PCT 升高的原因：①肺癌复发转移；②损伤相关分子模式，肺间质病变所致肺损伤；③甲状腺受压，可能影响滤泡旁细胞和甲状腺髓质细胞。

　　感染的临床表现中感染灶的确定；无菌腔隙引流物、感染分泌物、血液病原学证据；骨髓象；病原微生物基因片段检测等是感染诊断的有力证据。如与 PCT 升高不相符，应考虑非感染因素。

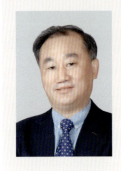

张扣兴 中山大学附属第三医院全科医学科主任／重症医学科主任，博士研究
生导师
广东省临床医学学会临床重症医学专业委员会主任委员
广东省医院协会重症医学管理专业委员会常务委员
广东省肝脏病学会重症医学专业委员会副主任委员
广东省医学教育协会重症医学专业委员会副主任委员

肺部病灶可以确认为靶向药物导致的肺间质性病变，因为患者的治疗好转与使用激素有密切关系，与抗生素的应用无明显关系。导致该患者 PCT 维持在较高水平的原因有多种，但主要与靶向药有关系。

PCT 由甲状腺的滤泡旁细胞（C 细胞），以及肺和小肠的神经内分泌细胞分泌。在健康个体中，PCT 浓度低于 0.01ng/mL。在全身炎症反应，尤其是细菌感染导致的炎症反应时，PCT 浓度会显著升高，此时主要由肺、肠道分泌，肺、肠道的感染 PCT 更容易升高，但 PCT 升高不一定代表存在细菌感染。

细菌感染时，机体的先天性免疫系统需要"识别"入侵的病原体，病原体的 LPS 携带有一些高度保守的分子片段，叫作"病原体相关分子模式（PAMPs）"，能够被免疫细胞表面的"模式识别受体（PRRs）"所识别，然后通过免疫细胞的信号转导，释放出促炎症因子（TNF-α、IL-6、IL-8 等），引起全身炎症反应，导致 PCT 升高。现在发现，细菌的 PAMPs 是炎症启动、PCT 升高的关键成分，然而人体细胞内的线粒体是唯一拥有 DNA 的细胞器。并且，线粒体与细菌在基因上相似度很高！在细胞坏死后线粒体破裂，释放出一些与 PAMPs 非常相似的物质，叫作"损伤相关分子模式（DAMPs）"，这些 DAMPs 也能够被 PRRs 识别，引起类似严重感染或脓毒症的全身炎症反应，也会导致 PCT 升高。严重创伤、大范围的手术、烧伤等，都会导致机体释放大量 DAMPs，引起非感染性炎症反应，此时 PCT 也会升高。也就是说，PAMPs（感染性因素）和 DAMPs（非感染因素）都会引起全身炎症反应和 PCT 的升高。该患者长期用靶向药，由于靶向药是作用到血管内皮细胞，用药时间长后会造成大量的内皮细胞坏死，释放大量的 DAMPs 为 PCT 的过度升高提供了物质基础。

临床上 PCT 的动态变化情况和其他炎症指标的变化情况，也许可以快速鉴别非感染所致的 PCT 增高，但主要的还是要明确有无感染的因素存在，感染因素能否解释 PCT 升高的原因。

四、病例追踪

患者再次行甲状腺增强 CT 未见明显肿瘤压迫及甲状腺癌征象，甲状腺功能和醛固酮均未见明显异常。D43 患者再度出现病情加重（图 25-51），肺部病变恶化，同时 WBC、PCT、IL-6、D-二聚体等明显升高，未除外新发感染和肿瘤复发，且病情反复加重，家属放弃积极治疗，患者最终临床死亡。

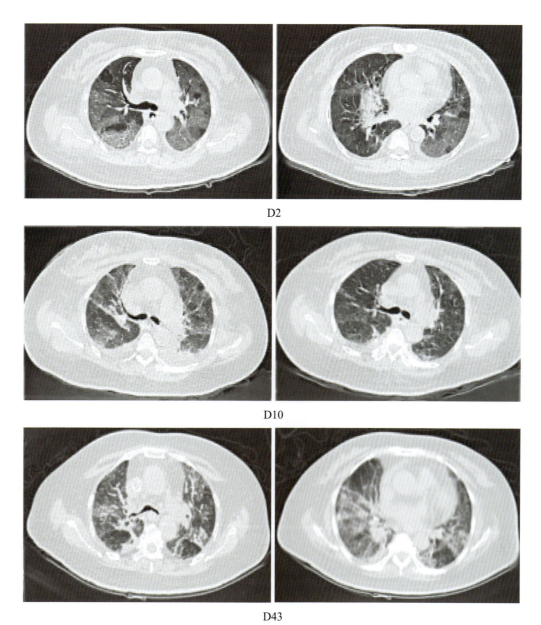

D2

D10

D43

图 25-51　胸部 CT 演变
D43 患者肺部病变再次加重

学习心得

　　肿瘤发病率呈逐年上升态势，靶向药物治疗凭借其高效且相对低毒的显著优势，成为晚期肿瘤的重要治疗手段，为众多患者带来了生存希望。然而，随着靶向药物临床应用规模的不断扩大，用药时长逐渐增加，一系列此前未被充分认识的严重毒副反应开始逐渐显现。其中，间质性肺疾病（interstitial lung disease，ILD）因其严重的危害性和复杂的病理机制，成为肿瘤治疗领域的焦点。

　　ILD 是一类累及肺泡、肺间质及肺小血管的弥漫性肺疾病，主要的病理表现为炎症与纤维化。患者的临床表现缺乏特异性，常出现咳嗽、呼吸困难、胸痛及发热等症状，这些症状与多种肺部疾病高度相似，为早期精准诊断带来了极大挑战。尤为棘手的是，目前未发现针对 ILD 的特异性血清标志物，单纯依靠实验室检查难以确诊。因此，临床医生在诊断 ILD 时，需综合考量患者病史、症状、体征、影像学表现以及组织病理学检查结果，进行全面且细致的分析。

药物相关 ILD 的诊断标准：

1. 用药史　患者必须有明确的可能诱发 ILD 的用药经历。多种药物在临床应用中存在引发 ILD 的潜在风险，特别是抗肿瘤药物、抗生素以及部分心血管药物等。对于接受靶向治疗的肿瘤患者，医生应详细记录其用药种类、剂量及用药时间等信息，以便在患者出现肺部症状时，能及时排查药物相关性。

2. 需明确药物使用与 ILD 发病之间存在清晰的因果关联，同时要排除其他可能导致肺部病变的常见疾病，如肺部感染、肿瘤进展引发的肺部侵犯、肺水肿等。一般情况下，停用疑似致病药物后，患者症状会有所缓解，这也是支持药物相关 ILD 诊断的重要依据。

3. 病情反复　用药过程中肺部病变反复或加重，进一步支持药物相关 ILD 的诊断。当患者在接受药物治疗时肺部症状恶化，医生需高度警惕药物对肺部的毒性作用，及时调整治疗方案。

既往研究表明，靶向药相关 ILD 的发生率存在显著的地域和人群差异。亚洲人群的发生率高于欧洲人群，以日本数据为例，靶向药相关 ILD 的发生率约为 3.5%。在高危人群方面，男性、有吸烟史或正在吸烟的人群以及低氧血症患者，在发生靶向药相关 ILD 后，致死率更高。吸烟会损害肺部的正常结构与功能，使其对药物毒性更为敏感；而低氧血症患者本身肺部功能欠佳，一旦发生 ILD，心肺功能代偿能力更弱，从而导致更高的死亡风险。

尽管靶向药物在肿瘤治疗中取得了显著成效，但其诱导间质性肺毒性的具体机制仍不明确。有研究推测，靶向药可能干扰肺部细胞的信号转导通路，影响细胞的正常生长、分化与凋亡，进而引发肺部炎症和纤维化反应。也有观点认为，靶向药可能导致机体免疫功能紊乱，引发自身免疫性肺损伤。但这些均为基于现有研究的假设，尚未得到确凿的证据支持。深入探究靶向药诱导 ILD 的机制，对开发更有效的预防和治疗策略至关重要。

本病例为一名老年女性，已确诊为晚期肺癌。在接受靶向治疗后，病情出现进展。患者自行服用网购靶向药粉 2 天后，突然出现呼吸困难症状，且病情迅速恶化，给临床诊断和治疗带来了巨大挑战。病情分析与诊断过程：

1. 肺部感染的排查　患者病情加重后，首先考虑的是合并肺部感染的可能性。肺部感染是肿瘤患者，尤其是晚期患者常见的并发症，因其免疫功能低下，易受病原体侵袭。然而，经过强力联合抗感染治疗后，患者症状并未改善，提示单纯肺部感染无法解释患者的病情。

2. 肿瘤进展的排除　患者入院前肿瘤已处于进展状态，肿瘤进展导致肺部症状加重也是需要考虑的因素之一。肿瘤进展可能表现为癌性淋巴管炎等，可引发呼吸困难等症状。但经过后续激素治疗，患者肺部病灶有所吸收，基本可排除肿瘤进展导致癌性淋巴管炎的可能性。

3. 间质性肺炎的诊断　患者胸部 CT 显示双肺明显弥漫性磨玻璃样改变，结合其症状及上述排除诊断，高度怀疑合并间质性肺病。更为关键的是，患者在症状出现前更换了靶向药，且该靶向药来源不明，从现有信息判断，极有可能是该来历不明的靶向药导致了肺间质病变。

在治疗过程中，患者入院后 PCT 水平持续升高，这给诊断带来了困扰。PCT 通常被视为细菌感染的重要标志物，其升高往往提示存在感染。但法国 AvrillonV 等人的一项研究为这一困惑提供了新的思路。该研究收集了 2011—2012 年 89 例肺癌非感染患者抗肿瘤治疗前的 PCT 水平，结果显示 PCT 阳性率为 42%。多因素分析发现，神经内分泌癌、有 2 个以上部位转移、胸膜或肝转移以及 C 反应蛋白阳性均与 PCT 阳性相关。这表明肺癌本身也可导致 PCT 升高，尤其是神经内分泌癌或多发转移的肿瘤。因此，临床若发现 PCT 升高水平与患者感染表现不符，应警惕非感染性因素导致 PCT 升高的可能，避免误诊误治。

　　本病例提醒临床医生，在肿瘤患者使用靶向药后出现肺部症状时，不能仅凭单一症状或检查结果匆忙诊断，而应综合考虑患者用药史、病情变化、影像学特征及各项实验室检查结果，进行全面细致的分析和鉴别诊断。同时，应加强对患者自行购药和用药行为的监管与指导，避免因药物来源不明或使用不当引发严重不良反应。尽管目前对靶向药相关 ILD 的认识尚存在诸多不足，但通过对类似病例的深入研究和总结，可不断积累经验，为未来临床实践提供参考。

（朱高峰　李安娜）

特别鸣谢

广东省第二人民医院	邢　锐
浙江大学医学院附属第二医院	黄　曼
广东省人民医院	张金娥
南方医科大学珠江医院	常　平
广州医科大学附属第一医院	梁子敬
复旦大学附属中山医院	童朝阳
清华大学附属北京清华长庚医院	王　仲
中国人民解放军南部战区总医院	郭振辉
上海长征医院	林兆奋
中山大学附属第三医院	张扣兴

病例 26　因果之争

患者徐××，男性，14岁，因"双下肢乏力、心悸3个月，加重伴活动后气促6天"入院。

一、病史特点

1. 年轻男性，慢性病程，急性加重。

2. 患者3个月前无诱因出现双下肢乏力伴心悸，至当地医院查心电图（图26-1）提示"窦性心动过速"，予对症治疗后好转。6天前（PD6）发展至全身乏力，伴有四肢肌肉酸痛，活动后气促。至当地医院就诊，考虑多发性肌炎？心肌炎？予营养心肌、补液支持等治疗，效果欠佳，上述症状逐日加重，遂转至我院风湿科。

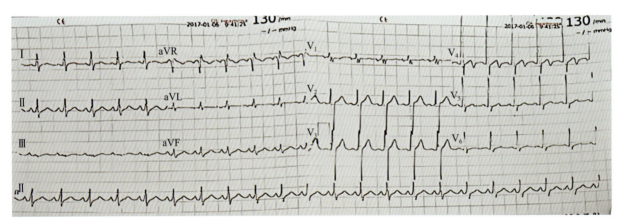

图26-1　心电图（D1）
窦性心动过速

3. 体格检查　T 36.5℃，HR 122次/min，R 20次/min，BP 115/48mmHg。神志尚清，对答切题。呼吸20次/min，双肺呼吸音粗，左下肺可闻少许湿啰音。心率122次/min，律齐。腹平软，全腹轻压痛，无反跳痛。肝脾肋下未触及，肠鸣音存在。双侧腓肠肌压痛明显；双上肢肌力3级，双下肢肌力1级，肌张力正常。病理征（−）。

4. 辅助检查（PD6）

（1）动脉血气分析：pH 7.4，$PaCO_2$ 33mmHg，PaO_2 180mmHg，Lac 7.2mmol/L，SO_2 96%，BE −4.4mmol/L，HCO_3^- 20.4mmol/L。

（2）肌酶：AST 122U/L，CK 1 266U/L，CK-MB 96U/L，LDH 847U/L，HBDH 735U/L。

（3）EKG示"窦性心动过速"，心脏彩超示"轻度二尖瓣关闭不全，三尖瓣关闭不全，LVEF 61%"。

（4）胸部CT示"拟诊左下肺炎，少量心包积液，少量腹腔积液"。

二、初步诊断

多发性肌炎？心肌炎？

三、诊疗经过

患者收入风湿内科，入院 4 小时后，诉有头疼及四肢酸痛，予止痛对症后上述症状缓解。8 小时后患者突发意识不清，呼之不应，四肢皮肤湿冷，心电监护示 BP 103/42mmHg，心率波动在 124～131 次/min，R 24～27 次/min，SpO$_2$ 80%。予补碱纠酸、补液扩容治疗，随即患者心率减慢至 30 次/min，血压测不出。予心肺复苏后转入 ICU。

入院时（D1）实验室检查：

（1）血常规：WBC 12.17×10^9/L，PLT 137×10^9/L，Hb 108g/L。

（2）感染指标：PCT 0.11ng/mL，CRP 1.9mg/L。

（3）生化指标：CREA 39μmol/L，AST 123U/L。

（4）心肌酶：CK 892U/L，CK-MB 109.1U/L，cTnT 29.3μg/L，BNP 6 467pg/mL。

（5）动脉血气：入 ICU 时 pH 7.315，PaCO$_2$ 25.1mmHg，PaO$_2$ 94.5mmHg，Lac 11.5mmol/L，BE −13mmol/L，HCO$_3^-$ 11.4mmol/L。

8 小时血气：pH 6.76，PaCO$_2$ 43.1mmHg，PaO$_2$ 167mmHg，Lac 23mmol/L，BE −29.3mmol/L，HCO$_3^-$ 5.7mmol/L。

（6）心脏 B 超：心内结构未见异常，LVEF 68%。

心电图、头颅和胸腹部 CT 结果见图 26-1～图 26-4。

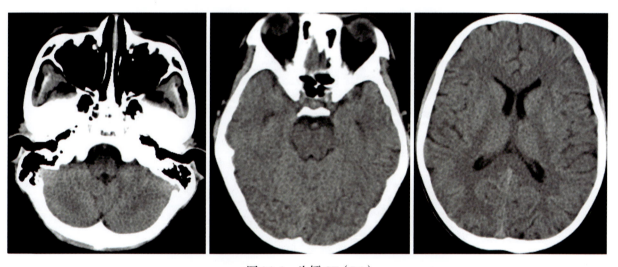

图 26-2　头颅 CT（D1）
未见异常

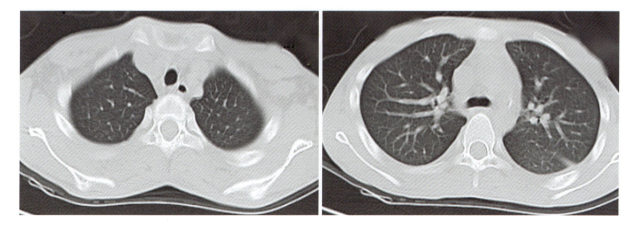

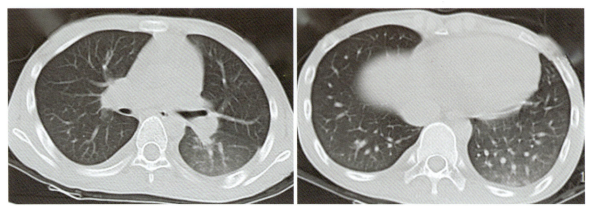

图 26-3　肺部 CT（D1）

左肺少许炎症

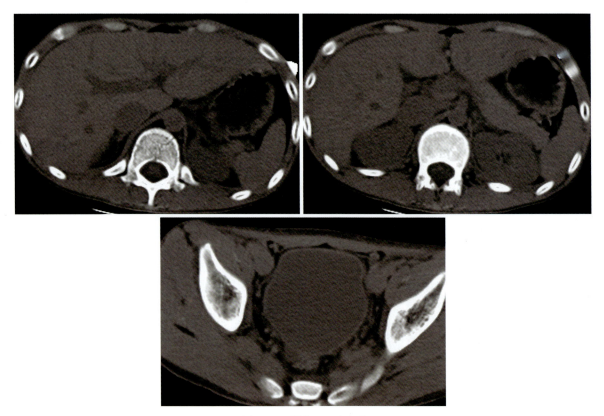

图 26-4　腹部 CT（D1）

少量腹腔积液

第一阶段小结

　　患者年轻男性，慢性病程，急性加重。主要临床表现为进行性肌无力、肌肉酸痛及反复心悸。PD6 查血气分析提示 Lac 7.2mmol/L，入院当天 Lac 已升至 11.5mmol/L，8 小时后更升高至 23mmol/L，并伴有代谢性酸中毒。患者在休克前意识尚清楚，未发现明确感染源，另感染指标不高，WBC 12.17×10^9/L，PCT 0.11ng/mL，CRP 1.9mg/L。心功能指数尚可：LVEF 69%。患者休克病因，如下哪种可能性大：①心源性：心肌炎？②分布性：感染性？③其他：高乳酸？该病患出现的高乳酸与休克孰因孰果？

专家点评

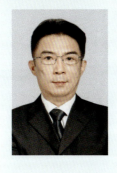

熊　滨　　广西壮族自治区人民医院副院长

国务院政府特殊津贴专家

中华医学会重症医学分会委员

中国医师协会重症医学医师分会委员

中国医师协会体外生命支持专业委员会委员

广西壮族自治区卫生健康委员会重症医学质量控制中心主任

广西医学会重症医学分会主任委员

　　根据血流动力学分类，休克可分为低血容量性、心源性、分布性及梗阻性。根据患者的病史及检查结果，目前心源性及感染性的依据都不充分（心功能指数尚可，LVEF 69%，感染指标不高，WBC $12.17 \times 10^9/L$，PCT 0.11ng/mL，CRP 1.9mg/L），高乳酸可能性大，建议完善床边血流动力学监测，如床旁超声或 PICCO 等监测，有助于休克类型的判断。

　　患者收入风湿内科 8 小时后出现意识不清，呼之不应，四肢皮肤湿冷，血压 103/42mmHg，心率 $124 \sim 131$ 次/min，呼吸 $24 \sim 27$ 次/min，SpO_2 80%，继而出现心率减慢至 30 次/min，并行心肺复苏，这一过程中的乳酸进行性增高考虑为休克造成的结果。但患者入院前 6 天除心率增快外，其他灌注及氧合情况未见明显异常，若可排除隐匿性休克，则此时的乳酸增高不应考虑为休克的结果。

　　机体对乳酸的基础生成率和转化率处于一种平衡状态，体内乳酸的升高应归结于乳酸生成增加和/或肝脏代谢乳酸能力及肾的最大转化能力降低。肌肉组织是乳酸产生的主要场所之一，患者入院前有明显的肌肉酸痛，无明显肝肾功能损害，其乳酸水平增高可能为非休克引起的乳酸生成过多，当乳酸进一步增高引起酸中毒时，可使外周血管扩张继而出现休克。即该患者不同阶段的高乳酸及休克可能互为因果。

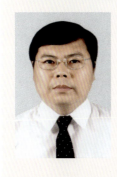

徐　杰　　天津市泰达医院重症医学科主任

中国中西医结合学会急救医学专业委员会常务委员、秘书长

中国研究型医院学会急救医学专业委员会委员

中华医学会医学鉴定分会委员

《中华急诊医学杂志》编委

《中华保健医学杂志》编委

　　患者 6 天前及入院当天心脏超声均提示射血分数正常，可除外心源性休克。患者心肌酶升高，确有心肌炎可能。但如为心肌炎导致休克，一般早期心脏超声即能发现心肌收缩功能障碍。

　　考虑患者为分布性休克，但是否为感染导致尚不确定。患者的感染指标均无显著升高，也没有发现细菌（特别是 G⁻ 菌）感染的明显症状及部位，个人意见不考虑感染性休克。结合患者入院时的代谢性酸中毒诊断，高度怀疑严重酸中毒后周围循环衰竭，毛细血管床扩张导致的分布性休克。

　　患者入院前 6 天就已出现乳酸升高，而且入院时血压仍正常，无休克表现，提示造成乳酸升高的原因早已存在，并不是休克导致的乳酸升高。至于昏迷后乳酸升高至 23mmol/L，考虑有休克的因素。因此说休克只是加重了高乳酸血症，而不是其根本原因。反过来说，严重的高乳酸导致酸中毒并进一步引起休克的解释更加合理。但因提供的病例资料尚不全面，高乳酸的原因是否与使用药物及其他内科疾病有关尚不能确定。

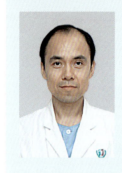

徐 仲　广州医科大学附属第三医院老年医学科主任
广东省老年保健协会精准医学专业委员会委员
广东省临床医学学会临床重症医学专业委员会常务委员
《实用医学》杂志特约审稿专家

　　患者的心脏内部结构经心脏彩超检查并未见异常，且 LVEF 大于 50%，没有急性左心衰竭的典型临床体征。因此，暂时不考虑心源性因素。另外患者并没有严重的脓毒症休克的临床依据（无发热，感染指标不高：WBC $12.17×10^9$/L，PCT 0.11ng/mL，CRP 1.9mg/L），因此也不考虑感染性休克。目前，患者出现了高乳酸血症并进行性加重，血乳酸呈进行性升高的趋势（Lac 7.2mmol/L → 11.5mmol/L → 23mmol/L，伴有代谢性酸中毒），并由原来的代偿期到后来的代谢性酸中毒失代偿状态（pH 6.76，BE –29.3mmol/L，HCO_3^- 5.7mmol/L）。在严重酸中毒的状态下可继发出现：①周围血管对儿茶酚胺的敏感性降低，阻力血管出现扩张，血压下降及休克；②可继发出现心律失常及心肌收缩力下降；上述分析可解释目前患者的临床表现。

　　该患者出现的高乳酸与休克孰因孰果？我们知道，休克常见的原因包括：①失血性休克；②创伤性休克；③烧伤性休克；④感染性休克；⑤心源性休克；⑥过敏性休克；⑦神经源性休克。患者的病史、体征与实验室检查并不支持上述常见的休克病因。但是，患者存在进行性加重的高乳酸血症并严重酸中毒状态可导致休克的发生（上面已经做了相关的分析）。为此，我们考虑高乳酸是因，休克是果。

　　由于患者并不存在最常见的可导致机体组织氧输送不足的因素（呼吸、循环和血液系统功能障碍），为此基本排除缺血、缺氧引起的继发乳酸升高。但是要进一步排查：①药物的作用：双胍类、甲醇、乙醇、扑热息痛以及水杨酸盐等药物可能引起体内乳酸堆积。②系统性疾病：如糖尿病、恶性肿瘤、严重的肝病及胃肠道疾病等，导致体内多余的乳酸无法代谢排出体外，引起乳酸堆积。③先天遗传缺陷：如丙酮酸脱氢酶缺乏或丙酮酸羧化酶缺乏，引起丙酮酸未能氧化并还原为乳酸的三羧酸循环或呼吸链的缺陷，导致血乳酸水平进行性升高并引起乳酸性酸中毒。目前，病史与实验室检查也不支持"药物的作用"与"系统性疾病"。为此，下一步需要重点检查先天遗传缺陷所致的乳酸性酸中毒。

　　转入 ICU 后予积极液体复苏，PICCO 监测提示高排低阻。予去甲肾上腺素维持血压，连续性肾脏替代治疗（CRRT）纠酸、维持内环境稳定，并予头孢哌酮钠舒巴坦钠（3.0g q.8h.）抗感染，甲泼尼龙 40mg q.d. 静脉滴注治疗，同时予护胃、脑保护、营养支持等对症治疗。D3 患者神志转清，停用血管活性药物，血流动力学稳定，休克纠正。D5 患者尿量已＞2 000mL/d，停 CRRT 治疗。经治疗 7 天患者各指标变化见图 26-5～图 26-13。

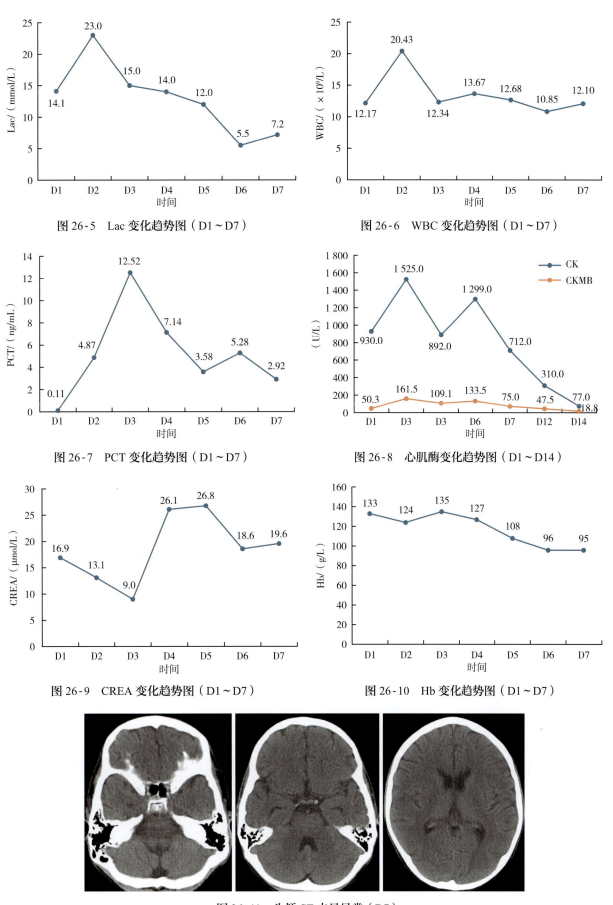

图 26-5　Lac 变化趋势图（D1～D7）

图 26-6　WBC 变化趋势图（D1～D7）

图 26-7　PCT 变化趋势图（D1～D7）

图 26-8　心肌酶变化趋势图（D1～D14）

图 26-9　CREA 变化趋势图（D1～D7）

图 26-10　Hb 变化趋势图（D1～D7）

图 26-11　头颅 CT 未见异常（D7）

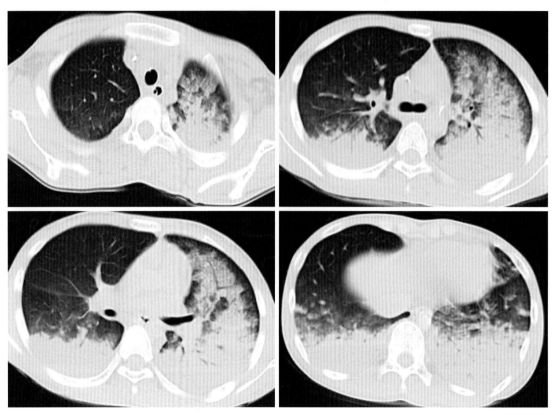

图26-12　胸部CT（D2）
左肺及右下肺多发渗出，双侧少量胸腔积液

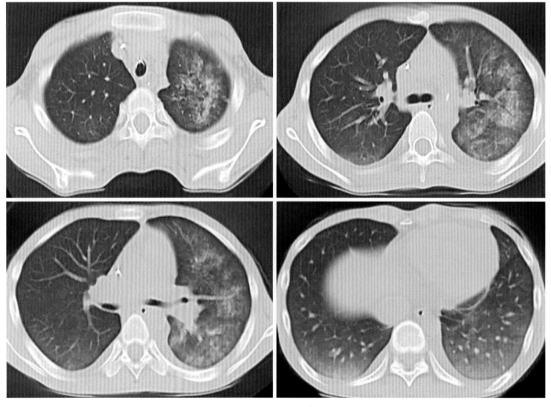

图26-13　胸部CT（D7）
左肺及右下肺多发渗出，较前明显吸收，双侧胸腔少量积液

D7 复查心脏彩超：少量心包积液，LVEF 78%。

链球菌感染指标、风湿、类风湿指标、血管炎指标、抗磷脂抗体综合征指标、甲型/乙型流感病毒感染指标、肝功能、肝炎指标、风疹 IgM、弓形虫 IgM、巨细胞 IgM、EB 病毒、结核抗体、Ⅱ型单纯疱疹病毒抗体均阴性，肥达试验、外斐反应均阴性。

追问病史，患者 2 年前曾有过剧烈头疼、呕吐、对答不切题、口齿不清，症状持续 2～3 小时后缓解，病因未明。10 岁后体力比同龄人差，因运动后头晕、气促、乏力而免考体育。2 周前有听力下降。

第二阶段小结

患者经 1 周的治疗后，休克已纠正，神志恢复清醒，血流动力学稳定，尿量＞2 000mL/d，内环境相对稳定，酸中毒亦纠正，感染指标也不高，WBC 12.1×10⁹/L，PCT 2.92ng/mL，CRP 20.2mg/L。但患者 Lac 虽较高峰期有下降，从 23mmol/L 降至 7.2mmol/L，但仍处于较高水平。对此，请教各位专家，此病例在血流动力学稳定的情况下 Lac 仍高达 7.2mmol/L，该如何解读高乳酸原因？后继可考虑哪些方面的检查，以进一步明确诊断。

专家点评

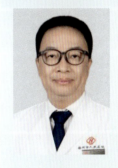

罗伟文　梅州市人民医院重症医学四科主任
中国老年医学学会重症医学分会委员
广东省医学会重症医学分会常务委员
广东省医师协会重症医学医师分会副主任委员
广东省医院协会重症医学管理专业委员会常务委员
广东省健康管理学会重症医学专业委员会副主任委员
梅州市医学会重症医学分会主任委员

患者年轻男性，慢性病程，急性加重，既往史 2 年前曾有过神经系统症状，10 岁后体力差，运动后头晕、气促、乏力；2 周前有听力下降。此次以双下肢乏力、活动后气促为主要症状，体格检查肺部啰音，腹部压痛，双侧腓肠肌压痛明显，肌力下降。辅助检查提示肌酶及乳酸升高，CT 示肺炎。入院出现头疼、神志改变及感染性休克，但休克纠正后乳酸仍处于较高水平。患者经抗感染抗休克后循环功能改善，无明显肝功能异常，无缺氧表现，高乳酸血症考虑为线粒体功能异常所致。综合分析，此患者高乳酸血症考虑存在线粒体脑肌病伴高乳酸血症和脑卒中样发作（MELAS 综合征），此病为线粒体 DNA（mtDNA）突变后造成线粒体酶复合体功能障碍，继发无氧代谢、乳酸堆积等一系列细胞功能障碍。主要的临床特征为青少年发病、卒中样发作、活动后乏力，常伴视力听力障碍等神经功能缺损症状，此患者接下来可完善头颅磁共振检查（需动态监测）以期发现大脑半球后部皮质病变，肌肉组织活检（腓肠肌）以期发现不整红边纤维（RRF），以及基因学检测证实 mtDNA 突变。

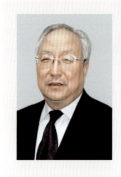

李春盛　首都医科大学附属北京友谊医院急诊科，博士研究生导师

国务院政府特殊津贴专家

中华医学会急诊医学分会第六、七届主任委员

海峡两岸医药卫生交流协会急诊医学分会第一、二届主任委员

中国毒理学会中毒与救治专业委员会副主任委员

首都医科大学附属北京友谊医院急危重症中心专家指导委员会主任委员

北京市心肺脑复苏重点实验室主任

根据提供的病史及检测考虑为多发性肌炎累及心脏，不除外吉兰-巴雷综合征。乳酸中毒是本例最为突出的表现，患者突然休克可能是乳酸增加致心肌弛缓血管扩张的结果。及时 CRRT 纠酸好转，乳酸增加可能有潜在的心肌问题，也有全身肌肉炎症问题。建议检测免疫功能，评估有无自身免疫病导致肾小管酸中毒。

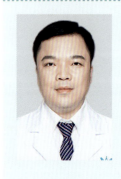

胡　北　广东省人民医院急诊科副主任（主持工作），博士研究生导师

国家自然科学基金评审专家/广东省杰出青年医学人才

中华医学会急诊医学分会青年委员/临床研究学组委员

中华医学会灾难医学分会青年委员

中国医师协会急诊医师分会国际交流学组委员

中华急诊医学教育学院广东分院院长

广东省基层医药学会急诊医学专业委员会主任委员

广东省医学会急诊医学分会青年委员会副主任委员

广东省医师协会急诊医师分会委员

乳酸酸中毒按其发病机制可分为 A 型和 B 型，前者主要是由氧供需不平衡造成组织细胞严重缺氧，后者与脓毒症、肿瘤、药物、毒物、先天遗传异常等多种疾病相关。

本例患者病情复杂，病程较长，入院时即存在高乳酸血症；虽然病程中曾行心肺复苏，导致组织细胞缺氧及乳酸产生增多，经过复苏治疗乳酸也有所降低，但在连续 CRRT、循环稳定、尿量恢复的情况下，乳酸仍维持在较高水平，结合病史、临床表现及实验室检查，应注意可能存在导致 B 型乳酸酸中毒的疾病。B 型乳酸酸中毒的发生机制包括线粒体功能障碍、儿茶酚胺类药物导致糖酵解的改变，以及葡萄糖进入细胞内增多导致丙酮酸蓄积等。单纯提高氧输送无法改善 B 型乳酸酸中毒，其治疗以针对原发病为主。本例患者尽管进行了较为充分的复苏，患者器官灌注明显改善，但乳酸反而有升高的趋势，故应考虑为 B 型乳酸酸中毒。

本例患者为儿童，临床检查也基本排除脓毒症、肿瘤、中毒等可能，应注意先天性遗传异常可能。先天性乳酸酸中毒的原因包括 mtDNA 的点突变和缺失引起的反复发作的临床综合征，如线粒体脑肌病伴高乳酸血症和卒中样发作（MELAS）、肌阵挛性癫痫伴破碎红纤维综合征、典型的 mtDNA 缺失症候群。

本例患者年轻，存在明显的运动不耐受情况，病程中有过剧烈头疼、呕吐、对答不切题、口齿不清等卒中样表现，2 周前有听力下降，体格检查发现双上肢肌力 3 级，双下肢肌力 1 级，应考虑 MELAS 可能。MELAS 综合征病变累及多个系统器官，主要是需要能量相对较多的神经系统、骨骼肌和心肌等组织器官，10～40 岁病病，10 岁前发育可正常，首发症状为运动不耐受、卒中样发作、偏轻瘫、失语、皮质盲或失聪，伴有肢体无力、抽搐或阵发性头痛、智力低下及乳酸血症等表现。

　　进一步检查包括：①神经电生理检查：脑电图多部位痫样放电是 MELAS 的脑电图体征。肌肉是主要受累组织之一，肌电图检查具有重要价值，其主要表现为肌源性损害。②病理检查：高度怀疑本病的患者建议行肌肉活检。③影像学检查：颅脑 MRI 检查是 MELAS 诊断的重要手段。双侧大脑半球后，即枕、顶、颞区靠近皮层部位多发片状异常信号；T_1 呈等、低信号，T_2 呈高信号，病变不按血管支配区分布，病灶具有反复出现和消退的动态变化特点，并与临床表现发作间歇一致。④基因检测是确诊方法：检测 mtDNA 或核基因（nDNA）的突变基因。

　　结合患者病史、体格检查及辅助检查：发病年龄小、卒中样发作、身材矮小、听力下降、肢体乏力、高乳酸血症，经多专科会诊，我们考虑诊断为线粒体脑肌病。MELAS 可能性大。已进行 2 次腰穿检查未见异常。完善肌肉活检、电镜检查及基因检测分析。治疗方面，加用 ATP、辅酶 Q、左卡尼汀、维生素等补充能量代谢物质。经治疗约 1 个月后，患者血乳酸可降至正常水平，但始终不能脱离呼吸机（考虑呼吸肌无力所致）。

　　Lac、肌活检结果见图 26-14、图 26-15。

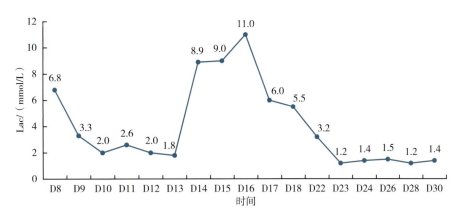

图 26-14　Lac 变化趋势图（D8~D30）

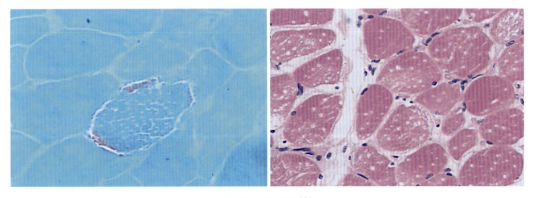

图 26-15　肌活检
未见炎症性改变，不排除线粒体脑肌病可能

　　肌肉电镜结果：线粒体轻度增多，肌原纤维间分布；线粒体肌病未能排除。患者基因检测结果：发现 MT-ND1 m.3 394 位点突变。

　　治疗至 D40，患者突然出现腹痛，伴有解稀烂黑便，伴有心率明显加快。查血色素明显下降，并出现失血性休克。急查 CT，结果见图 26-16、图 26-17。

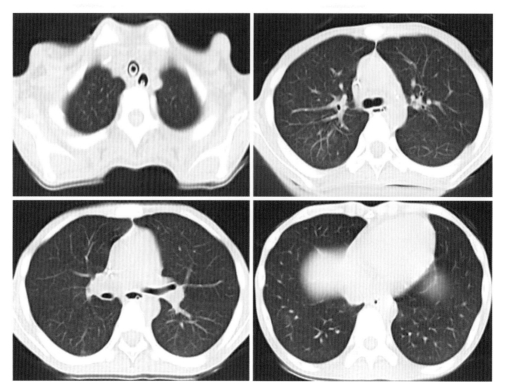

图 26-16　双肺渗出明显吸收

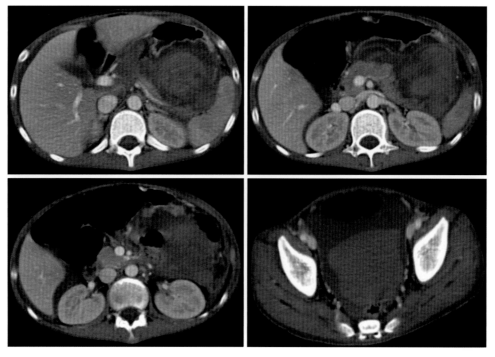

图 26-17　腹部 CT
胰腺炎并部分胰腺组织坏死，胰腺前方、双侧结肠旁沟及盆腔大量积血，
考虑脾动脉分支受累或动脉瘤破裂可能

即予联系介入科行介入检查，结果见图 26-18。

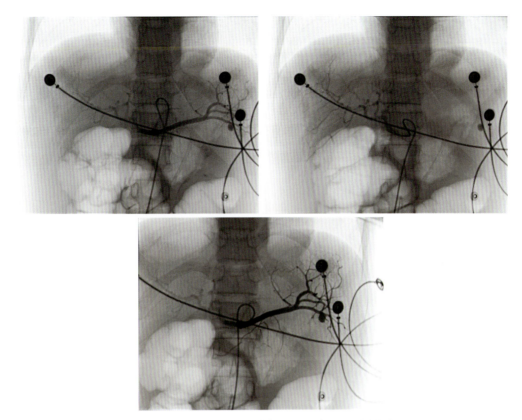

图 26-18　肝脾动脉血管清楚，未见明显对比剂外渗

四、病例追踪

患者腹腔出血病因未明，普外科会诊后建议行剖腹探查，但患者家属考虑风险过高，签字拒绝手术治疗并要求转回当地医院。后电话回访转院后第二天即死亡。

学习心得

这是一例以"肢体乏力并酸痛、心悸"为主要症状的少年男性患者，慢性病程，有急性加重过程，突出表现为持续的高乳酸血症，休克前 Lac 已处于高值，而休克纠正后 Lac 仍未能恢复正常水平。在对 Lac 异常升高的追查中，通过追问既往史及各项常见病的排查，随着肌活检、基因分析的检查结果回报，"线粒体脑肌病"这一 ICU 非常见病的诊断浮出水面。

线粒体脑肌病归属于神经系统的遗传性疾病，我国目前没有该病的流行病学资料。该病为母系遗传，男女比例为 1.44∶1，发病年龄多数在 2～31 岁之间，极少在 40 岁以后。反复卒中样发作出现在所有患者，多种类型的癫痫发作、智力发育迟滞或痴呆、头痛、呕吐和发热是最常见症状，部分患者伴随四肢疲乏无力、听力下降和身材矮小等。少数患者伴有糖尿病、心肌病、肾病、视网膜病、胃肠病等，一般在发病后 10～15 年死亡。

线粒体脑肌病的诊断：临床和影像学（头颅 MRI 显示卒中样发作期在颞、顶、枕叶的大脑皮质以及皮质下白质出现长 T_2 信号，病灶可以动态变化，可有局部脑萎缩）对诊断最重要，而后进行肌肉活检（可见破碎红纤维、琥珀酸脱氢酶深染的肌纤维或血管、细胞色素 c 氧化酶阴性肌纤维以及深染的肌纤维）或基因检测进一步明确诊断。治疗方面：该类疾病预后极差，目前尚无药物能对本病有确切疗效，仅能以缓解症状、营养支持为主，避免使用导致疾病加重的药物。

在临床实践中遇上休克伴有高乳酸时，应拓宽思路，须分辨孰因孰果；严重的高乳酸血症也会引起酸中毒而导致休克，在对高乳酸血症的甄别中，也要考虑到类似"MELAS 综合征"等少见病的可能。

（曾举浩　丁洪光　温妙云）

特别鸣谢

广西壮族自治区人民医院	熊　滨
天津市泰达医院	徐　杰
广州医科大学附属第三医院	徐　仲
梅州市人民医院	罗伟文
首都医科大学附属北京友谊医院	李春盛
广东省人民医院	胡　北

病例 27　花非花

患者赵××，女性，62岁，因"咳嗽咳痰半个月余，加重伴呼吸困难1周"于2017年5月12日（D1）收入我院急诊科。

一、病史特点

1. 中老年女性，急性病程，有高血压病、慢性肾功能不全、支气管扩张和脑梗死病史，半年前肌酐值212μmol/L。

2. 患者入院前半个月无明显诱因出现咳嗽咳痰，夜间为著，伴下肢水肿，偶有少量咯血，未予重视。入院前7天（PD7）患者症状加重，伴气促、端坐呼吸，不能平卧，体温未测，曾于外院就诊，具体用药不详，症状未见明显好转，遂至我院就诊。

3. 体格检查　T 37.9℃，HR 99次/min，R 30次/min，BP 158/67mmHg。神志清晰，气促。两肺呼吸音粗，两下肺可闻及湿啰音。心律齐，未闻及杂音。腹软、无压痛，肝脾肋下未及，肠鸣音正常。双下肢轻度浮肿。四肢肌力正常，病理征（ - ）。

4. 辅助检查

（1）血气分析：pH 7.30，$PaCO_2$ 21.7mmHg，PaO_2 59.3mmHg。

（2）血常规：CRP＞160mg/L，WBC 18.5×10^9/L，NEUT% 91.8%，Hb 59g/L。

（3）肾功能：BUN 30.0mmol/L，CREA 534.0μmol/L，UA 555.5μmol/L。

（4）降钙素原：2.04ng/mL，NT-proBNP 10 478pg/mL，D-二聚体 2.91ng/mL。

（5）凝血常规、心肌酶、肝功能、血糖正常。

（6）尿常规：尿蛋白75mg/dL，红细胞10～15/HPF，白细胞1～3/HPF。

（7）胸部CT：如图27-1所示。

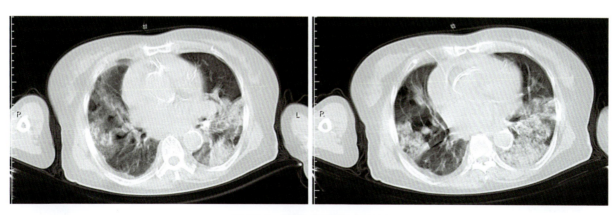

图 27-1　胸部 CT 平扫（PD1）

二、初步诊断

①重症肺炎，Ⅰ型呼吸衰竭；②慢性肾功能不全，急性加重？③支气管扩张？④高血压3级（极高危组）。

三、诊治经过

D2~D9：给予完善病原学相关检查（血培养、痰培养等）、抗感染（美罗培南＋利奈唑胺＋莫西沙星）、无创呼吸机辅助通气、高流量吸氧以及 CRRT 等治疗，患者白细胞、CRP、PCT 等炎症指标有下降趋势（图 27-2~图 27-4），但体温未见明显下降，波动于 37.3~37.8℃，呼气困难未见明显缓解。虽经 CRRT 治疗，肾功能未见好转，肌酐值仍进行性上升。血培养、痰培养、G 试验、GM 试验、T-SPOT、乳胶凝集试验等检查结果皆为阴性，床旁心脏超声提示左心收缩功能正常，瓣膜活动未见明显异常，床旁胸片对比见图 27-5。

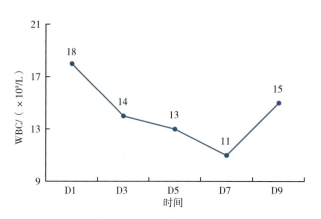

图 27-2　WBC 变化趋势图（D1~D9）

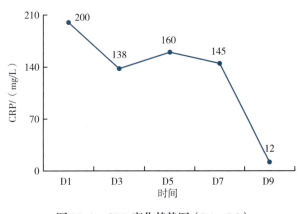

图 27-3　CRP 变化趋势图（D1~D9）

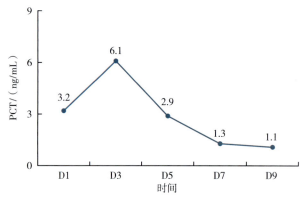

图 27-4　PCT 趋势图（D1~D9）

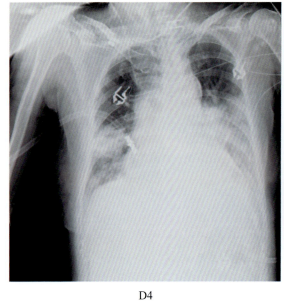

D4

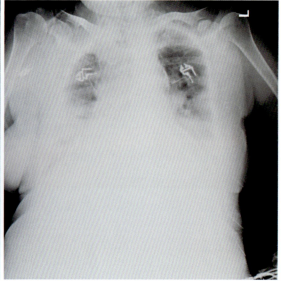

D8

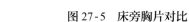

图 27-5　床旁胸片对比

第一阶段小结

患者为中老年女性，既往有高血压、肾功能不全、支气管扩张和脑梗死病史。因"咳嗽、咳痰半个月余，加重伴呼吸困难 1 周"入院，入院后予以抗感染、无创呼吸机辅助通气、高流量吸氧以及 CRRT 等支持治疗，患者感染指标有下降，但发热、呼吸困难等症状无改善。目前患者病情未见好转，是抗生素未覆盖完全？还是耐药菌株感染？还是诊断错误？各位专家意见不一。

请您在现有资料的基础上，就诊断方面给出一些指导性意见，特别是接下来该做些什么检查？应对策略如何？

专家点评

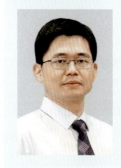

张振辉
广州医科大学附属第三医院院长，博士研究生导师
广州医科大学附属第二医院重症医学科学科带头人
广东省医学会重症医学分会副主任委员
广东省医师协会重症医学医师分会委员兼秘书
广东省医院协会重症医学管理专业委员会副主任委员
广东省医学教育协会重症医学专业委员会副主任委员
广东省中西医结合学会重症医学专业委员会常务委员
广东省临床医学学会临床重症医学专业委员会常务委员

患者入院后经过 1 周强有力的抗细菌广覆盖治疗，呼吸衰竭未见好转，发热不退，细菌、真菌和结核杆菌感染的依据均不足，要考虑其他非典型病原菌所致肺部疾病和非感染性的肺部疾病。

建议复查肺部 CT（增强 CT 了解肺血管情况）进一步了解影像学改变，行支气管肺泡灌洗，收集标本送检 G 试验、PCP、荚膜抗原等检测，完善风湿免疫（包括血管炎、狼疮、血清抗 GBM 抗体等）指标的检测。必要时行病理穿刺活检。在进一步的检查结果回来前，可先行有创机械通气，稳定患者的氧合功能。

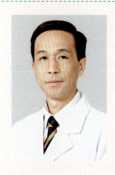

王 华
南方医科大学珠江医院重症医学科副主任
中国医师协会急救复苏和灾难医学专业委员会青年委员会副主任委员
广东省医学会呼吸治疗与重症监护学组成员
广东省康复医学会呼吸康复分会副会长
广东省临床医学学会临床重症医学专业委员会常务委员

有咳嗽、咳痰和呼吸困难症状，两下肺可闻及湿啰音，白细胞等炎症指标升高。胸部 CT 提示双肺渗出性改变，入院诊断肺部感染成立。伴多器官功能障碍，需要无创通气支持，为重症肺炎。

从临床症状、影像（双侧、多叶段渗出改变）和实验室检查结果（CRP>160mg/L）等综合判断，指向细菌性肺部感染。经过抗感染治疗后，炎症指标下降，说明感染控制。

发热、呼吸困难无改善，与抗菌药物的关系不大，抗感染方案采用广覆盖、联合的策略，对大部分 G$^-$ 菌、G$^+$ 菌和军团菌等不典型病原菌等效。若怀疑耐药菌、高毒力菌或其他特殊病原体感染，或怀疑抗生素 PK/PD 不达标，则有赖于进一步的病原学检查和药物浓度监测，以排除这些因素。例如：传染性疾病相关检查如肥达试验、外斐反应；肺泡灌洗液细菌培养、GM 试验、涂片染色找真菌和抗酸杆菌等；抗生素血药浓度监测。

呼吸困难是一个较为有意义的症状。早期可能为心力衰竭肺水肿或尿毒症容量过负荷等原因所致，但心脏超声检查未见形态和结构改变，CRRT 治疗后呼吸困难不缓解，可以排除左心功能衰竭或容量过负荷等原因。因此，可以归因于肺部本身的病变。

从仅有的 2 张胸部 CT 影像分析，考虑存在肺间质纤维化。建议行肺通气功能和肺弥散功能检查，了解呼吸困难的原因是通气障碍还是弥散障碍为主。结合患者咯血，尿常规见红细胞、白细胞和蛋白，要考虑全身性疾病。建议行风湿性、血管炎性和过敏性疾病的相关检查。例如抗核抗体谱、核周抗中性粒细胞胞质抗体（P-ANCA）、抗中性粒细胞胞质抗体（C-ANCA）、IgE 和抗肾小球基底膜抗体等，必要时行经纤维支气管镜或 CT 导向下肺活检。

完成上述检查的抽血等操作后，建议静脉使用糖皮质激素治疗，1~2mg/kg 甲泼尼龙，1 次 /d。

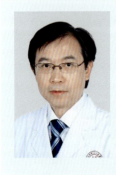

乐 胜 惠州市中心人民医院急诊科副主任，EICU 主任
广东省医学会应急（灾难）学分会常务委员
广东省医院协会重症医学管理专业委员会委员

给予"美罗培南+利奈唑胺+莫西沙星"联合抗感染方案，基本可以覆盖常见的社区获得性肺炎的常见致病微生物，治疗 1 周后患者的炎症指标虽有所下降，但肺部弥漫性斑片状阴影病灶显著增加，肾功能进行性恶化，除了应多次留取深部的痰液行病原学检查排除多重耐药菌株感染外，应注意以下可能：

1. 自身免疫性疾病　患者有肺、肾、神经系统等多器官的损害，要排除结缔组织病，可完善抗 ENA 抗体、ANCA 相关性血管炎抗体等检测，体格检查注意有无口腔黏膜、皮肤、关节病变。

2. 病毒感染　建议完善相关病毒的抗体 IgM 或核酸检测，如巨细胞病毒、腺病毒、疱疹病毒、流感病毒等。

3. 真菌感染　可再次复查 G 试验、GM 试验，观察肺部影像学动态变化，必要时可行肺穿刺活检。

4. 肿瘤及免疫缺陷类疾病　完善 HIV、CD4/CD8 系列、肿瘤标志物的检测及增强 CT 或 PET/CT，必要时肺活检。

治疗策略上，考虑到肺部病灶进行性增加，应更改目前的抗感染方案，以覆盖多重耐药的铜绿假单胞菌或鲍曼不动杆菌及真菌感染为重点，待下一步相关检查明确后再行相应调整。

　　复查血培养、痰培养、G 试验等检查，结果仍为阴性，结合患者有咯血、胸部 CT 影像表现和肾脏损害，考虑 ANCA 相关性血管炎不能排除，给予完善 ANCA 及抗核抗体 ANA 等风湿免疫指标检查，结果见表 27-1。

表 27-1　血清 ANCA 检查

中文名	结果		参考值	单位	英文名
C-AHCA	阴性（－）		阴性（－）		CanCa
P-ANCA	阳性（＋）	↑	阴性（－）		panca
FR3-ANCA	<2.00		<20	RU/mL	pr3anca
MPO-ANCA	155.34	↑	<20	RU/mL	mpoanca
抗 GEM 抗体	<2.00		<20	RU/mL	gbm

　　患者血 P-ANCA 阳性，MPO-ANCA 值明显升高，抗 GBM 抗体及抗核抗体等指标阴性，结合患者发热、咯血及肺、肾受累表现，诊断考虑为 ANCA 相关性血管炎。给予甲泼尼龙［1mg/（kg·d）］联合环磷酰胺（0.4g 静脉滴注）治疗，患者发热、呼吸困难等症状逐渐缓解，复查胸部 CT 提示肺部渗出影逐渐吸收（图 27-6、图 27-7）。治疗 2 周后复查 ANCA 指标显示 MPO-ANCA 值下降至正常（表 27-2），但肾功能恢复缓慢，患者于入院 5 周时病情平稳出院，离院时肌酐维持在 320μmol/L 左右（图 27-8）。

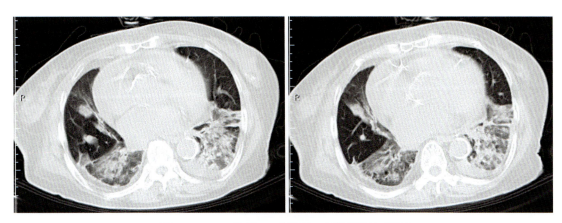

图 27-6　D14 胸部 CT（激素＋环磷酰胺治疗前）

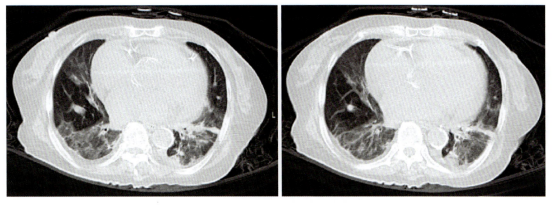

图 27-7　D30 胸部 CT（激素＋环磷酰胺治疗后 2 周）

表 27-2　入院 30 天复查血清 ANCA 指标

中文名	结果		参考值	单位	英文名
C-AHCA	阴性（−）		阴性（−）		CanCa
P-ANCA	阳性（+）	↑	阴性（−）		panca
FR3-ANCA	<2.00		<20	RU/mL	pr3anca
MPO-ANCA	15.82		<20	RU/mL	mpoanca
抗 GEM 抗体	<2.00		<20	RU/mL	gbm

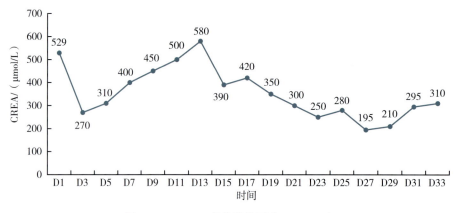

图 27-8　CREA 变化趋势图（D1～D33）

四、出院诊断

① ANCA 相关性血管炎；②慢性肾功能不全急性加重；③肺出血；④高血压 3 级（极高危组）。

第二阶段小结

经过 1 个月余的治疗，该病例终于抢救成功，患者肺部症状体征基本消失，肌酐下降至 300μmol/L 左右，但回顾整个诊疗过程，仍有许多缺陷，未能及时确诊。此外，在显微镜下多血管炎（MPA）的治疗方面仍欠缺经验，如激素的剂量及疗程，环磷酰胺（CTX）的应用等，请各位同仁不吝赐教。

专家点评

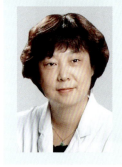

郭　杨　北京大学人民医院急诊科主任医师
中国女医师协会急诊专业委员会理事
中华医学会急诊医学分会中毒组委员
中华医学会北京急诊医学分会质控组委员
北京市卫健委血友病专家组专家
《中国社区医师》杂志编委
第八届中华医学会北京急诊医学分会委员

　　患者中老年女性，急性病程，有高血压病、慢性肾功能不全、支气管扩张和脑梗死病史，入院前半个月无明显诱因出现咳嗽咳痰并逐渐加重，曾于外院就诊，症状未见明显好转，因急性呼吸衰竭、肺炎收入院，初始给予抗生素治疗效果不明显，之后诊断为 ANCA 相关性血管炎，经激素联合环磷酰胺治疗后病情好转出院。

　　对于以急性肺部炎症就诊的患者，除需要考虑常见的感染性疾病外，非感染因素所致的急性呼吸道症状伴肺部影像学改变，特别是同时伴有多器官功能损害的患者，风湿免疫系统疾病、肿瘤等病因都需要在早期进行鉴别诊断，以免延误诊治。此患者由于既往有高血压肾功能不全病史，对临床上考虑风湿免疫病有一定的误导。

　　对于急性的 ANCA 相关性血管炎，此患者有明确的激素冲击治疗的指征，可以每天用甲泼尼龙 1g 或 500mg，连用 3 天，之后减到甲泼尼龙 1mg/（kg·d），观察病情变化。此患者有高血压病史，大剂量激素冲击会引起血压明显增高，以及产生心脏副作用，所以选择治疗方案要权衡利弊。此患者小剂量激素治疗取得满意的治疗效果，也为我们提供了很好的临床借鉴经验。

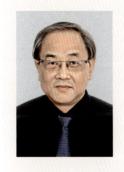

童朝阳　　复旦大学附属中山医院急诊科主任，博士研究生导师
中华医学会急诊医学分会常务委员
中国医师协会急诊医师分会委员
上海市医学会急诊医学专科分会前任主任委员
《中国急救医学》杂志编委
《中华急诊医学杂志》编委

　　治疗无反应肺炎患者，非感染性因素所占的比例大约为 15%，在非感染性因素中比较常见的疾病包括：结缔组织病肺部侵犯、肺出血、肺水肿、闭塞性支气管炎伴机化性肺炎、嗜酸性肺炎、药物热，其中结缔组织病肺部浸润最常见。

　　该患者入院后，经过广谱抗生素治疗 9 天仍有发热、呼吸困难、肾脏功能没有明显的好转，"治疗无反应肺炎"诊断成立。结合患者有咯血、肺部和肾脏受累，要考虑风湿系统疾病可能。完善了风湿抗体等免疫系统的检查，发现 ANCA 抗体阳性，ANCA 相关性血管炎诊断成立。给予甲泼尼龙［1mg/（kg·d）］联合环磷酰胺（0.4g 静脉滴注）治疗 2 周后，患者发热、呼吸困难等症状逐渐缓解，复查胸部 CT 肺部渗出逐渐吸收，MPO-ANCA 值下降至正常。

　　ANCA 相关性血管炎急性活动期糖皮质激素的剂量：甲泼尼龙 1.0~1.5mg/（kg·d），对于严重病例，如合并低氧血症和肺泡出血，可采用冲击疗法，甲泼尼龙（1.0g/d，3 天），然后逐渐减量；另外，可以联合免疫抑制剂治疗，对于严重的患者给予 CTX 1.0g 冲击治疗，每 2~4 周一次。具体的剂量和疗程可以请相关专科会诊，协商制定方案。

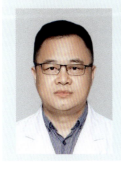

蒋文新　　广东省人民医院重症医学科副主任/重症监护二科主任
广东省医学会重症医学分会委员兼秘书
广东省医师协会重症医学医师分会常务委员
广东省重症医学质量控制中心副主任
广东省健康管理学会重症医学专业委员会副秘书长
广东省肝脏病学会重症医学专业委员会副主任委员

肺血管炎多与全身系统性血管炎并存，可同时或先后侵犯其他多个器官，孤立的肺血管炎临床少见，多与其他脏器的损害并存，造成肺血管炎的临床表现复杂多样，跨学科问题较多，临床对血管炎的分类也很复杂，以往按照血管大小、病理改变、病因等分类，比较复杂，难以有效迅速实践。

根据抗中性粒细胞胞质抗体（ANCA）的有无将小血管炎分为以下两种：①ANCA阳性小血管炎，包括MPA、韦格纳肉芽肿（WG）、变应性肉芽肿性血管炎（CSS）、其他ANCA阳性小血管炎；②ANCA阴性小血管炎，包括过敏性紫癜、原发性冷球蛋白血症性血管炎、白细胞破碎性血管炎、川崎病等。

在血管炎综合征，肺及下呼吸道受3种病理过程影响：①炎症细胞浸润和肺实质坏死；②气管支气管树的炎症导致狭窄；③肺毛细血管炎导致弥漫性肺泡出血（DAH）。MPO-ANCA抗体阳性的MPA患者偶有肺纤维化，以普通型间质性肺炎（UIP）多见，肺间质纤维化常常发生在血管炎之前，这类MPA患者对免疫抑制剂的治疗效果较好，反之，纯粹的肺间质纤维化往往不敏感。

提示高度警惕肺小血管炎诊断的临床表现有：①发热、咳嗽、咯血、呼吸困难伴低氧血症。②胸片显示片状或结节，薄壁空洞或密度增高的蝶形阴影，并除外感染疾病。③抗生素治疗无效。④伴全身多脏器受累表现，如皮疹、关节肌肉痛、血尿、蛋白尿、肾功能进行性恶化等。⑤贫血与肾功能不平行。⑥红细胞沉降率快，血白细胞高，IgG高，C反应蛋白明显增高。

有上述表现者应查ANCA及行病变处活检，同时要注意询问有无可卡因、苯妥英钠、丙硫氧嘧啶等药物使用史。

肺血管炎的治疗分歧较多，与临床诊断分型复杂有关，MPA的治疗遵循以下原则：①按照疾病严重程度和疾病类型区别对待：局限型/非重症，重症型。②分阶段治疗：诱导缓解期，维持治疗期。非重症型甲氨蝶呤（MTX）最大剂量25mg/周联合口服甲泼尼龙，重症型环磷酰胺CTX 2mg/（kg·d）联合甲泼尼龙。③原发病治疗与共存病因治疗并重。④综合性辅助治疗同步实施。

重症患者治疗重点在诱导缓解期：CTX推荐2周一次冲击治疗（0.8~1.2g/m^2），与持续给药相比疗效相当，但各种副作用减少；甲泼尼龙1mg/（kg·d），连续4~8周，也有建议1g冲击3天，然后逐渐减量；其他如利妥昔单抗、MTX也是可备选的方案，临床症状缓解后转入维持治疗阶段，疗程大约1年半至2年，个体复发率差异较大，建议风湿专科做后续的系统治疗。

本例患者的救治过程长达5周，其实时间并不算太长，病史提供的CTX冲击治疗剂量可能偏小；另外，ANCA相关性血管炎与肺出血不必并行诊断，肺出血是肺血管炎患者的体征之一。

五、病例随访

患者出院后半年再次因呼吸衰竭于外院住院，治疗无效后死亡。

学习心得

　　ANCA 相关性血管炎（ANCA-associated vasculitis，AAV）是一组少见的、病因未明的、与中性粒细胞胞质抗体有关的自身免疫性疾病，多累及小血管，以血管壁炎症细胞浸润和坏死为主要病理表现，以寡或无免疫复合物沉积为突出特点。ANCA 是 AAV 的血清标志物，免疫荧光下可分为胞质型（c-ANCA）和核周型（p-ANCA），髓过氧化物酶（MPO）和蛋白酶 3（PR3）是 ANCA 主要的靶抗原。2012 年 Chapel Hill 会议（CHCC）对血管炎的定义进行了更新，根据 ANCA 血清学类型，将 AAV 细分为 MPO-ANCA AAV、PR3-ANCA AAV、ANCA 阴性 AAV 3 类。依据组织病理学特点，将 AAV 分为 MPA、肉芽肿性多血管炎（GPA）和嗜酸性肉芽肿性多血管炎（EGPA）。欧美白人以 GPA 更常见，而国人 MPA 占比更高，占 AAV 患者的 80%，其中 MPO-ANCA 比例远超过 PR3-ANCA。发病以中老年人多见，男性比例略高于女性。

　　临床特点及诊断：AAV 常累及全身多个器官和系统，也可局限于某一个器官，以肾脏和肺脏受累最为常见。全身表现有发热、乏力和体重下降，肾脏受累表现为蛋白尿、血尿、肾功能不全和坏死性肾小球肾炎。肺脏受累临床表现多样，DAH 是最常见的征象，表现为不同程度的咯血，可伴有血红蛋白和红细胞压积下降，多见于 MPA 患者，是导致患者死亡的主要原因。其他表现有呼吸困难、咳嗽或过敏性哮喘症状，胸部影像学检查可发现结节、空洞、气管壁增厚或狭窄、弥漫性磨玻璃影或肺纤维化表现。累及神经、皮肤等系统可出现周围神经病变、可触及性紫癜、荨麻疹等表现。当患者出现原因不明的多系统病变，如呼吸困难、咯血合并肾病、皮疹或肺影像学异常时，应考虑血管炎可能。结合详细的病史、体格检查、相关实验室和影像学检查，以及血清学检查（ANCA、ANA、抗肾小球基底膜抗体等）有助于确立诊断，有条件可行穿刺活检明确诊断。

　　治疗和预后：未经治疗的 AVV 预后极差，80% 的患者 1 年内死亡。初始治疗是诱导缓解，糖皮质激素 + 环磷酰胺是标准治疗方案，甲泼尼龙 1.0~1.5mg/（kg·d），环磷酰胺可采用口服 2mg/（kg·d）或静脉冲击治疗 10~15mg/［kg·（2~3）周］，可使 90% 的患者病情得到控制，75% 完全缓解。对于严重病例，如存在危及生命的呼吸衰竭、弥漫性肺泡出血、中枢神经系统血管炎或进行性肾功能衰竭（血肌酐＞500μmol/L）等情况，可采用血浆置换和大剂量糖皮质激素冲击治疗（甲泼尼龙 1.0g/d，3 天）。AAV 患者 5 年生存率在 70% 左右，影响生存的主要因素是继发感染、心血管并发症和肿瘤。

（于　洋　潘曙明）

特别鸣谢

广州医科大学附属第三医院	张振辉
南方医科大学珠江医院	王　华
惠州市中心人民医院	乐　胜
北京大学人民医院	郭　杨
复旦大学附属中山医院	童朝阳
广东省人民医院	蒋文新

病例 28 鏖战

患者郭××，男性，43 岁，因"发热、咳嗽、咳痰 19 天，气短 17 天"于 2015 年 8 月 21 日（D1）转院来我急诊科。

一、病史特点

1. 中年男性，急性起病。既往体健，无高血压、糖尿病等病史，无烟酒嗜好，曾在俄罗斯打工 10 余年，近 1 年在国内生活，家中饲养狗、羊、鸡。

2. 患者自述入院前 19 天（PD19）着凉后感冒，出现发热，每日最高体温（T_{max}）39.5℃，伴乏力、畏寒、寒战，有咳嗽、咳痰，咳少许白痰，无流涕、喷嚏、咽痛，无呕吐、腹泻、头痛、胸痛、腹痛等不适。于当地诊所输液（具体不详）不好转，次日即出现活动后气短，转往市医院。胸片（图 28-1）和肺部 CT 提示左肺肺炎（图 28-2），查血常规白细胞偏低，肝肾功能正常。诊断为"左肺肺炎"，给予"头孢噻肟＋阿奇霉素"输液治疗 1 周无好转，仍每日多次畏寒、寒战，并出现左侧胸痛和咳黄白

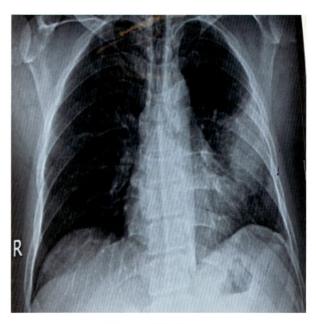

图 28-1 胸片（PD16）

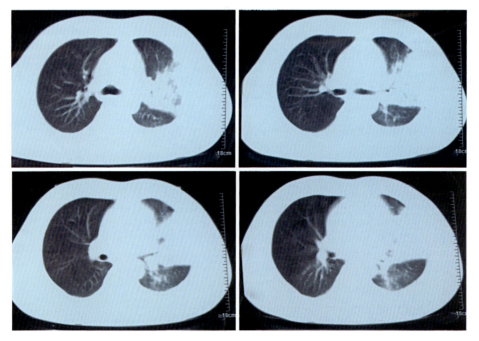

图 28-2 肺部 CT 平扫（PD15）

414

痰，无血性痰，气短进行性加重，步行 10 余米即喘憋明显。PD10 肺部 CT 提示左肺肺炎较前加重（图 28-3），转往省级医院，查血常规：WBC 0.97×10^9/L，Hb 101g/L，PLT 178×10^9/L，PCT 0.42ng/mL，铁蛋白 706.8ng/mL，血培养、痰培养、抗酸染色（－）。骨髓涂片：骨髓红系比例减低，可见小巨核细胞，幼稚阶段粒细胞少。给予"比阿培南＋莫西沙星"治疗 3 天无好转，换为亚胺培南西司他丁钠治疗 6 天，患者 T_{max} 下降至 38.5℃左右，咳嗽、咳痰有减轻，但憋气无好转且有加重。4 天前复查肺部 CT 提示病变较前明显加重（图 28-4），遂转来我院急诊科，因病情危重，以"重症肺炎"收住急诊重症监护室（EICU）。

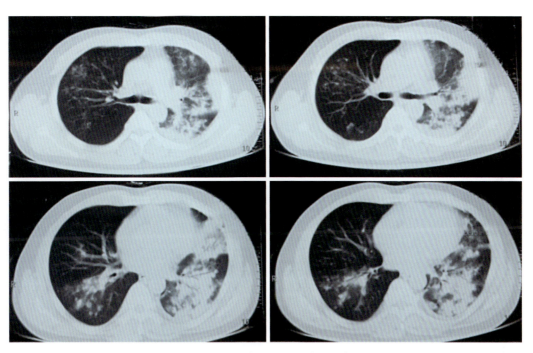

图 28-3　肺部 CT 平扫（PD10）

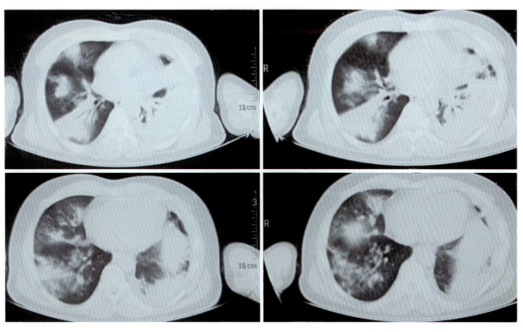

图 28-4　肺部 CT 平扫（PD4）

3. 体格检查　T 37.1℃，HR 114 次/min，R 47 次/min，BP 124/68mmHg，SpO_2 95%（储氧面罩）。神志清晰，重病喘息面容，呼吸浅快。双下肺呼吸音低，双下肺少许湿啰音。心、腹部检查无阳性体征，双下肢对称性轻度凹陷性水肿。颈无抵抗，脑膜刺激征（−），四肢肌力正常，病理反射无。

4. 辅助检查

血常规（PD16）：WBC 2.65×10^9/L，NEUT% 74.4%，Hb 123g/L，PLT 230×10^9/L。

血常规（PD9）：WBC 0.97×10^9/L，NEUT% 73.4%，Hb 101g/L，PLT 178×10^9/L。

血常规（PD5）：WBC 1.93×10^9/L，NEUT% 83.5%，Hb 85g/L，PLT 302×10^9/L。

PCT（PD17）：0.42ng/mL。

骨髓涂片（PD8）：骨髓红系比例减低，可见小巨核细胞，幼稚阶段粒细胞少。

二、初步诊断

①重症肺炎；②血两系减低原因待查。

三、诊疗经过

D1 查血常规：WBC 3.85×10^9/L，NEUT% 90.4%，Hb 80g/L，PLT 330×10^9/L。血气提示：pH 7.515，PaO_2 92mmHg（储氧面罩吸氧），$PaCO_2$ 34.5mmHg，Lac 2.3mmol/L，BE 4.6mmol/L。PCT < 0.5ng/mL。肝功能：ALB 20g/L，肾功能、心肌酶、NT-proBNP 基本正常，甲型、乙型流感病毒抗体筛查（−）。床边胸片见图 28-5。

给予"莫西沙星 + 亚胺培南西司他丁钠"抗感染治疗，以及吸氧、祛痰等支持对症治疗。患者病情无好转，D2 插管接呼吸机辅助通气，吸氧浓度（FiO_2）80%，呼气末正压（PEEP）12cmH₂O，支持压力（PC）18cmH₂O；因插管后血压低，予去甲肾上腺素 0.8μg/(kg·min) 泵入。可维持生命体征 BP 120/70mmHg，HR 110 次/min，R 18 次/min，SpO_2 98%，T_{max} 仍在 38.5℃。气管插管可吸出大量带少许血性的黄黏痰。

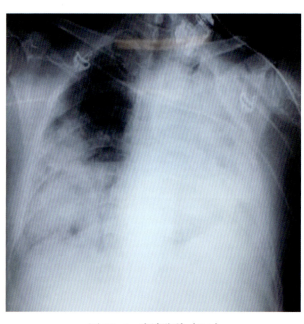

图 28-5　床边胸片（D1）

第一阶段小结

中年健康男性，急性"感冒发热"起病，多次查白细胞偏低，并先出现左肺炎性病变，后进展为双肺渗出性病变，多种抗生素治疗无效，并出现呼吸衰竭、低血压性休克，需要气管插管、机械通气、升压药物。目前病情危重、诊断不明，请你根据现有的资料，就诊断和治疗提一些建议。

专家点评

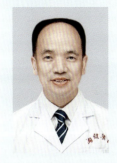

李湘民　中南大学湘雅医院急诊科主任
湖南省医学会急诊医学专业委员会主任委员
湖南省急诊科质量控制中心主任
湖南省中医药和中西医结合学会急诊医学专业委员会主任委员
中国中西医结合学会急救医学专业委员会常务委员
中国医师协会创伤外科医师分会常务委员

根据患者现有病史、体征及相关资料，诊断应考虑：①重症肺炎：患者严重呼吸衰竭需要呼吸机支持治疗，血流动力学障碍需要血管活性药物治疗。②禽流感待排：患者有家禽接触史，血象一直偏低，胸片及肺部 CT 提示肺部渗出性病变呈逐日加重趋势，抗感染治疗效果不佳。③真菌感染待排：患者抵抗力低下，抗感染治疗已 20 天，效果不佳且有加重趋势。建议抽血做禽流感筛查，高热时抽血查细菌培养 + 药敏试验，抽血查真菌 D 葡聚糖（G）试验、半乳甘露聚糖（GM）试验及人类免疫缺陷病毒（HIV）抗体、病毒全套检查。

治疗建议：①联合抗感染：奥司他韦 + 亚胺培南西司他丁钠 + 氟康唑。②促白细胞增生：粒细胞集落刺激因子。③增强免疫力：静脉用丙种球蛋白。④抗炎症介质和细胞因子：乌司他丁或血必净注射液。⑤对症治疗：护心、护肾、护肝。⑥营养支持治疗。⑦加强气道管理及呼吸机支持治疗。⑧预防并发症。

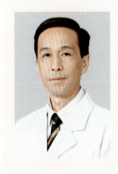

王华　南方医科大学珠江医院重症医学科副主任
中国医师协会急救复苏和灾难医学专业委员会青年委员会副主任委员
广东省医学会呼吸治疗与重症监护学组成员
广东省康复医学会呼吸康复分会副会长
广东省临床医学学会临床重症医学专业委员会常务委员

第一，需要明确肺部病变是不是感染。从病历资料分析，可以确定肺部感染的诊断。依据为着凉后感冒，出现发热 T_{max} 39.5℃，伴畏寒、寒战，有咳嗽、咳痰、进行性气促的症状。双下肺少许湿啰音。实验室检查：WBC $0.97×10^9$/L，中性粒细胞比例升高，PCT 0.42ng/mL，铁蛋白 706.8ng/mL。CR 和 CT 提示左肺实变，进展快速，肺叶、段实变为著。无其他肺部原发性疾病的证据，包括过敏性肺炎、结缔组织疾病、异物吸入、肺血栓栓塞、结核、肺部肿瘤等。不支持点是抗感染治疗无效或欠佳，但力度弱。

第二，是什么病原体感染？病历资料不支持病毒性感染，依据为胸部影像学呈叶、段实变特点，非肺间质病变。我们认为耐药或不敏感细菌，尤其是革兰氏阳性菌或少见地方性病原体感染可能性大。若存在免疫抑制状态，应考虑侵袭性肺部真菌性感染。

第三，当"健康人"罹患肺炎时，要重视寻找肺外基础疾病或易患因素，如肝炎、HIV 和血液病等伴有免疫功能低下的疾病，应补充询问病史，充分了解在俄罗斯的生产生活情况和当地传染病流行情况。

第四，积极进行病原学和病因学检查，包括经纤维支气管镜肺泡活检或灌洗、经皮穿刺肺活检等，要求检验科和病理科到场处理标本或接种，提高检查阳性率。完善其他血清学检查，如真菌学、肥达反应、肿瘤指标、结核分枝杆菌检测，当地传染病如人畜共患病和寄生虫病检测等。应特别强调毒物检测、重复行骨髓穿刺或活检，排除骨髓抑制或肿瘤，同时行骨髓培养。另外，外周血淋巴细胞绝对值计数和亚型分类对免疫状况评估有意义。

第五，抗感染治疗建议改用多西环素、三代喹诺酮类或链霉素等氨基糖苷类联合抗感染，若有免疫抑制状态存在，可加用广谱抗真菌治疗，根据病原学和病因学检测结果进行调整。若存在基础疾病，则给予相应的治疗。

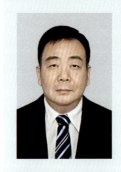

钱克俭 南昌大学第一附属医院重症医学科首席专家，博士研究生导师
江西省政府特殊津贴专家
江西省重症医学质量控制中心主任
中国医师协会重症医学医师分会委员
中国医师协会体外生命支持专业委员会委员
中国病理生理学会危重病医学专业委员会委员

诊断：①根据患者发病过程及CT进展情况，考虑病毒可能性大。支持点：发病前有典型病毒感染症状，有家禽接触史，早期血象不高，肺部影像学改变进展迅速，快速发展至急性呼吸窘迫。②骨髓涂片结果不支持血液系统原发疾病，考虑为严重感染可能性大。

根据目前情况，治疗上主要针对急性呼吸窘迫综合征（ARDS）及感染的治疗：①中年ARDS患者，呼吸机参数高，呼吸机使用时间短，强烈建议使用体外膜肺氧合（ECMO）。②患者发病时间长，中性粒细胞较前有明显升高，气道可吸出大量带少许血性的黄黏痰，并且出现休克症状，病程进展并发细菌感染。在无细菌学证据的前提下应广覆盖，并且考虑院内多重耐药菌感染，但仍需继续细菌培养。

患者白细胞低，广谱抗生素使用时间长，有并发真菌感染可能性，可完善相关真菌学证据的检查，并且给予抗真菌药物。

D2查CRP 227mg/L，提示炎症反应强烈，开始加用甲泼尼龙40mg q.12h.治疗，以及其他营养等支持对症治疗。

查G试验（－），支原体、衣原体、军团菌抗体（－），布鲁氏菌凝集试验（－），血培养（－），结核感染T淋巴细胞斑点试验（T-SPOT）（－），抗核抗体（ANA）1∶80，抗双链DNA抗体（dsDNA）（－）。痰细菌真菌培养：革兰氏阴性杆菌中等量，白念珠菌、热带念珠菌少量；痰耶氏肺孢子菌DNA（－）和结核分枝杆菌（TB）DNA（－）。UCG（－）。尿便常规无特殊。多次查血常规：WBC $1.16 \times 10^9 \sim 3.96 \times 10^9$/L，Hb 69～85g/L，PLT正常，铁四项、叶酸、维生素B_{12}正常。血涂片：红细胞形态不规则，淡染区扩大，白细胞大致正常，血小板增多。骨髓穿刺（2次）：骨髓红系比例减低，可见小巨核细胞，幼稚阶段粒细胞少。

加用激素后，患者病情逐渐缓解，T_{max}下降至37.5℃，呼吸和循环功能亦逐渐稳定。复查床边胸片和肺部CT（图28-6、图28-7）。痰的病毒学检查结果回报为鼻病毒核酸（＋）。患者住院后D5开始头面部出现皮疹（图28-8），缓慢向胸背部、腹部、大腿、下肢、脚部迁移。特点为上一个部位好

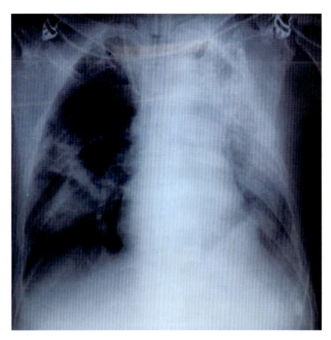

图 28-6 床边胸片（D4）

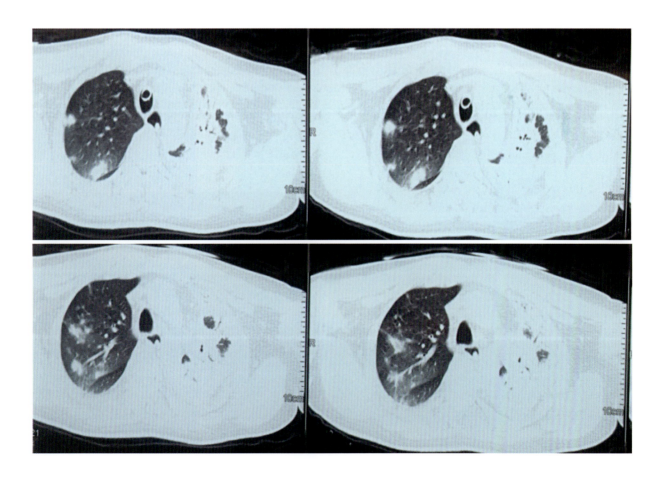

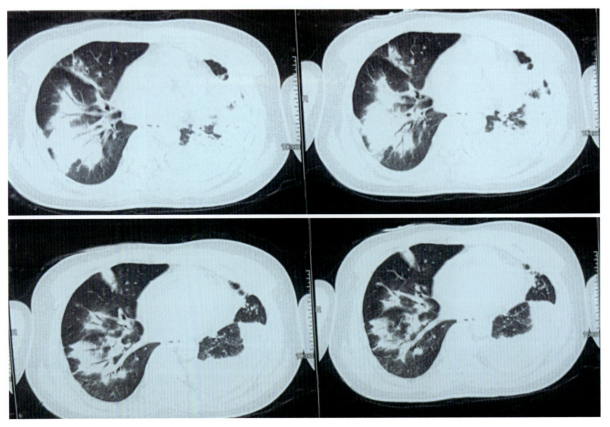

图 28-7　肺部 CT（D5）

转后，下一个部位开始出现，约 3 天迁移一个部位。皮肤科会诊考虑病毒疹可能，不需要特殊处理。血象问题请血液科会诊，考虑和重症病毒感染导致的骨髓抑制有关，建议 1~2 个月后门诊随诊。

D7 甲泼尼龙减为 40mg q.d.，抗生素改为"头孢哌酮钠舒巴坦钠＋阿奇霉素"。呼吸机条件 FiO_2 40%，PEEP $6cmH_2O$，PC $12cmH_2O$，去甲肾上腺素 $0.2\mu g/(kg \cdot min)$ 泵入。生命体征 SpO_2 96%，BP 130/70mmHg，HR 70 次/min。复查床边胸片（图 28-9）。

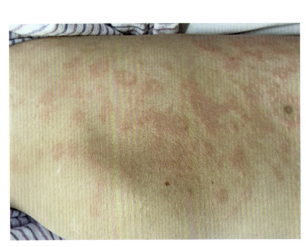

图 28-8　开始出现皮疹（D5）

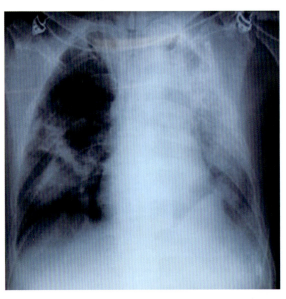

图 28-9　床边胸片（D7）

D10 脱机拔管，次日停用去甲肾上腺素，复查 CT（图 28-10），发现左侧少许气胸，胸外科会诊不需要特殊处理。D12 复查 CRP 14.9mg/L 明显下降，停用甲泼尼龙，从 EICU 转至急诊普通病房治疗。

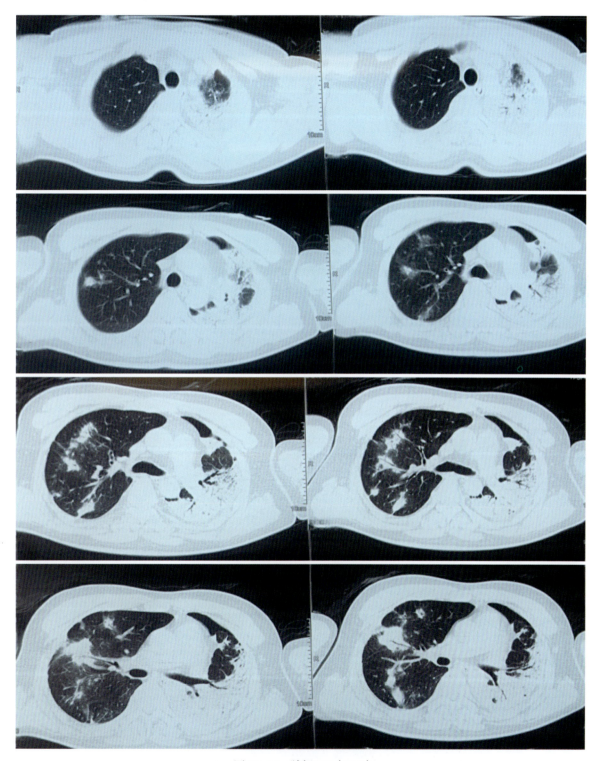

图 28-10　肺部 CT（D10）

转急诊普通病房后继续原方案治疗，患者病情继续好转，D21 可以不需要吸氧进行日常轻体力活动，复查 CT（图 28-11），并停用抗生素，D26 出院返家。

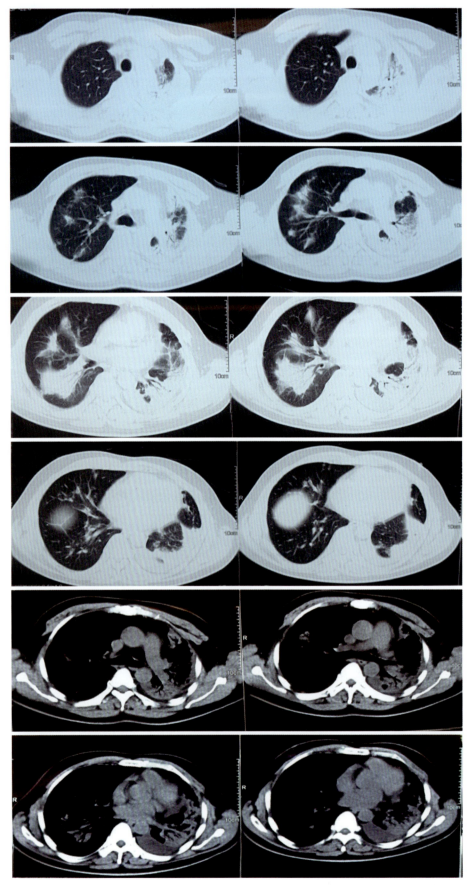

图 28-11　肺部 CT（D21）

出院诊断：
①重症肺炎（鼻病毒感染）；②血两系减低原因不明（病毒感染所致可能性大）。

第二阶段小结

经过激素、抗生素、呼吸机等治疗后，深部痰的病毒学检查亦明确了鼻病毒感染的诊断，最后患者逐渐康复好转出院。但整个过程辗转了 4 个医疗机构，全程均给予了强力联合用药抗细菌治疗，包括碳青霉烯类的较长时间使用，但是并没有细菌证据。

关于这类高度怀疑病毒感染的重症肺炎患者，抗细菌治疗是否完全不用？抗病毒治疗有无必要？激素的使用剂量和疗程又该如何界定？

专家点评

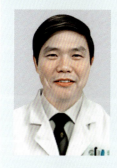

杨光田　华中科技大学同济医学院附属同济医院急诊科博士研究生导师
中国研究型医院学会急救医学专业委员会常务委员
中华医学会急诊医学分会委员
湖北省医学会急诊医学分会名誉主任委员
国家自然科学基金评审专家

患者可以诊断为"左肺肺炎"，但致病源不明。随后痰的病毒学检查结果回报为鼻病毒核酸（+），高度怀疑病毒感染的肺炎。

病毒性肺炎，尤其病程长、病情重、使用大量广谱抗生素和激素者，往往容易合并细菌或真菌感染，且病原学检出率低。从患者的病情经过及治疗效果看，也支持此人的肺炎为混合感染。病毒性肺炎早期使用抗病毒药物对治疗有一定作用，后期意义不大。

有关激素的使用一直有争议，争论的焦点在于激素的作用和副作用。在过度炎症反应时使用激素可以减轻炎症反应，缓解症状，炎症后期往往处于免疫抑制状态，此时使用激素就主要表现为副作用。临床使用的难点在于如何判断机体的炎症反应状态。激素的使用剂量和疗程应根据病情变化而定，很难统一界定。

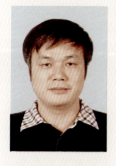

何振扬　海南省人民医院重症医学科原主任
海南省医学会重症医学分会第一、二、三届主任委员
海南省医院协会重症医学管理专业委员会第一届主任委员
海南省医师协会重症医学医师分会第一届委员会会长

根据病史特点，该患者入院诊断的首要假设应为"重症急性病毒性肺炎"（社区获得性），备选假设为"重症急性细菌性肺炎"。住院前后的动态病情、血象、PCT、影像学等变化，以及

病毒学检查结果，最终将诊断锁定在"重症急性病毒性肺炎、ARDS、脓毒症休克"。

重症急性病毒性肺炎至今仍以发病学治疗（器官支持与防治并发症）为主。由于病毒感染本身为自限性疾病，加之缺乏有效的抗病毒药物，使得病毒性肺炎的病因学治疗（抗病毒治疗）明显乏力，而且许多患者入住 ICU 时已经不是病毒感染的早期，抗病毒治疗已无必要。

虽然继发细菌感染在重症急性病毒性肺炎患者中常见而且后果严重，但是即便联合应用强力广谱抗生素也难以预防，而且有发生菌群失调与药物损伤的风险。因此，如果没有细菌感染的证据，不推荐常规应用抗生素（尤其是联合应用强力广谱抗生素）预防感染。

糖皮质激素具有抗炎、抗休克作用，可以通过降低肺毛细血管的通透性减少渗出、增加肺泡表面活性物质、减少肺泡萎陷所致的肺内分流、减轻细胞因子对肺组织的损伤并抑制纤维化等机制，减轻或阻断急性肺损伤（ALI）/ARDS 的进程。已有研究结果显示，早期低剂量中 - 短疗程使用氢化可的松或甲泼尼龙可以改善 ARDS 患者的器官功能评分、肺损伤评分和氧合，并缩短机械通气时间和 ICU 住院时间。然而，最近的研究结果显示，对于病毒感染（如甲型 H_1N_1 流感病毒）导致的 ARDS，早期糖皮质激素治疗可能有害，推测可能与糖皮质激素抑制机体免疫调节功能进而延长病毒复制时间有关，因此不建议在此类患者中早期应用。

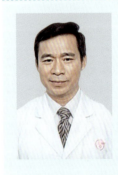

高友山　暨南大学附属第一医院重症医学科原主任

广东省医学会重症医学分会常务委员

广东省中西医结合学会重症医学专业委员会常务委员

广东省医学会医疗事故技术鉴定专家

由于重症病毒性肺炎患者病情进展快，患者可很快进展到 ARDS 并需机械通气治疗；此时肺部影像变化不能完全除外细菌或真菌感染，加之病原体也需数天才能检出，起始抗生素治疗应覆盖病毒、细菌、真菌。另外，病毒所致重症肺炎后期常合并细菌、真菌感染，也需要预防或治疗性应用抗细菌治疗。因此，对于重症病毒性肺炎，抗细菌治疗不能完全不用。

对于可疑重症病毒性肺炎，应早期及时用抗病毒治疗。因病毒感染多为自限性疾病，病程多在 2 周左右，因此抗病毒疗程也多在 1 周左右。此患者入院时病程已 19 天，临床表现为病毒引起的肺部改变，此时抗病毒治疗作用有限。

因糖皮质激素有效的抗炎作用而被用作社区获得性肺炎的辅助治疗。近年有关病毒性肺炎使用糖皮质激素有较大争议。有研究表明，糖皮质激素的应用与病毒性肺炎患者的不良预后相关。但一项荟萃分析［CHEST，2016，149（1）：209-219］显示，糖皮质激素治疗（甲泼尼龙：平均剂量 30mg/d，疗程 7 天）对社区获得性肺炎的死亡率无影响，但激素的使用可降低发生 ARDS 的风险，缩短 ICU 住院时间及静脉用抗生素的时间，因此认为短期使用激素是安全的。

对于重症且达到急性肺损伤标准的病例，使用糖皮质激素的目的在于抑制肺组织局部的炎性损伤，减轻全身的炎症反应状态，防止肺纤维化等。如出现下列指征之一，可考虑短期内给予适量糖皮质激素治疗：①短期内肺病变进展迅速，氧合指数<300mmHg，并有迅速下降趋势；②合并脓毒症伴肾上腺皮质功能不全；③严重中毒症状，持续高热不退，对症治疗 5 天以上，最高体温仍超过 39℃。

　　一般在病程第 2 周应用糖皮质激素有助于降低病毒所致免疫反应造成的损害。而患者的免疫状态决定了糖皮质激素治疗的效果：对有过度免疫反应者，糖皮质激素治疗应早期使用，以及时控制病变的发展，有利于改善病情和降低死亡率；无过度免疫反应病情时，不宜用糖皮质激素，以免抑制有益的人体免疫反应。应用剂量：氢化可的松 200mg/d 或甲泼尼龙 0.5～1.0mg/（kg·d）。疗程一般为 1 周，在临床状况好转后，及时减量停用。

学习心得

　　该患者是一个健康中年男性，"感冒"起病，迅速出现双肺多发病变，开始为小片结节状渗出病变（类似于转移瘤、真菌感染），后融合成段、肺叶大片实变（类似于大叶性肺炎），血象不高，广谱抗生素联合使用无效，可见类似于急性左心衰竭的血性痰，迅速进展到呼吸、循环衰竭。

　　具有上述这一类特点的重症肺炎，高度考虑是病毒性肺炎。重症病毒性肺炎的上述特点和教科书上常说的弥漫性间质改变、干咳无痰差别较大，这在重症禽流感、重症 H_1N_1 肺炎、重症腺病毒性肺炎中均得到证实。尽早获得呼吸道深部病原学标本是确诊的关键，一项多中心研究［NEJM，2015，373（5）：415-427］提示，需要住院的成人社区获得性肺炎，病原学第一位的原因是病毒，第一位病毒是鼻病毒。

　　重症病毒性肺炎除非及早诊断，否则常常过了抗病毒治疗的时机。且病毒种类不明，所以抗病毒治疗并非必要。由于诊断的困难及合并细菌感染的可能，抗细菌治疗亦难以完全弃用，但一旦高度考虑病毒性肺炎，且无明确细菌感染证据时，还是应避免长时间大量经验性广谱抗生素使用，尤其是能够取得深部病原学标本时。

　　重症病毒性肺炎的激素使用一直存在争议，支持使用和反对使用的研究均大量存在，其关键在于判断利弊、使用时机、剂量和疗程。我们的使用经验是：在有严重炎症反应、明显影响呼吸循环时，应果断使用。临床上我们采用 CRP＞150mg/L 作为使用激素的指证，取得较好效果；甲泼尼龙 1.0～2.0mg/（kg·d），疗程 1 周左右，临床好转、CRP 下降后迅速减量停用。患者病情和影像学常常不平行，很多患者临床已明显好转，而影像学改善不明显，治疗方案更改应根据临床而不是影像学表现。

（徐胜勇　朱华栋）

特别鸣谢

中南大学湘雅医院	李湘民
南方医科大学珠江医院	王　华
南昌大学第一附属医院	钱克俭
华中科技大学同济医学院附属同济医院	杨光田
海南省人民医院	何振扬
暨南大学附属第一医院	高友山

病例29 杀鸡焉用牛刀

患者夏××，女性，18岁，因"蛛网膜下腔出血1个月，咳痰伴发热2周"入院。

一、病史特点

1. 年轻女性，急性病程。既往无特殊病史。

2. 患者于1个月前因"蛛网膜下腔出血"在外院住院行介入治疗，2周前（在外院住院期间）出现咳嗽、咳痰、发热，血培养发现"白念珠菌"，予以氟康唑等抗感染治疗，咳嗽、发热好转后出院。5天前（PD5）咳嗽加重伴有气促来我院急诊就诊，拟诊"气促查因"收入院。

3. 体格检查 T 36.9℃，HR 130次/min，R 22次/min，BP 140/105mmHg。神志尚清，呼吸22次/min，双肺可闻及较多湿啰音。心率130次/min，律齐。腹稍胀，肝脾肋下未触及，无明确压痛、反跳痛，腹腔积液征阴性，肠鸣音存在。四肢肌力Ⅳ级，肌张力正常。

4. 辅助检查（D1）

血常规：WBC 20.7×10^9/L，PLT 211.7×10^9/L，Hb 97g/L，PCT 2.67ng/mL，CRP 99.18mg/L。胸部CT平扫、胸部CTA见图29-1、图29-2。

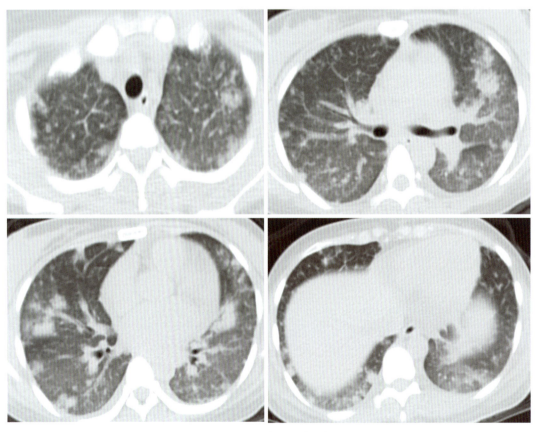

图29-1 胸部CT（D1）
双肺弥漫斑片阴影，考虑感染

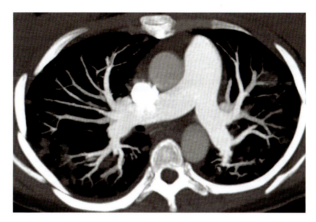

图 29-2　胸部 CTA（D1）
左肺上叶分支内见充盈缺损，考虑肺栓塞

二、初步诊断

①肺部感染；②急性肺栓塞；③脑动脉瘤介入术后。

三、诊疗经过

患者收入呼吸科，入院第二天（D2）因气促进行性加重伴高热、血氧饱和度下降而转入 ICU，立即予气管插管行机械通气。根据患者病史及 CT、G 试验等检查结果（图 29-7），考虑真菌感染为主因，拟定抗感染方案：伏立康唑 200mg 静脉滴注 q.12h.，头孢哌酮钠舒巴坦钠 3g q.8h.×3 天后改为美罗培南 1g q.6h.，并予以抗凝、营养脑神经、维持内环境稳定等治疗。

D4 复查胸部 CT，双肺炎症较前吸收（图 29-3），头颅 CT 提示双侧额颞顶部硬膜下积液（图 29-4）。患者各指标变化见图 29-5～图 29-8。

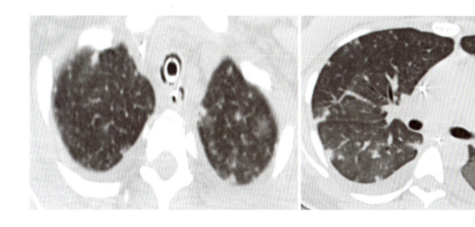

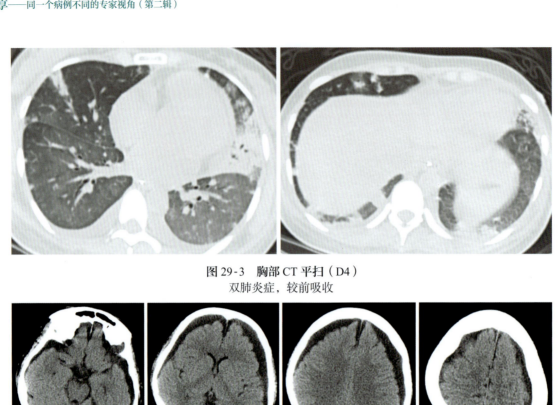

图 29-3　胸部 CT 平扫（D4）
双肺炎症，较前吸收

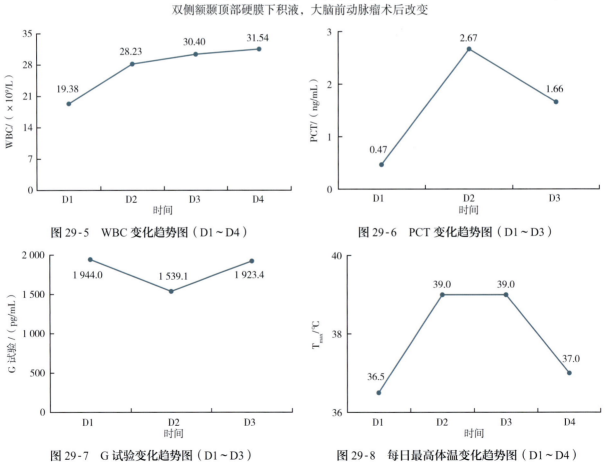

图 29-4　头颅 CT 平扫（D4）
双侧额颞顶部硬膜下积液，大脑前动脉瘤术后改变

图 29-5　WBC 变化趋势图（D1～D4）

图 29-6　PCT 变化趋势图（D1～D3）

图 29-7　G 试验变化趋势图（D1～D3）

图 29-8　每日最高体温变化趋势图（D1～D4）

经 4 天治疗后，患者体温正常，氧合改善，胸部 CT 病灶明显吸收，貌似该患者病情在好转。但是其实验室检查 WBC、G 试验数据仍很高。1 周后，患者再次出现高热，数次查痰、血培养及纤维支气管镜肺泡灌洗液培养均未能查出病原菌。D6 复查 G 试验 2 254pg/mL，较前升高。考虑感染控制不理想。更改抗生素方案为卡泊芬净 50mg 静脉滴注 q.d. 联合亚胺培南西司他丁钠 1g 静脉滴注 q.8h.。患者各指标变化见图 29-9 ~ 图 29-14。抗生素使用方案见表 29-1。

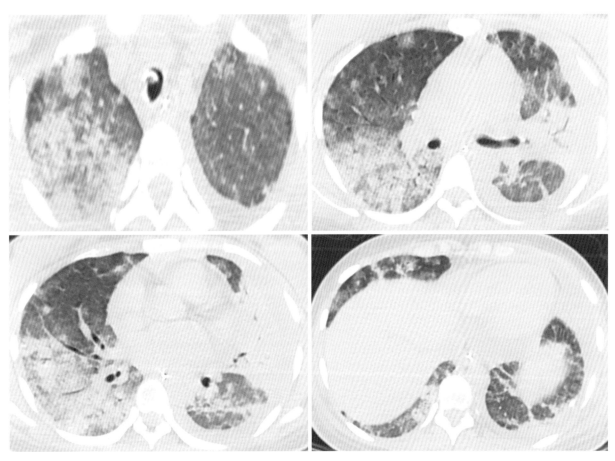

图 29-9　胸部 CT 平扫（D14）
双肺炎症，较以前明显增多

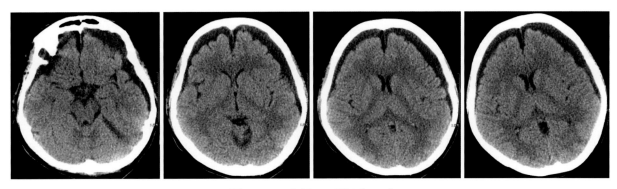

图 29-10　头颅 CT 平扫（D14）
双侧额颞顶部硬膜下积液无明显变化，大脑前动脉瘤术后改变

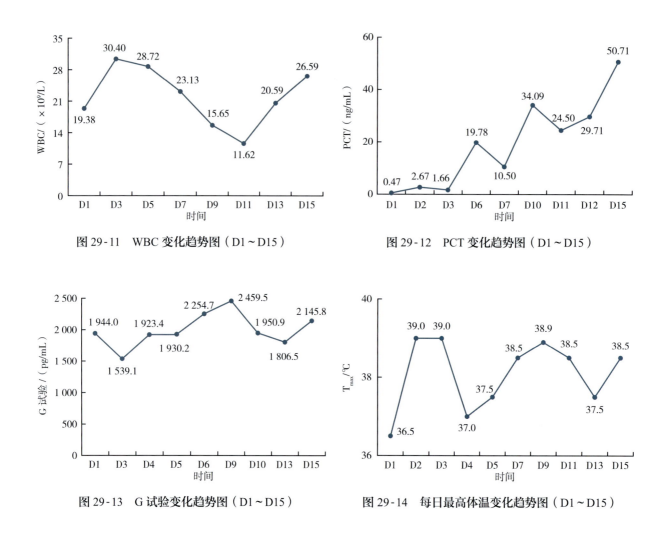

图 29-11　WBC 变化趋势图（D1～D15）

图 29-12　PCT 变化趋势图（D1～D15）

图 29-13　G 试验变化趋势图（D1～D15）

图 29-14　每日最高体温变化趋势图（D1～D15）

表 29-1　抗生素使用方案（D1～D14）

D1～D3	D4～D7	D8～D10	D11～D14
伏立康唑 200mg q.12h.		卡泊芬净 50mg q.d.	
头孢哌酮钠舒巴坦钠 3g q.8h.	美罗培南 1g q.6h.		亚胺培南西司他丁钠 1g q.8h.

第一阶段小结

患者年轻女性，2 周前在外院住院期间已明确有真菌感染（血培养发现白念珠菌），且根据其临床表现（发热、咳嗽、咳痰）、实验室检查（WBC、PCT、G 试验明显高值）、影像学检查（胸部 CT 提示双肺感染），已明确肺部感染。但在上述抗感染方案下，病情始终未能控制，WBC 由 $19.38 \times 10^9/L$ 上升到 $26.09 \times 10^9/L$，PCT 由 0.47ng/mL 上升到 50.71ng/mL，G 试验一直维持在 2 000pg/mL 水平，肺部渗出加重。另外，患者机械通气后意识状态一直较差，两次查头颅 CT 均见硬膜下积液，我们觉得有必要行钻孔引流，但脑外科大夫会诊后考虑意识状态跟硬膜下积液关系不大，建议保守治疗。在此请教各位专家：①针对目前状况，该如何调整抗感染治疗方案？是否存在肺外感染（颅内？泌尿系？……）可能？②患者意识状态差，存在硬膜下积液，我们在手术治疗与保守治疗之间存在意见分歧，该如何抉择？

专家点评

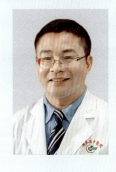

韩　云　广东省中医院重症医学科大科主任
第四批全国老中医药专家学术经验继承人
中国中医科学院中青年名中医
广东省中医院名中医
中国民族医药学会热病分会副会长
广东省中医药学会重症康复专业委员会主任委员
广东省基层医药学会中西医结合呼吸与危重症专业委员会主任委员

患者本次入院后病情变化可分为两个阶段：

第一阶段为入院后 1 周内，院内获得性肺炎诊断明确，已有血行性念珠菌感染的病原学依据，经抗真菌联合抗细菌感染治疗后体温正常、肺部感染灶吸收，提示感染得到控制，故该阶段不排除合并侵袭性肺真菌病可能。另需排除髂静脉及下肢静脉血栓形成引发肺栓塞症，可完善静脉彩色 B 超及盆腔 CT 检查。

第二阶段为入院 1 周后，维持有创机械通气治疗期间，病情再次加重，出现高热、肺部渗出增加，考虑为呼吸机相关性肺炎，经积极抗感染治疗，临床效果不佳，无明确病原学依据。但结合用药过程，抗生素的方案调整需考虑覆盖耐药菌（包括 MRSA、鲍曼不动杆菌等），可先经验性联合使用抗耐药球菌药物，动态观察疗效，关注痰液引流，同时需警惕患者是否同时存在肺外感染。由于患者既往有真菌血症的病史，首先要排除导管相关性感染，可考虑更换导管。行心脏彩超检查排除感染性心内膜炎，腰椎穿刺抽液术初步排除颅内感染，关注腹部感染证据。另外，患者 G 试验结果高值，除考虑真菌感染相关外，注意其他因素（如静脉用丙种球蛋白等），亦可行血、肺泡灌洗液的 GM 试验协助检查。

患者双侧硬膜下积液，考虑与前期蛛网膜下腔出血有关，但亦不能排除感染性可能，建议先行腰椎穿刺了解颅内压及脑脊液情况，动态观察积液变化，暂时似无明确手术指征。

本案例为重症感染，感染部位及病原学的判断对于感染灶能否及时采取有效的引流措施，以及选择正确的经验性抗生素均至关重要。体现降阶梯疗法思路，不盲目相信高效、广谱抗生素及实验室检查，均需结合临床研判。

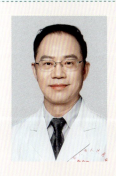

蓝光明　东莞市人民医院急诊科红楼病区副主任
广东省医学会急诊医学分会原常务委员
广东省医师协会急诊医师分会原常务委员
东莞市医学会急诊医学分会第一、二届主任委员

根据目前的病历资料，应考虑合并颅内白念珠菌感染。理由：①患者有蛛网膜下腔出血并介入手术，以及肺部白念珠菌感染和白念珠菌败血症病史，使用氟康唑治疗后症状好转出院，但疗程不足，存在颅内白念珠菌感染的路径和条件。②患者肺部感染复发后，开始用"伏立康唑＋美罗培南"治疗 4 天，肺部感染一度好转（症状好转，肺 CT 示双肺炎症有吸收），说明双肺仍

为白念珠菌感染的可能性大。③随后的再次高热、气促，改用"卡泊净芬＋亚胺培南西司他丁钠"治疗无效，白细胞和 G 试验值进行性增加，表明存在肺外真菌感染灶。④伏立康唑、卡泊净芬在脑脊液中浓度低，对颅内白念珠菌感染疗效差；美罗培南能通过血脑屏障治疗颅内细菌感染，曾用美罗培南治疗 4 天，血象未降低。G 试验值一直高，说明颅内感染菌为白念珠菌可能性大。⑤患者入院上呼吸机后，神志状态较差，也表明存在颅内感染的可能性。

建议治疗方案：①先做腰椎穿刺监测颅内压，送检脑脊液，寻找颅内感染的证据。②抗感染方案需要能通过血脑屏障：氟康唑（或＋两性霉素 B）＋头孢吡肟（头孢曲松或美罗培南）。③若腰椎穿刺结果证实颅内存在感染，建议行硬膜下积液钻孔引流和反复冲洗。

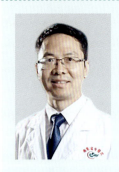

丁邦晗　广东省中医院急诊科大科主任，博士研究生导师
中国民主同盟第十三届中央委员会委员
中国民主同盟广东省委员会常务委员
政协第十三届广东省委员会常务委员
中国中西医结合学会急救医学专业委员会副主任委员
广东省中西医结合学会急救医学专业委员会主任委员
广东省医学会急诊医学分会副主任委员
广东省医师协会急诊医师分会副主任委员

一、关于抗感染治疗方案

1. 感染病原学诊断　外院血培养"白念珠菌"、G 试验结果维持在高水平，考虑合并真菌感染。

2. 存在问题　广谱抗生素先后联用伏立康唑、卡泊芬净抗真菌治疗 2 周，效果不理想；后一直未获得病原学诊断证据。

3. 分析　①18 岁年轻女性，既往未发现慢性基础疾病，此次蛛网膜下腔出血行介入治疗后出现重症感染，合并深部真菌感染，需对患者重症感染、深部真菌感染的易感因素进行分析，有无导致低免疫状态的基础疾病或医源性因素，可予以免疫调节治疗。②血培养"白念珠菌"，需要多次培养，如证据得到加强，可考虑换用两性霉素 B。

患者血行感染有依据，需要多次血培养。有免疫力低下、血行感染等颅内感染的易感因素，有意识状态差的临床表现，不排除颅内感染可能，需腰椎穿刺检查，并给予脑脊液培养。

二、意识状态差的原因分析

1. 全身性疾病

（1）急性感染性疾病：支持点：患者有明确的急性重症感染，并且合并血行感染。不支持点：需排除其他因素引起的可能。

（2）内分泌、代谢性疾病、中毒性疾病：暂无明确证据。

2. 颅内病变

（1）颅内感染：支持点：有免疫力低下、血行感染等易感因素，以及意识状态差的临床表现。不支持点：暂无头痛、呕吐等颅内高压等临床表现，无脑脊液检查的直接证据。

（2）脑血管疾病：支持点：近期蛛网膜下腔出血病史。不支持点：蛛网膜下腔出血已过急性期，且行介入治疗，多次复查 CT 未见大面积继发性脑梗死。

（3）硬膜下积液：支持点：双侧额颞顶部硬膜下积液持续存在。不支持点：双侧额颞顶部硬膜下积液量不大且稳定，占位效应不显著。

三、意识状态差的进一步处理

1. 行腰椎穿刺检查，了解颅内压，鉴别有无合并颅内感染。

2. 行经颅多普勒检查了解脑血管痉挛及脑血流情况，病情允许的情况下，行头颅 MRI 检查，鉴别是否存在继发性脑梗死。

四、硬膜下积液的手术与保守治疗选择

多次复查双侧额颞顶部硬膜下积液量不大且稳定，意识状态差非单纯硬膜下积液所致，急性的重症感染也对意识状态有明显的影响，且不能排除脑血管疾病的合并因素，如选择手术治疗，容易对患者造成进一步的创伤和打击，建议暂时选择保守治疗。

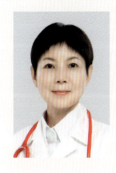

刘雪燕　深圳市人民医院重症医学科主任，博士研究生导师
深圳市重症感染防治重点实验室主任
中国医师协会重症医学医师分会委员
中国病理生理学会危重病医学专业委员会委员
中国老年医学学会重症医学分会委员
中国科技产业化促进会精准医学专业委员会常务委员
广东省医学教育协会重症医学专业委员会副会长
广东省医院协会重症医学管理专业委员会常务委员

患者为年轻女性，2 周前在外院住院期间血培养发现白念珠菌，临床表现有发热、咳嗽、咳痰，实验室检查 WBC、PCT、G 试验明显高值，胸部 CT 提示双肺明显渗出病灶，可明确肺部感染。

首先考虑是否有现有抗生素无法覆盖的感染：如耶氏肺孢子菌病，应积极追问既往史，查血 HIV、梅毒，如条件耐受经纤维支气管镜肺活检做特异性的吉姆萨染色，可试验性加用磺胺治疗。

患者为年轻女性，出现肺栓塞、脑动脉瘤，应积极排查感染性菌栓的可能性，排查心脏瓣膜赘生物。同时行腰椎穿刺脑脊液检查，排除中枢神经系统感染：隐球菌？行尿培养、腹部 CT 检查，排除泌尿系统感染可能。

对于反复硬膜下积液，意识状态差，也可行脑脊液分流术。

在随后的诊疗中，对该患者行腰椎穿刺、尿培养、痰涂片找结核菌、PPD 试验均未能够发现病原菌（表 29-2）。在予伏立康唑、卡泊芬净抗真菌治疗不佳的情况下，我们尝试予 "两性霉素 B" 代替，并间中给予两性霉素 B 肺部灌洗。在达到每天足量治疗（50mg/d）后，患者体温逐渐降至正常，G 试验也逐步下降，复查肺部、头颅 CT（图 29-15～图 29-17），双肺炎症明显改善。其间，有两次血培养提示白念珠菌感染，数次纤维支气管镜灌洗液培养出全耐药鲍曼不动杆菌，做过数次的抗生素更改，但一直以 "两性霉素 B" 抗真菌作为基调（表 29-3）。经过 6 周的漫长治疗，患者终可撤离呼吸机并转回呼吸科病区。患者各指标详见图 29-18～图 29-23。

表 29-2 病原学检查情况

采集时间	标本	细菌/真菌培养	药敏试验结果
D17	肺泡灌洗液	鲍曼不动杆菌	全耐药
D22	血液	白念珠菌	氟尿嘧啶、两性霉素 B、伊曲康唑、氟康唑、伏立康唑敏感

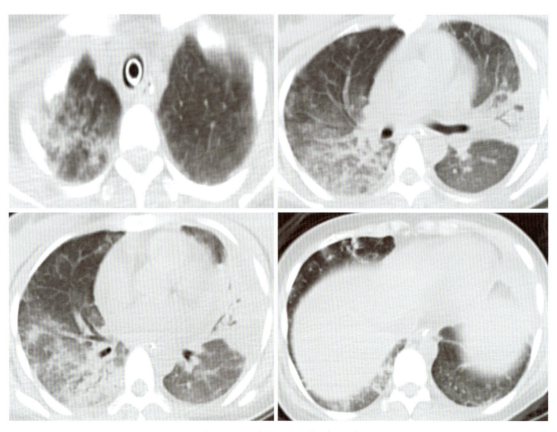

图 29-15 胸部 CT 平扫（D24）

双肺炎症，较前吸收减少

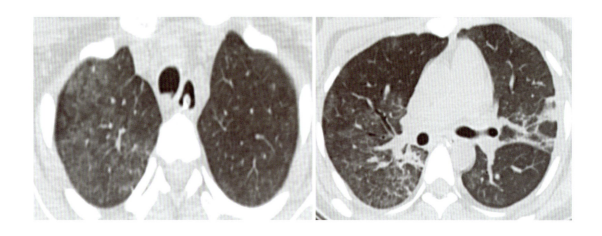

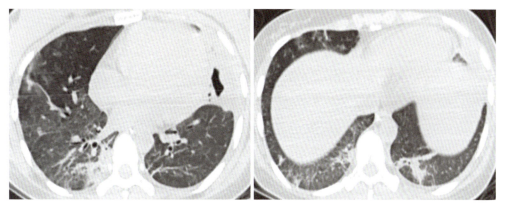

图 29-16　胸部 CT 平扫（D34）
双肺炎症较前对比明显好转

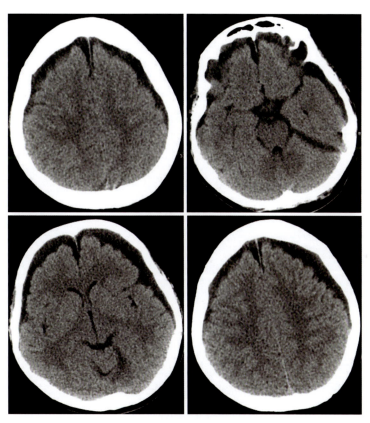

图 29-17　头颅 CT 平扫（D24）
双侧额颞顶部硬膜下积液无明显变化，大脑前动脉瘤术后改变

表 29-3　抗生素使用方案（D15～D60）

D15	D19	D28	D29	D35	D38	D50	D60
两性霉素 B 50mg/d（由 5mg/d 开始逐日加量至 50mg/d）							
亚胺培南西司他丁钠 1g q.8h.							
利奈唑胺 600mg q.d.							
替加环素 50mg b.i.d.							
头孢哌酮钠舒巴坦钠 3g q.8h.							

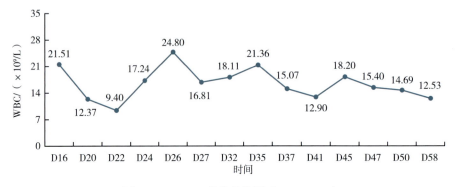

图 29-18　WBC 变化趋势图（D16～D58）

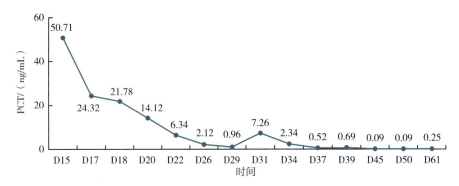

图 29-19　PCT 变化趋势图（D16～D61）

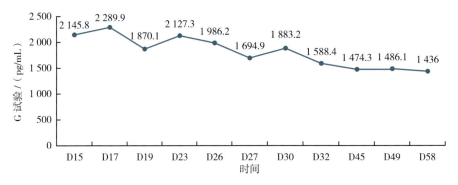

图 29-20　G 试验变化趋势图（D15～D58）

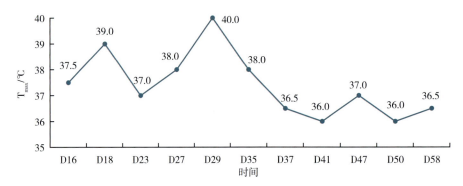

图 29-21　每日最高体温变化趋势图（D16～D58）

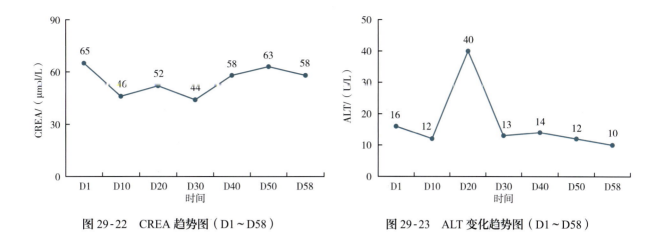

图 29-22　CREA 趋势图（D1～D58）　　　　　图 29-23　ALT 变化趋势图（D1～D58）

转回呼吸科继续予两性霉素 B 治疗 2 周，患者一直无发热，D55 复查胸部 CT 见双肺病灶基本清除（图 29-24）。遂予办理出院，嘱其返当地医院继续予两性霉素 B 治疗。

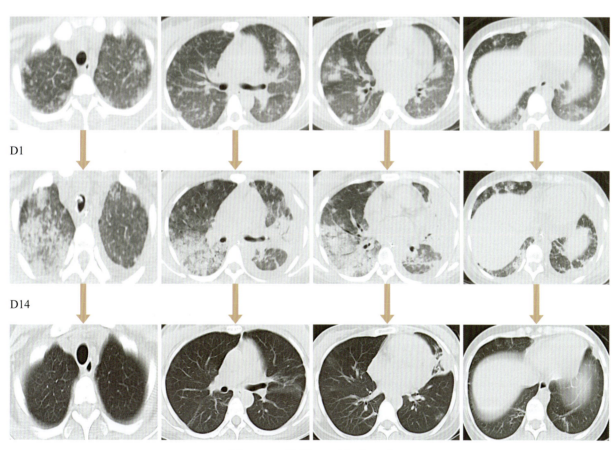

图 29-24　胸部 CT 平扫（D55）

双肺炎症较前对比明显好转

第二阶段小结

患者在更换为两性霉素 B，并加量至 50mg/d 时（该患者体重 50kg 左右），终于来了个华丽转身。其实我们也很担心两性霉素 B 的毒副作用，除使用解热镇痛药、抗组胺类药物外，还把静脉滴注时间延长至 20 小时以上。虽然在使用过程中有过寒战、发热、低血钾这些副作用，但未出现严重的肝、肾功能损害。患者再次复查头颅 CT 仍有硬膜下积液，神经外科医生坚持保守治疗，其神志在体温控制后逐渐恢复。但有个疑惑至患者出院仍未能解开：在患者的临床表现及影像学检查都明显好转接近治愈的情况下，反复查 G 试验仍在 1 400pg/mL 以上（图 29-20）。

请问：①综上资料，患者的临床表现及肺部病灶已明显好转，但 G 试验一直维持在高水平，该如何解读？②本病例中我们一开始就直接用伏立康唑、卡泊芬净抗真菌，是否有杀鸡用牛刀之嫌？诊疗过程当中，存在哪些不足之处？

专家点评

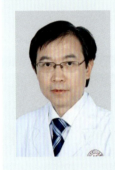

乐 胜 惠州市中心人民医院急诊科副主任，EICU 主任
广东省医学会应急（灾难）学分会常务委员
广东省医院协会重症医学管理专业委员会委员

G 试验是早期诊断侵袭性真菌感染的一个敏感指标，有研究显示，血浆中 1，3-β-D-葡聚糖水平可随病情而动态变化，对判断病情和疗效有一定意义。该患者的临床表现及肺部病灶已明显好转，但 G 试验一直维持在高水平，首先应排除掉某些因素造成 G 试验假阳性，如患者使用某些血液制品、抗菌药物如头孢类抗生素等。其次需注意有无肠道真菌定植，患者长时间使用抗菌药物治疗，机械通气，易导致肠道功能障碍，黏膜屏障被破坏，此时肠道真菌定植能导致 G 试验长时间阳性。排除 G 试验假阳性后，G 试验长时间在高水平，我们需注意：①患者侵袭性真菌感染病灶不仅在肺部，有无其他脏器感染可能？如颅内、腹腔脏器等。②提示患者的预后不佳，容易复发，因此需根据患者症状及 G 试验结果，考虑是否需联合抗真菌治疗或延长抗真菌治疗疗程。

该患者有真菌血症病史，前期在外院曾经氟康唑治疗，此次住院症状进行性恶化，考虑重症真菌感染的情况下，在新的病原学＋药敏结果出来前，选用抗真菌谱广、效果佳、安全性能好的药物（如伏立康唑、卡泊芬净）是正确的选择。患者使用伏立康唑后发热及肺部 CT 病灶是有明显控制的，显示致病真菌对伏立康唑是敏感的（后期血真菌培养＋药敏结果也得以验证）。在此种情况下，再次出现发热、肺部病灶增加，是否更多地考虑与合并多重耐药菌感染有关，而不一定是伏立康唑无效。

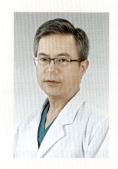

何新华　首都医科大学附属北京朝阳医院急诊医学中心副主任
中华医学会急诊医学分会委员
北京医学奖励基金会急诊医学专业委员会常务委员兼秘书长
中华急诊医学教育学院营养学院院长
北京医学会急诊医学分会常务委员
北京整合医学学会叙事医学分会第一届副主任委员
中国研究型医院学会急救医学专业委员会第二届常务委员
法国巴黎第六大学 Pitié-Salpetière 医院访问学者
北京市医师协会急救医学专科医师分会委员兼秘书

因为患者诊断有急性肺栓塞，持续抗凝治疗，使得血液中凝血因子及蛋白异常。有试验表明，采血时加入肝素抗凝剂后，对测定血液中总蛋白质含量结果有较明显的影响，会使其测得的结果比用血清测得的总蛋白质高 3%～5%。而引起 G 试验结果假阳性的原因之一就有：静脉输注免疫球蛋白、白蛋白、凝血因子或血液制品。G 试验试剂与蛋白结合，引起裂解物凝固，造成假阳性持续偏高。对本例患者，可出院后随访一段时间，看看 G 试验结果情况。

白念珠菌感染首选氟康唑，在外院已使用氟康唑治疗（可能疗程不够），但本病案为有进展性、可能威胁生命的重症感染患者，且血中可培养出病原体，已构成真菌血症。入院后先后使用伏立康唑、卡泊芬净抑真菌治疗，后者对白念珠菌的效果则要差一些，不是首选。由于两性霉素 B 对肝肾损害大，当经济条件允许时，可以选择伏立康唑。但由于治疗效果欠佳，病情有进展及时更换了两性霉素 B，且最终药敏结果提示对该药敏感，故本案为一治疗较成功的病例。

通过本病例吸取的经验有：预防和控制院内感染的发生。当感染发生后，针对性选择抗菌药物很重要，一味地广覆盖必然带来菌群失调，进而出现真菌感染。当真菌感染明确后，最后根据药物敏感性选择抗真菌药物。回归到最基本的用药，选择两性霉素 B，在严密监测器官副作用的前提下，选择两性霉素 B，达到预期效果。对于白念珠菌，两性霉素 B 还是首选。

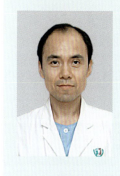

徐　仲　广州医科大学附属第三医院老年医学科主任
广东省老年保健协会精准医学专业委员会委员
广东省临床医学学会临床重症医学专业委员会常务委员
《实用医学》杂志特约审稿专家

患者的临床表现及肺部病灶已明显好转，但 G 试验一直维持在高水平，可能因素包括：①病灶残留。G 试验检测的是真菌的细胞壁成分，人体的吞噬细胞在吞噬真菌后，能释放该物质，令其在血液中的含量增高，因此不排除中枢硬膜下积液依然存在真菌病灶，被吞噬后持续释放真菌的细胞壁成分，引起 G 试验一直在高水平，建议充分引流。②假阳性。胃肠道屏障受损，定植的念珠菌经胃肠道进入血液等也可能造成假阳性。

关于本病例的一些思考：①既然刚入院时考虑真菌感染为主因，在积极抗真菌治疗的情况下，应尽量减少超广谱抗生素的使用强度，避免真菌的二重感染加重。②支持治疗十分重要，尤其注意尽早胃肠营养，稳定胃肠屏障的完整性，防止菌群异位。③必要时可加用免疫增强剂（促进细胞免疫与体液免疫功能）。④加强气道护理，定期更换人工气道，充分引流气道分泌物，体位调整，必要时实施幽门后喂养。

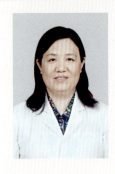

孙荣青 郑州大学第一附属医院重症医学部原主任
中国医师协会体外生命支持专业委员会副主任委员
中国医师协会重症医学医师分会委员
中国医疗保健国际交流促进会重症医学分会副主任委员
中国病理生理学会危重病医学专业委员会常务委员
国家卫生健康委医疗应急工作专家组成员
河南省医师协会重症医学医师分会名誉会长
河南省医学会重症医学分会第一、二届主任委员

G 试验检测的是真菌的细胞壁成分 1,3-β-D-葡聚糖，人体的吞噬细胞吞噬真菌后，能持续释放该物质，使血液及体液中含量增高。G 试验适用于除隐球菌和接合菌（包括毛霉菌、根霉菌等）外的所有深部真菌感染的早期诊断，尤其是念珠菌和曲霉菌。本例患者转入前即存在真菌血症（血培养为白念珠菌）；G 试验持续偏高，也支持真菌感染。根据肺部 CT 表现，存在肺部感染，同时肺部真菌（曲霉菌）高度可疑，即该患者存在多个部位及多种真菌感染可能，提醒我们要考虑真菌血症是否完全清除，仍可能存在隐匿部位的真菌感染，如心脏瓣膜、介入栓塞等。当然，G 试验出现假阳性的情况也有很多：①使用纤维素膜进行血透，标本接触过纱布或其他含有葡聚糖的材料；②静脉输注白蛋白、球蛋白、脂肪乳、凝血因子或血液制品；③标本中存在脂多糖，或操作者处理标本时存在污染；④某些细菌败血症（尤其是链球菌败血症）；⑤应用多黏菌素、厄他培南、头孢噻肟、头孢吡肟、磺胺等药物。我们需要排除可能导致假阳性结果的各种因素。

该患者入院前及入院后先后使用氟康唑及伏立康唑、卡泊芬净抗真菌治疗，疗效不佳，改用两性霉素 B 治疗后，体温、血象及肺部影像学均较前明显改善，肺部感染得到控制。使用伏立康唑及卡泊芬净抗真菌治疗选择的时机是恰当的，因患者病情危重，随时可能因感染危及器官功能和生命。早期选用敏感、不良反应少的伏立康唑、卡泊芬净控制真菌感染是正确的，疗效不佳可能与药物的组织分布、蛋白结合率及 MIC 值相关。

该患者应该监测伏立康唑等血药浓度、MIC 值，调整药物的剂量、给药方式；留取标本镜检和培养，动态监测血培养是否已经转为阴性。同时可监测 GM 试验，有助于判断真菌感染的病原学种类，指导抗真菌治疗。

四、病例追踪

患者因各方面因素未能回我院复诊，在电话随访中得知，患者回当地医院继续治疗约 2 周后出院。半年后其复查头部、胸部 CT 及 G 试验均恢复正常。

学习心得

G试验检测的是真菌的细胞壁成分1, 3-β-D-葡聚糖，是早期诊断侵袭性真菌感染的一个敏感指标，对判断病情和疗效有一定意义。但以下情况可出现假阳性：①使用纤维素膜进行血透，标本或患者暴露于纱布或其他含有葡聚糖的材料；②静脉输注免疫球蛋白、白蛋白、凝血因子或血液制品；③链球菌血症；④黏膜损伤导致食物中的葡聚糖或定植的念珠菌经胃肠道进入血液等也可能造成假阳性。对照本病例，G试验长期高值是假阳性原因的可能性不大，考虑为病灶残留未清除所致，在随访半年后复查G试验检测值正常亦是佐证。

本病例患者因"蛛网膜下腔出血"入住外院ICU并接受介入治疗，有行气管插管、深静脉置管等侵入性操作，有真菌感染的危险因素，而且在外院住院期间血培养已经明确有"白念珠菌"感染，并予氟康唑治疗。本次因"咳嗽、发热、气促"入院，诊断真菌感染是明确的，病程中合并细菌感染只是插曲，抗真菌治疗是贯穿病情发展的中心要素。

抗菌谱方面，体外试验表明伏立康唑具有广谱抗真菌作用，对念珠菌属（包括耐氟康唑的克柔念珠菌、光滑念珠菌和白念珠菌耐药株）具有抗菌作用。有文献提示，对氟康唑和伊曲康唑敏感性降低的真菌，对伏立康唑的敏感性亦有可能降低。本例中患者予伏立康唑治疗不佳的原因可能有：①由于氟康唑的不规范应用导致病菌对伏立康唑敏感性下降；②用药时间不够。卡泊芬净对许多种致病性曲霉菌属和念珠菌属真菌具有抗菌活性，但临床中对白念珠菌的效果一般，通常不作为治疗白念珠菌的首选药物，本例中疗效也欠佳。对两性霉素B敏感的真菌有新型隐球菌、皮炎芽生菌、组织胞浆菌、球孢子菌属、孢子丝菌属、念珠菌属等。因其肝肾损害大，在使用中需严密监测肝肾功能变化。本例患者在使用过程中出现过寒战、发热、低血钾等，但没出现严重的肝肾功能损害，故能持续使用下去，直至最后治愈。

在ICU常用抗真菌药物中，伏立康唑、卡泊芬净的毒副作用较两性霉素B少，故其价格虽然高昂，但还是经常作为首选。而本病例亦给我们一个反思，贵药未必是最好的选择，合适的才是最佳方案。

（曾举浩 马岳峰）

特别鸣谢

广东省中医院	韩 云
东莞市人民医院	蓝光明
广东省中医院	丁邦晗
深圳市人民医院	刘雪燕
惠州市中心人民医院	乐 胜
首都医科大学附属北京朝阳医院	何新华
广州医科大学附属第三医院	徐 仲
郑州大学第一附属医院	孙荣青

病例 30　点石成金

患者张××，男性，41岁，因"咳嗽、气促2周，机械通气后发热伴胸痛10天"于2012年10月11日转入我院ICU。

一、病史特点

1. 中年男性，急性起病，无高血压、哮喘和糖尿病史，既往有吸毒史，有梅毒、丙肝病史，已治愈，无外伤史。

2. 患者于半个月前在澳门娱乐场所停留1周后，出现干咳、气促、胸痛等症状，伴发热，最高体温40.8℃。在诊所就医疑诊"肺炎"，服药后出现皮疹，10天前（PD10）转入镜湖医院，胸片未见明显异常，给予莫西沙星、哌拉西林钠他唑巴坦钠、抗病毒等治疗。次日（PD9）血常规：WBC $11.7×10^9$/L，NEUT% 92%，PCT 1.75ng/mL。7天前（PD7）突发呼吸困难、发绀，伴发热，39℃，咳脓样血痰，予以气管插管机械通气，需要大剂量镇静剂联合肌松药处理。痰培养为耐甲氧西林金黄色葡萄球菌（MRSA）、念珠菌，G试验阳性，先后应用美罗培南、万古霉素、阿尼芬净、左氧氟沙星、利奈唑胺、米卡芬净等联合使用甲泼尼龙抗炎治疗。经治疗后仍反复发热，低氧血症难以纠正，但热峰略有下降，住院后第10天转至我院ICU，转运当日呼吸机参数：容控模式纯氧下，潮气量（Vt）400mL，呼吸频率（R）16次/min，呼气末正压（PEEP）10cmH₂O，氧合指数<100mmHg。

3. 体格检查　T 38.5℃，HR 125次/min，R 16次/min，BP 138/90mmHg。皮肤巩膜无黄染，口唇未见发绀，浅表淋巴结无肿大，未见皮疹；双侧肺呼吸音粗糙增强，双上肺闻及大量湿啰音，双下肺闻及干啰音。心界不大，腹部正常，未见水肿。

4. 辅助检查　入我院当日检测结果示，血常规：WBC $23.95×10^9$/L，NEUT 0.899；肝肾功能及凝血指标正常，血糖16.21mmol/L；G试验147pg/mL，PCT 4.95ng/mL。心电图无特异性改变。

血气分析：FiO₂ 100%，PaO₂ 73mmHg。

外院胸片及CT变化如图30-1～图30-3所示。

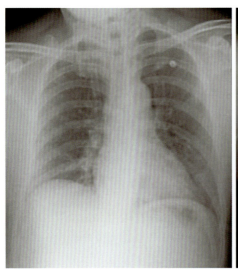

外院第2天　　　　　　　　　　　　外院第3天

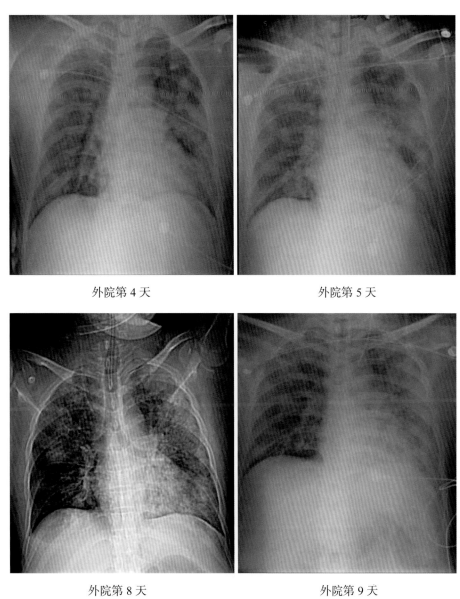

外院第 4 天　　　　　　　　　　外院第 5 天

外院第 8 天　　　　　　　　　　外院第 9 天

图 30-1　外院胸片变化

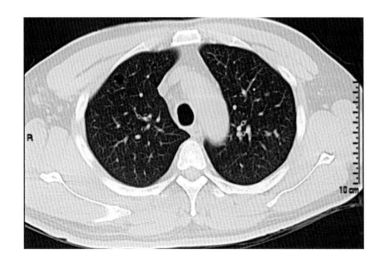

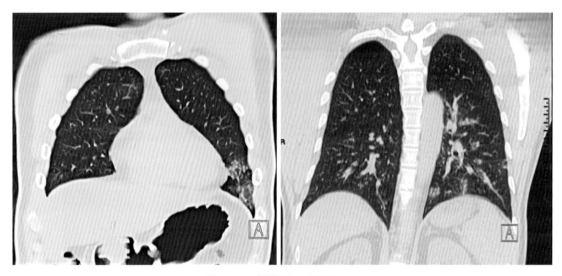

图 30-2 外院第 2 天胸部 CT

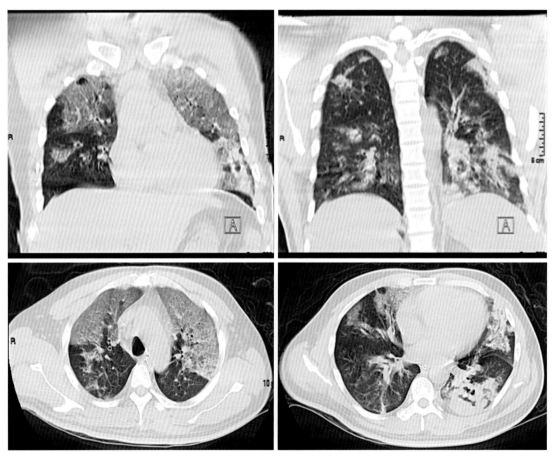

图 30-3 外院第 8 天胸部 CT

外院纤维支气管镜检查，考虑坏死性渗出（图 30-4）。

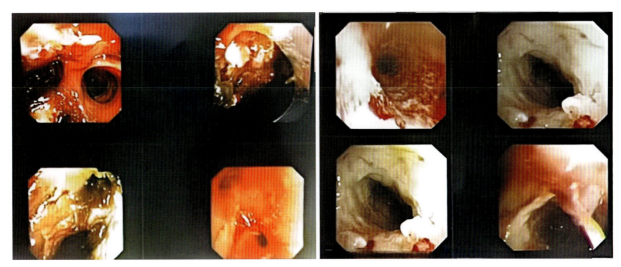

外院第5天　　　　　　　　　　　　　外院第9天

图30-4　外院纤维支气管镜检查

二、初步诊断

①急性重症肺炎，Ⅰ型呼吸衰竭；②2型糖尿病。

三、诊疗经过

患者转入我院 ICU 当日立即予以镇静程度评分及脏器功能系统测评，同时予以亚胺培南西司他丁钠 1.0g q.8h.，利奈唑胺 0.6g q.12h.，卡泊芬净 50mg q.d.，当晚体温最高仍然 39.3℃。第2天（D2）早晨科主任查房，加用复方磺胺甲噁唑 960mg t.i.d.，甲泼尼龙针剂 40mg q.12h.（第5天减半量），大剂量硫酸沙丁胺醇溶液雾化吸入。

D4 肺部啰音稍有减少，吸氧浓度（FiO_2）降低到 60%，血氧饱和度（SaO_2）99%。

D5 WBC $10.74 \times 10^9/L$，PCT 1.9ng/mL，G 试验 10pg/mL，FiO_2 48%，SpO_2 99%。

D8 体温在 37~37.6℃之间波动，呼吸机参数较低，PCT 正常，支原体抗体检测阳性，停用亚胺培南西司他丁钠，加上阿奇霉素针剂 0.5g 静脉滴注 q.d. 治疗。夜班气管导管末端痰痂堵塞被动拔除气管插管，更换为无创呼吸机面罩通气。仍然使用中量咪达唑仑注射液维持患者安静状态。

D9 停用无创呼吸机，无发热，停镇静剂。

抗生素调整方案见表 30-1。

表30-1　抗生素调整方案（D1~D8）

D1	D2	D3~D7	D8
亚胺培南西司他丁钠 1.0g q.8h.			
利奈唑胺 0.6g q.12h.			
卡泊芬净 50mg q.d.			
	复方磺胺甲噁唑 960mg t.i.d.		
			阿奇霉素 0.5g q.d.

治疗期间检测资料见图 30-5~图 30-9。

痰涂片见较多黏液及少许鳞状上皮、组织细胞及中性粒细胞，未见真菌孢子和菌丝。流式细胞仪检测 CD4/CD8>2.0，排除艾滋病等免疫性疾病。

D13 转我院普通病房继续治疗，转出时体温 36.5℃，面罩吸氧下 SpO_2 98%，血压心率正常，双肺仍然有不规则分布的中量干啰音，WBC $12.04×10^9/L$。

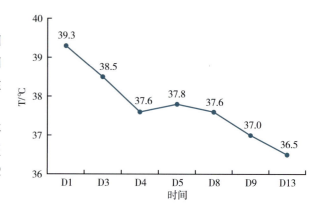

图 30-5 体温变化趋势图（D1~D13）

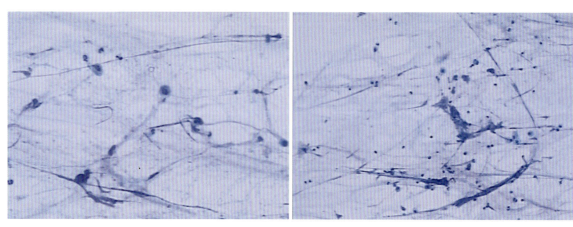

图 30-6 痰涂片（D2）

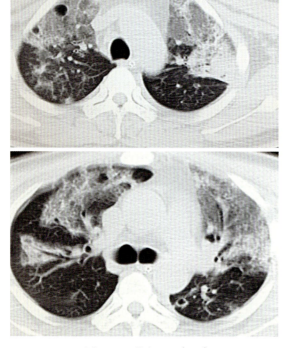

图 30-7 胸部 CT（D5）

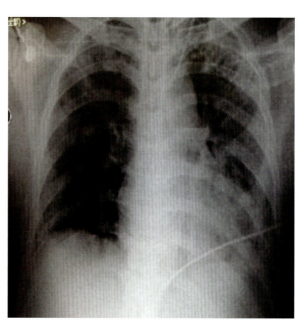

图 30-8 胸片（D8）

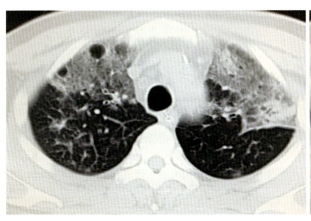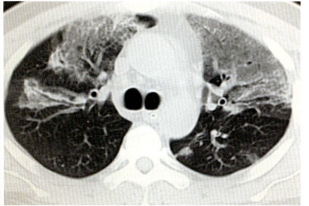

图 30-9　胸部 CT（D10）

第一阶段小结

　　患者为中年男性，在特定的场所内劳累居住生活一段时间，出现呼吸道急性症状，以咳嗽、阵发性气促伴不规则胸痛和发热为主要线索，在镜湖医院按照重症肺炎予以规范的抗生素轮换治疗，但症状及肺部损伤仍进行性加重。转来我院 ICU 经使用亚胺培南西司他丁钠、利奈唑胺、卡泊芬净、复方磺胺甲噁唑、阿奇霉素、甲泼尼龙治疗后，临床症状逐渐缓解，最终撤离呼吸机，治疗 13 天转出 ICU。

　　此刻，重症肺炎的致病菌尚不明确，请您就现有的资料分析最可能的致病菌是什么？下一步治疗方案是否需要调整？

专家点评

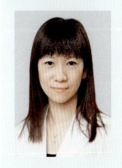

尹海燕　暨南大学附属第一医院副院长，博士研究生导师
美国哈佛大学医学院附属布莱根妇女医院访问学者
国家卫生健康委医疗应急工作专家组重症医学科成员
中国女医师协会重症医学专业委员会常务委员兼秘书长
中华医学会重症医学分会委员
中国医药教育协会血栓与止血危重病专业委员会常务委员
广东省医学会重症医学分会副主任委员
广东省医学教育协会重症医学专业委员会主任委员
广东省医院协会重症医学管理专业委员会副主任委员

　　该患者病史特点：①有吸毒史，起病时在特殊场所劳累居住。②高热干咳起病，病情进展迅速；G 试验 147pg/mL、PCT 4.95ng/mL。③外院胸片及 CT 提示：以双侧中上肺为主的磨玻璃样渗出改变，左下肺可见实变并气肿征。④予以广谱抗生素、棘白菌素类抗真菌药及皮质激素治疗无效。⑤加用复方磺胺甲噁唑后临床症状逐渐好转，各项实验室指标改善。根据以上分析，认为最可能的致病菌为肺孢子菌。

　　肺孢子菌肺炎的临床特点：多发于高危人群，起病较急（非 AIDS 患者），开始时干咳，迅速出现高热、气促，症状严重，部分患者可闻及散在湿啰音。未经治疗者全部死于呼吸衰竭。影像学检查：部分患者胸部 X 线可正常。典型的 X 线表现为弥漫性肺间质浸润。病情迅速发展为肺泡实变，在实变病灶中夹杂有肺气肿和小段肺不张。复方磺胺甲噁唑治疗有效。

患者转出 ICU 时肺部仍然存在中量干啰音，住院第 10 天胸部 CT 示双肺磨玻璃样渗出病灶仍存在，提示肺部感染未完全好转，抗感染治疗需持续。下一步方案调整建议：①继续使用复方磺胺甲噁唑治疗；②根据患者前期痰培养有耐甲氧西林金黄色葡萄球菌（MRSA）及念珠菌、纤维支气管镜下见坏死性渗出，建议保留利奈唑胺抗 G⁺ 菌，卡泊芬净改为氟康唑；③阿奇霉素使用 5 天剂量可以停用。

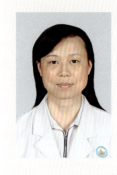

林珮仪　广州医科大学附属第二医院急诊科原主任
中华医学会急诊医学分会青年委员
广东省医学会急诊医学分会常务委员
广东省医师协会急诊医师分会副主任委员
广州市医学会急诊医学分会副主任委员
广州市急诊医学医疗质量控制中心副主任
广州市院前急救管理专家委员会委员

根据现有的资料分析，患者重症肺炎为社区获得性肺炎（CAP）与呼吸机相关性肺炎（VAP）并存，痰培养为 MRSA、念珠菌，G 试验阳性，混合感染可能性大，而且是免疫抑制宿主肺炎。一般细胞免疫损害者肺部感染以细胞内寄生物为主，如李斯特菌、诺卡菌、伤寒杆菌以外的沙门菌、分枝杆菌、军团菌，以及真菌（念珠菌、曲霉、隐球菌、肺孢子菌等）、病毒（主要是疱疹病毒包括巨细胞病毒）、寄生虫（弓形虫、粪类圆线虫）。外院多次胸片变化发展快，双肺多个棉花团样渗出，呈现游走性，前期予以规范的抗生素轮换治疗，但症状及肺部损伤仍进行性加重，加用复方磺胺甲噁唑诊断性治疗后明显好转，而复方磺胺甲噁唑对肺孢子菌与诺卡菌有特效，所以本病最可能的致病菌是肺孢子菌或诺卡菌。

下一步的治疗方案是进一步查证病原体，考虑重症肺炎为混合感染可能性大，可继续用利奈唑胺、卡泊芬净、复方磺胺甲噁唑、甲泼尼龙治疗。用药疗程要足够，利奈唑胺连续治疗 14~28 天，复方磺胺甲噁唑连续治疗 2~3 周；虽然入院第 5 天 G 试验阴性，卡泊芬净抗真菌疗程不够，一般最少 6 周，且卡泊芬净对耶氏肺孢子菌肺炎也有良好的疗效，可考虑继续用。阿奇霉素可不用，因为支原体抗体检测阳性不一定有支原体感染。另外，病史中诉有磺胺等多种药物过敏史，要跟家属沟通使用药物的利弊。

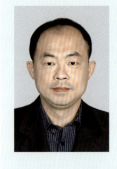

钱　欣　福建省立医院、福建省急救中心急诊科副主任
国家紧急医学救援队（福建）副队长
福建省急诊质量控制中心秘书长
中华预防医学会灾难预防医学分会常务委员
福建省卫健委应急管理专家组专家
福建省海峡医药卫生交流协会急诊医学分会常务理事
福建省海峡医药卫生交流协会灾难医学分会会长

结合患者病史及入院后 13 天的治疗情况，考虑此重症肺炎为侵袭性肺曲霉病可能。患者生

活不检，有吸毒史，并在娱乐场所长时间滞留，视其为可能的发病原因。临床症状上表现为高热、咳嗽、咯血、气促、胸痛等症状，其中以胸膜性胸痛及血痰具有提示性诊断价值。其胸部CT 提示有早期胸膜下高密度结节实变影，部分内有空腔或"新月征"形成，具有一定的特征性诊断意义。同时，患者院内外 G 试验阳性，也提示侵袭性霉菌感染存在。早期阿尼芬净、米卡芬净治疗曲霉效果不佳，入院后改用卡泊芬净逐步起效。

建议反复痰检（加做 KOH 涂片染色）、痰液培养、纤维支气管镜活检，以期明确诊断。卡泊芬净疗程根据患者病情转归情况以及对治疗的临床反应，应使用 2 周以上，亦可调整为两性霉素 B 脂质体和伏立康唑。

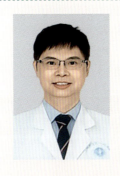

孟新科　深圳市第二人民医院重症医学科副主任
深圳市医学会重症医学分会第五届主任委员
深圳市第七届政协委员
中国医师协会急诊医师分会第四届委员
中国研究型医院学会休克与脓毒症专业委员会委员
中国医师协会急诊医师分会第四届急诊危重病学组副主任委员
《中国急救医学》杂志编委

从治疗过程及反应来看，给人第一印象似乎在所有抗菌药物中复方磺胺甲噁唑起了决定性作用，从而提示该患者的致病菌为耶氏肺孢子菌。事实果真如此吗？

耶氏肺孢子菌病是一种机会性感染，多以免疫功能低下者患病，健康成年多为隐性感染，不会发病。影像学特点为以肺门为中心向外周逐渐扩展的早期间质性病变，晚期肺泡渗出性病变，类似于肺水肿的表现。大剂量复方磺胺甲噁唑治疗有效。该患者既往体健，无任何导致免疫功能低下的基础疾病或诱因；虽然看似治疗过程中加用复方磺胺甲噁唑有效，其实本病例所用复方磺胺甲噁唑的剂量距离常规肺孢子菌肺炎（PCP）治疗需要的剂量相差很远。本例患者每日用复方磺胺甲噁唑 3g，而规范治疗 PCP 需要 8～12g。因此，临床考虑该患者为 PCP 可能性小。患者初期使用莫西沙星无效，后期未再使用抗非典型病原菌药物，但其病情反而好转，故可排除之。病毒及结核可以不考虑。患者在整个病程中持续使用强有力抗 G^- 菌的药物哌拉西林他唑巴坦、亚胺培南西司他丁钠等无效，G^- 菌都可排除。患者虽然痰培养中发现 MASR，但病程中一直使用万古霉素、利奈唑胺，但前 10 天一直无效，故 MASR 或其他 G^+ 菌感染的可能性也小。

在整个治疗过程中，前期不规则使用抗真菌药物，后期规范持续使用卡泊芬净，多次 G 试验阳性，经过抗真菌药物 G 试验转为阴性，体温下降、肺部渗出性病变吸收。从流行病学特点来看，健康人发生肺部念珠菌感染的可能性很低，尽管患者痰培养有念珠菌，但不能认为其为致病菌。结合患者在娱乐场所长时间逗留、肺部大片实变伴空洞形成、空洞在病程中有多种变化、后期持续使用卡泊芬净、激素有效，临床有理由高度考虑曲霉菌感染，曲霉菌性肺炎可能性大。患者疾病早期虽也使用抗真菌药物，但效果不好，考虑与使用阿尼芬净、米卡芬净等对曲霉菌效果差有关。卡泊芬净对曲霉效果肯定，但临床上似乎退热及起效速度不及伏立康唑，故疗程相对长，退热相对慢一些。

鉴于患者已经退热，肺部影像有所吸收，下一步调整抗生素可更改为伏立康唑口服维持治疗 1 个月后复诊。

　　患者转入普通病房后，出现躁动、幻觉、失眠等症状，精神科予以奥氮平、氯硝安定等协同治疗，继续卡泊芬净、利奈唑胺治疗，解痉平喘药物没有更改；医护人员发现患者可能暗地里重新吸服毒品大麻，患者于第 18 天（转出 ICU 第 5 天）下午再次出现发热、气促、烦躁不安，痰培养提示超广谱 β-内酰胺酶（ESBL）阳性肺炎克雷伯菌（药敏结果详见表 30-2）。当晚重返 ICU，予以气管插管镇静通气治疗。当时体查：T 36.3℃，HR 158 次/min，R 24 次/min，BP 148/92mmHg；双肺大量干啰音。腹部正常，全身无浮肿。复查胸部 CT 较第 10 天肺部病灶没有加重，渗出与胸腔积液均有轻度改善（图 30-10）。WBC、PCT 变化趋势见图 30-11、图 30-12。

表 30-2　痰培养及药敏试验结果（D18）

检测项目			结果		
细菌培养			肺炎克雷伯菌肺炎亚种		
ESBL 检测			+		
真菌培养/鉴定			无		
抗生素	最小抑菌浓度	敏感度	抗生素	最小抑菌浓度	敏感度
头孢吡肟	4	敏感	庆大霉素	≥16	耐药
氨苄西林/舒巴坦	≥32	耐药	亚胺培南西司他丁钠	≤1	敏感
氨苄西林	≥32	耐药	左氧氟沙星	≥8	耐药
氨曲南	16	耐药	呋喃妥因	≥512	耐药
头孢唑林	≥64	耐药	哌拉西林他唑巴坦	≤4	敏感
阿米卡星	≤2	敏感	妥布霉素	8	中介
头孢替坦	≤4	敏感	复方磺胺甲噁唑	≥320	耐药
头孢他啶	4	敏感	头孢哌酮钠舒巴坦钠	26（KB 法）	敏感
头孢曲松	≥64	耐药	厄他培南	≤0.5	敏感
环丙沙星	≥4	耐药			

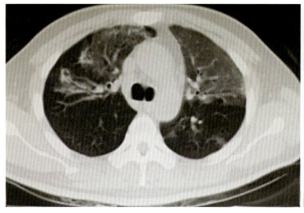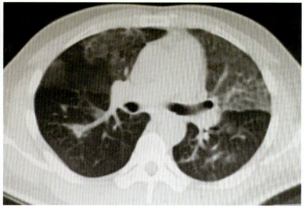

图 30-10　胸部 CT（D19）

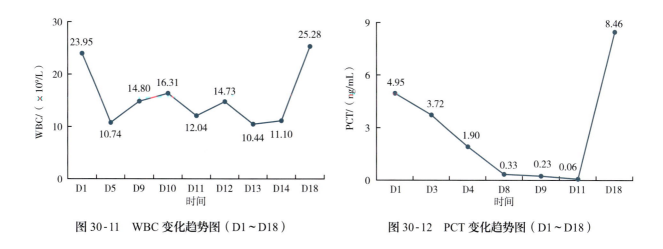

图 30-11　WBC 变化趋势图（D1～D18）　　　　　图 30-12　PCT 变化趋势图（D1～D18）

患者反复出现烦躁不安，需要持续使用丙泊酚、咪达唑仑镇静，间断使用吗啡，同时坚持长效青霉素治疗梅毒。

抗生素调整方案见表 30-3。

表 30-3　抗生素调整方案（D1～D17）

D1	D2	D3～D7	D8	D9～D17
亚胺培南西司他丁钠 1.0g q.8h.				
利奈唑胺 0.6g q.12h.				
卡泊芬净 50mg q.d.				
复方磺胺甲噁唑 960mg t.i.d.				
阿奇霉素 0.5g q.d.				

第二阶段小结

患者转到普通病房后唯一停用的抗生素就是复方磺胺甲噁唑，一直有发作性气促、烦躁等症状，肺部干啰音持续存在，转出第 5 天再次发生发热、气促，痰培养发现有亚胺培南西司他丁钠敏感的肺炎克雷伯菌，WBC 从 $10.44 \times 10^9/L$ 升至 $25.28 \times 10^9/L$，并且 PCT 较前显著升高，从 0.06ng/mL 升高达 8.46ng/mL。此刻，我们疑惑的是：

1. 病情加重是合并新的感染？还是原发感染的再次加重？
2. 下一步抗生素治疗方案应如何调整？

专家点评

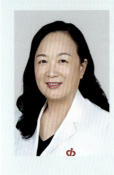

曾 勉　中山大学附属第一医院 MICU 原主任，博士研究生导师
中华医学会呼吸病学分会危重医学学组委员
广东省医学会结核病学分会副主任委员
广东省中西医结合学会重症医学专业委员会副主任委员
广东省健康管理学会重症医学专业委员会副主任委员
广东省医学会重症医学分会委员
广东省医师协会重症医学医师分会委员

患者特点：41 岁，吸毒史，梅毒病史，磺胺过敏史，发病前，在赌场 1 周（熬夜）；一直气促，有干啰音，双上肺渗出性病变，体温经治疗下降至正常，5 天后再发热，WBC 从 $10.44×10^9$/L 升至 $25.28×10^9$/L，PCT 从 4.59ng/mL 降至 0.06ng/mL 又升高达 8.46ng/mL；亚胺培南西司他丁钠使用有效，使用 7 天，体温有下降趋势；一直使用激素；吸毒停药后戒断综合征。

从以上特点考虑：病情加重应考虑原有感染未完全控制并出现并发症，如出现肺外感染（严重脓毒症、亚急性细菌性心内膜炎或颅内感染），下一步抗生素治疗方案调整：痰培养药敏肺炎克雷伯菌，产 ESBL，对多种抗生素敏感，可考虑选用血浓度和局部浓度较高、能透过血脑屏障的抗生素哌拉西林钠他唑巴坦钠 4.5g q.6h.，或美罗培南 1.0g q.6h.，联合伏立康唑 0.2g q.12h.，静脉滴注。

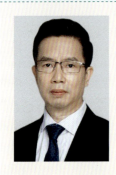

孙 诚　广东省人民医院重症监护二科主任医师
广东省医疗安全协会重症医学分会副主任委员
广东省基层医药学会重症医学专业委员会常务委员
广东省肝脏病学会重症医学专业委员会第三届委员会常务委员
广东省泌尿生殖协会肾脏移植学分会第二届常务委员
广东省健康管理学会内科危重症多学科诊疗专业委员会委员
广东省医学会医院感染预防与控制学分会第一届重症感染预防与治疗学组成员

从患者所提供的影像资料来看，只有外院第 8 天 CT 提示有双上肺及左下肺病变灶，并且两处感染灶性质不一样，考虑为两种不同病因所致的感染。后续双上肺与左下肺的病变是否同步吸收消退，CT 图像资料未提供，转普通病房左下肺病变情况不清。患者转入普通病房后，临床症状未完全缓解，再次出现发热及相关症状加重，结合临床及检验结果考虑为原有感染基础上加重所致的可能性大。

患者临床症状较入院时轻，结合痰培养结果为肺炎克雷伯菌，可考虑按照药敏使用哌拉西林他唑巴坦或者头孢哌酮钠舒巴坦钠等加酶抑制剂的抗菌药物，停用利奈唑胺、阿奇霉素，用药前完善相关细菌学检查。

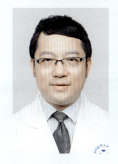

林新锋　广州中医药大学第一附属医院重症医学科主任

中国中西医结合学会重症医学专业委员会常务委员

广东省医院协会重症医学管理专业委员会常务委员

广东省中医药学会重症医学专业委员会主任委员

广东省中西医结合学会重症医学专业委员会副主任委员

广东省肝脏病学会重症医学专业委员会副主任委员

广东省临床医学学会临床重症医学专业委员会副主任委员

广东省医学教育协会重症医学专业委员会副主任委员

患者第 8 天停用亚胺培南西司他丁钠，采用利奈唑胺＋卡泊芬净＋复方磺胺甲噁唑＋阿奇霉素的联合抗感染方案 5 天，一直到第 13 天转科前，没有发热，病情相对稳定，说明这个阶段的抗感染方案是有效的。转入普通病房后仅停用复方磺胺甲噁唑，而其他抗菌药物没有变化，病情又开始变差，第 18 天又开始发热，是否与停用复方磺胺甲噁唑有关值得怀疑。但是从临床表现与复查的结果看，患者除了重新高热之外，还伴有白细胞显著增加、PCT 升高，痰培养见产酶肺炎克雷伯菌，虽说痰培养结果不太可信，但结合上述临床表现与检验结果，还是要考虑二重感染的可能。

鉴于该患者有免疫功能低下的情况（吸毒、极度疲劳等），虽然流式细胞仪检查排除了HIV，但资料中没有提供有关于耶氏肺孢子菌肺炎的相关检查结果，结合复方磺胺甲噁唑治疗有效，不能排除耶氏肺孢子菌肺炎的可能。因此应考虑在原先疾病没有完全控制的基础上合并新的感染，建议抗生素调整为亚胺培南西司他丁钠＋利奈唑胺＋卡泊芬净＋复方磺胺甲噁唑。考虑到利奈唑胺已经用了超过 2 周，如果血培养没有阳性球菌生长，可以考虑停用。

重返 ICU 后，经过讨论，考虑患者病情加重的原因不是新发感染，很可能是停用复方磺胺甲噁唑后原感染复发，于是重新启用复方磺胺甲噁唑抗感染治疗，其他抗生素未做调整。D21 复查胸片，肺部炎症改善（图 30-13）。

患者病情逐步好转，于第 23 天撤离呼吸机、拔除气管插管，复查各类炎症指标改善，第 27 天转入呼吸科。患者转入呼吸科后，仍然表现为气促反复发作，烦躁多动，时有大汗淋漓等自主神经功能紊乱表现，除了奥氮平、硝基安定外，还使用过盐酸度洛西汀肠溶胶囊、氯丙嗪、氟哌啶醇、曲马多等药物。炎症指标持续偏高，第 28 天开始增加了亚胺培南西司他丁钠，常规剂量治疗，使用 10 天后停用，改为莫西沙星治疗。第 33 天胸部 CT 见图 30-14。

为了明确病原菌，呼吸科于第 43 天做了纤维支气管镜下支气管内膜刷检（图 30-15）、经皮穿刺肺活检（图 30-16），病理结果未能发现肺孢子菌。主气管新生物经纤维支气管镜气管内活检送检均为炎性肉芽组织（图 30-17）。术后出现单侧气胸，闭式引流后康复。第 62 天胸部 CT 见图 30-18。

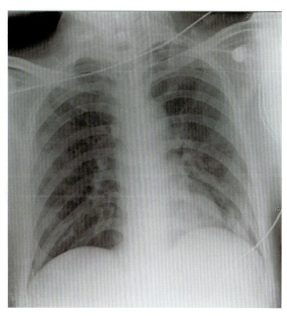

图 30-13　胸片（D21）

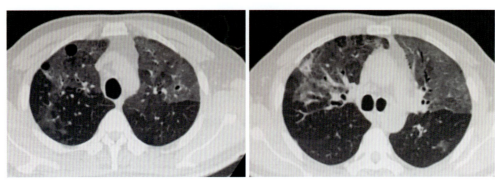

图 30-14　胸部 CT（D33）

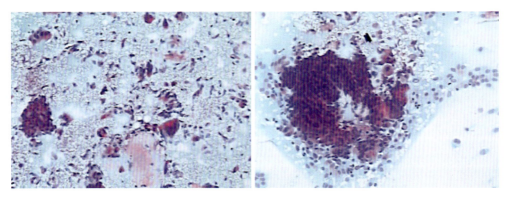

图 30-15　纤维支气管镜下刷检（右上叶支气管毛刷，D43）
涂片见柱状上皮细胞，细胞有一定退变，未见肿瘤细胞及其他特征性病理改变

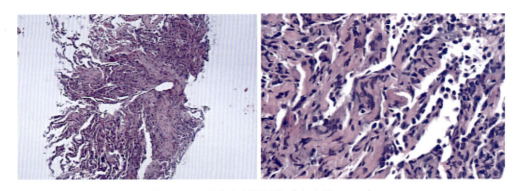

图 30-16　经皮穿刺肺活检（左上肺，D43）
肺泡上皮轻度增生，但异型性不明显，肺泡间隔轻度增宽，灶性淋巴细胞聚集，未见肿瘤或肉芽肿性病变

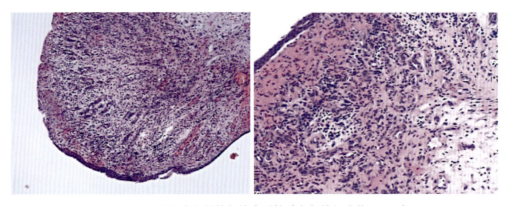

图 30-17　纤维支气管镜气管内活检（主气管新生物，D43）
送检均为炎性肉芽组织

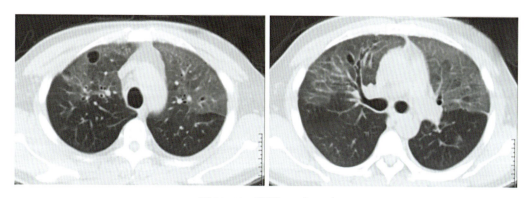

图 30-18 胸部 CT（D62）
双肺渗出病变部分吸收，但新出现少许渗出性病灶，右上肺肺大疱、左侧少量胸腔积液，大致同前

第 64 天病情好转出院，后到云南丽江疗养，一直口服复方磺胺甲噁唑治疗达 2 个月。
D18～D60 的抗生素方案见表 30-4。WBC、PCT 变化趋势见图 30-19、图 30-20。

表 30-4 抗生素方案（D18～D60）

D18	D19～D28	D29	D30～D39	D40	D41～D59	D60
利奈唑胺 0.6g q.12h.						
卡泊芬净 50mg q.d.						
	复方磺胺甲噁唑 960mg t.i.d.					
	亚胺培南西司他丁钠 1.0g q.8h.					
					左氧氟沙星 0.4g q.d.	

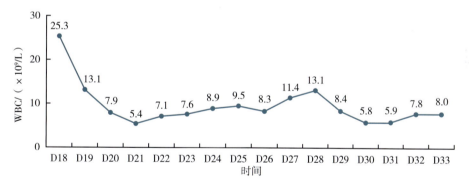

图 30-19 WBC 变化趋势图（D18～D33）

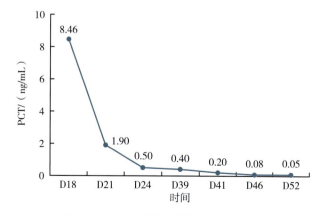

图 30-20 PCT 变化趋势图（D18～D52）

四、出院诊断

①双肺重症肺炎，Ⅰ型呼吸衰竭；②2型糖尿病；③梅毒。

第三阶段小结

患者转出ICU后停用复方磺胺甲噁唑，病情再次加重，后经重新使用复方磺胺甲噁唑960mg t.i.d.口服，病情稳定好转，但病理活检未见肺孢子菌。综上资料，大家对"肺孢子菌肺炎"的诊断存在意见分歧，希望得到您的宝贵意见！

专家点评

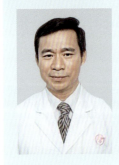

高友山　暨南大学附属第一医院重症医学科原主任
广东省医学会重症医学分会常务委员
广东省中西医结合学会重症医学专业委员会常务委员
广东省医学会医疗事故技术鉴定专家

应考虑肺孢子菌肺炎（PCP）的诊断，理由如下：①尽管PCP主要见于获得性免疫缺陷综合征（AIDS）患者、器官移植接受免疫抑制剂患者、先天性免疫缺损患者，以及恶性肿瘤如白血病、淋巴瘤患者，但也见于继发性免疫功能低下患者。此患者有吸毒史，抵抗力低下，发病前有在娱乐场所连续停留1周的过度"操劳"史，为PCP提供了感染的机会。②患者的临床症状以呼吸道症状为主，咳嗽、气促，但开始无痰，逐渐出现呼吸衰竭，与PCP症状相符。后住院中痰多，考虑合并了细菌感染。③多次CT片示双上肺磨玻璃样改变，且有肺大疱形成，符合PCP的影像学改变。④患者病理活检没见到肺孢子菌，但所给的病理片为常规苏木精-伊红染色片，而肺活检组织病理切片检测肺孢子菌的最佳方法是六胺银染色法。此时肺孢子菌包囊染成灰黑色或深褐色，呈特征性括弧样结构。但该方法的缺点是操作复杂、耗时长、不易掌握。另外，经皮穿刺肺活检诊断PCP的准确率为60%～95%，但经皮穿刺肺活检没见到肺孢子菌也不能除外PCP。⑤多次诊断性使用PCP一线用药复方磺胺甲噁唑治疗有效。

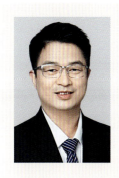

温妙云　广东省人民医院重症医学科主任医师，博士研究生导师

美国哈佛大学医学院访问学者

广东省杰出青年医学人才

中国中西医结合学会第四届重症医学专业委员会常务委员

广东省医院协会重症医学管理专业委员会副主任委员兼青年委员会主任委员

广东省医学会重症医学分会第五届委员会委员

中华医学会急诊医学分会第十届委员会危重病质量管理学组成员

中国医学救援协会青年科学家委员会常务委员

广东省呼吸与健康学会临床研究专业委员会副主任委员

广东省病理生理学会第八届理事

广东省病理生理学会危重病医学专业委员会委员

World Journal of Emergency Medicine 杂志编委

《中华危重病急救医学》杂志编委

　　主要病原学诊断应考虑 PCP，符合 PCP 的影像学特征：双肺弥漫磨玻璃样改变，双肺网状影，其病理机制为肺孢子菌入侵肺部，主要停留在肺泡间质及肺泡腔内，引起肺泡性炎、肺间质炎及小叶间隔增厚，部分患者可出现肺段实变及肺大疱。此患者病理提示：肺泡间隔轻度增宽；左肺部分肺段实变及右上肺肺大疱。

　　病原学染色法敏感性低：PCP 实验室诊断方法包括病原学诊断、免疫学诊断和分子生物学诊断，比较各种检测肺孢子菌的检查手段，病原学染色法敏感性最低，检出率比较低；PCR 方法的敏感性最高，有助于 PCP 的早期诊断。

学习心得

　　肺孢子菌肺炎（pneumocystis pneumonia，PCP）是一类具有独特临床特征且在诊疗上充满挑战的疾病，长期以来吸引着医学界的广泛关注。本例患者转入我院 ICU 后，我们迅速对其各类临床资料展开了全面梳理。从疾病的起病过程来看，患者的症状表现以及影像学特征均呈现出显著的指向性，强烈提示肺孢子菌肺炎。基于这些关键依据，对患者予以复方磺胺甲噁唑（SMZ/TMP）治疗。经过 ICU 的积极救治，患者病情首次得到有效控制，随后顺利转入普通病区。然而，在停用 SMZ/TMP 仅仅 3 天后，患者再度出现发热症状。考虑到患者存在吸食大麻这一特殊因素，在第二次转入 ICU 时，依旧坚定地将治疗方向锁定为耶氏肺孢子菌肺炎。病情再度得到控制后，患者转入呼吸科，在此期间持续坚持用药。令人费解的是，尽管相继开展了活检和灌洗等多项检查，却始终未能发现病原体的踪迹。促使我们反思：为何在高度疑似 PCP 且积极治疗的情况下，病原体却难以明确？

　　1981 年 6 月，美国 CDC 发布报告指出，在洛杉矶和纽约的男性同性恋群体中，PCP 的发病率出现异常升高的情况。随后，类似现象在其他地区也相继出现。这些患者普遍存在 T 淋巴细胞减少以及功能低下的问题，PCP 由此成为 HIV/AIDS 患者最为常见且具有致死性的机会性感染疾病。然而，随着时间的推移以及医学研究的持续深入，世界各地的多项临床研究发现，非

HIV/AIDS 患者中 PCP 的病例数量也在逐渐增加，并且呈现出与 HIV/AIDS 患者截然不同的特点。例如，非 HIV/AIDS 患者可能更多与基础疾病（如恶性肿瘤、自身免疫性疾病等）、长期使用免疫抑制剂或糖皮质激素等因素相关。这一变化趋势提醒临床医生，在面对不同人群时，必须充分考量 PCP 的多样性，灵活调整诊断与治疗策略。（表 30-5）

表 30-5　AIDS 和非 AIDS 免疫抑制宿主 PCP 的差异

	AIDS	非 AIDS
PCP 发病	缓起低热、干咳气急逐步加重，一旦呼吸衰竭，则病情迅速进展	突起，迅速进入呼吸衰竭
潜伏期	4 周	2 周
影像学表现	双侧间质性浸润，逐渐进展至肺泡实变。约 10% 或更多患者 X 线可以正常，但 CT 显示磨玻璃样改变	表现更显著，进展更迅速。很少见到 X 线正常者
低氧血症	相对较轻	严重
肺内菌体负荷	低	高
肺中性粒细胞数和炎症反应	少，相对较轻	多而重
导痰诊断率	高	低
SMZ/TMP 治疗	有效，治疗反应慢（5~9 天），不良反应多	疗效佳，反应快（3~5 天），不良反应少
病死率	10%~20%，随着机械通气参数的增加，病死率上升	30%~60%

PCP 的诊断"金标准"是在痰、支气管肺泡灌洗液（BALF）或肺组织中成功找到肺孢子菌包囊或滋养体。但在实际临床应用中，对于非 AIDS 人群而言，诱导痰及咳出痰的阳性率极低，通常不足 5%。这一低阳性率使得通过痰液检测病原体的方法在非 AIDS 患者中的应用受到极大限制。而对于纤维支气管镜肺泡灌洗液，虽然在 AIDS 患者中的敏感度可达 89%~98%，但在非 AIDS 患者中，其敏感度可能会因个体差异、基础疾病等因素而有所不同，并且该检查属于有创操作，不可避免地存在一定风险和并发症，如出血、感染扩散等。

血清学和分子生物学技术（如 PCR 等）作为新兴的诊断方法，正处于不断发展与完善的阶段。其中，1,3-β-D-葡聚糖试验（G 试验）在 PCP 的诊断中发挥着重要的辅助作用，不仅能够辅助诊断 PCP，还可以通过动态监测其数值变化，有效观察 PCP 患者的治疗效果，评估病情的发展趋势。更为关键的是，G 试验能够依据其检测水平，在一定程度上区分肺孢子菌定植与感染状态。对于免疫损害情况不明确的多基础疾病患者乃至妊娠期妇女，肺孢子菌带菌率相对较高，尤其是长期使用激素的人群以及慢性阻塞性肺疾病急性加重期（AECOPD）患者。在这些人群中，准确判断是肺孢子菌定植还是感染，对于制定合理的治疗方案具有至关重要的意义。

对于非 AIDS 的 PCP，由于传统诊断"金标准"在这一人群中难以有效实施，极易导致治疗延误。因此，临床实践中主要以预防性治疗和经验性治疗为主。当患者的临床症状和影像学表现高度疑似 PCP，并且病情严重（呼吸空气时 $PaO_2 < 70mmHg$），或者病情进展迅速，又或者缺乏有效的诊断设施时，可考虑给予经验性 SMZ/TMP 治疗。这一决策是基于 PCP 的临床特点以及

治疗时机的紧迫性而作出的。在这种情况下，若一味等待明确的病原体诊断结果，极有可能导致患者病情急剧恶化，而经验性治疗能够在早期及时抑制病原体的生长繁殖，为患者争取宝贵的治疗时间。

回顾本病例，尽管患者在起病过程和影像学方面呈现出 PCP 的典型特征，并且经验性治疗也取得了一定效果，但始终未能成功找到病原体。这一现象可能由多种因素共同导致。一方面，正如前文所述，非 AIDS 患者诱导痰及咳出痰的阳性率极低，灌洗液等检查也可能由于取材部位不准确、操作技术不规范等原因，未能成功获取病原体。另一方面，患者吸食大麻这一特殊因素可能对病原体的检出产生干扰，或者患者并非单纯的 PCP 感染，而是存在其他病原体的混合感染情况，从而干扰了 PCP 的诊断。例如，大麻的吸食可能改变患者呼吸道的微环境，影响病原体的生存与繁殖，同时也可能影响免疫系统对病原体的识别与清除，进而增加了诊断的难度。

在治疗策略方面，尽管我们始终将 PCP 作为主要治疗方向，但在治疗过程中，需要密切关注患者的病情变化，及时对治疗方案进行调整与优化。例如，在病原体未明确的情况下，可以考虑联合使用其他针对可能病原体的药物，以扩大抗菌谱，提高治疗效果。同时，加强对患者免疫功能的监测与调节也至关重要。免疫功能的改善有助于增强患者自身对病原体的抵抗力，提高治疗的成功率。此外，多学科协作在这类复杂病例的诊断和治疗中发挥着不可或缺的作用。

通过对这一病例的深入剖析，我们认识到 PCP 在不同人群中所呈现出的复杂性以及诊疗过程中面临的诸多挑战。在未来的临床实践中，迫切需要进一步加强对 PCP 的研究力度。一方面，致力于研发更加敏感、特异的诊断方法，提高非 AIDS 患者 PCP 的诊断准确率，减少误诊和漏诊的发生。例如，探索新的分子生物学标志物或联合多种检测方法，以提高诊断的可靠性。另一方面，不断优化治疗策略，针对不同人群的特点制定更加精准、个性化的治疗方案，从而有效提高 PCP 的治疗效果，改善患者的预后。此外，加强对 PCP 流行病学和发病机制的研究，深入了解不同人群中 PCP 的发病特点和危险因素，为预防和早期干预提供科学依据。

（朱高峰　蒋文新）

特别鸣谢

暨南大学附属第一医院	尹海燕
广州医科大学附属第二医院	林珮仪
福建省急救中心	钱　欣
深圳市第二人民医院	孟新科
中山大学附属第一医院	曾　勉
广东省人民医院	孙　诚
广州中医药大学第一附属医院	林新锋
暨南大学附属第一医院	高友山
广东省人民医院	温妙云

病例 31　挥之不去的肺部渗出

患者女性，64 岁，因"反复发作气促 4 天，加重 6 小时"于 2022 年 4 月 22 日（D1）入住急诊监护室。

一、病史特点

1. 老年女性，急性病程。

2. 患者 4 天前出现活动后气促，多于平卧时发作，持续约数分钟，伴有夜间阵发性呼吸困难，休息或坐起后气促可缓解，间中伴有咳嗽咳痰，主要为白色黏痰。头晕乏力，伴有恶心呕吐，2 天前有排灰黑色糊状便，每天量约 100g，不伴畏寒发热，无胸闷胸痛，无腹痛腹泻。曾至中医馆就诊，口服中药症状缓解不明显。患者于 6 小时前气促症状较前明显加重，坐起和休息难以自行缓解，遂由家属送至我院急诊科就诊。急诊查血红蛋白 51g/L，心电图示：V2、V3 导联 R 波递增不良，NT-proBNP>9 000ng/mL，cTnT 45pg/mL，CREA 1 455.7μmol/L，予收至急诊监护室进一步诊治，近 1 周尿量较前减少。

3. 既往史　否认高血压、糖尿病、冠心病等病史，否认慢性肾脏病病史。间有乏力 1 年余，口服中药治疗。流行病学史无特殊。

4. 体格检查　T 36.8℃，HR 120 次/min，R 29 次/min，BP 173/93mmHg（硝普钠持续泵入）。神志清晰，端坐呼吸，无创呼吸机辅助通气下［吸气压力（IPAP）12cmH$_2$O，呼气压力（EPAP）6cmH$_2$O，吸入氧浓度（FiO$_2$）50%］，呼吸深快费力。烦躁不安，大汗淋漓，贫血貌，四肢皮肤湿冷。巩膜苍白，无黄染。双肺呼吸音粗，双肺满布湿啰音，律齐。腹软，无压痛反跳痛，移动性浊音阴性，肠鸣音 2 次/min，双下肢无浮肿。

5. 辅助检查

床旁即时检验（POCT）：PCT 0.24ng/mL，NT-proBNP>9 000ng/mL，cTnT 45pg/mL。

动脉血气分析：pH 7.269，PaCO$_2$ 22.1mmHg，PaO$_2$ 161.7mmHg，HCO$_3^-$ 9.9mmol/L，BE −15.67mmol/L，K$^+$ 6.5mmol/L，Lac 1.7mmol/L，氧合指数（PaO$_2$/FiO$_2$）320mmHg。

血常规：WBC 4.4×10^9/L，Hb 51g/L，PLT 241×10^9/L，NEUT% 73.6%。

肝功能：TBIL 9.8μmol/L，DBIL 3.0μmol/L，ALB 38.9g/L，ALT 15.59U/L。

肾功能：BUN 35.94mmol/L，CREA 1 455.7μmol/L。

凝血指标：INR 0.98，FIB 3.38g/L，PT 11.4s，APTT 28.5s，D-二聚体 2.94ng/mL。

二、初步诊断

①急性心力衰竭，心功能Ⅳ级；②急性肾功能衰竭；③消化道出血；④双肺肺炎；⑤重度贫血；⑥高钾血症。

三、诊疗经过

1. 急诊抢救室处理　消化道出血：质子泵抑制剂（PPI）持续泵入，抑酸护胃。急性心力衰竭：

呋塞米＋冻干重组人脑利钠肽利尿，硝普钠扩血管，无创呼吸机辅助通气。高糖加胰岛素降钾，碳酸氢钠补碱等。

2．EICU 的床旁血流动力学评估

肺部超声：双肺上下蓝点弥漫 B 线，Plus 点 B 线并双侧胸腔积液。心脏彩超：LVEF 21.7%，左心室短轴缩短率（FS）19%，下腔静脉内径（IVC）2.24cm，下腔静脉变异率（IVC%）<20%，主动脉血流速度时间积分（VTI）14cm，未见明显心脏瓣膜病变。

生命体征：HR 120 次/min，BP 173/93mmHg，中心静脉压（CVP）16mmHg，混合静脉血氧饱和度（SvO_2）60%。

IVC 和 EF 以及纤维支气管镜吸出痰液结果见图 31-1。

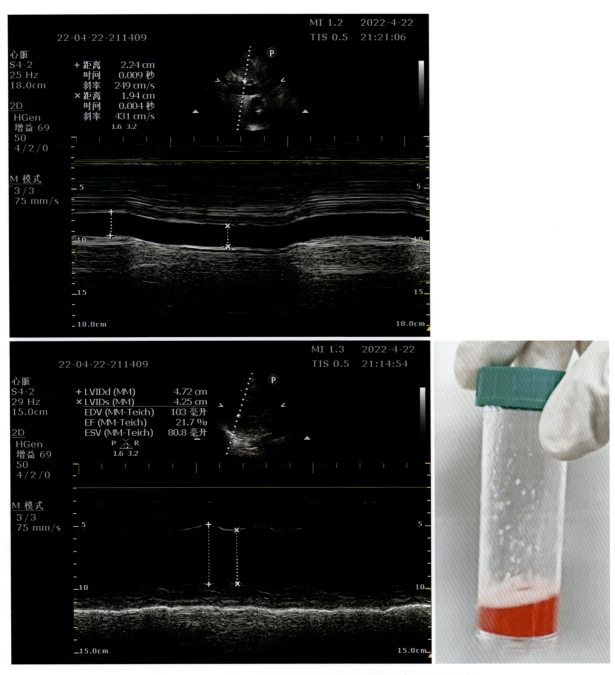

图 31-1　IVC 和 EF 以及纤维支气管镜吸出痰液（入 EICU 时）

3. EICU 处理 纤维支气管镜引导下，气管插管 + 呼吸机辅助通气：黏膜重度充血水肿，左右主支气管有大量粉红色分泌物涌出。充分镇静镇痛：丙泊酚 + 布托啡诺镇静镇痛，RASS-4 分。急性心力衰竭：硝普钠持续泵入，降低后负荷；行连续性肾脏替代治疗（CRRT），脱水负平衡降低前负荷。消化道出血：留置胃管，未见咖啡样胃内容物，生长抑素 + PPI；输红细胞悬液：2U。哌拉西林钠他唑巴坦钠 4.5g 静脉滴注 q.8h. 抗感染。

4. 入 EICU 后查

血气分析［机械通气 PC 模式：吸气压力（Pins）20cmH$_2$O，呼吸频率（RR）16 次/min，呼气末正压（PEEP）10cmH$_2$O，吸入氧浓度（FiO$_2$ 50%）］：pH 7.27，PaCO$_2$ 22mmHg，PaO$_2$ 121.7mmHg，HCO$_3^-$ -13.9mmol/L，Lac 1.7mmol/L，PaO$_2$/FiO$_2$ 240mmHg。

尿常规：蛋白 3g/L；大便常规：棕色，OB 阳性。

心电图：窦性心动过速，轻度 ST-T 改变。

血生化：肝功能（-）；肿瘤指标（-）；凝血功能：D-二聚体和 FIB 轻度升高。

患者病情变化及治疗见表 31-1。

表 31-1 患者病情变化及治疗（D1~D4）

检查项目	D1	D2	D3	D4
HR/（次/min）	140	89	96	86
MAP/mmHg	132	102	101	98
痰液性状	粉红色（大量）	粉红色（大量）	粉红色（中量）	鲜红色（中量）
CREA/（μmol/L）	1 455.7	928	433.8	437.1
PaO$_2$/FiO$_2$/mmHg	252	345	433	462
Hb/（g/L）	45	57	43	56
PLT/（×10^9/L）	288	269	215	265
NT-proBNP/（ng/mL）	>9 000	>9 000	>9 000	>9 000
APTT/s	32.1	31.8	28.9	34.3
D-二聚体/（ng/mL）	2.94	3.09	3.07	4.31
PCT（ng/mL）	0.24	0.3	0.25	0.32
输注 RBC/U	1.5	—	1.5	—
CRRT		持续进行	持续进行	持续进行
大便	棕色 OB（+）	—	棕色 OB（+）	—
液体平衡	-1 501	-935	-635	-1 800

D5 床边心脏超声结果：各房室不大，EF 38%，E 峰<A 峰，轻度二尖瓣和三尖瓣反流。经CRRT 液体负平衡后，患者氧合指数逐步改善，气道中仍可吸出较多的鲜红色的泡沫样痰，肺部 CT 表现见图 31-2、图 31-3。

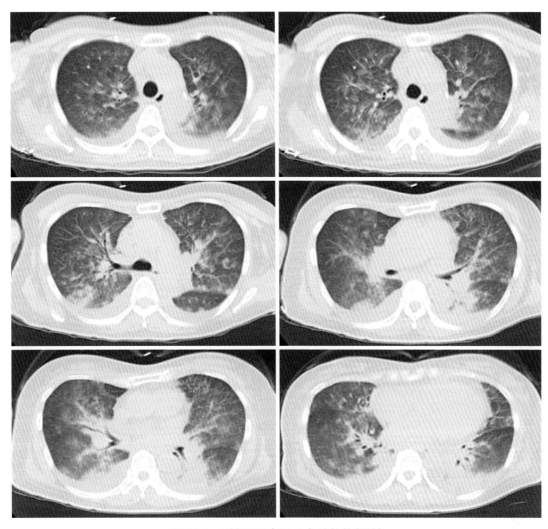

图 31-2　肺部 CT（D1 入急诊抢救室时）

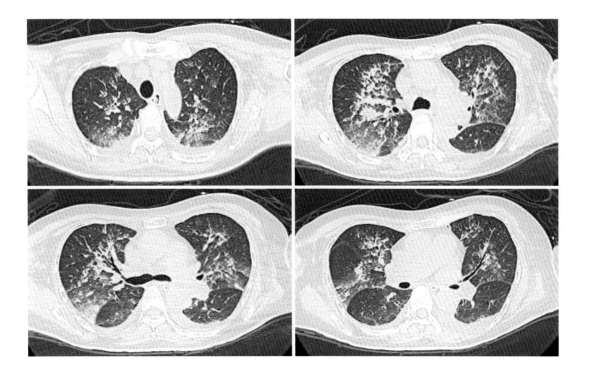

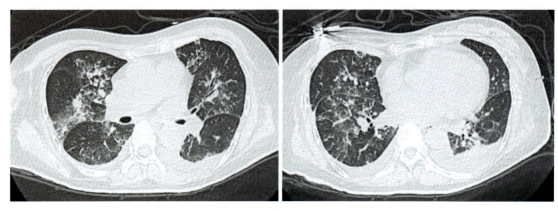

图 31-3　肺部 CT（D4 经过治疗后复查）

第一阶段小结

　　患者为老年女性，气促起病，双肺湿啰音体征，胸部 CT 肺水肿改变，纤维支气管镜可吸出大量粉红色水样痰，NT-proBNP 升高和心脏超声改变，经液体负平衡后，症状明显改善，但仍有明显的肺泡出血。请问：①该患者弥漫性肺部渗出支持心源性肺水肿吗？若是，导致心力衰竭的基础病因是什么？②针对反复的肺泡出血，为明确病因，建议完善哪些检查？

专家点评

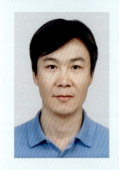

刘笑然　　海南医科大学急诊创伤学院院长，博士研究生导师
　　　　　　海南省"南海名家"、海南省领军人才
　　　　　　国家紧急医学救援队（海南）副队长、急救与创伤研究教育部重点实验室副主任
　　　　　　海南省医学会急诊医学分会第四届主任委员
　　　　　　中华医学会急诊医学分会委员
　　　　　　中华医学会急诊医学分会危重病学组副组长
　　　　　　中国医师协会医学科学普及分会第二届委员会常务委员

　　患者肺部弥漫性渗出考虑是由于急性左心衰竭引起，其机制是左心室射血能力下降出现左心室舒张压增高，造成肺毛细血管楔压增高，引起肺内毛细血管流体静压增高，进而出现毛细血管异常渗漏，大量红细胞进入肺泡内。当然也要除外肺脏本身病变引起的弥漫性出血的可能。

　　心衰的机制可能是由于肾功能障碍造成容量负荷过重，加之患者存在明显贫血，使得心脏供血减少，心肌收缩减弱，共同引起急性左心功能不全。

　　肺出血-肾炎综合征（GPS）要除外，建议痰中查含铁血黄素细胞及肾活检免疫荧光测 IgG 和 C3，以明确是否存在 GPS 的可能。

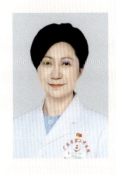

赵丽芸　广东省第二中医院重症医学科主任
世界中医药学会联合会呼吸病专业委员会常务理事
中华中医药学会肺系病分会委员
中国康复医学会重症康复专业委员会委员
广东省中医药学会重症医学专业委员会副主任委员
广东省基层医药学会中西医结合呼吸与危重症专业委员会副主任委员
广东省呼吸与健康学会中医药专业委员会副主任委员

　　从患者"气促起病，双肺湿啰音体征，胸部 CT 肺水肿改变，纤维支气管镜可吸出大量粉红色水样痰，NT-proBNP 升高和心脏超声改变，经液体负平衡后，症状明显改善"似乎符合心源性肺水肿的诊断，但患者症状改善后，仍有明显的肺泡出血。复查肺部 CT 可见双侧分布明显渗出影，单纯用心源性肺水肿很难解释。气道中仍可吸出较多的鲜红色的泡沫样痰是否为肺泡出血？可行支气管肺泡灌洗检查，观察灌洗液血性程度是否增加，并送支气管肺泡灌洗液（BALF）细胞学检查和微生物学检查来排除感染性因素。有条件 BALF 行普鲁士蓝染色，如果 200 个巨噬细胞中 >20% 的含铁血黄素染色呈阳性，通常可诊断弥漫性肺泡出血（DAH）。

　　患者凝血指标、血小板没有明显异常，肺泡出血不能用凝血异常解释，D-二聚体轻度升高、心脏彩超和胸部 CT 亦不支持肺栓塞。从病例特点来看，患者为老年女性，急性肾衰竭合并肺泡出血需要怀疑系统性血管炎、抗肾小球基底膜病（抗 GBM 抗体病，也称肺出血肾炎综合征）、风湿性疾病（如系统性红斑狼疮）等原因引起弥漫性肺泡出血，可行相关抗体，如抗中性粒细胞胞质抗体（ANCA）、抗 GBM 抗体、抗磷脂抗体、补体检测（C3、C4 或 CH50）、抗核抗体（ANA）和抗 dsDNA 抗体等检查，如果诊断仍不明确，有条件时行肺、肾活检。

　　血管炎可累及肺、肾、心脏、消化道，出现不同器官的功能损害，例如本例患者心衰、肺出血、肾衰竭、消化道出血多器官损害，当然消化道出血还需行胃镜检查明确出血部位和原因。另外，还需详细询问病史，以排除药物相关损害。

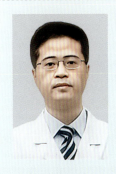

符　晖　南华大学附属第一医院重症医学科原主任
湖南省医学会重症医学专业委员会委员
湖南省中医药和中西医结合学会重症医学专业委员会副主任委员
湖南省抗癌协会肿瘤重症医学专业委员会常务委员
湖南省病理生理学会危重病专业委员会委员

　　该患者存在心源性肺水肿，导致心衰的基础病因考虑为急进性肾小球肾炎，理由如下：①既往无肾功能不全，出现高血压、代谢性酸中毒、高钾、消化道出血、血肌酐高、尿蛋白 3+、尿量少。②患者为老年女性，气促起病，有夜间阵发性呼吸困难；双肺布满湿啰音，心率快，BNP增高；床旁超声提示下腔静脉增宽，并可见 B 线，CVP 16mmHg，LVEF 值明显下降，而经过脱水治疗后 LVEF 值较前有改善；CT 提示肺水肿。

　　为明确病因，需完善以下检查：

　　1. 多发性血管炎或肺出血 - 肾炎综合征　临床表现有肺出血、急进性肾小球肾炎、消化道出血，后期病情进展迅速，可完善肾和肾上腺CT，以及活检、抗中性粒细胞胞质抗体（ANCA）、抗基底膜（GBM）抗体等检查。

2. 肾及肾上腺肿瘤　老年患者，病史1年，高血压，肾脏损害重，需排除。

3. 骨髓增生异常综合征　老年患者，贫血较重，近1年感乏力，大便颜色为灰黑色或棕色大便，可完善骨髓细胞学及外周血细胞检查，腹部CT、肠镜检查、大便镜检。

4. 中药肾毒性成分检测。

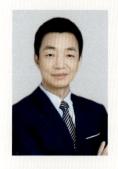

徐秋林　广东省人民医院重症监护一科主任医师
中国微循环学会重症微循环专业委员会委员
广东省肝脏病学会重症医学专业委员会委员
广东省病理生理学会危重病医学专业委员会委员
广东省临床医学学会生命支持专业委员会常务委员

患者此次发生急性呼吸衰竭的临床症状、体征、发病过程，以及相关化验和检查结果均支持射血分数减低的急性心力衰竭，具体如下：①急性发作，活动后气促，休息后缓解；②端坐呼吸，心率快，血压高，双肺满布湿啰音，气管内吸出粉红色痰液；③近1周尿量减少，可能导致容量超负荷，是急性左心衰竭的发病原因；④NT-proBNP显著升高，EF显著下降，CVP和IVC升高，且变异率下降；⑤双肺虽然有弥漫性渗出，但是以肺门部为主。需要鉴别的疾病是肾源性肺水肿，患者因肾功能损害导致少尿、水肿等，同时由于代谢紊乱，导致肺部炎症反应，肺上皮细胞通透性增高，出现急性肺水肿表现。但患者往往合并外周水肿和低蛋白血症，且不会出现严重心脏收缩功能下降。

导致心力衰竭的基础病因主要有以下几点：①因急性肾衰引起少尿、体液潴留，导致容量超负荷而引起急性充血性心力衰竭。②由左心收缩功能严重下降所引起：引起左室射血分数减低的常见原因有缺血性心肌病和非缺血性心肌病。患者心电图ST段抬高或压低不明显，仅为轻度改变，肌钙蛋白也仅为轻度升高，心脏超声未见心脏运动或结构异常，故缺血性心肌病可能性较小；非缺血性心肌病以病毒性心肌炎和继发性心肌病较常见，是导致心脏收缩功能下降的重要病因。其中病毒性心肌炎发病前通常有上呼吸道感染、腹泻等症状，常有心脏增大、心律失常和心肌损害，可合并有心电图ST段改变，需加以鉴别。继发性心肌病可由心肌淀粉样病变、脚气病、药物中毒（患者在治疗过程中曾经使用过中药，需明确药物是否含有心肌损害成分）、自身免疫性疾病、贫血等，可做超声心动图、血清M蛋白、血清免疫学标志物等相关检查来明确诊断。③重度贫血：贫血可以引起头晕、乏力、窦性心动过速、心排血量增多等，重度贫血患者可以出现心电图改变，如低电压、ST段压低、T波倒置等，严重者由于心肌营养障碍，引起继发性心肌病，导致充血性心力衰竭。患者有乏力病史1年余，血红蛋白低下，可引起继发性心肌病。综上所述，导致患者心力衰竭的基础病因主要为急性肾衰竭和重度贫血，另外需与病毒性心肌炎和继发性心肌病相鉴别，缺血性心肌病的可能性较小。

患者反复出现肺泡出血，可能与其心衰控制不佳相关，从而导致心衰反复发作。而引起心衰控制不佳的影响因素包括：左心室收缩功能低下、严重贫血、呼吸机参数降低得太快、未能很好地镇静、镇痛等。在心衰的治疗过程中应尽量去除相关因素的影响。在下一步的诊疗中可用漂浮导管或脉搏指示连续心输出量监测（PICCO）来监测心脏血流动力学，明确心功能状况；查外周血涂片、网织红细胞计数、骨髓检查、血清铁蛋白、血清维生素 B_{12} 浓度、胃镜检查等明确贫血原因。另外，反复的肺泡出血也可能是因其合并以下疾病：①肺动静脉瘘：患者可出现咯血和呼吸困难，可做肺部 CT 血管成像或者肺血管造影以明确。②弥漫性肺泡出血（DAH）：常由肺泡毛细血管炎所引起，血清免疫学检测有助于发现病因，对疑难病例可做肺活检病理检测。

患者为老年女性，气促起病，出现弥漫性肺泡出血，结合支气管镜下改变和 CT 肺水肿改变，以及入 ICU 后心脏超声和 NT-proBNP 改变明确患者存在心功能障碍，经机械通气（高呼气末正压水平）、CRRT 液体负平衡和扩管治疗后症状好转，复查肺部 CT 提示肺水肿较前减少，因此第一阶段明确存在心源性肺水肿所致的肺泡出血，导致急性心力衰竭的病因有以下原因：

1. 心脏本身的病变　高血压心脏病或冠心病引起的心衰，无明显相关病史，心电图无特异性的 ST-T 段改变，心脏超声室壁运动未见异常，心室壁弥漫性搏动减弱，无进行性活动耐量下降的病史，心功能急性恶化，且短时间（入院 5 天）得到改善（EF 17.1% → 38%）。

2. 尿毒症性心肌病　平时自诉乏力，存在肾脏衰竭，无尿及贫血，心脏超声表现为弥漫性室壁运动减弱，代谢性酸中毒可导致气促，液体过负荷可加重心功能恶化。不支持点：自诉 3 年前体检，报告未提示肾功能不全和肾脏超声异常。

3. 贫血性心脏病　多表现为高动力性血流动力学改变。

4. 其他　风湿免疫疾病或感染所致的心脏改变：出现多脏器损伤，且有消化道和肺部出血。

动态床旁肺部超声可见 B 线和胸腔积液较前明显减少，下腔静脉宽度和 IVC% 改变不支持液体过负荷，且心功能改善，但仍可吸出较多粉红色水样痰，血性痰与心源性肺水肿的改变不匹配。

完善检查：

感染因素：PCT 0.15ng/L，WBC 7.9×10^9/L，肺泡灌洗液病原学（-），外周血培养（-），外周血巨细胞病毒（CMV）和 EB 病毒 DAN（-）。

肿瘤指标：阴性。炎症指标：IL-6 88.96pg/mL，hs-CRP 2.5mg/L，铁蛋白 1 655ng/mL。

肾脏因素：尿蛋白（3.0g）和尿微球蛋白增多，GBM 抗体（-），双侧肾实质符合慢性肾病声像表现，右肾囊肿。

凝血功能：APTT 31.3s → 48.9s → 34.3s，D-二聚体 3.09ng/mL → 4.51ng/mL → 3.67ng/mL，FIB 3.38g/L → 2.9g/L → 3.2g/L。

血常规：WBC 7.9×10^9/L → 8.3×10^9/L → 7.8×10^9/L，Hb 51g/L → 63g/L，PLT 288×10^9/L → 293×10^9/L → 263×10^9/L，嗜酸性粒细胞（EOS）和淋巴细胞正常。

消化道情况：禁食，胃管回抽未见咖啡样胃内容物，大便量少，棕色，OB（+）。

血管超声的改变：颈动脉、锁骨下和股动脉及静脉未见异常声像，腓肠肌间血栓形成。

风湿免疫：自身抗体组 nRNP/Sm（++++），Sm（++），SSA（+++），Ro-52（++）。血管炎二项：p-ANCA（++++），c-ANCA（-），MPO 抗体（+++），PR$_3$ 抗体（++）。抗核抗体（ANA）：阳性（1∶10 000）。核型：斑点型，ds-DNA 阴性。补体 C3 0.71g/L。

第二阶段小结

患者 ANCA 相关性血管炎和其他多种自身抗体强阳性，是否有大剂量糖皮质激素冲击治疗的指征？但患者 Hb 低下，大便 OB（+），需反复输血，存在可疑消化道出血，大剂量糖皮质激素冲击可能诱发或加重消化道出血。请问：①该患者贫血的原因有哪些，您认为与活动性消化道出血相关吗？
②若考虑消化道出血和原发病的病因治疗，对于激素的使用与消化道出血之间的权衡，您有何建议？

专家点评

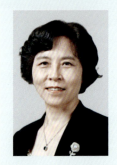

周启棣　北京大学深圳医院急诊科原主任
中华医学会急诊医学分会第十届卒中学组委员
中国医药教育协会急诊医学专业委员会常务委员
中国老年医学学会急诊医学分会委员
广东省医学会急诊医学分会委员
广东省医师协会急诊医师分会常务委员
深圳市中西医结合学会急救医学专业委员会主任委员
深圳市女医师协会急诊医学专业委员会主任委员

　　患者贫血考虑慢性贫血为主，其可能原因：①风湿免疫性疾病的临床表现之一，溶血性贫血；②慢性肾病导致的肾性贫血；③因消化道血管炎或尿毒症性胃病导致造血物质吸收障碍；④咯血可能有关，但影响不大。

　　患者虽然大便潜血阳性，但贫血不考虑活动性消化道出血。理由：①患者近1年乏力可能已经有贫血；②一直服用中药，有可能加用补铁的中药而致潜血阳性；③近期大便灰黑色糊状便可能与中药有关，且近2天每天100g灰黑色便与Hb 51g/dL不相符；④胃管内亦无咖啡色胃内容物。

　　不排除因为消化道血管炎或尿毒症性胃病极少量慢性出血，建议提供血常规红细胞相关信息；查库姆斯试验、网织红细胞、贫血四项等，肾和肺活检，必要时胃镜检查。该患者要考虑ANCA相关性血管炎合并其他风湿免疫性疾病即系统性红斑狼疮/中性粒细胞胞质抗体相关性血管炎（SLE/AAV）重叠综合征。ANCA检测阳性强烈提示血管炎，但可能出现假阳性和假阴性的结果，并不能用于确诊。此患者应从受累器官（肾或肺）取活检样本行组织学病理检查，以进一步明确。此外，SLE患者亦可出现ANCA检测阳性的情况，此患者亦需考虑。

　　无论是狼疮活动，还是活动性的ANCA相关性血管炎，均需要接受免疫抑制治疗，主要根据疾病的严重程度和受累的器官系统来选择初始治疗方案。此患者有原发疾病导致的危及生命的临床表现（急进性加重的肾小球肾炎、肺泡出血、心肌损伤导致的心功能不全及消化道出血），因此建议给予激素冲击治疗，可选择甲泼尼龙7~15mg/kg，最大剂量1 000mg/d，连用3日，后改为口服泼尼松1mg/（kg·d）。

　　虽不考虑贫血为活动性消化道出血所致，但必须同时应用质子泵抑制剂保护胃黏膜，预防激素冲击导致消化道出血。

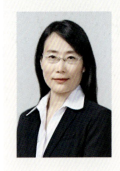

邢吉红　吉林大学白求恩第一医院急诊内科主任，博士研究生导师
中华医学会急诊医学分会委员
中国医师协会急诊医师分会委员
国家急诊医学专业质量控制中心专家委员会委员
中华医学会急诊医学分会复苏学组副组长
长春市医学会第十三届理事会急诊医学分会委员会主任委员
World Journal of Emergency Medicine 杂志编委
《中华急诊医学杂志》编委

首先，分析该患者的贫血原因：①失血性贫血：患者有黑便等消化道出血的临床表现，失血性贫血明确，但其黑便总量约 100g，出血量与贫血程度不成比例。贫血原因单以消化道出血无法合理解释。②再生障碍性贫血：血管炎的免疫损伤可以导致造血干细胞异常、造血环境异常，进而引发再生障碍性贫血。③缺铁性贫血：血管炎的病理变化可影响胃肠道功能，致铁吸收障碍而引发缺铁性贫血。④肾性贫血：ANCA 相关性血管炎合并肾功能衰竭可致促红细胞生成素活性不足并发肾性贫血。

综上所述，患者贫血原因可能为免疫性因素致慢性病态贫血以及急性失血等，应以免疫性贫血更为重要。贫血按照红细胞形态分类可分为大细胞、正细胞、小细胞低色素性贫血等，病历中如提供血常规平均红细胞体积（MCV）、平均红细胞血红蛋白浓度（MCHC）以及促红细胞生成素（EPO）等数据，对明确贫血病因有参考意义，但最准确的方法是骨髓穿刺活检。

其次，关于激素使用的问题，糖皮质激素是 ANCA 相关性血管炎的一线治疗药物。患者血管炎诊断明确，有消化道出血的临床表现，而激素可诱发并加重消化道出血，故应慎重权衡其使用。消化道出血与激素使用这两者之间的矛盾制约着治疗的力度和效果。

流行病学资料显示，ANCA 相关性血管炎患者中，5%～11% 有胃肠道症状，尸检中可发现超过 24% 的病例存在胃肠道血管炎。病变可累及全消化道，尤其以小肠及大肠最常见，常见内镜表现可为糜烂、出血点、水肿、黏膜下出血、结节样改变。建议完善胃肠镜及病理活检等检查，应在明确消化道出血的部位以及病变性质的基础上确定治疗方案。

如为上消化道出血，明确消化性溃疡伴活动性出血或血管畸形导致出血，不建议使用激素。如病理活检为血管炎，建议使用激素。如为下消化道出血，多见于 ANCA 相关性血管炎对肠道造成的病理损伤出血。病理活检为血管炎，建议使用激素。

使用激素时需要注意三点：一是剂量选择上，强调早期足量应用，尽快降至较低剂量。二是疗程上，应尽可能缩短激素的使用时间。三是联合用药上，激素可造成肠壁变薄，甚至诱发肠道穿孔。免疫抑制剂为经典治疗药物，并可在一定程度上逆转此种现象，结合具体病情，两者可联合应用。

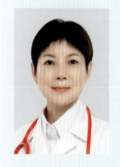

刘雪燕　深圳市人民医院重症医学科主任，博士研究生导师

深圳市重症感染防治重点实验室主任

中国医师协会重症医学医师分会委员

中国病理生理学会危重病医学专业委员会委员

中国老年医学学会重症医学分会委员

中国科技产业化促进会精准医学专业委员会常务委员

广东省医学教育协会重症医学专业委员会副会长

广东省医院协会重症医学管理专业委员会常务委员

ANCA 相关性血管炎是由 ANCA 介导的寡免疫坏死性血管炎疾病，主要包括韦格纳肉芽肿病、显微镜下多血管炎和变应性肉芽肿性血管炎，临床多有多系统损害，肾脏最易受累，其次为肺、血液系统。

贫血原因可能与肺出血（气道中可吸出较多的鲜红色的泡沫样痰）或微血管溶血性贫血、肾功能不全导致的肾性贫血有关，老年 ANCA 相关性血管炎贫血的发生率要明显高于中青年患者。

对于 ANCA 相关性血管炎，给予糖皮质激素联合环磷酰胺诱导治疗，疗程 3～6 个月。重症患者给予甲泼尼龙冲击治疗，维持缓解疗程一般为 1～2 年。对于此患者，目前大便 OB（+），可给予消化道黏膜保护，尝试甲泼尼龙冲击，密切观察消化道出血有无进展，同时针对 ANCA 相关性血管炎进行血液净化免疫吸附治疗。

患者 ANCA 相关性血管炎所致的肺泡出血诊断明确，考虑入院后未见显性消化道出血（胃管回抽未见血性液体，大便为棕色，未见排血便、黑便等），APTT、PT 无明显异常，能够行液体负平衡治疗，未有失血所致的低血容量改变，因此考虑贫血为长期肾性贫血及短期肺泡出血丢失所致。经消化科会诊后，可暂不行胃肠镜检查，给予激素治疗后，若出现消化道出血，则行床旁胃镜检查。

现肺泡出血情况严重，p-ANCA 及多种自身抗体强阳性，ANCA 相关性血管炎所致的肺泡出血是危及生命的主要矛盾，给予大剂量糖皮质激素（甲泼尼龙 500mg q.d.）+ 丙种球蛋白（0.4g/kg）冲击治疗，在激素治疗的基础上，给予 PPI+生长抑素。患者并未出现消化道出血，气道出血改善不明显，联合血液灌流，动态复查血管炎相关免疫指标。

病情平稳转风湿科，甲泼尼龙 500mg 治疗 3 天 + 血液灌流 2 次，肺泡出血改善，复查 CT 示双肺渗出较前吸收，D7 拔除气管插管，转至风湿科继续治疗，每天尿量 100mL 左右，激素方案为 500mg×3d → 200mg×3d → 120mg×7d → 80mg 维持，于 D8、D15 予利妥昔单抗（500mg 静脉滴注）清除 B 细胞治疗，羟氯喹 200mg b.i.d. 调节免疫，持续无尿，需行肾脏替代治疗，间断血液透析。

风湿免疫检测结果及治疗见表 31-2。控制原发病后复查肺部 CT，结果见图 31-4。

表 31-2　风湿免疫检测结果及治疗（D4～D22）

检查项目	D4	D5	D6	D7	D8	D9	D10	D22
Hb/(g/L)	59	51	48	53	55	54	58	68
p-ANCA	++++				++			+-
c-ANCA	−				−			−
PR₃	++		63.7	58.19	++			−
MPO	+++		140.8	109.2	+++			+-
C₃	0.71				0.63			
C₄	0.29				0.19			
CRRT/HP	CRRT	CRRT	CRRT+HP	CRRT+HP	规律血透	规律血透	规律血透	规律血透
甲泼尼龙/mg	500	500	500	200	200	200	120	120
丙种球蛋白/(g/kg)		0.4	0.4	0.4				
其他免疫治疗	D8 和 D15 使用利妥昔单抗							
	羟氯喹 200mg b.i.d. 维持							
APTT/s		38.8	34.3	31.5	38.3		33.9	37.5

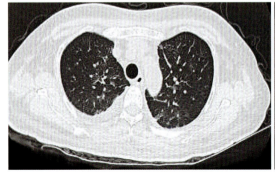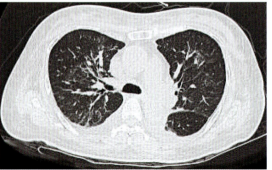

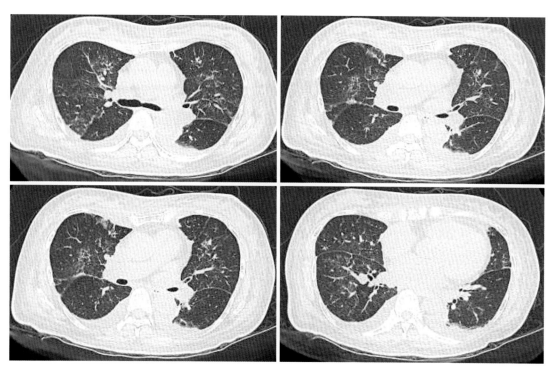

图 31-4　肺部 CT（D14 控制原发病后复查）

患者肾脏受损的病因需鉴别 ANCA 血管炎和 SLE 相关性，有肾穿活检的指征，但患者由于心功能不全，无法配合肾穿活检。患者在病程中，反复多次发生心衰急性发作，影像学提示双侧胸腔积液及心包积液（图 31-5），给予床旁 CRRT 治疗，加强液体负平衡后可缓解。D26 至下级医院继续治疗。

纵观患者的病程和治疗经过，考虑患者平素存在慢性肾功能不全及相关的心功能障碍，两者均在这次活动性风湿免疫疾病（ANCA 血管炎和/或 SLE）病情中进一步加重。而对于控制风湿免疫疾病后，其肾功能是否存在可逆性，尚需随访观察。

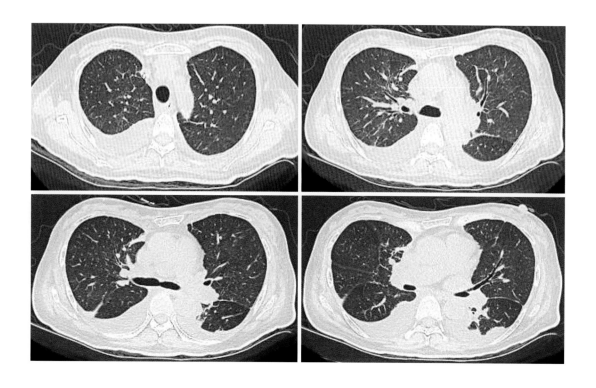

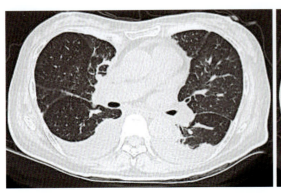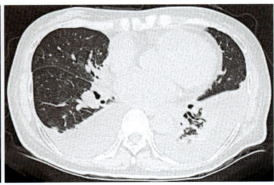

图 31-5 肺部 CT（D24 间断心衰发作，透析治疗后复查）

四、最终诊断

①ANCA 相关性血管炎肺泡出血；②肺炎；③系统性红斑狼疮；④慢性肾功能不全（CKD5 期），慢性肾衰竭（肾功能不全）合并心力衰竭，肾性贫血，血液透析状态；⑤上消化道出血；⑥双下肢动脉粥样硬化；⑦下肢静脉血栓形成（左股总静脉、股静脉部分阻塞）。

学习心得

一、重视临床观察，培养科学思辨的临床思维

弥漫性肺水肿和呼吸困难是急危重症患者常见的临床表现，对此，除了考虑常见的心肺系统本身病变之外，尚需从诊疗经过谨慎推敲病因，对于反复的肺水肿和病情变化，临床医生应该做到从病因出发，根据病理生理机制，客观、动态、整体地分析临床状态的变化和病情主要矛盾的演变。

二、重视体外生命支持技术，多维度救治重症自身免疫性疾病

重症自身免疫性疾病大多存在自身免疫力低下，传统的治疗方案如大剂量激素、免疫抑制剂或生物制剂可诱发新的感染，或原有的感染加重，或消化道出血，及其他严重的多脏器功能障碍。使用血液净化技术（血液吸附、血浆置换、血液灌流）联合激素治疗，可更有效地清除自身免疫复合物，且能够为激素减量和/或延后使用免疫抑制剂创造条件，多维度救治重症自身免疫性疾病。

（朱永城　陈晓辉）

特别鸣谢

海南医科大学急诊创伤学院	刘笑然
广东省第二中医院	赵丽芸
南华大学附属第一医院	符 晖
广东省人民医院	徐秋林
北京大学深圳医院	周启棣
吉林大学白求恩第一医院	邢吉红
深圳市人民医院	刘雪燕

病例 32　摸象

患者史××，女性，51岁，主因"双下肢无力40余天，加重伴水肿10余天"收入我院急诊科。

一、病史特点

1. 中年女性，亚急性病程。既往体健，无高血压病史，无外伤史。

2. 患者于40余天前自诉"感冒"后出现双下肢无力，进行性加重至无法行走，无吞咽及呼吸困难、无四肢抽搐、无感觉异常及二便失禁，就诊于当地医院神经内科，拟诊为"周围神经病变、吉兰-巴雷综合征？"予以"强的松"治疗（具体剂量不详）后无明显缓解，遂自行停药。10余天前患者出现双下肢对称性凹陷性水肿及腹胀，腹围进行性增长。无咳嗽、咳痰；无恶心、呕吐、厌油；无尿色加深、尿中泡沫增多。再次就诊于当地医院查血白蛋白31g，尿蛋白阴性、尿潜血阴性，肝肾功能正常，腹B超示：大量腹腔积液、肝脾无肿大，超声心动图提示少量心包积液，为进一步诊治转入我院急诊。

3. 体格检查　T 36℃，HR 100次/min，R 23次/min，BP 92/67mmHg。意识清晰，对答切题，轮椅推入病房。浅表淋巴结未触及，颈无抵抗，甲状腺Ⅰ度肿大，听诊未及血管杂音。双肺呼吸音低，叩诊第四肋间以下浊音，无明显干湿啰音。心律齐，心界扩大。腹膨隆如孕足月大小，腹壁紧张，无压痛反跳痛，肝、脾触诊不满意，全腹叩诊呈浊音，肠鸣音约3次/min，双下肢对称性凹陷性水肿。双下肢肌力0级，双上肢肌力5⁻级，病理征阴性。

4. 辅助检查

血常规：WBC 7.14×10^9/L，NEUT% 76.6%。

生化指标：肝功能相关的酶正常，ALB 24g/L，CREA 106μmol/L，BUN 20.59mmol/L，Ca^{2+} 1.90mmol/L，磷2.21mmol/L，K^+ 5.5mmol/L。

凝血功能：未见异常。

心电图：窦性心动过速，低电压。胸部B超：双侧胸腔积液，左侧前后径8.0cm，右侧前后径7.5cm；腹部B超：大量腹腔积液，最深9.3cm；超声心动图：心包积液（中量）。胸片见图32-1。

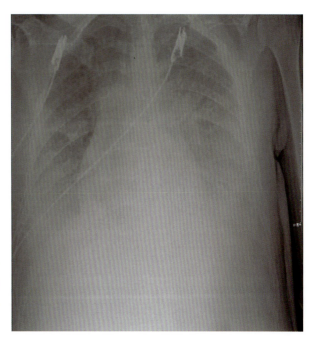

图32-1　胸片（D1）

二、初步诊断

①肌无力原因待查；②多浆膜腔积液待查。

第一阶段小结

患者为中年女性，既往体健，亚急性起病，以下肢无力、周身浮肿为主要临床表现，查体：多浆膜腔积液、下肢肌力消失。初步检查主要提示低蛋白血症，多浆膜腔积液，应用糖皮质激素治疗效果不佳。该患者病情表现多样，诊断不明确。请您在现有资料的基础上，就诊断方面给出一些指导性意见，特别是接下来该做些什么检查？应对策略如何？

专家点评

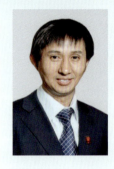

蔺佩鸿　福建医科大学附属第一医院急诊医学中心原主任
中国研究型医院学会心肺复苏学专业委员会常务委员
中国民族医药学会急诊医学分会常务委员
世界中医药学会联合会急症专业委员会常务委员
中国中西医结合学会急救医学专业委员会委员
《临床急诊杂志》常务编委

根据患者的临床表现和甲状腺功能检查结果，考虑为原发性甲状腺功能减退症可能性大。但是双下肢肌力 0 级，双上肢肌力 5⁻ 级无法解释，当另有其他病因存在，故应进行全腹部和胸腰椎 CT 或 MRI 增强扫描。

患者亚急性病程，腹围进行性增长，腹膨隆如孕足月大小，腹壁紧张，腹部 B 超提示大量腹腔积液，CT 见大量腹腔积液，腹部前后径/横径比例增高大于 0.8、肠腔扩张、肠壁肿胀，要考虑慢性腹腔间室综合征（ACS）可能，应当进行腹内压监测以确诊。

当患者腹内压增高存在慢性 ACS 时，矛盾的主要方面不是甲状腺功能减退，而是如何缓解腹内压增高的问题，此时患者 HR 100 次/min，BP 92/67mmHg，说明存在血容量不足的问题，应当补充血容量。而用利尿剂后会使血容量进一步减少，使原来因腹内压增高导致的肾功能不全加重。此时应当积极实施液体复苏，腹腔引流降低腹内压，采用多方位腹腔穿刺粗管置管、血液净化治疗，加强抗感染，快速利尿只会加快患者死亡。服用甲状腺素治疗，且加量过快，会引起心率加快，心输出量下降，对患者反而不利，应待腹腔内压缓解后再考虑甲状腺功能减退的治疗。

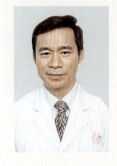

高友山　暨南大学附属第一医院重症医学科原主任
广东省医学会重症医学分会常务委员
广东省中西医结合学会重症医学专业委员会常务委员
广东省医学会医疗事故技术鉴定专家

本例表现主要为下肢无力至肌力消失的外周神经病变，涉及腹腔、胸腔、心包的多浆膜腔积液。按一元论观点，临床较常见的吉兰-巴雷综合征、多发性神经炎、结核性多浆膜腔积液等均不能解释患者的全部临床表现，可考虑的疾病有脚气病及 POEMS 综合征。

脚气病（维生素 B_1 缺乏病）的临床表现也可涉及神经系统和多浆膜腔积液，但心血管表现更为明显，如心脏增大、心功能不全等。本例超声心动图未发现心脏结构改变，另病史相对短，不支持。

POEMS 综合征是一种以多发性周围神经病变（P）、脏器肿大（O）、内分泌病变（E）、M蛋白（M）和皮肤改变（S）为主要特征的克隆性浆细胞病。对照 POEMS 综合征的诊断标准，本病例已经符合 1 条主要标准（多发性神经病变）和 1 条次要标准（肢体水肿、胸腔积液或腹腔积液），如能明确单克隆浆细胞增殖性异常，即可明确 POEMS 的诊断。

接下来最需要做血清蛋白电泳（可见 M 蛋白）、免疫固定电泳（可发现单克隆 γ 球蛋白）。如阳性，说明存在单克隆浆细胞增殖性异常，POEMS 综合征可确诊。完善肌电图检查，以了解周围神经损害，骨 ECT 扫描或全身 PET，以明确硬化性骨病的存在及范围，有助于治疗方案的确定，必要时骨髓穿刺活检。

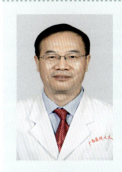

朱继金　广西医科大学第一附属医院急诊科原主任
广西医学会急诊医学分会副主任委员
广西医师协会急救复苏专业委员会副会长

根据现有病历资料情况，用一元论来考虑：①肿瘤性疾病，床边胸片似乎右肺中叶有一片状阴影，右心缘和上腔静脉（纵隔），应疑有占位，考虑肺癌纵隔转移增大，尤其是胸腔或纵隔部位肿瘤，压迫上下腔静脉导致下肢严重水肿和多浆膜腔积液；也考虑女性腺癌或纵隔肿瘤常合并异位内分泌疾病，可能分泌抗利尿激素（ADH）等多种激素，造成水肿、稀释性低血钠。另外，血液系统恶性肿瘤（淋巴瘤等）也可能侵犯全身多处，侵犯脊髓造成下肢运动性神经功能障碍和纵隔、腔静脉压迫或阻塞转移，也可出现本症。②排查自身免疫性疾病，可进一步检查有关抗体。③心脏或心包疾病：心脏超声不支持，还需进一步明确。

下一步诊断策略：胸部及脊髓影像学（CT、MRI）检查，特别注意纵隔、肺门的占位、腔静脉受压，甚至血栓栓塞、心包厚度、心脏运动情况；脊髓 MRI 明确有无炎症和破坏等病变；腰椎穿刺脑脊液（CSF）检查；尿量、尿 24 小时蛋白定量，尿蛋白电泳，自身免疫抗体、血ADH、皮质醇、血尿电解质；浆膜腔穿刺液、双下肢神经电位等检查。

我们考虑该患者肌无力和多浆膜腔积液应以一元论解释，诊断可能性排序依次如下：结缔组织疾病、代谢性疾病、肿瘤、特殊感染。进一步检查：

腰椎穿刺：脑脊液压力 170mmH$_2$O。脑脊液生化：Cl⁻ 118mmol/L，Glu 3.8mmol/L，Pro 0.45g/L。脑脊液常规：外观透明，WBC $4.5×10^6$/L，脑脊液找隐球菌、抗酸杆菌、细菌，均未找到，余未见明显异常。

血免疫学指标：ANCA（−）、抗 ds-DNA（−）、ANA（−）、抗 ENA（−）、抗 Jo-1（−）；免疫球蛋白及补体：IgG 935mg/dL，IgA 554mg/dL，C3 62.8mg/dL，C4 16.5mg/dL。

感染指标：PPD 弱阳性，抗结核抗体阴性，PCT 阴性，CRP 2.92mg/L，ESR 45mm/h，病毒学指标阴性。

肿瘤指标：CA-153 25.75U/mL，余正常；叶酸、铁蛋白、维生素 B_{12}、促红细胞生成素（EPO）均正常。

内分泌指标：FT_4 0.14pmol/L，FT_3 0.52pmol/L，T_3 0.11nmol/L，T_4 0.40nmol/L，TSH 20.65μU/mL。甲状腺微粒体抗体、甲状腺球蛋白抗体均阴性，性腺激素六项、24 小时血、尿游离皮质醇未见异常。

胸腹腔积液检验结果见表 32-1。

表 32-1 胸腹腔积液检验结果

	胸腔积液	腹腔积液		胸腔积液	腹腔积液
外观	黄色浑浊	淡黄色浑浊	多核细胞	50%	20%
黎氏试验	（+）	（+）	蛋白/（g/L）	33	33
细胞总数/mm³	1 330	1 370	糖/（mmol/L）	5.4	5.45
有核细胞/mm³	330	210	氯化物/（mmol/L）	102	102
单核细胞	50%	80%			

腹腔积液：LDH 78U/L，ADA 3U/L。生化指标：TP 58g/L，ALB 24g/L，LDH 123U/L，ADA 7U/L。胸腹腔积液未见肿瘤细胞。

甲状腺 B 超示甲状腺右叶实性结节、囊性结节。肌电图：符合神经源性损害；头颅 CT、MRI：外院检查未见明显异常（图 32-2、图 32-3）。

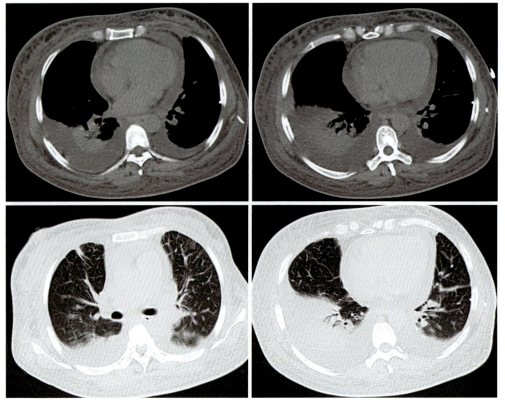

图 32-2 胸部 CT（D2）

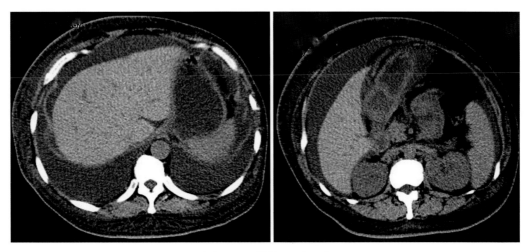

图 32-3　腹部 CT（D3）

更新诊断：甲状腺功能减退症，原发性？继发性？三发性？

进一步治疗：监护、吸氧，补充白蛋白、利尿，间断放胸腔积液、腹腔积液。左甲状腺素钠 12.5μg q.d.×2d，后加至 25μg q.d.×（3~5）d，后加至 50μg q.d.。

患者入院后逐渐出现少尿，每日尿量由入院时的 800mL 降至 200mL，并出现肾功能损害，CREA 由正常（10 天前外院）升至 320μmol/L，腹胀、周身浮肿无缓解。尿常规：PRO（−）、BLD（−），沉渣镜检：WBC 2~4/HPF。24 小时尿蛋白定量 0.16g（尿量 300mL）。白蛋白、血浆等扩容利尿，效果不佳。（图 32-4~图 32-6）

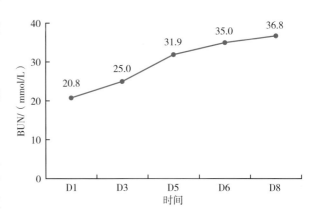

图 32-4　尿素氮变化趋势图（D1~D8）

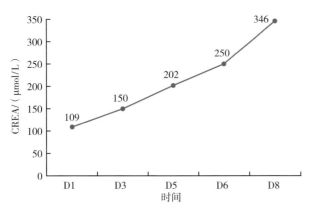

图 32-5　肌酐变化趋势图（D1~D8）

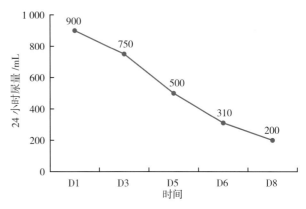

图 32-6　24 小时尿量变化趋势图（D1~D8）

第二阶段小结

　　患者目前有意义的临床检验即为甲状腺功能明显异常，然而给予相应治疗后病情却进行性加重，出现了肾功能恶化、尿量减少，原因何在：肾性？肾前性？肾后性？回顾整个诊疗过程，我们是否遗漏了什么？下一步将何去何从？

专家点评

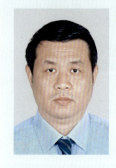

宋　维　海南省人民医院急诊科 / 急诊重症监护室原主任
中国研究型医院学会心肺复苏学专业委员会副主任委员
中国老年保健协会老年心肺复苏专业委员会副主任委员
中国毒理学会中毒与救治专业委员会名誉主任委员
中国研究型医院学会心肺复苏学专业委员会海南分会主任委员
中国医师协会海南省急诊医师分会名誉会长
《医学参考报》心肺复苏学频道副主编
《中华急诊医学杂志》编委
《中国急救医学》杂志编委

　　治疗过程中出现尿量减少，肾功能不全，主要考虑以下几个方面：

　　1. 合并感染　甲状腺功能减退，患者体质及免疫功能下降，营养差，同时有较长时间使用激素等，容易导致感染，包括院内感染，从而导致脓毒血症，合并肾功能不全。

　　2. 肾前性肾功能不全　患者入院时血压偏低，心率快也提示低血容量性休克存在的可能性。而且在入院后的治疗过程中，间断性放胸腔积液、腹腔积液，有可能进一步降低有效血容量，加重低血压，导致低血容量性休克，从而导致肾前性肾功不全。

　　3. 此外，有无药物性因素需予以高度关注。

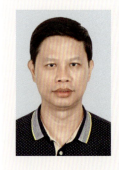

卿国忠　南华大学附属第一医院原急诊部主任 / 急诊医学专业教研室主任
中华医学会急诊医学分会委员
中华医学会急诊医学分会危重病专家委员会委员
中国医师协会急诊医师分会急诊危重症专业委员会委员
中国医疗保健国际交流促进会急诊医学分会委员
湖南省医学会急诊医学专业委员会副主任委员
湖南省中医药和中西医结合学会急诊医学专业委员会副主任委员
湖南省病理生理学会危重病专业委员会副主任委员

　　根据还不十分完整的病历资料，目前尚不能完全确定患者的诊断。考虑POEMS综合征可能性最大，其次是淋巴瘤（尤其是非霍奇金淋巴瘤），副肿瘤综合征（如Lambert-Eaton综合征），亟须完善骨髓穿刺细胞学检查、M蛋白检测，尿本周蛋白等监测。

　　关于肾功能恶化的原因，考虑肾前性因素所致可能性大：入院时血压、尿素氮和肌酐比值及血钾分析，就已经存在肾脏灌注不足了。随着利尿剂的使用及体液向组织间隙和浆膜腔转移，不断放胸腔积液和腹腔积液致有效血流量不足，肾脏灌注更加不足，最后出现肾功能不全。当然，如果是 POEMS 综合征，其本身也可引起肾功能不全，因此不能排除肾性的可能。

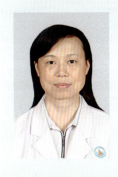

林珮仪　　广州医科大学附属第二医院急诊科原主任

中华医学会急诊医学分会青年委员

广东省医学会急诊医学分会常务委员

广东省医师协会急诊医师分会副主任委员

广州市医学会急诊医学分会副主任委员

广州市急诊医学医疗质量控制中心副主任

广州市院前急救管理专家委员会委员

结合病情发展及实验室检查，甲状腺功能减退症诊断是肯定的，但目前单用甲状腺功能减退症解释不了全部临床症状，且治疗效果不佳，进行性加重，需要进一步明确诊断。首先以双下肢无力（瘫痪）为切入点，结合肌电图符合神经源性损害，头颅 CT、MRI 未见明显异常，可排除上运动神经元性瘫痪及肌病性瘫痪。而下运动神经元性瘫痪常见的原因有脊髓前角细胞病变（急性脊髓灰质炎）、前根病变（吉兰-巴雷综合征）、多发性神经炎、POEMS 综合征等。结合患者存在多浆膜腔积液及甲状腺功能减退症的症状，我们高度拟诊 POEMS 综合征。

患者近 1 周病情进一步加重，肾功能恶化，建议尽快完善检查，如蛋白电泳、骨髓检查、眼底检查、皮肤肌肉活检、肾活检及脊柱 MRI 以明确诊断，及时调整治疗方案。

POEMS 综合征的治疗包括以烷化剂为主的化疗，全身应用糖皮质激素，骨病变部位的局部照射，干细胞移植，抗血管内皮生长因子（VEGF）单克隆抗体的应用及对症支持治疗。

体格检查常是诊断的关键，我们再次仔细查体，这次又有了阳性发现：全身皮肤色素沉着、腹壁皮肤增厚粗糙，穿刺进针有明显阻力感。追问病史：患者 1 年来无明显诱因出现皮肤色素沉着，以眼周、口唇、牙龈及乳晕为著。这引起了我们的反思：甲状腺病变或许仅为该患者疾病的一种表现，不能完全解释其周围神经病变，更不能解释所有临床表现，如肾功能变化、皮肤改变及治疗反应，真相到底是什么？

再次回顾所有实验室检验，就在这时，患者有一项检验血清蛋白电泳回报：白蛋白 47.8%，α_1 球蛋白 8.1%，β_2 球蛋白 15.9%。患者的蛋白电泳成分有异常，为此我们查阅文献，发现有类似病例报道，而作者在排除了遗传、肿瘤、感染等原因后，从周围神经病变角度分析了病因，其中一项即可出现免疫球蛋白异常。为进一步证实，我们送检了血轻链定量及免疫固定电泳，结果如下：血轻链定量 Kappa 711mg/dL，Lamda 848mg/dL，免疫固定电泳可见单克隆 IgA-λ 链。

该患者确实有单克隆免疫球蛋白异常，再综合其临床表现皮肤改变、周围神经病变、内分泌改变及肾功能改变，均指向一个疾病——POEMS 综合征。

三、病例随访

患者转至血液科进一步化疗，其肌力、肾功能及甲状腺功能逐渐恢复。

学习心得

本例患者初期的临床表现为肌无力、多浆膜腔积液，症状很不典型，且由于甲状腺功能明显异常，很容易误导我们进行单纯补充甲状腺素治疗。在病程中又出现种种变化，使我们不断探索并查阅文献，最终答案水落石出。可见，在每一例复杂病、少见病的诊治过程中，切忌盲人摸象，只见树木、不见森林。当结果与期望不符时，应及时调整思路，集思广益，找准方向，赢得宝贵的救治时间。

POEMS 综合征是指出现外周神经病变（peripheral neuropathy，P），单克隆性浆细胞病（monoclonal plasma cell disorder，M）及其他相关症状的一组综合征。其常见的相关症状包括脏器肿大（organomegaly，O），内分泌病变（endocrinopathy，E），皮肤改变（skin changes，S），水肿，积液，腹腔积液及血小板增多。诊断本病时并不要求满足上述所有特征，但其早期诊断对于降低死亡率具有重要意义。

POEMS 综合征又称为硬化性骨髓瘤，病因尚不明确。由于 λ 轻链的出现率极高（大于95%），提示该型轻链的出现与疾病的发生存在一定相关性；但对受累器官及神经进行的组织病理学回顾分析结果，并未提供支持存在该型轻链沉积性病变的证据。Soubrier 等在 2 例 POEMS 综合征患者中采用限制性 $V\lambda_1$ 基因进行了研究。有报道称，在 78% 的 POEMS 综合征及 Castleman 病并存的患者中存在抗人单纯疱疹病毒-8 抗体，而未合并 Castleman 病的 POEMS 综合征患者仅 22% 存在该抗体。

POEMS 综合征临床表现的数目不影响其生存期。POEMS 综合征患者主要的治疗包括放疗、激素及基于烷化剂的治疗，还包括大剂量化疗联合造血干细胞移植等。POEMS 综合征呈慢性过程，其中位生存期约为典型多发性骨髓瘤患者的 4 倍。Mayo 临床研究的 99 例 POEMS 综合征患者中，未接受外周血干细胞移植的患者中位生存期为 13.8 年。一些报道称，POEMS 综合征患者存活数年以上并不少见，一项法国研究称 15 例患者中至少有 7 例存活 5 年以上。这些研究结果与早期结果相反，先前的研究结果表示中位生存期为 12 ~ 33 个月。

（练　睿　陈胜龙）

特别鸣谢

福建医科大学附属第一医院	蔺佩鸿
暨南大学附属第一医院	高友山
广西医科大学第一附属医院	朱继金
海南省人民医院	宋维
南华大学附属第一医院	卿国忠
广州医科大学附属第二医院	林珮仪

病例 33 半路上的"程咬金"

患者肖××，男性，48岁，因"活动后胸痛2个月"于2012年6月14日收入我院心外科。

一、病史特点

1. 中年男性，亚急性起病。既往有高血压病史，无风湿性心脏病等病史。

2. 患者于入院前2个月无明显诱因出现活动后胸痛，伴放射性后背痛，自述口服药物后缓解（具体不详），反复发作，安静或休息时均可发生，发作时无恶心、呕吐，无腹痛、腹泻，无夜间阵发性呼吸困难。外院心脏彩超提示主动脉瓣反流。遂至我院就诊，为进一步诊治收入我院。

3. 体格检查　T 37℃，HR 90次/min，R 20次/min，BP 148/63mmHg。神志清晰。双肺呼吸音清，未闻及明显干湿啰音。心界向左下扩大，心率90次/min，律齐，主动脉瓣听诊区可闻及3/6级叹气样舒张期杂音。腹部体查无阳性体征。双下肢无水肿，四肢肌力正常，未引出病理征。

4. 辅助检查结果见图33-1、图33-2。

入院当天心电图提示：Ⅰ度房室传导阻滞。

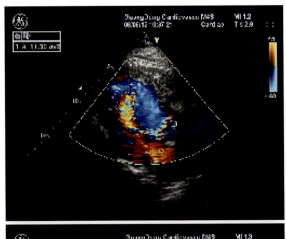

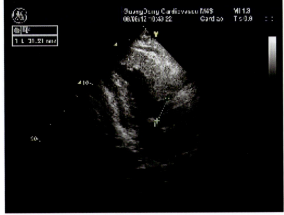

图33-1　心脏超声（入院前1周）
　　　　主动脉瓣病变重度反流

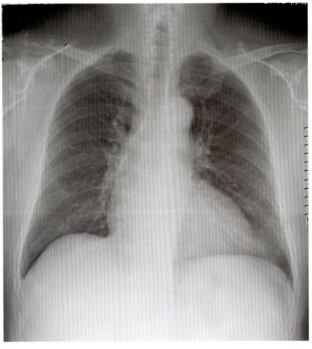

图33-2　胸片（D1）

二、初步诊断

①瓣膜性心脏病：主动脉瓣重度反流，心功能Ⅱ级；②高血压病1级（极高危组）。

三、诊疗经过

入院查血常规：WBC 12.67×10^9/L，NEUT 0.89，CREA 109μmol/L，ALT 40U/L。NT-proBNP 535.8pg/mL。入院后予以利尿治疗，完善术前准备，择期行外科手术治疗。

患者入院第7天晚出现发热，体温最高38.8℃，急查血常规未见异常，留取厌氧菌、需氧菌培养各2瓶，在留取血培养标本后予头孢呋辛抗感染治疗。

入院第9天血培养涂片报告可见革兰氏阳性菌。两组血培养均发现革兰氏阳性杆菌，对青霉素G敏感（表33-1），但随后反复查血培养都为阴性结果。入院第13天查血降钙素原0.05ng/mL，入院第14天复查心脏彩超（图33-3）提示，主动脉瓣病变重度反流，主动脉瓣上异常回声，考虑赘生物形成、撕裂的瓣膜组织或撕裂的动脉内膜组织，左心室收缩舒张功能减退。

表33-1 血培养及药敏试验结果（D9）

项目	血液
厌氧菌培养/鉴定	革兰氏阳性杆菌
药物敏感试验	KB法（直径：mm）
氨苄西林	25
氯霉素	23
环丙沙星	18
克林霉素	6
红霉素	6
苯唑西林	16
青霉素G	28
四环素	7
复方磺胺甲噁唑	6
万古霉素	18
阿奇霉素	6

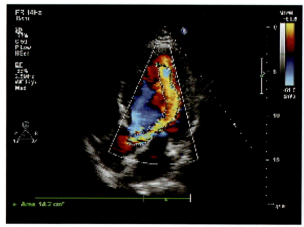 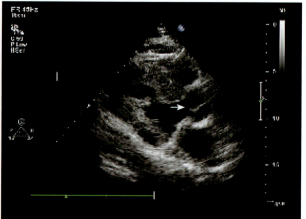

图33-3 心脏超声（D14）

入院第15天转综合内科继续抗感染治疗，予以"青霉素钠针480万U q.6h."联合"阿米卡星针400mg q.d."抗感染（表33-2）。

表 33-2　抗生素使用方案（D7～D22）

D7	D15	D16	D22
头孢呋辛 1.5g q.8h.			
		阿米卡星 0.4g q.d.	
		青霉素钠针 480 万 U q.6h.	

　　入院第 17 天患者出现头晕不适、右侧上肢麻木，查体：神清，左侧肢体肌力 5 级，肌张力正常，右侧肢体肌力 4 级，肌张力正常，病理征（–）。头颅 CT 检查（图 33-4）考虑左顶、枕叶脑梗死。入院第 23 天头颅增强 + 血管 MRI 检查（图 33-5）提示左枕顶叶脑梗死。

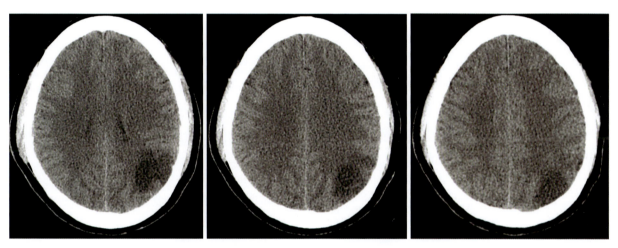

图 33-4　头颅 CT（D22，出现神经系统症状 3 天）
考虑左顶、枕叶脑梗死

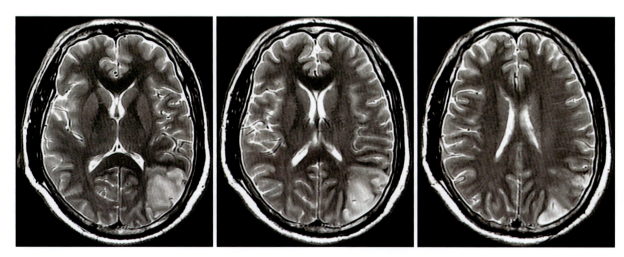

图 33-5　头颅 MRI（D23，出现神经系统症状 4 天）
左枕顶叶脑梗死

第一阶段小结

　　患者诊断主动脉瓣重度反流明确，在手术前罹患感染性心内膜炎，根据血培养及疾病特点予以抗感染治疗；治疗过程中患者突发肢体乏力，第一次头颅 CT、MRI 均提示脑梗死。针对该病例我们有如下疑问：①患者目前诊断是什么？下一步应考虑进行哪些检查？②患者有发热、血培养阳性，如何解释其降钙素原不高这一结果？

专家点评

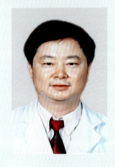

刘继云　　广州市第一人民医院重症医学科原主任
广东省医院协会重症医学管理专业委员会第一、二届副主任委员
广州市医师协会危重症医学医师分会主任委员

　　诊断：原发瓣膜性心脏病及感染性心内膜炎（IE）诊断明确；血栓性脑梗死考虑为 IE 并发症（细菌栓塞）可能性大。

　　下一步检查：

　　1. 积极反复多次进行血培养，以提高阳性率，根据药敏结果调整抗菌药物。

　　2. 心脏检查　由于心肌可以同时存在多种病理改变，因此可能出现致命的室性心律失常。房颤提示房室瓣反流，完全性房室传导阻滞、右束支阻滞、左前或左后分支阻滞均有报道，提示心肌化脓灶或炎症反应加重。需动态观察心肌酶及心电图；超声心动图检查能够检出直径大于 2mm 以上的赘生物，还可动态观察赘生物的大小、形态、活动和瓣膜功能状态，了解瓣膜损害的程度，对决定是否做换瓣手术有参考价值。

　　3. 神经相关检查　腰椎穿刺检查脑脊液常规、脑脊液生化、脑脊液培养、体格检查密切观察，必要时复查颅脑 CT、MRI，警惕脑脓肿。

　　本病例当中感染应较明确，降钙素原不高与抗感染治疗有关外，可能原因有：

　　1. 血培养革兰氏阴性菌感染者的血清 PCT 水平明显高于革兰氏阳性菌感染者，而该病例很可能为革兰氏阳性菌感染。

　　2. PCT 诊断感染的敏感性国内外研究报告比例不一。PCT 常在严重细菌感染（2~3 小时后）早期升高，感染后 12~24 小时达到高峰，随后下降，48~72 小时可降至正常。本例患者行 PCT 检查的时机刚好错过其高峰时间，并在使用强力抗生素后，显示为"假阴性"结果。

　　3. PCT 是内毒素诱导产生的免疫学代谢产物，慢性炎症可能导致其不升高。文献报告并未对慢性炎症作出明确界定，该病例发病时间 2 个月，可能有这种情况出现。

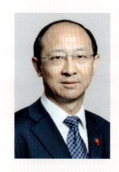

张新超　北京医院（国家老年医学中心）急诊科原主任
中华医学会急诊医学分会委员
中国医疗保健国际交流促进会急诊医学分会主任委员
中国老年医学学会基础与转化医学分会会长
中国医学救援协会教育分会副会长
中国急诊专科医联体副主席
北京医学会急诊医学分会副主任委员
北京医师协会急诊医学专科医师分会副会长

该患者诊断 IE 是明确的，包括并发的脑梗。若能完善经食管心脏超声检查，当然更好。患者 2 个月的阵发胸痛是原发于冠状动脉病变即急性冠脉综合征（ACS），还是继发于重度的主动脉瓣反流，缺乏较为直接的证据，包括心电图的连续观察等。若属后者，则其原因何在？目前的病史资料（过于简洁）似乎难以说清。另需警惕不典型主动脉夹层，除注意检查相关体征外，可能的话最好做 CTA 检查。

关于 PCT，理论上，检测之前用过抗生素可能会使 PCT 水平降低，尽管目前还不清楚这是直接影响，还是使用抗生素后降低了患者的细菌负荷所致。PCT 测定的局限性包括假阳性和假阴性。缺乏细菌感染依据但 PCT 浓度升高可出现在大量细胞死亡的情况下，如在严重的外伤或者手术后，在此情况下，PCT 值不仅只能参考，而且会在随访测定中出现一个迅速的下降；相反，在感染早期或者某些特定状态，可以出现一个假的低 PCT 浓度，而在随访测定中会表现出增高。因此，高敏感度的 PCT 测定方法学很重要，更重要的是动态查验。

入院后第 19 天转入急诊综合病区。转入时，患者神志清，理解可，命名可，记忆力、理解力、定向力可，言语清晰，但找词困难。双侧瞳孔等圆等大，d=0.2cm，对光反射灵敏。饮水无呛咳，伸舌居中，颈软。双侧肢体肌张力可，右上肢肌力 4 级，伴浅感觉减退，双下肢肌力 5 级，右下肢轻瘫试验阳性，双侧病理征未引出。

根据心内科会诊意见及血培养药敏结果予以"青霉素钠针 480 万 U 静脉滴注 q.6h."，联合"异帕米星针 400mg 静脉滴注 q.d."（考虑肾功能损害较少）抗感染治疗，并予以营养神经、减轻脑水肿、改善脑代谢、防止癫痫发作等治疗。在急诊综合病区住院期间的前 2 周，患者仍有反复低热，最高 37.8℃。行腰椎穿刺检查，以明确诊断（表 33-3）。

表 33-3 脑脊液检查结果

脑脊液检查	脑脊液压力/mmH$_2$O	脑脊液 WBC/（×10^6/L）	脑脊液蛋白/（mg/L）	脑脊液糖/（mmol/L）	脑脊液细菌学检查
第一次腰椎穿刺	233	109	520	3.90	未见异常
第二次腰椎穿刺	240	2	370	3.63	未见异常
第三次腰椎穿刺	157	24	392	3.66	未见异常

经过治疗，患者言语较前流利，入院第 30 天左右无发热、头痛、头晕等，双侧肢体肌张力正常，双上肢肌力 5 级，痛温觉正常，双下肢肌力 5 级，双侧病理征未引出。入院 33 天复查头颅 MRI，提

示左侧顶枕叶多发病灶，WBC、CRP、PCT 变化趋势见图 33-6～图 33-8，结合临床，考虑脑栓塞（细菌栓）并发局限性脑膜脑炎并脑脓肿形成（图 33-9）。第 40 天，患者出现左下肢红肿热痛、无皮肤伤口溃破等，皮肤科考虑丹毒，建议继续青霉素抗感染治疗。抗生素使用方案见表 33-4。

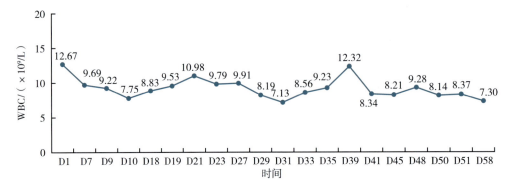

图 33-6　WBC 变化趋势图（D1～D58）

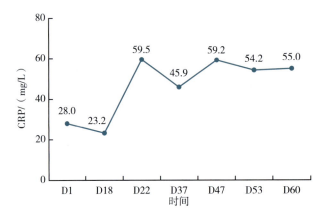

图 33-7　CRP 变化趋势图（D1～D60）

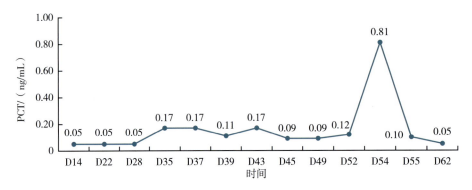

图 33-8　PCT 变化趋势图（D14～D62）

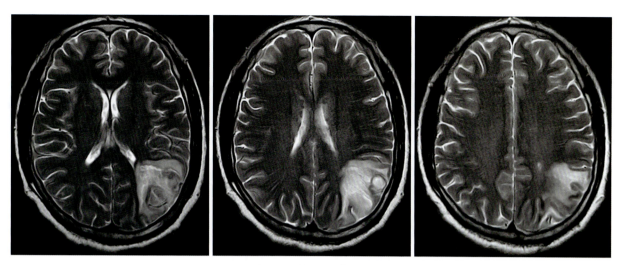

图 33-9　头颅 MRI（D33，脑脓肿发病 16 天）
左侧顶枕叶多发病灶，考虑脑栓塞（细菌栓）并发局限性脑膜脑炎并脑脓肿形成

表 33-4　抗生素使用方案（D7～D61）

D7	D15	D16	D22	D23	D61
头孢呋辛 1.5g q.8h.					
		阿米卡星 0.4g q.d.			
			青霉素钠针 480 万 U q.6h.		
					异帕米星 0.4g q.d.

　　修正诊断：①感染性心内膜炎；②继发性左枕顶叶脑栓塞；③局限性脑膜脑炎并脑脓肿形成。
　　经过治疗，患者无发热，肢体乏力、找词困难等症状好转，入院第 49 天复查头颅 MRI：考虑脑栓塞并感染，与第 33 天比较，病灶及水肿范围明显缩小（图 33-10）。第 56 天，头颅 CT 示，左侧顶枕叶低密度病灶，结合临床符合脑炎及脑梗死改变（图 33-11）。

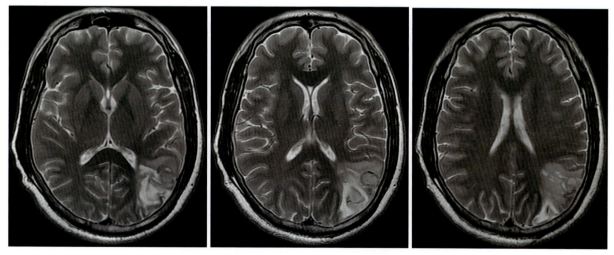

图 33-10　头颅 MRI（D49，脑脓肿发病 1 个月）
左侧顶枕叶多发病灶治疗后复查，DWI 显示部分病灶呈高信号，增强后环形强化。考虑脑栓塞并感染，
与 D33 比较，病灶及水肿范围明显缩小

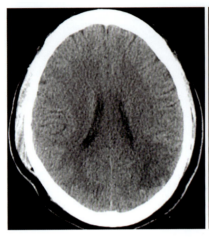 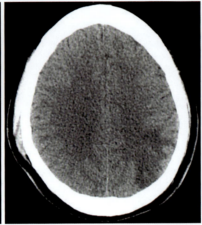 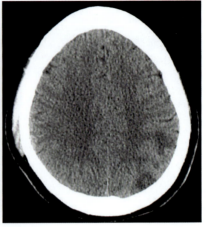

图 33-11　头颅 CT（D56，脑脓肿发病 1 个月）
左侧顶枕叶低密度病灶，结合临床符合脑炎及脑梗死改变

第二阶段小结

　　患者确诊细菌性心内膜炎，主动脉瓣重度反流，轻度二尖瓣反流，心功能 Ⅱ 级（NYHA），脑脓肿（继发性），高血压 1 级（极高危组），复查感染相关指标与头颅 MRI，考虑抗感染有效。

　　关于患者下一步治疗，我们有如下疑问：该患者感染性心内膜炎抗感染治疗满 6 周，脑梗死症状改善、体温正常，但患者头颅 MRI 显示脑脓肿灶仍未消失。此时，应该继续内科抗感染治疗，还是应该神经外科手术切除脓肿治疗？患者应何时行心外科手术治疗？

专家点评

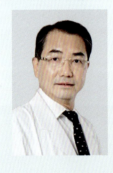

陈晓辉　　广州医科大学党委副书记，博士研究生导师
广州医科大学附属第二医院急诊医学学科带头人
中国医院协会门（急）诊专业委员会副主任委员
中华医学会急诊医学分会常务委员
中国医师协会急诊医师分会常务委员
广东省医学会急诊医学分会主任委员
广州市医学会常务副会长

　　患者因主动脉瓣重度关闭不全引发胸痛入院，入院后出现细菌性心内膜炎，并在菌血症的状态下，形成脓性栓子脱落栓塞末端血管，导致枕叶脑梗死，化脓穿破血管导致脑脓肿形成，诊断明确。现存在的矛盾是：心脏瓣膜置换术与脑脓肿手术，两者治疗先后问题。感染性心内膜炎存在突发心力衰竭和赘生物再次脱落导致系统栓塞的可能；如先进行心瓣膜手术，则需要体外循环和术后抗凝，又可能导致患者细菌侵蚀的血管再次出现和脑脓肿感染扩散的可能。

　　应评估现时感染性心内膜炎与脑脓肿对机体的影响，目前患者已经使用大剂量敏感抗生素治疗 6 周，现时应为进行心脏瓣膜置换术的适当时机。若赘生物大小超过 10mm，脱落导致再次栓塞的可能性很大，应尽早手术，建议进行心脏超声检查了解心瓣膜和赘生物的情况，MRI 了解脑脓肿包裹情况，以及是否存在脑动脉瘤形成。如果患者未见脑血管瘤形成，应先进行心脏瓣膜置换术。

在心脏瓣膜置换术后，应常规抗感染 4~6 周，再复查头颅 MRI，若脑脓肿病灶进一步缩小，患者症状进一步缓解，则不考虑脑脓肿手术治疗。如果脑脓肿没有明显变化，可考虑脑脓肿手术切除治疗。

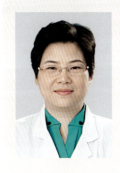

封启明　上海市第六人民医院急诊医学科主任
国家临床重点专科急诊医学科学科带头人
中国医师协会急诊医师分会委员
上海市医学会急诊医学专科分会委员
上海市医师协会急诊科医师分会会长
上海市急性创伤急救中心副主任

应用抗生素力量不太够，对于感染性心内膜炎这类凶险危重症，应该用杀菌剂，大剂量，长疗程。病原菌不明时用大剂量青霉素或用万古霉素加氨基糖苷类。如果用头孢菌素，最好是三代。

患者脑脓肿控制，体温正常 2 周可以停药，从 CT、MRI 看，目前没有手术必要，待心脏手术后，头颅 CT 或 MRI 复查后定。

四、病例随访

入院第 61 天，患者要求出院，回当地医院继续抗感染治疗，患者无发热、无肢体乏力等症状，出院后 1 个月复查头颅 MRI，提示颅内部分软化灶形成，颅内病变范围有所减少（图 33-12）。

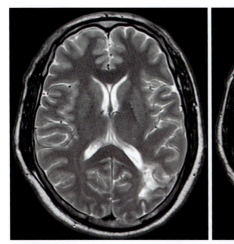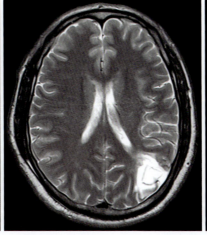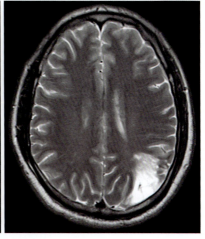

图 33-12　头颅 MRI（出院后 1 个月，脑脓肿发病 2 个月）
颅内部分软化灶形成

出院第 4 个月后，患者突发头晕并双下肢乏力，再次入本院神经科治疗，查头颅 MRI 提示：①右侧扣带回脑梗死；②左枕顶叶病变治疗后局部软化灶形成并胶质增生（病变与脑脓肿发病第 2 个月 MRI 对比大致相仿，图 33-13）。神经科治疗后康复出院，出院第 8 个月患者返本院心外科行主动脉瓣置换术。

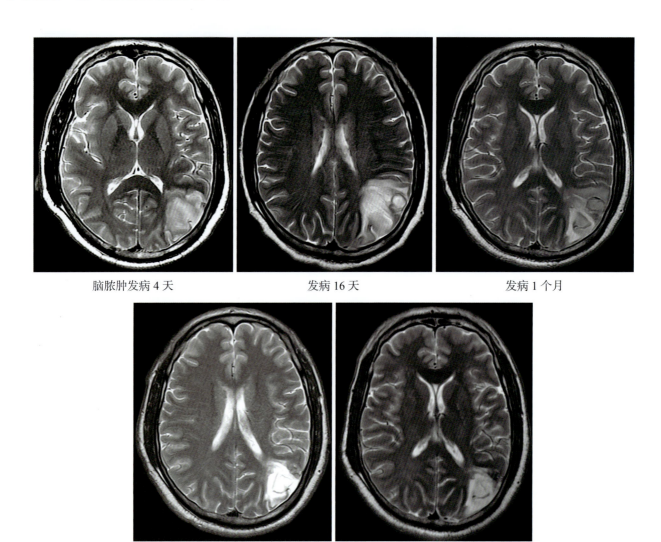

脑脓肿发病 4 天　　　　　　发病 16 天　　　　　　发病 1 个月

发病 2 个月　　　　　　发病 5 个月

图 33-13　脑脓肿头颅 MRI 对照

学习心得

　　感染性心内膜炎（infectious endocarditis，IE）是一种严重且具有潜在致命性的感染性疾病，其发病与心脏结构异常密切相关。深入理解 IE 的发病机制、临床特征以及相关并发症，对于准确诊断和有效治疗至关重要。

　　感染性心内膜炎好发于器质性心脏病患者，约 3/4 的患者存在基础心脏病，其中风湿性瓣膜病曾是常见的基础病因。然而，近年来随着医疗环境和疾病谱的变化，非风湿性瓣膜病的发生率有所升高。非风湿性瓣膜病涵盖多种情况，如退行性瓣膜病变、先天性瓣膜畸形、瓣膜脱垂等。这些瓣膜结构的异常，使得血流动力学发生改变，易形成涡流，为细菌等病原体的黏附和定植创造了条件。

　　在正常情况下，心脏的内皮细胞具有抗凝和抗微生物黏附的特性。但当瓣膜等心脏结构出现病变时，内皮细胞受损，暴露内皮下的胶原纤维，血小板和纤维蛋白会在受损部位聚集，形成无菌性血栓性赘生物。此时，若患者因各种原因发生菌血症，循环血液中的细菌等病原体就容易在赘生物上黏附、繁殖，逐渐形成感染性赘生物，进而引发感染性心内膜炎。这些感染性赘生物质地松软，容易脱落，成为栓子，随血流播散至全身各处，导致各种栓塞性并发症。

本例患者为中年男性，患有高血压以及非风湿性主动脉瓣病。尽管其既往无风湿性瓣膜病史，但基于其现有的心脏瓣膜病变，已然处于发生 IE 的高危状态。高血压可导致心脏负荷增加，进一步影响心脏的结构和功能，而非风湿性主动脉瓣病本身就使得瓣膜表面不平整，血流动力学异常，大大增加了 IE 的发病风险。

在患者手术前，突然出现发热症状。鉴于其高危因素，临床医生必须高度警惕 IE 的发生。发热是 IE 常见的临床表现之一，但由于发热原因众多，在诊断时需要综合多方面因素进行判断。对于该患者，详细的病史询问和全面的体格检查必不可少，同时，一系列针对性的实验室检查和影像学检查也迅速展开。

神经系统症状的发生率与类型：约 1/3 的感染性心内膜炎患者可出现神经系统症状，这一比例不容小觑。其中，大脑中动脉栓塞占 25%，细菌性动脉瘤占 2%～10%，脑脓肿、化脓性脑膜炎、颅内出血、脑神经麻痹等也有发生。脑栓塞作为较为常见的神经系统并发症，是指各种栓子随血流进入颅内动脉，使血管腔急性闭塞，从而引起相应供血区组织缺血坏死及脑功能障碍。心源性栓子在脑栓塞的病因中占据重要地位，占 60%～75%。脑栓塞多好发于青壮年，起病急骤，发病后迅速达到高峰。更为棘手的是，如果产生栓子的病原未消除，10%～20% 的脑栓塞患者可在病后 10 日内再发，且再发病死率高。

本病例中的神经系统表现与误诊：该患者在合并感染性心内膜炎后突发肢体乏力，第一次头颅 MRI 提示为脑梗死。在治疗初始阶段，依据这一 MRI 结果，医生误诊为脑梗死。然而，进一步深入分析发现，患者实际上是脑血栓形成。脑血栓形成与脑梗死虽然在临床表现上有相似之处，但病因和治疗方案存在显著差异。导致脑血栓形成的病因多种多样，如空气栓塞、脂肪栓塞、细菌栓塞等，不同病因对应的治疗策略截然不同。在本病例中，结合患者的病史，尤其是其感染性心内膜炎的诊断，高度怀疑为细菌栓塞所致。细菌栓子从心脏的感染性赘生物上脱落，随血流进入颅内动脉，进而导致脑脓肿、脑栓塞等严重并发症。

一旦考虑患者为细菌栓塞导致的脑血栓形成，除了常规的脱水减轻脑水肿治疗外，尽早行血培养以寻找致病菌成为关键。血培养能够明确病原菌的种类，为后续精准的抗颅内感染治疗提供依据。根据血培养结果，选择敏感的抗生素进行治疗，足量、足疗程应用，以彻底清除病原菌，防止病情进一步恶化。

该病例存在一个显著的争议点，即当影像学提示脑脓肿持续存在时，治疗应选择内科药物治疗还是神经外科手术治疗。内科药物治疗主要依靠抗生素，通过血液循环将药物送达感染部位，抑制和杀灭病原菌。然而，对于较大的脑脓肿或抗生素治疗效果不佳的情况，内科药物治疗可能难以彻底清除感染灶。神经外科手术治疗，如脓肿穿刺引流或切除术，能够直接清除脓肿，降低颅内压力，但手术本身存在一定风险，如出血、感染扩散等。在决定治疗方案时，需要综合考虑患者的整体状况、脑脓肿的大小、位置、数量以及对抗生素的反应等多方面因素。

何时才是心外科手术干预患者心脏瓣膜病变的最佳时机也是一个棘手的问题。一方面，尽早进行心脏瓣膜手术可以清除感染灶，修复瓣膜结构，改善心脏功能，降低赘生物再次脱落导致栓塞的风险。另一方面，患者此时合并颅内感染和脑血栓形成，手术创伤可能会加重颅内病情，增加手术风险。因此，需要多学科团队，包括心内科、心外科、神经科、感染科等共同协作，综合评估患者的心肺功能、颅内病情的稳定程度、感染的控制情况等，权衡利弊，选择最合适的手术时机。

　　此病例提醒我们，在临床诊疗过程中，准确界定并发症还是合并症的环节至关重要。对于该患者，在面对发热、肢体乏力等症状时，需要仔细甄别病史与各项检查结果，确定它们之间的逻辑关系。通过详细询问患者的既往病史、基础疾病情况，结合全面的体格检查、实验室检查和影像学检查，才能厘清诊断，避免误诊和漏诊。例如，该患者在最初仅依据头颅 MRI 结果误诊为脑梗死，而忽略了其感染性心内膜炎的高危因素以及可能存在的细菌栓塞病因，险些导致治疗方向的偏差。

（陈溢润　邓宇珺）

特别鸣谢

广州市第一人民医院	刘继云
北京医院	张新超
广州医科大学附属第二医院	陈晓辉
上海市第六人民医院	封启明

病例 34　似是而非

　　患者男性，50岁，因"淋巴瘤化疗后半年，视物模糊1个月余"于2020年3月12日（D1）入住眼科。

一、病史特点

　　1. 中年男性，慢性病程。

　　2. 患者于2019年5月发现左腋下淋巴结肿大，完善病理、影像学等检查明确诊断为伯基特淋巴瘤（非霍奇金淋巴瘤，Ⅲ期，高危患者），自2019年6月12日至2019年9月30日行R-CODOX-M与IVAC方案交替治疗共4周期，2周期后完善全身PET/CT评估疗效为CRu（未确定的完全缓解）。第4周期化疗后曾出现骨髓抑制、粒细胞缺乏及肺部感染，经亚胺培南西司他丁钠、万古霉素、伏立康唑抗感染后病情好转出院。

　　2020年1月出现双眼视力下降，眼科考虑双眼内淋巴瘤可能，予口服甲泼尼龙片60mg/d，后逐渐减量，小剂量维持治疗。此外入院前22天（PD22）至D1共4次行玻璃体腔注药（利妥昔单抗1mg×1次，甲氨蝶呤5mg×3次），其间玻璃体混浊及视网膜病灶仍逐渐扩大。D1玻璃腔注药后出现发热，查血常规WBC $6.68×10^9$/L，LYM $1.88×10^9$/L，NEUT $3.89×10^9$/L，PCT 0.07ng/mL，CRP 91.5mg/L，胸部CT提示肺部感染（图34-1），予莫西沙星400mg q.d. 治疗。

　　D1~D6 WBC、PLT、PCT、CRP、每日最高体温、PLT变化趋势图见图34-2~图34-6。

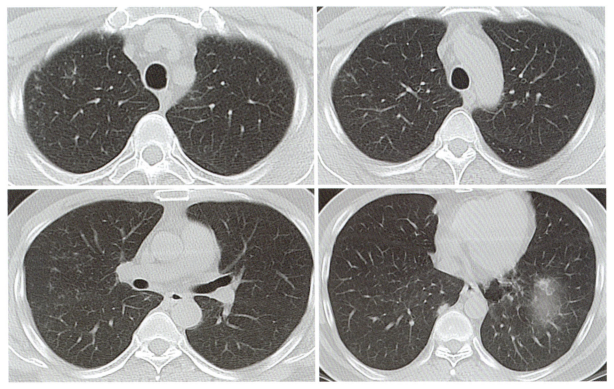

图34-1　胸部CT平扫（D1）

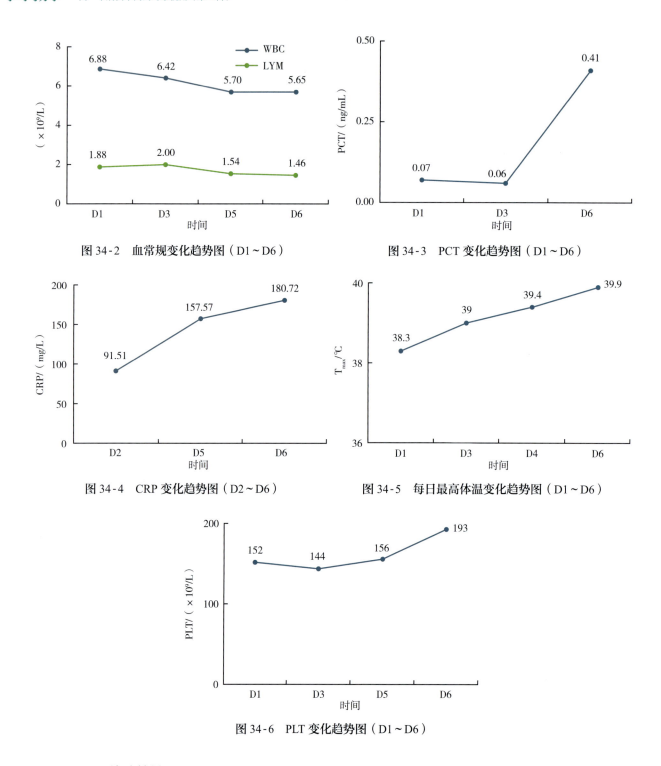

图 34-2　血常规变化趋势图（D1~D6）

图 34-3　PCT 变化趋势图（D1~D6）

图 34-4　CRP 变化趋势图（D2~D6）

图 34-5　每日最高体温变化趋势图（D1~D6）

图 34-6　PLT 变化趋势图（D1~D6）

D1~D6 检验结果：

感染指标：血培养（-），抗肺炎支原体抗体（-），甲型/乙型流感病毒抗原（-），新型冠状病毒核酸（-），单纯疱疹病毒 I/II 型 IgG 及 IgM 均阴性；G 试验 195.6pg/mL，GM 试验、曲霉菌 IgG 抗体、念珠菌抗原、IgG 抗体均阴性；CMV IgM 0.16U/mL，CMV IgG 9.88U/mL。

风湿免疫：抗核抗体谱 14 项（-），血管炎指标 pANCA、cANCA、MPO、PR_3（-）；免疫球蛋白 G 4.66g/L，ESR 61mm/h，C3、C4 正常，类风湿因子（-）。

心脏：NT-proBNP 219pg/mL。

肝功能：TBIL 10.4μmol/L，DBIL 3.5μmol/L，TP 53.9g/L，ALB 30.1g/L，ALT 36U/L，CHE 4 828U/L。

肾功能：BUN 5.7mmol/L，CREA 91μmol/L。

凝血指标：INR 1.14，FIB 8.39g/L，PT 14.9s，APTT 48.6s。

尿常规：WBC 10.3/μL，RBC 3.5，尿糖（－），亚硝酸盐（－），尿蛋白（±），管型（－），结晶（－），比重 1.020。

二、入院诊断

①伯基特淋巴瘤；②双眼内淋巴瘤？③肺部感染。

三、诊疗经过

眼科专科意见（D6）：眼内液行巨细胞病毒 PCR（＋），眼内液检查不符合眼内淋巴瘤表现，考虑眼底改变为巨细胞病毒性视网膜炎。

同日患者气促加重，血氧饱和度下降，伴畏寒、寒战，干咳，无咳痰。查体双肺呼吸音粗，双肺可闻及湿啰音，HR 120 次/min，律齐。肝脾肋下未及，双下肢无浮肿。予高流量氧疗仪及加强利尿治疗。复查胸部 CT 提示肺部感染较前明显加重（图 34-7），转入 ICU 治疗。

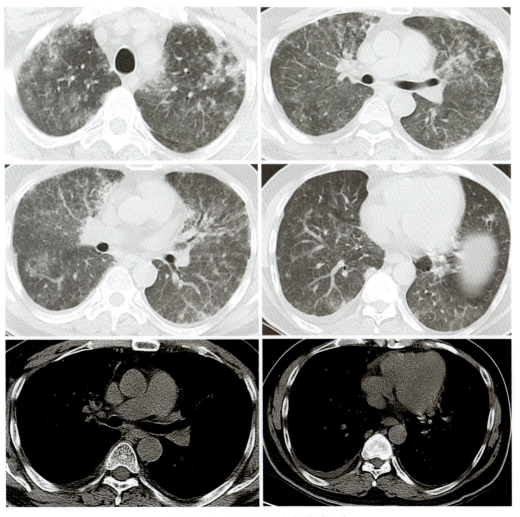

图 34-7　胸部 CT 平扫复查（D6）

第一阶段小结

患者中年男性，确诊伯基特淋巴瘤 1 年，行 4 个疗程化疗后评估为 CRu。近 1 个月因视物模糊考虑眼内淋巴瘤可能，给予口服激素及玻璃体腔内注射药物治疗，D6 时结合 PCR 等结果修正诊断为巨细胞病毒性视网膜炎。此次病情变化的主要症状为发热，并逐渐出现气促、干咳，伴血氧下降，需高流量氧疗仪维持。辅助检查示 WBC、PCT 不高，CRP 明显升高，胸部 CT 示双肺病变进展，以双肺间质性改变、磨玻璃影及小斑片状渗出影为主要表现。

该患者目前病情危重，诊断未明，请问：①该患者的肺部病变较前明显加重，考虑的病因是什么？感染性还是非感染性？②对该患者应采取什么治疗策略？

专家点评

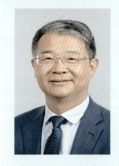

卢中秋　温州医科大学急诊医学研究所所长，博士研究生导师

温州市急危重病与救援医学重点实验室主任

温州医科大学附属第一医院原副院长

温州医科大学附属第一医院急诊科主任

中国医师协会急诊医师分会副会长

中国医师协会急救复苏和灾难医学专业委员会副主任委员

中华医学会急诊医学分会第十届委员会委员

浙江省医学会灾难医学分会主任委员

结合病史，患者伯基特淋巴瘤化疗后，长期服用激素及局部注射免疫抑制及生物制剂，免疫球蛋白 G 降低，提示患者存在免疫功能低下，具有机会性感染的基础。现出现发热、呼吸困难，低氧血症，胸部 CT 提示双肺散在的斑片影及实变影，部分结节边缘不清，眼内液巨细胞病毒 PCR（＋），首先考虑感染，以 CMV 肺炎可能性大。同时患者血 G 试验偏高，实变及渗出以两上肺多见，不能完全除外耶氏肺孢子菌感染或其他病毒感染。

建议：①血 CMV-DNA 检查；②支气管肺泡灌洗液 CMV-DNA 与 PC、GM 试验等检查；③如果患者情况允许，予支气管镜下肺活检术行病理检查。

治疗方案：①予以抗感染治疗：更昔洛韦 250mg q.12h.，复方磺胺甲噁唑 15～20mg/（kg·d）分 2～3 次。②根据患者呼吸困难的程度及血气分析，予以氧疗（包括高流量氧疗）、无创机械通气，必要时有创机械通气支持对症治疗。③动态检测乳酸、血气分析以及 PCT、CRP 等炎症指标。④如果呼吸困难明显加重，肺部渗出明显增多，可适当选择甲泼尼龙 40～80mg/d。

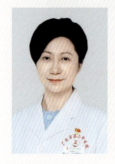

赵丽芸　广东省第二中医院重症医学科主任

世界中医药学会联合会呼吸病专业委员会常务理事

中华中医药学会肺系病分会委员

中国康复医学会重症康复专业委员会委员

广东省中医药学会重症医学专业委员会副主任委员

广东省基层医药学会中西医结合呼吸与危重症专业委员会副主任委员

广东省呼吸与健康学会中医药专业委员会副主任委员

耶氏肺孢子菌（PJ）和巨细胞病毒（CMV）是免疫抑制状态下最常见的两种机会性感染病原体。患者伯基特淋巴瘤化疗后曾出现骨髓抑制、粒细胞缺乏，有免疫力低下的基础。今年1月因怀疑眼内淋巴瘤，予口服激素及玻璃体腔内注射利妥昔单抗等，易出现免疫重建不良反应，存在发生巨细胞病毒及肺孢子菌感染的危险因素。患者血 CMV IgG 9.88U/mL 升高，提示既往曾有 CMV 感染。当个体的免疫功能受到抑制时，CMV 潜伏感染被激活，病毒重新大量复制，引起眼、肺、肝、胃肠道等多个器官损害，甚至导致患者死亡。患者出现巨细胞病毒性视网膜炎是 CMV 感染的眼部表现。

患者 1 周内病情迅速加重，高热、气促、干咳、氧合进行性恶化，胸部 CT 示双肺病变进展迅速，以双肺间质性改变、磨玻璃影及小斑片状渗出影为主。结合病史、症状及相关的影像学表现，目前该患者的肺部病变较以前明显加重，考虑 CMV 肺炎合并 PCP 感染的可能性大，支持点：①患者存在巨细胞病毒及肺孢子菌感染的危险因素。②出现眼部的损害：巨细胞病毒性视网膜炎。③风湿免疫指标均正常，伯基特淋巴瘤化疗后评估为 CRu，风湿免疫性疾病及淋巴瘤引起肺部浸润均不支持，即非感染性因素的可能性小。④白细胞、PCT 均不高，影像学表现以双肺间质性改变、磨玻璃影及小斑片状渗出影为主，因此病原体方面考虑病毒感染和/或 PCP 感染的可能性大。⑤G 试验 195.6pg/mL，警惕 PCP 感染。建议行肺泡灌洗液（BALF）细胞学及病原体高通量基因测序检查，以明确病原体。同时行肺泡灌洗液 GM 试验检查，以排除合并侵袭性肺曲霉菌病的可能。

在治疗策略方面：因患者病情危重，在完善病原学检查的同时，抗感染方案建议覆盖 CMV、PCP 和曲霉菌，即加用更昔洛韦和卡泊芬净，同时给予胸腺法新免疫调节治疗。呼吸、循环及其他器官功能支持方面结合患者的病情变化调整，巨细胞病毒性视网膜炎也应结合专科意见给予全身及局部的积极治疗。

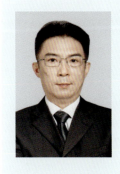

熊 滨 广西壮族自治区人民医院副院长
国务院政府特殊津贴专家
中华医学会重症医学分会委员
中国医师协会重症医学医师分会委员
中国医师协会体外生命支持专业委员会委员
广西壮族自治区卫生健康委员会重症医学质量控制中心主任
广西医学会重症医学分会主任委员

该病例为中年男性，有淋巴瘤基础病，近 1 个月有服用免疫抑制剂病史，机体免疫功能低下；此次出现发热、气促、氧合下降，WBC 及 PCT 不高，肺部病变进展快，结合病史考虑感染性因素可能性大。在免疫力受损的患者，肺部容易感染的致病菌中（细菌、真菌、非典型致病菌、病毒、耶氏肺孢子菌、结核），结合血常规及 PCT 指标，细菌性肺炎可能性不大。该患者胸部 CT 提示双肺间质性改变、磨玻璃影及小斑片状渗出影，病灶非向心性分布，斑片影不均匀，多沿支气管分布，部分可见"棉团"样影，不符合结核及真菌感染肺部的影像学改变，符合巨细胞病毒感染的特征。同时患者合并巨细胞病毒性视网膜炎，考虑肺部为巨细胞病毒性肺炎可能性大。

治疗方案：

1. 抗病毒治疗 更昔洛韦是 CMV 肺炎的一线治疗用药，口服生物利用度低，建议静脉使用。诱导期：静脉滴注 5mg/kg，每 12 小时 1 次，每次静脉滴注 1 小时以上，疗程 14～21 天，肾功能减退者剂量应酌减。维持期：静脉滴注 5mg/kg，每天 1 次，静脉滴注 1 小时以上，维持期的时间应根据患者的病情来确定。目前关于治疗疗程尚无定论，但文献报道，CMV 肺炎患者通常需要接受至少 3 周的诱导治疗和 2 周的维持治疗。骨髓抑制是更昔洛韦最常见的不良反应，注意监测血常规。西多福韦对 CMV 眼病有效，但由于其显著的肾毒性和骨髓抑制，一般作为三线治疗药物。

2. 免疫球蛋白　可增强患者的免疫功能，免疫球蛋白联合更昔洛韦可作为 CMV 肺炎的一线治疗方案。通常建议免疫球蛋白 200～500mg/kg，1 次/d，连续给药 3～5 天，或者隔日一次给药，共 2 周。

3. 呼吸支持治疗　高流量无法维持时尽早予以无创呼吸机辅助通气或者气管插管呼吸机辅助呼吸，注意肺保护通气。

4. 结合血液专科情况，暂停或者减少免疫抑制剂使用。

5. 治疗过程中注意监测有无继发细菌感染及 PCP 肺炎发生。

患者有淋巴瘤化疗病史，近 1 个月曾使用激素，存在免疫抑制，双肺以对称性磨玻璃样改变为主，进展迅速，考虑感染性病变，病毒感染可能性大，且不除外耶氏肺孢子菌感染、支气管内曲霉菌感染，予经验性应用"头孢哌酮钠舒巴坦钠 3g q.8h.、复方磺胺甲噁唑 960mg q.6h. po、更昔洛韦针 350mg q.12h.、伏立康唑针 200mg q.12h.（首日加倍）"。治疗 2 天后，病情持续加重，呼吸急促，双侧中下肺可闻及明显湿啰音，皮氧于无创通气下仍难以维持，于 D8 行气管插管呼吸机辅助通气，高支持条件下（FiO$_2$ 100%，PEEP 8mmHg）氧分压持续低于 100mmHg，D9 复查 CT 示双肺渗出较前明显加重（图 34-8）。

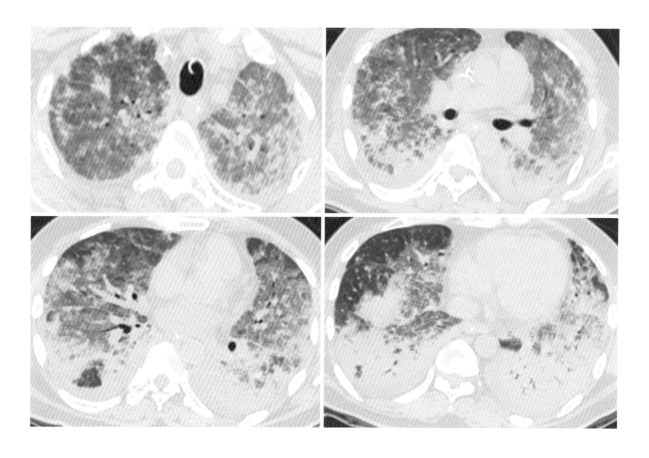

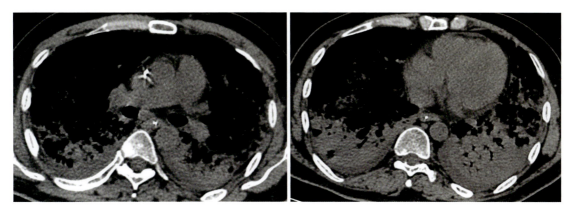

图 34-8　胸部 CT 平扫复查（D9）

D1～D9 WBC、LYM、PCT、CRP、每日最高体温、PLT、氧合指数变化趋势图见图 34-9～图 34-14。

D7～D9 检验结果：

心脏指标：proBNP 742pg/mL。

肝功能：TBIL 10μmol/L，DBIL 5.1μmol/L，ALB 30.1g/L，ALT 20U/L，CHE 2 538U/L。

肾功能：BUN 6.3mmol/L，CREA 80.5μmol/L。

凝血指标：INR 1.2，FIB 6.57g/L，PT 15.5s，APTT 53.1s，D-D 7 840ng/mL。

炎症指标：IL-6 466.1pg/mL（D7）、3 964pg/mL（D9）。

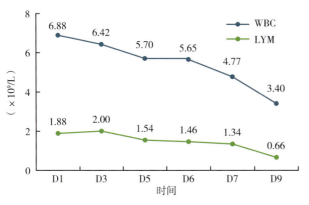

图 34-9　血常规变化趋势图（D1～D9）

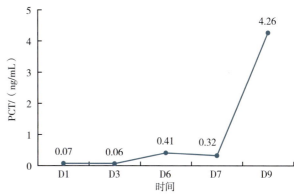

图 34-10　PCT 变化趋势图（D1～D9）

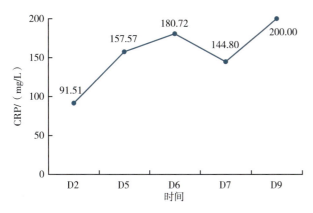

图 34-11　CRP 变化趋势图（D2～D9）

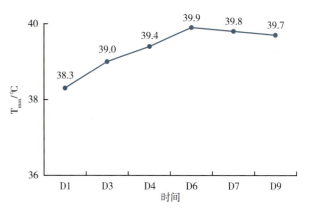

图 34-12　每日最高体温变化趋势图（D1～D9）

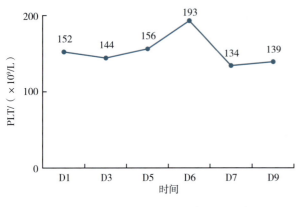

图 34-13　PLT 变化趋势图（D1～D9）

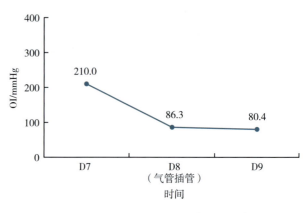

图 34-14　OI 变化趋势图（D7～D9）

第二阶段小结

患者转入 ICU 后虽经广覆盖抗感染治疗，病情仍进行性加重，转入后第 2 天即行气管插管术，插管后纯氧通气下氧分压仍不超过 100mmHg，胸部 CT 示双肺渗出明显加重，检验结果显示白细胞、淋巴细胞下降，CRP 升高，插管后 PCT 较前升高。

请问：①患者目前治疗方案疗效不佳的可能原因是什么？②下一步建议如何处理？

专家点评

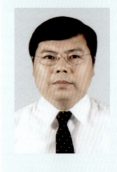

徐 杰　天津市泰达医院重症医学科主任

中国中西医结合学会急救医学专业委员会常务委员、秘书长

中国研究型医院学会急救医学专业委员会委员

中华医学会医学鉴定分会委员

《中华急诊医学杂志》编委

《中华保健医学杂志》编委

目前疗效不佳，考虑可能为耶氏肺孢子菌治疗强度不足所致，复方磺胺甲噁唑多应用于轻到中度感染的患者，而且剂量应为 100mg/（kg·d）。患者入院后血白细胞和 PCT 无明显升高，不支持细菌感染；检查 G 试验阳性，而 GM 试验阴性，不考虑曲霉菌，应该是肺孢子菌可能性更大。结合患者肿瘤病史及激素使用史，考虑感染病原体应该是肺孢子菌可能性大，但也不完全排除其他特殊真菌及耐药细菌感染。

下一步计划：①白细胞降低有可能与磺胺类药物相关，不宜继续增加药物剂量。可联合卡泊芬净抗肺孢子菌治疗，停用伏立康唑。②入院第 9 天患者 IL-6 和 PCT 明显升高，有可能是真菌感染所致，但个人更倾向于已经合并细菌感染。根据院内感染的常见菌情况和 PCT 升高的水平分析，耐头孢哌酮钠舒巴坦钠的革兰氏阴性菌可能性较大，可更换为碳青霉烯类抗生素。③尽快进行支气管肺泡灌洗术，以完善肺孢子菌和细菌的相关检查。④如呼吸机难以维持组织供氧，可考虑 ECMO 治疗。

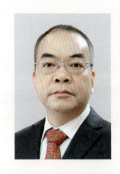

张永标　中山大学中山医学院急诊医学系副主任
中山大学附属第三医院急诊科主任
中山大学附属第三医院粤东医院急诊科双聘学科带头人
中国医师协会急诊医师分会委员
中华医学会急诊医学分会抗感染学组委员
广东省医学会急诊医学分会副主任委员
广东省医师协会急诊医师分会副主任委员

　　患者病情发展快，肺部病变进展迅速，从临床资料来看，脓毒症和 ARDS 诊断明确。目前治疗方案疗效不佳的可能原因考虑两方面：其一是抗感染治疗药物未覆盖可能的病原体，其二是存在炎症风暴。基于患者淋巴瘤化疗和使用激素病史，白细胞、淋巴细胞进行性下降，PCT、CRP 进行性升高，胸部 CT 从磨玻璃影到渗出影、实变影，眼内液 CMV PCR（＋），血液 CMV IgM、IgG 升高，考虑患者存在 CMV 肺炎，不排除混合肺孢子菌和 MRSA、鲍曼不动杆菌等多重耐药菌感染，混合念珠菌、曲霉菌感染的证据不足。更昔洛韦可以有效治疗 CMV 感染；复方磺胺甲噁唑对多数肺孢子菌有效，但目前该菌编码二氢叶酸还原酶和二氢叶酸合成酶的基因突变导致对复方磺胺甲噁唑耐药的菌株逐渐增多；头孢哌酮钠舒巴坦钠可覆盖产 ESBLs 肠杆菌，但对 MRSA 和部分鲍曼不动杆菌等非发酵菌无效。因此，该患者的抗感染治疗药物存在未完全覆盖病原体的可能。患者肺部病变进展迅速广泛，IL-6 迅速明显升高，提示患者存在炎症风暴可能。

　　下一步处理：尽快明确肺部感染的病原体，可经人工气道内吸引收集分泌物（ETA）、支气管肺泡灌洗液（BALF）、保护性毛刷刷检（PSB）标本进行涂片、培养和病原体高通量筛查。在病原体未明确之前，继续使用更昔洛韦治疗 CMV，复方磺胺甲噁唑治疗肺孢子菌，停用伏立康唑改棘白菌素类如卡泊芬净（该类抗真菌药物对念珠菌、曲霉菌和复方磺胺甲噁唑耐药肺孢子菌均有效），停用头孢哌酮钠舒巴坦钠改碳青霉烯类＋糖肽类或噁唑烷酮类覆盖多重耐药 G⁺、G⁻ 菌。同时，应用乌司他丁、血必净、CRRT 应对脓毒症及其炎症风暴；应用丙种球蛋白提高机体免疫力；加强其他对症支持治疗。

　　患者胸部 CT 示双肺渗出呈重力分布特点，氧合指数极低，行俯卧位通气及加强液体管理，维持液体负平衡。患者肺部病变进展迅速，考虑炎症反应重，D9 加用甲泼尼龙 80mg q.d.，且患者免疫球蛋白较低，予联合丙种球蛋白 0.4g/（kg·d）× 5d。经治疗，D10 患者氧合指数回升至 270mmHg，PCT 较前升高，考虑合并细菌感染，将头孢哌酮钠舒巴坦钠升级为美罗培南 1g q.8h. 抗感染。患者气管插管后行肺泡灌洗液及血液高通量基因测序，结果提示耶氏肺孢子菌、CMV 等感染，抗感染方案未调整。经此方案治疗至 D13 复查胸部 CT 较前改善（图 34-15），并予 D14 拔除气管插管序贯无创呼吸机辅助通气。

　　D1~D14 WBC、LYM、PCT、CRP、每日最高体温、PLT、氧合指数变化趋势图见图 34-16~图 34-21。
　　D10~D14 检验结果：
　　病原学：尿 CMV PCR 1.3 × 10³copies/mL，血 CMV PCR<2 000copies/mL。
　　心脏指标：NT-proBNP 598.3pg/mL，cTnI 6.9pg/mL，CK-MB 10.1U/L。
　　凝血指标：INR 1.32，PT 16.70s，APTT 49.2s，D-二聚体 12 610ng/mL。
　　肝肾功能：CREA 96.80μmol/L，ALB 27.50g/L。

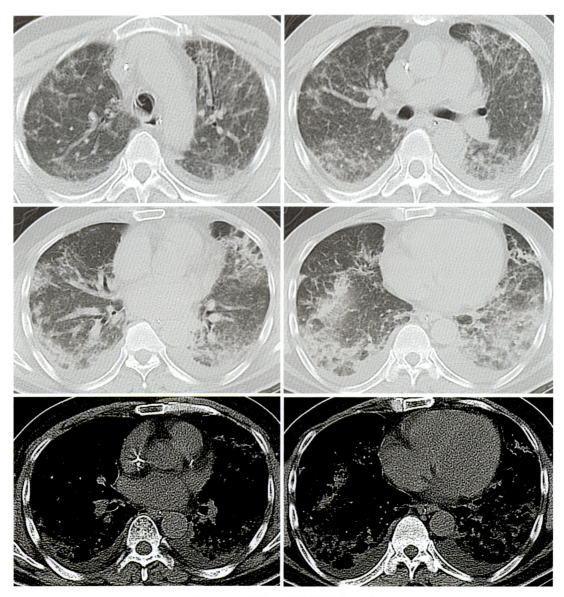

图 34-15　胸部 CT 平扫复查（D13）

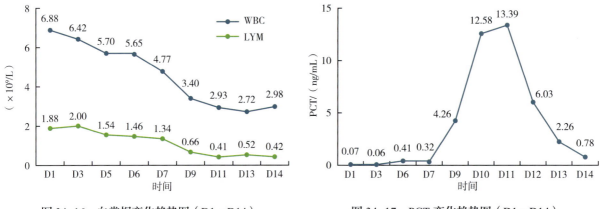

图 34-16　血常规变化趋势图（D1～D14）　　　　图 34-17　PCT 变化趋势图（D1～D14）

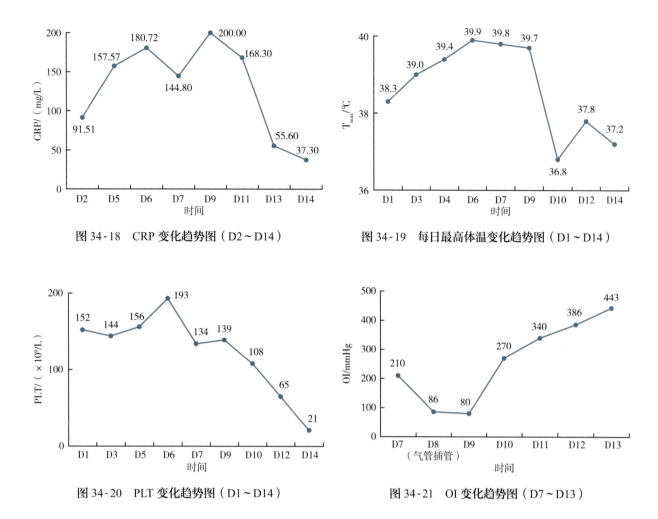

图 34-18 CRP 变化趋势图（D2～D14）

图 34-19 每日最高体温变化趋势图（D1～D14）

图 34-20 PLT 变化趋势图（D1～D14）

图 34-21 OI 变化趋势图（D7～D13）

淋巴细胞亚群结果、血液基因测序结果、肺泡灌洗液基因测序结果分别见表 34-1～表 34-3。第一至第三阶段抗感染及激素方案见表 34-4。

表 34-1 淋巴细胞亚群结果

项目	结果	单位	参考范围	项目	结果	单位	参考范围
$CD3^+$	47	%	58.4～81.56	$CD3^+CD4^+$	10.02	%	40.05～60.59
$CD19^+$	0.98	%	6.48～16.64	$CD3^+CD8^+$	88.16	%	27.16～44.52
$CD3^-CD16^+CD56^+$	53.29	%	5.17～24.65	$CD19^+CD5^+$	6.06	%	14～55.09
$CD3^+CD4^+/$ $CD3^+CD8^+$	0.11		0.8～2.6	$CD19^+CD5^-$	93.94	%	40.19～84.86

表 34-2 血液基因测序结果（D8）

类型	病原	序列数	类型	病原	序列数
细菌	牙齿放线菌	13	病毒	CMV	261
	内氏放线菌	4		细环病毒	11
真菌	耶氏肺孢子菌	172			

表34-3　肺泡灌洗液基因测序结果（D8）

类型	病原	序列数	类型	病原	序列数
细菌	铜绿假单胞菌	6	病毒	CMV	107
真菌	耶氏肺孢子菌	22		细环病毒	36
	真皮马拉色菌	29			

表34-4　第一至第三阶段抗感染及激素方案总结

第一阶段（D1~D6）	第二阶段（D7~D9）	第三阶段（D10~D14）
莫西沙星 250mL q.d.		
	头孢哌酮钠舒巴坦钠 3g q.8h.	
	复方磺胺甲噁唑 960mg q.6h.	
	更昔洛韦针 350mg q.12h.	
	伏立康唑针 200mg q.12h.	
		美罗培南 1g q.8h.
	甲泼尼龙 80mg q.d.（D9~D14）	

第三阶段小结

患者重症肺炎、ARDS进展迅速，气管插管后行俯卧位通气及加强液体管理，并于D9加用甲泼尼龙80mg q.d.联合丙种球蛋白0.4g/（kg·d）×5d。经治疗，D10起患者氧合指数逐渐改善，热峰明显下降，复查肺部CT改善与临床表现一致，于D14顺利拔管。

请您分析：您认为引起患者临床表现、胸部CT等迅速好转的主要因素是什么？（俯卧位通气、激素、丙种球蛋白或其他？）

专家点评

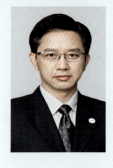

蔡立华　东莞市人民医院重症医学科学科带头人
广东省医学会重症医学分会委员
广东省医院协会重症医学管理专业委员会常务委员
东莞市医学会重症医学分会副主任委员
东莞市中医药学会中西医结合重症专业委员会副主任委员
东莞市重症医学医疗质量控制中心主任

患者有淋巴瘤化疗病史，近1个月曾使用激素，存在免疫抑制，双肺以对称性磨玻璃样改变为主，1周后肺部病灶进展迅速，双肺多发实变影，考虑肺部混合感染病变为主，以细菌、病毒、耶氏肺孢子菌、曲霉菌等感染可能性大。经验性应用头孢哌酮钠舒巴坦钠3g q.8h.、复方磺胺甲噁唑960mg q.6h.、更昔洛韦针350mg q.12h.、伏立康唑针200mg q.12h.（首日加倍），后因白细胞、淋巴细胞进行性下降，体温、CRP、PCT进行性升高，提示细菌感染加重，及时将头孢哌酮钠舒巴坦钠升级为美罗培南 1g q.8h. 抗感染。患者气管插管后行肺泡灌洗液及血液高通量基因测序，结果提示铜绿假单胞菌、放线菌、耶氏肺孢子菌、CMV 等感染。继续上述抗感染方案治疗，各炎症指标均有明显改善，证明以上抗感染方案是正确的、及时的、有效的，为最后能控制住病情起了核心作用。

患者 D9 胸部 CT 示双肺渗出明显增加，呈重力分布特点，且氧合指数极低，及时进行俯卧位通气及加强液体管理，维持液体负平衡；D13 复查胸部 CT 示双肺渗出明显减少，氧合指数明显升高，提示俯卧位通气为改善重症 ARDS 的顽固性低氧血症起了关键作用。

患者 D13 胸部 CT 示双肺渗出明显增加，肺部病变进展迅速，IL-6 进行性升高：从 466.1pg/mL（D7）上升至 3 964pg/mL（D9），考虑"炎症反应风暴"，及时加用甲泼尼龙 80mg q.d.，抗炎和减少肺部渗出，起了辅助作用。

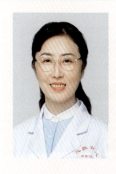

马　渝　重庆市急救医疗中心党委书记
国务院政府特殊津贴专家
中华医学会急诊医学分会常务委员
中国医师协会重症医学医师分会委员
中国医院协会急救中心（站）分会副主任委员
重庆市学术技术带头人
重庆英才·创新领军人才
重庆市急危重症临床医学研究中心主任

病情从显著恶化至明显缓解仅 1 天时间，在上述综合治疗中谁起了关键性作用还是多因素协同的效果，我们的考虑如下：

1. 本病例在治疗过程中充分考虑宿主因素，经验性抗感染治疗选择正确，后面的血液及肺泡灌洗液二代测序结果均支持经验抗感染方案。

2. 糖皮质激素　该患者血液及肺泡灌洗液中均检测出高序列数耶氏肺孢子菌，同时合并病毒及混合菌感染，符合非 HIV 重症 PJP 诊断。该类患者多数可在短时间内进展至中重度 ARDS，有文献报道，糖皮质激素能提高 PJP 患者对抗孢子菌药物的耐受性，对氧合指数小于 150mmHg 者，开始抗 PJP 治疗后 72 小时加用激素能改善患者氧合。结合本病例患者氧合改善，糖皮质激素起到了重要作用。

3. 俯卧位通气　中重度 ARDS 患者推荐实施俯卧位通气，但资料中未显示其必要性。当然，如果按标准实施六步法流程后有俯卧位通气指征，那该操作对患者氧合的改善也是明确的。

4. 丙种球蛋白　该患者为免疫抑制人群，合并 CMV 感染，CMV 视网膜炎首发，抗病毒治疗有效，丙种球蛋白起到较好的辅助治疗作用。

5. 其他　资料中未提及患者的循环状态、累计液体平衡情况，故是否有液体过负荷（静水压升高）叠加肺通透性升高因素加重肺水肿情况尚不清楚，如能增加 PICCO 或床旁心肺超声实时监测，可能会更好地解释是否有液体因素参与。

四、病例追踪

患者拔管后序贯无创呼吸机、经鼻高流量氧疗，病情继续改善，D20 转入呼吸科病房，继续美罗培南 1 000mg q.8h.，更昔洛韦 250mg q.12h.，甲泼尼龙 40~80mg 静脉滴注（D9~D29），泼尼松 40mg q.d. 口服（D29~D35），同时眼科多次会诊并行更昔洛韦针玻璃体腔注药，双眼视物较前清晰。复查感染指标，胸部 CT 提示胸部病灶较前明显改善（图 34-22），于 D35 出院。

最后修正诊断：巨细胞病毒性视网膜炎，伯基特淋巴瘤，重症肺炎，ARDS。

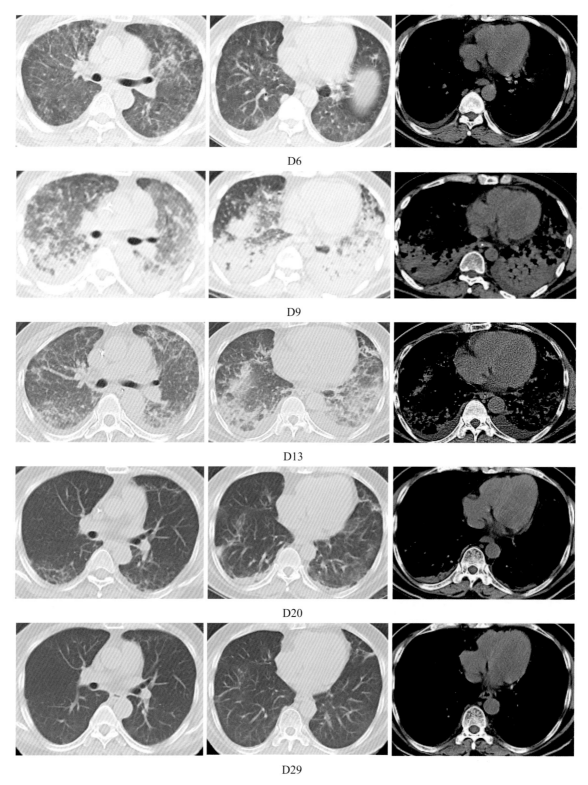

D6

D9

D13

D20

D29

图 34-22　胸部 CT 演变情况（D6~D29）

学习心得

回顾病史，患者淋巴瘤病程 9 个月，曾行 4 个疗程化疗，化疗后曾出现骨髓抑制及肺部感染。直至患者出现眼部症状，目前看来可确诊为巨细胞病毒性视网膜炎。巨细胞病毒性视网膜炎多见于艾滋病等免疫缺陷患者，可见该患者始终存在免疫功能受损，尤其是 T 细胞免疫低下。此类患者多见巨细胞病毒（cytomegalovirus，CMV）、耶氏肺孢子菌（pneumocystis jirovecii，PJ）、结核分枝杆菌、隐球菌、诺卡菌等感染。而 2 个月前按照眼内淋巴瘤给予的长程激素治疗（＞30 天），反而加重了该患者的免疫抑制，并导致 CMV 复制活跃以及 PJ 等机会致病菌的多重感染。尽管使用了正确的抗感染方案，但患者的临床表现和 CT 表现仍迅速进展，与之相符的病原体应为病毒（CMV）可能性大，因病毒复制活跃引起的炎症细胞活化、肺血管内皮细胞、肺泡上皮细胞广泛损伤致通透性增加也参与了该急性期病程，并形成急性呼吸窘迫综合征的典型影像学改变。该患者进展为重症同时白细胞、淋巴细胞均同步明显下降，可能与病毒感染导致白细胞尤其是淋巴细胞的大量消耗有关。

关于糖皮质激素：糖皮质激素有强大的抗炎和调节免疫的作用，但作为病毒性肺炎的辅助治疗仍受争议，使用的剂量、疗程和时机仍不明确。目前多数研究认为激素不能降低病毒性肺炎的病死率，病毒性肺炎早期应用激素与患者较高的病死率和较差的预后相关。过早使用可能延迟病毒的清除，甚至增加病毒载量，并增加二重感染的机会。但对于进展迅速或合并 ARDS 的重症肺炎，许多研究表明应用激素可以改善氧合功能并降低病死率，机制可能与激素抑制病毒性肺炎 ARDS 阶段发生的炎症风暴有关。由此可见，激素用于病毒性肺炎是把双刃剑，能抑制炎症反应，但不利于病毒的清除，可能适用于炎症反应强烈的急性阶段，并且应短期、小剂量［如甲泼尼龙 1~2mg/（kg·d）］使用。

除了病毒，对 PJ 引起的肺炎，美国 CDC 发布的《成人及青少年 HIV 感染者机会性感染预防和治疗指南》指出，除标准治疗外，此类患者应尽早加用激素治疗，第 1~5 天泼尼松龙 40mg 口服或静脉应用，每天 2 次，第 6~10 天 40mg，每天 1 次，然后每天 20mg 用至第 21 天，可以改善氧合指数及临床预后。

本病例中，IL-6 从 D7 的 466.1pg/mL 迅速升至 D9 的 3 964pg/mL，提示病情加重与炎症风暴密切相关，D9 开始使用甲泼尼龙 80mg q.d. 后，次日（D10）氧合指数明显好转（图 34-21），可见，激素的应用对患者炎症反应的控制、肺血管渗漏的改善和肺部病变的快速消退可能起着至关重要的作用。

关于免疫球蛋白：不同浓度的免疫球蛋白可以发挥抗炎活性，也可以发挥促炎反应。目前更多人认为必须是大剂量免疫球蛋白才能发挥抗炎作用，机制仍不明确，可能与 Fc 受体蛋白抑制、自身抗体的中和、炎性细胞因子的抑制和防止补体介导的免疫损伤有关。低剂量免疫球蛋白则可能产生促炎活动，可能的机制为通过补体的激活或绑定的 IgG 的 Fc 片段在 IgG 受体（FcgR）上进行。大剂量人免疫球蛋白冲击治疗临床一般应用 200~600mg/（kg·d），连续 3~5 天。但大剂量免疫球蛋白应用于重症肺炎，目前只有理论和实验依据以及有限的临床研究支持，应用于临床的标准、时机、剂量、持续时间等问题仍未解决。此例患者由于 IgG 水平偏低，炎症反应重，且免疫球蛋白副作用较小，因此我们尝试使用免疫球蛋白进行治疗，取得了良好的疗效。但免疫球蛋白和激素的作用孰大孰小，目前尚难以评定。

本例患者为免疫抑制状态下合并重症肺炎，在 ICU 较为常见且棘手，与无免疫抑制者相比，预后较差。此类患者常为机会致病菌混合感染，需初期即予以经验性广覆盖抗感染方案。本患者考虑巨细胞病毒、PJ 为主要致病病原体，经合适的抗感染方案，病情仍进行性恶化，但经气管插管、俯卧位通气以及激素＋免疫球蛋白治疗，病情迅速好转，后期恢复良好，激素、免疫球蛋白的抗炎作用可能起到重要作用。

（刘新强　欧啟添）

特别鸣谢

温州医科大学附属第一医院	卢中秋
广东省第二中医院	赵丽芸
广西壮族自治区人民医院	熊 滨
天津市泰达医院	徐 杰
中山大学附属第三医院	张永标
东莞市人民医院	蔡立华
重庆市急救医疗中心	马 渝

病例 35 柳暗花明在何处？

患者女性，57 岁，因"尿泡沫增多 1 年余，呕吐、腹泻半个月余"于 2020 年 4 月 3 日（D1）收入我院肾内科。

一、病史特点

1. 中年女性，亚急性病程。既往糖尿病史 20 余年，有高脂血症、焦虑症、抑郁症病史。

2. 患者 2019 年 10 月于我院确诊为 I 型膜性肾病，并加用他克莫司胶囊等治疗。2020 年 3 月尿量明显减少，伴呕吐、腹泻，偶伴上腹痛，无发热、皮肤黄染等，自行停用他克莫司等口服药物，症状仍未缓解，于 2020 年 4 月 3 日（D1）收入我院肾内科。

3. 体格检查 T 36.6℃，HR 86 次/min，R 20 次/min，BP 165/83mmHg。神志清楚，精神差，贫血貌。心肺查体无明显异常。腹软，肠鸣音约 4 次/min，上腹部轻压痛，无反跳痛，Murphy 征阳性。双下肢无水肿。

4. 辅助检查

感染指标：血常规 WBC 9.74×10^9/L，NEUT 8.33×10^9/L，Hb 79g/L，PLT 92×10^9/L，PCT 1.61ng/mL。粪便艰难梭菌毒素检测 0.29（可疑阳性），艰难梭菌培养及鉴定（－），CRP 24.6mg/L，IL-6 28.6pg/mL。

PPD、结核抗体、T-SPOT、痰结核分枝杆菌 PCR、血培养、真菌 G 试验、内毒素定量、新型冠状病毒核酸均阴性。

心脏指标：NT-proBNP 8 270.0pg/mL，cTnT 66.6pg/mL，CK 1 249U/L，CK-MB 32.4U/L。

肝肾功能：CREA 2 558.59μmol/L，BUN 74.12mmol/L，LDH 550U/L，ALB 37.14g/L，CO_2CP 8.6mmol/L；AST、ALT、TBIL、DBIL、CHE 均正常。

血液指标：PT、APTT 正常，FIB 5.13g/L，D-二聚体 5 620ng/mL，网织红细胞、EPO、铁蛋白、$VitB_{12}$ 均正常。

肿瘤指标：CEA、AFP、CA-125、CA-153、CA-199、CYFRA21-1 均正常，$β_2$-微球蛋白 24.74mg/L。

免疫指标：pANCA、cANCA、MPO、PR3 均正常，GBM＞200U/mL，C3 正常，C4 434mg/L。

二、初步诊断

①急性肾衰竭；②膜性肾病（I 型）；③胆囊炎待排；④肺部感染；⑤2 型糖尿病。

三、诊疗经过

D1 查血肌酐 2 558.59μmol/L，高血钾伴酸中毒，予床边隔日透析。D2 出现寒战、发热，体温最高 39℃，间有咳嗽，查 WBC、PCT 稍升高，予哌拉西林钠他唑巴坦钠抗感染治疗后热峰下降，但仍反复呕吐、腹泻，监测 PCT 逐渐增高，胸腹部 CT（D6）提示"双肺少许磨玻璃影"，经调整抗感染方案（表 35-1），至 D27 感染指标好转，PCT 逐渐下降。

表 35-1　第一阶段抗生素方案总结（D1～D36）

D1	D5	D8	D11	D14	D17	D21	D24	D26	D32	D35	D36
哌拉西林他唑巴坦 4.5g q.12h.	头孢哌酮钠他唑巴坦钠 2.5g q.12h.			美罗培南针 500mg q.12h.						头孢哌酮钠舒巴坦钠 3g q.12h.	
	奥硝唑 500mg q.12h.			伏立康唑针 200mg q.12h.				卡泊芬净针 50mg q.d.		两性霉素 B 12.5mg q.d. 起始	
				万古霉素 500mg q.d.					替加环素 50mg q.12h.		

D26 出现视物模糊，耳鸣。D29 出现嗜睡，PCT 较前稍升高（2.26ng/mL）。D29～D35 患者意识障碍逐渐加重，血压波动 117～149/71～88mmHg，监测血气分析提示 Lac 波动在 2.3～4.8mmol/L。D35 呈昏睡状，查体颈软，双侧瞳孔等圆等大，对光反射灵敏。双肺可闻及湿啰音、哮鸣音，四肢肌力检查不配合，肌张力不高，双侧病理征（−）；Lac 逐渐升高，WBC、PCT 较前升高，加用两性霉素 B 针 12.5mg q.d.（表 35-1）、CRRT 等。

D36 早晨患者出现血压降低，多巴胺 5μg/（kg·min）可维持 MAP 在 65mmHg 以上。气促加重，SpO$_2$ 最低 70%～80%，予高流量吸氧 SpO$_2$ 可维持在 95%～98%；意识障碍进一步加重呈浅昏迷状。血气分析（静脉）示 pH 7.242，PvCO$_2$ 50.2mmHg，BE −5.7mmol/L，Lac 3.5mmol/L，头部 CT 平扫未见异常，胸部 CT 示双肺多发渗出及磨玻璃影，双侧胸腔积液，转入 ICU。

血常规、Hb、PCT、每日最高体温、PLT 和 Lac 的变化趋势见图 35-1～图 35-6。D6 胸腹部 CT 结果见图 35-7，D36 头颅及胸部 CT 结果见图 35-8。

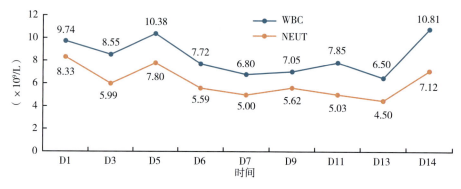

图 35-1　血常规变化趋势图（D1～D14）

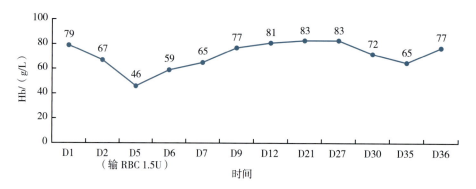

图 35-2　Hb 变化趋势图（D1～D36）

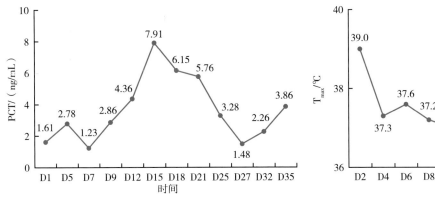

图 35-3　PCT 变化趋势图（D1～D35）

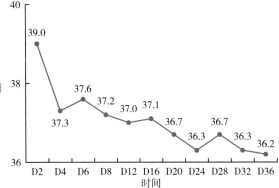

图 35-4　每日最高体温变化趋势图（D2～D36）

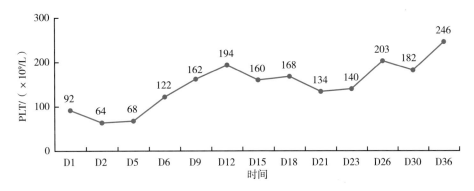

图 35-5　PLT 变化趋势图（D1～D36）

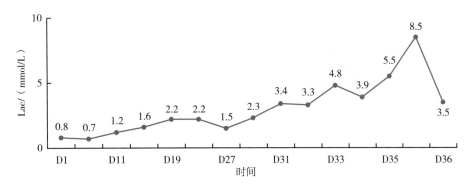

图 35-6　Lac 变化趋势图（D1～D36）

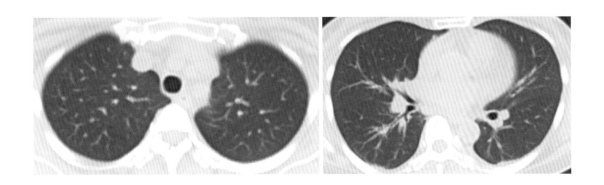

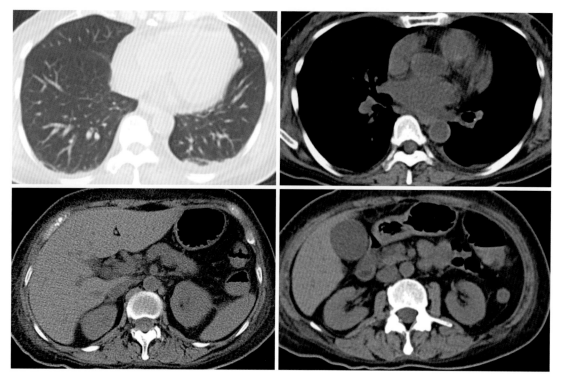

图 35-7　胸腹部 CT 结果（D6）

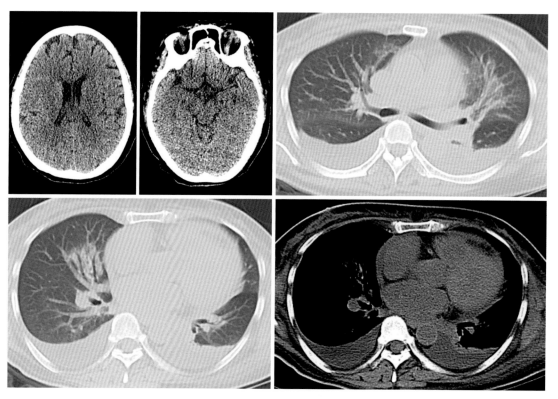

图 35-8　头颅及胸部 CT 结果（D36）

心脏 B 超（D6）：左室壁增厚，左心室舒张功能减退，微量心包积液，EF 66%。

胃镜结果（D13）：慢性非萎缩性胃炎伴糜烂、胆汁反流（胃窦为主），幽门螺杆菌阴性十二指肠球炎。

第一阶段小结

患者中年女性,确诊膜性肾病半年,曾予他克莫司、ARB 治疗。入院前 1 个月余反复呕吐、腹泻,偶有上腹痛,尿量明显减少。入院时有寒战、发热,检查结果提示肾衰竭、感染指标升高,经隔日透析、广谱抗感染治疗,感染指标好转,但仍间有低热、恶心、呕吐。D29 起患者出现神志改变,呈嗜睡状态并逐渐加重,查体颈软,双侧病理征(-),WBC、PCT、Lac 稍升高;D35 进展至昏睡状态,血压、血氧水平可,Lac 明显升高;D36 上午出现血压、血氧下降,血压、血氧纠正后意识障碍持续存在,头部 CT 平扫未见异常。

请问:患者意识不清最可能的原因是什么(缺血缺氧性脑病?代谢性脑病?颅内感染?其他?)?下一步处理方案?

专家点评

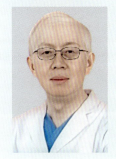

陈仲清　南方医科大学南方医院重症医学科学术带头人,博士研究生导师
中国医学救援协会重症医学分会副会长
广东省医师协会休克专业委员会主任委员
广东省肝脏病学会重症医学专业委员会主任委员

根据病史及检验检查结果,患者意识不清可能性最大的原因是感染。CT 已排除脑梗死和出血,患者出现意识改变之前循环是稳定的,缺血缺氧性脑病可排除。

代谢性脑病需排除肝功能衰竭、严重电解质紊乱、低血糖、甲状腺功能减退等情况;全身感染已控制,脓毒症性脑病基本可以排除。由于患者长期口服免疫抑制剂,各种微生物感染皆有可能,颅内感染细菌、真菌感染不能排除,尤其需注意隐球菌感染。建议行腰椎穿刺,脑脊液常规、生化、培养、墨汁染色、mNGS。另外需注意是否存在药物不良反应的情况。

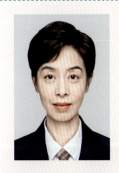

贺 艳　珠海市人民医院急诊医学部主任
中国女医师协会第二届急诊专业委员会委员
广东省医师协会急诊医师分会第五届委员会常务委员
广东省医学会应急(灾难)学分会常务委员
广东省精准医学应用学会急危重症分会副主任委员
广东省预防医学会急症预防与救治专业委员会常务委员

该患者治疗病程较长,住院时间超过 1 个月,可将患者治疗阶段分为三个阶段:第一阶段,患者因膜性肾病进展至少尿、无尿阶段,入院透析治疗。第二阶段,入院透析阶段患者合并肺部感染,进行了轮替的抗感染治疗,包括抗真菌治疗,病情一度稳定,包括体温下降,感染指标下降。第三阶段,患者出现神志改变,表现为嗜睡并逐渐加重,神经系统查体无阳性发现,无定性定位体征,同时伴随感染指标升高(WBC、PCT),随后进展至昏睡状态,并出现血压、血氧下

降、乳酸升高，予以积极治疗并加用了血管活性药物，血压、血氧得到维持，但患者意识障碍持续存在。

综上考虑，患者因膜性肾病、免疫抑制治疗，存在感染易患因素，反复感染，第三阶段的感染伴随着血流动力学的变化（血压降低、乳酸升高），同时感染指标（降钙素原、血常规）又重新波动升高，加强抗感染治疗的同时予以血管活性药物纠正休克。因此，该患者此次发生脓毒症，同时该患者神志状态改变主要表现弥漫性脑功能障碍，应考虑合并发生脓毒症相关性脑病。

脓毒症相关性脑病（SAE）是脓毒症的一种常见并发症，患者主要表现出弥散性脑功能障碍，其严重程度从短暂的、可逆的脑病，到严重的、不可逆的脑损伤不等。特征是患者认知功能的急性受损，具体表现有注意力不集中、躁动甚至精神恍惚、昏睡直至昏迷。其发生机制为：机体内环境稳态和中枢神经系统与免疫系统之间存在着一种平衡的制约关系。感染引起的全身炎症反应导致某些脑内神经元激活，随后这种激活会产生适量的抗炎反应。然而，进入大脑的促炎介质过多会导致大脑损伤。另外，自主神经和神经内分泌系统功能障碍会改变机体的免疫状态，形成恶性循环，最终导致脑代谢紊乱和器官功能衰竭。同时，缺血性损伤和颅内压的改变，以及脑灌注不足和脑内微循环失调在 SAE 的发展过程中起到重要作用。

当然，临床上 SAE 是一种排除性诊断，需要排除是否有中枢神经系统的直接感染、其他代谢性脑病，如尿毒症脑病等。要识别脑功能障碍的存在，并将其与感染或全身炎症联系在一起，方可确立诊断。

患者考虑腹腔感染（胆囊?）、导管相关性感染可能，D36 转入 ICU 后即予拔除深静脉导管、血液透析管并重新置管，抗感染方案沿用"头孢哌酮钠舒巴坦钠 + 替加环素 + 两性霉素 B"方案。D36 下午患者血流动力学进行性恶化，经大量液体复苏无好转，D36 下午需去甲肾上腺素 $1\mu g/(kg \cdot min)$ + 多巴胺 $5\mu g/(kg \cdot min)$ 维持 MAP 在 65mmHg 以上，至 D37 晨上调至去甲肾上腺素 $2\mu g/(kg \cdot min)$ + 多巴胺 $5\mu g/(kg \cdot min)$ + 多巴酚丁胺 $10\mu g/(kg \cdot min)$ 方能维持。Lac 进行性升高（图 35-13），持续 CRRT 维持内环境稳定。SpO_2 波动在 98% ~ 100%（FiO_2 45%）。心率不快，80 ~ 90 次/min。意识障碍加重至昏迷，$E_1V_TM_4$，瞳孔双侧 2.5mm，对光反射迟钝，球结膜水肿加重。

血常规、Hb、PCT、PLT、Lac 变化趋势见图 35-9 ~ 图 35-13。

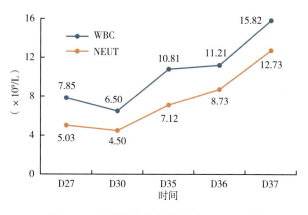

图 35-9　血常规变化趋势图（D27~D37）

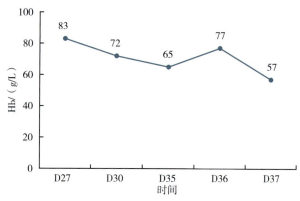

图 35-10　Hb 变化趋势图（D27~D37）

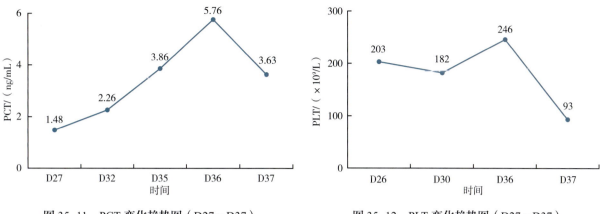

图 35-11　PCT 变化趋势图（D27～D37）　　　　图 35-12　PLT 变化趋势图（D27～D37）

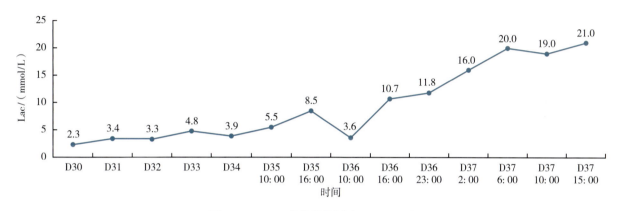

图 35-13　Lac 变化趋势图（D30～D37）

腰椎穿刺检查（D36）结果：压力 230cmH$_2$O，脑脊液清亮，WBC、RBC（－），糖 5mmol/L（同时血糖 5.5mmol/L），微球蛋白 698mg/L，潘氏试验（－），暗视野找隐球菌以及涂片（－）。

床边简易心脏 B 超（D36）：LVEF＞50%，可见微量心包积液；下腔静脉宽度 1.7cm，变异度＞50%。

D36 检验结果：

肝肾功能：TBIL 44μmol/L，DBIL 25μmol/L，ALT 41U/L，AST 609U/L，CREA 397.2μmol/L，BUN 35.7mmol/L，LDH 1 385U/L，ALB 38.06g/L。

感染指标：内毒素定量检测（LPS）＜0.010EU/mL，巨细胞病毒抗体 IgM（－），IgG 236.80U/mL，CMV-PCR（－），CRP-干化学法 75.1mg/L。

凝血指标：INR 1.37，PTA 61%，PT 17.2s，APTT 40.6s，FIB 2.46g/L，D-二聚体 2 870ng/mL。

心脏指标：NT-proBNP 22 274pg/mL，cTnT 200.4pg/mL，CK、CKMB 正常。

D37 检验结果：

血常规：WBC 15.82×10^9/L，NEUT% 80.4%，Hb 57g/L，PLT 93×10^9/L。

肝肾功能：ALB 37.80g/L，TBIL 66.1μmol/L，DBIL 43.0μmol/L，ALT 119U/L，AST 1 701U/L，CREA 211μmol/L，BUN 20.15mmol/L。

凝血指标：INR 2.47，PTA 30%，PT 27.3s，APTT 54.1s，FIB 1.37g/L，D-二聚体 5 900ng/mL。

血气分析（10:00，静脉）：pH 7.214，PvCO$_2$ 56.4mmHg，PvO$_2$ 44.2mmHg，BE －5.0mmol/L，Lac 19.0mmol/L。

第二阶段小结

　　患者 D36 始血流动力学迅速恶化，需大剂量血管活性药物维持血压，但心率不快，无发热，SpO_2 波动在 98% ~ 100%；乳酸进行性升高，经充分液体复苏无明显改善；意识障碍加重。D37 检验结果主要提示肝功能损伤，血小板、血红蛋白稍下降，凝血功能异常，PCT 等感染指标未明显升高。请您分析：患者血流动力学迅速恶化、乳酸进行性升高最可能的原因是什么？

专家点评

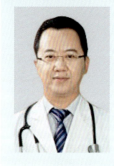

李　旭　南方医科大学南方医院急诊科原主任，博士研究生导师

国家自然科学基金委员会医学科学部终审专家

国家科学技术奖励评审专家

中华医学会急诊医学分会临床学组副组长 / 危重病学组委员

广东省预防医学会急症预防与救治专业委员会主任委员

广东省精准医学应用学会急诊创伤分会主任委员

广东省医学会急诊医学分会副主任委员

广东省医师协会急诊医师分会常务委员

　　该患者以感染起病，合并多脏器功能障碍，早期积极抗感染、保护脏器功能治疗后，各项指标趋于好转。D29 出现意识障碍，至 D36 出现血流动力学改变，仍考虑感染为主，需要明确感染来源（胆道感染？血源性？），以及意识障碍的原因，不能除外脓毒症性脑病可能。需要排除病毒、真菌感染或其他病原体感染可能，建议行血、脑脊液等二代测序的检查。超声提示下腔静脉变异度＞50%，仍应考虑容量不足的可能性，乳酸增高，血气提示酸中毒，组织存在缺氧，也会加重休克表现。

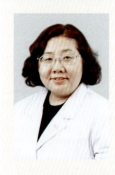

柴艳芬　天津医科大学总医院急诊医学科主任

急诊医学教研室主任，博士研究生导师

中华医学会急诊医学分会常务委员

中国超声医学工程学会急重症超声医学专业委员会副主任委员

天津市医学会急诊医学分会主任委员

天津市医师协会急诊医师分会前任会长

天津市急诊医学质控中心主任

　　对该患者基础疾病诊断的意见：该患者有 20 余年糖尿病史；尽管病史中未提及高血压病史，但根据患者入院时查体发现血压升高，入院第 6 天心脏超声检查显示"左室壁增厚"，据此推测，该患者很可能存在高血压病且血压长期未得到有效控制。对有长期糖尿病、高血压病史，已诊断Ⅰ型膜性肾病，且存在严重持续贫血（排除血液丢失、破坏和骨髓造血异常）的患者，肾衰竭应考虑"慢性肾衰竭"。该患者很可能因呕吐、腹泻导致慢性肾衰竭急性加重。

　　患者于 D36 天出现血流动力学迅速恶化、血乳酸进行性升高，患者发生了休克并迅速进展为休克失代偿状态，休克的类型很可能为脓毒症休克＋心源性休克的混合类型。

　　首先，该患者有 20 余年糖尿病病史，半年前诊断为Ⅰ型膜性肾病，并长期服用强效免疫抑制药他克莫司，存在发生感染的高风险。前期住院治疗使用多种抗菌药物和抗真菌药、血液透析治疗，严重的贫血，使其易于再次发生感染。D6 时的 CT 可见胆囊增大、张力较高（除非长期禁食、胆汁淤积，会出现胆囊增大外），加上 Murphy 征阳性，应考虑胆囊炎。此时休克发生是否仍有胆系感染，病历需提供相关查体和影像学动态检查结果。此外，肠源性感染不能排除，其常隐匿发生，并迅速出现不易逆转的休克。尽管尚未有明确病原学证据，但该患者外周血白细胞计数及中性粒细胞百分比升高，血 PCT 水平进行性升高，支持感染的存在，且提示预后不良。

其次，患者存在心肌损害和心功能受损的证据：病历描述，患者在 D35 即出现双肺湿啰音和哮鸣音。D36 出现气促，胸部 CT 示双肺多发渗出及磨玻璃影，双侧胸腔积液。NT-proBNP 22 274pg/mL，cTnT 和 AST 明显升高。尽管床旁心脏超声检查显示左室射血分数 55%，心包微量积液，下腔静脉内径及其随呼吸变异度在正常范围，但我们发现，在脓毒症/脓毒症休克患者舒张功能障碍的发生更普遍，部分患者可在很短时间内（数十分钟至数小时）迅速发生心脏收缩功能衰竭和死亡，动态心脏超声检查有助于及时发现心脏功能变化及对容量复苏和血管活性药物的反应。如床旁超声能提供心脏各腔室径大小、室壁运动、舒张功能和血流信号等更多参数，以及心电图信息，则更有助于判断休克的原因和排除其他类型的心脏疾病，如心肌梗死，尤其是右心室梗死合并下壁心肌梗死，可表现血压低，而心率不快。

休克早期，因交感 - 肾上腺髓质兴奋，心率呈代偿性增快。当休克得不到纠正，进展至晚期，机体失代偿，即转为抑制状态，表现为血压严重低下，重要器官（心、脑）灌注不足和功能障碍。严重的心脏缺血导致心肌舒缩衰竭、窦房结功能抑制或传导阻滞、对儿茶酚胺反应减弱，心率可不快或减慢。持续严重脑低灌注，缺血、缺氧和酸中毒，导致脑细胞水肿、颅压升高，大脑皮层转为抑制状态，可出现神志淡漠、意识模糊、昏迷。该患者从 D26 出现视物模糊、D29 出现嗜睡、D36 出现意识障碍进行性恶化。头 CT 平扫和脑脊液检查，可排除颅内感染、颅内肿瘤和颅内出血性病变。但该患者颅内压增高，脑脊液内微球蛋白高达 698mg/L（正常人为 1.16～1.38mg/L），提示中枢神经系统有较严重的病理损害。自身免疫性疾病（膜性肾病）、糖尿病和高血压病等疾病是中枢神经系统易损的基础，感染、休克、低灌注是中枢神经损害的推手。严重的中枢神经受损，使神经冲动产生和传出减少，机体对液体复苏和血管活性药物无反应，休克进入不可逆状态。

特殊类型的感染，如伤寒、某些真菌感染所致的脓毒症休克也可使心率不快。失血性休克心率可以不快，甚至减慢。该患者严重贫血可以用慢性肾衰竭解释，是否有出血情况，应予排除。代谢性酸中毒，高钾血症可致心率变慢，血压下降。该患者存在发生代谢性酸中毒和高钾血症的病理基础（肾衰竭和休克），建议补充相应的检查结果。

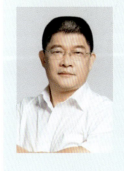

周 宁 湛江中心人民医院原副院长，博士研究生导师
中国医院协会门（急）诊专业委员会委员
广东省医院协会医院门（急）诊管理专业委员会副主任委员
广东省中西医结合学会卫生应急学专业委员会副主任委员
广东省医师协会急诊医师分会常务委员
广东省医学会急诊医学分会常务委员
湛江市医学会急诊医学分会主任委员

患者血流动力学迅速恶化、乳酸进行性升高最可能的原因可以从以下几方面来分析：

1. 从感染的角度来看，不排除感染性休克的可能，深静脉导管感染可能性大，注意排除腹腔感染及泌尿系感染，中枢性感染可能性不大，注意排除脓毒症性脑病的可能。

（1）从抗感染的过程来看，已经先后广覆盖使用了多种抗生素，常见细菌的感染可能性不太大，当然也不排除泛耐药菌的可能，比如耐碳青霉烯的肺炎克雷伯菌或泛耐药的铜绿假单胞菌等，必要时可使用头孢他啶阿维巴坦、硫酸多黏菌素、利奈唑胺等抗生素。

（2）患者长期服用免疫抑制剂（他克莫司）导致免疫功能严重低下，不排除出现一些非典型病原微生物感染（如耶氏肺孢子菌、奴卡菌、真菌和病毒等），建议进行宏基因高通量检测，进一步明确致病微生物及按药敏使用药物。

2. 也要注意各种非感染性的疾病，比如微血管血栓性疾病，如血栓性血小板减少性紫癜伴心脑肾血液多脏器损害；继发性膜性肾病，如狼疮合并脑栓塞或狼疮脑、肺栓塞，还有系统性淀粉样变性的可能。DIC 是导致多脏器功能损害的主要原因，包括血流动力学极不稳定。建议进一步排除肺栓塞及腹腔脏器动脉栓塞，可行肺 CTA 及 D-二聚体动态检查，可行 PICCO 监测，并予血浆置换等对症处理。

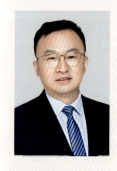

邓医宇　广东省人民医院重症监护一科主任，博士研究生导师
美国哈佛大学医学院附属波士顿儿童医院博士后
国务院政府特殊津贴专家 / 广东省杰出青年医学人才
中华医学会急诊医学分会第九届委员会危重病学组委员
广东省医疗安全协会重症医学分会主任委员
广东省医学会应急（灾难）学分会副主任委员
广东省肝脏病学会重症医学专业委员会副主任委员
广东省中医药学会热病专业委员会副主任委员

患者在第二阶段出现乳酸持续上升，血管活性药物用量增大以维持血压，血象升高 PCT 也升高，多器官功能损害，主要原因是休克没有纠正，休克持续存在。患者是感染性休克、心源性休克，还是低血容量性休克？从目前给的临床资料看，只有 NT-proBNP 22 274pg/mL，cTnT 200.4pg/mL，D6 心脏 B 超 EF 66%，D36 床边简易心脏 B 超 EF＞50%，下腔静脉宽度 1.7cm，变异度＞50%。但是没有 PICCO 监测，缺乏详细的血流动力学数据，因此给临床医生判断休克的类型造成困难。

从临床数据分析患者 PCT 和血象升高，血小板进行性下降，凝血功能异常，病史确诊 I 型膜性肾病，并使用他克莫司免疫抑制剂治疗，容易合并感染。但是在 D36～D39，患者再次感染的部位及可能的病原菌还不是很清楚，可能需要进一步完善相关检查，复查肺部、腹部 CT，血培养及血标本二代测序等。患者出现肝功能异常表现，胆红素及 ALT 升高可能与替加环素使用有关。患者出现神志改变，脑脊液没有提示颅内感染，需要考虑脓毒症性脑病或者休克导致的脑低灌注。

经液体复苏（D36、D37 累计正平衡 7 000mL）、输注红细胞、新鲜冰冻血浆、持续 CRRT 等处理，患者血流动力学从 D37 下午开始改善，D37 夜间血管活性药物下调至去甲肾上腺素 0.3μg/（kg·min）+ 多巴胺 5μg/（kg·min）+ 多巴酚丁胺 10μg/（kg·min）维持，乳酸同步下降（图 35-20）。但意识障碍仍持续加重，D37 中午开始出现瞳孔不等大，左 4mm 右 3mm，对光反射迟钝，$E_1V_TM_3$，下午瞳孔曾短时间回缩，夜间瞳孔进一步散大（左 6mm，右 6mm），对光反射消失，$E_1V_TM_2$，球结膜水肿加重。此后瞳孔均散大固定，对光反射消失。家属拒绝行 CT 检查。

D37 夜间复查血常规示 WBC 12.67×10^9/L，Hb 70g/L（输注 4U RBC 后），PLT 37×10^9/L，予输注机采血小板 1 单位。

病原学基因检测（D37，脑脊液）：链球菌属序列数 178。

病原学基因检测（D37，血液）：未发现。

D38 我院痰培养（D35、D36 送检）结果：解甘露醇罗尔斯顿菌。根据药敏结果调整抗生素为哌拉西林钠他唑巴坦钠 4.5g q.8h.+ 左氧氟沙星 500mg q.d.。

腰椎穿刺复查结果（D39）：脑脊液呈淡黄色，压力>300cmH$_2$O，WBC 98×10^6/L，RBC 3+，潘氏试验 3+；糖 1.57mmol/L（同时血糖 6.8mmol/L），氯 113.3mmol/L，微量总蛋白 25 395mg/L。

D39 检验结果：

肝肾功能：CREA 58.57μmol/L，ALB 32.72g/L，TBIL 72.2μmol/L，ALT 243U/L，AST 966U/L。

凝血指标：INR 2.56，PTA 37%，PT 25.2s，APTT 54s，FIB 2.98g/L，D-二聚体 18 440ng/mL。

直接 Coombs 试验、间接 Coombs 试验均阴性。

心功能指标：NT-proBNP 2 688.0pg/mL，cTnT 272.7pg/mL。

血常规、Hb、PCT、PLT、胆红素、D-二聚体、乳酸变化趋势见图 35-14 ~ 图 35-20。

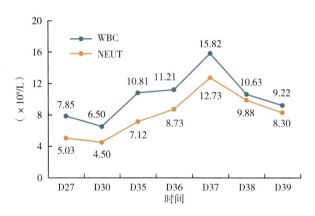

图 35-14　血常规变化趋势图（D27~D39）

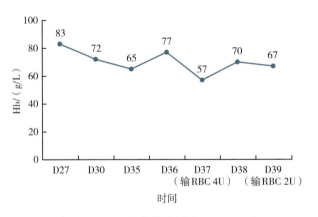

图 35-15　Hb 变化趋势图（D27~D39）

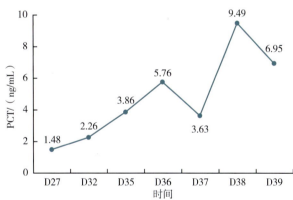

图 35-16　PCT 变化趋势图（D27~D39）

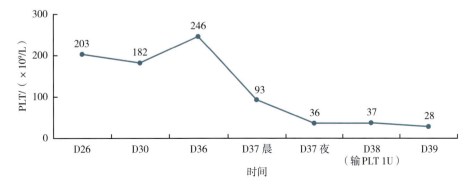

图 35-17　PLT 变化趋势图（D26~D39）

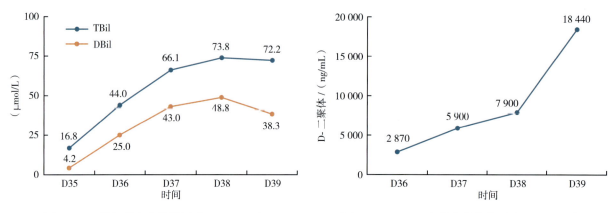

图 35-18　胆红素变化趋势图（D35～D39）　　　　图 35-19　D-二聚体变化趋势图（D36～D39）

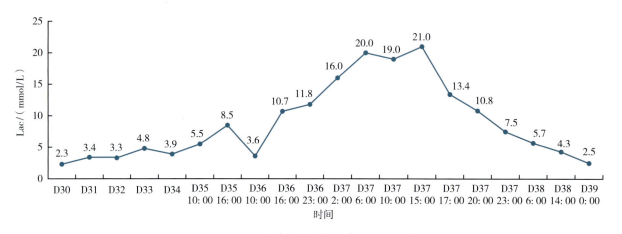

图 35-20　乳酸变化趋势图（D30～D39）

第三阶段小结

　　患者经液体复苏、抗感染、输注血液制品、CRRT 维持内环境等处理，D37 血流动力学开始改善，乳酸明显下降，酸中毒基本纠正，意识障碍却进一步加重，瞳孔散大固定，输血后 Hb 提升不明显，PLT 明显下降。D39 复查腰椎穿刺脑脊液呈淡黄色，颅内压高，RBC 3+，WBC 稍高。请您分析：患者血流动力学改善，意识障碍却继续进展至深昏迷，瞳孔散大固定，可能的原因是什么？

专家点评

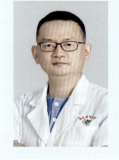

郭力恒　广东省中医院大德路总院重症医学科主任，博士研究生导师

中国中西医结合学会重症医学专业委员会主任委员

中国医师协会中西医结合医师分会心脏介入专业委员会副主任委员

广东省中西医结合学会重症医学专业委员会主任委员

广东省病理生理学会危重病医学专业委员会

广东省医学会重症医学分会常务委员

广东省胸痛中心协会理事

　　患者 D26 出现视物模糊、耳鸣，D29 出现嗜睡，至 D35 患者意识障碍逐渐加重，血压 117~149/71~88mmHg，乳酸逐步升高。D36 晨出现血压降低，气促加重，意识障碍进一步加重呈浅昏迷状。患者虽不发热，但血象、中性粒细胞、PCT、乳酸呈上升趋势，感染性疾病可能性大。

　　肺部 CT 无严重病变，无明显寒战高热，更换深静脉导管无改善，血流感染依据不足。同时休克严重，考虑中枢感染可能性大。D39 脑脊液：淡黄色，压力 >300cmH$_2$O（增高），WBC 98×10^6/L（明显增高），RBC 3+（增高），潘氏试验 3+（增高）；糖 1.57mmol/L（偏低），微量总蛋白 25 395mg/L（明显增高），符合感染性脑脊液改变。

　　病原体方面：肾病，免疫抑制剂治疗基础，长时间抗感染治疗，脑脊液白细胞增高，考虑细菌、真菌感染可能性大，包括隐球菌、念珠菌、鲍曼不动杆菌、肺炎克雷伯菌等条件致病菌，以及查到的链球菌、解甘露醇罗尔斯顿菌等可能。

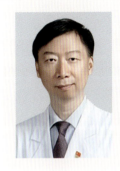

潘曙明　上海市普陀区中心医院党委副书记、院长，博士研究生导师
中华医学会急诊医学分会常务委员兼秘书长
中国医师协会医学科学普及分会常务委员
上海市医学会急诊医学专科分会主任委员
上海市医院协会日间手术管理专业委员会副主任委员
上海市医院协会常务理事
上海市中西医结合学会常务理事
上海市医学会理事

　　该患者目前的诊断为脓毒症、脓毒症休克、肺部感染、急性肾衰竭、膜性肾病（Ⅰ型）、慢性肾功能不全、肾性贫血、胆囊炎待排、2 型糖尿病、高脂血症、焦虑症、抑郁症。患者血流动力学改善，意识障碍却继续进展至深昏迷，瞳孔散大固定，可能的原因采用 "MIDNIGHTS" 原则分析如下：

　　M（代谢性）：患者病史中未提供有明显代谢方面异常，可以基本排除。

　　I（炎症）：患者意识障碍仅 10 余天，已查的风湿免疫等指标无特殊，可以基本排除。

　　D（变性）：患者病程短，可以排除。

　　N（肿瘤）：患者头部 CT 平扫未见异常，可以排除。

　　I（感染）：患者为脓毒症、脓毒症休克、肺部感染、急性肾衰竭、膜性肾病（Ⅰ型）、慢性肾功能不全、肾性贫血、2 型糖尿病患者，病程短，D38 痰培养提示解甘露醇罗尔斯顿菌，D39 腰椎穿刺复查结果提示颅内感染。解甘露醇罗尔斯顿菌为条件致病菌，极易对多种抗生素耐药，该患者之前使用的抗生素除了美罗培南之外均不易透过血脑屏障，故解甘露醇罗尔斯顿菌所致的颅内感染需要考虑。

　　G（内分泌）：患者尽管存在糖尿病，但从病史来看血糖控制较佳，可以排除低血糖、糖尿病高渗昏迷等。病史中未提及甲状腺、垂体、肾上腺功能等指标，需要完善相应检查以排除甲状腺功能减退危险、垂体危象等。

　　H（遗传）：患者无相应病史，可以排除。

　　T（中毒或外伤）：患者无相应病史，可以排除。

　　S（卒中）：患者病史及查体不支持，可以排除。

综上所述，该患者血流动力学改善，意识障碍却继续进展，首先考虑解甘露醇罗尔斯顿菌所致的颅内感染，此外需进一步完善检查，明确是否存在甲状腺功能减退危象、垂体危象、肾上腺皮质功能减退等内分泌危象。

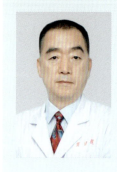

秦历杰　河南省人民医院急危重症医学部党总支书记 / 急诊医学科主任

中华医学会急诊医学分会委员

中国医师协会急诊医师分会委员

中国急诊专科医联体副主席

中国医疗保健国际交流促进会急诊医学分会副主任委员

河南省医学会急诊医学分会第七届主任委员

河南省急诊医疗质量控制中心主任委员

中年女性，确诊为Ⅰ型膜性肾病，后出现尿量减少伴呕吐腹泻，考虑肾功能不全，既往有糖尿病史 20 年，可促进其进程，发展至肾功能衰竭尿毒症。

经过积极有效的治疗，患者病情好转，D29 出现意识状态改变，考虑感染再次加重，促进了病情的进展，意识状态的恶化和脑脊液常规生化改变，考虑中枢神经系统感染。D37 患者瞳孔不等大到散大深昏迷，球结膜水肿，考虑长时间低血压脑灌注不足导致缺血缺氧性脑病，脑水肿颅内压高所致。

患者呈深昏迷，血小板持续低值，伴胆红素升高、血红蛋白下降，考虑溶血可能，结合近 1 个月来低热病史，考虑血栓性血小板减少性紫癜（TTP）可能，予外送 ADAMTS 13 酶活性以及输注新鲜冰冻血浆，D42 开始行血浆置换。D42 腰椎穿刺压力 >300cmH_2O，脑脊液呈血性（表 35-2、图 35-21）。D43 CT 示脑实质肿胀，蛛网膜下腔及脑室积血，双肺渗出（图 35-22）。D43 ADAMTS 13 酶活性及抑制性抗体检测（D38 外送）结果回报：ADAMTS 13 活性 3.77%（正常值 42.16% ~ 126.37%），抑制性抗体（+），TTP 诊断成立。经新鲜冰冻血浆输注、血浆置换、激素等治疗，患者仍深昏迷、瞳孔散大固定，家属放弃抢救，D45 宣布死亡。

血常规、Hb、PCT、D-二聚体、PLT、胆红素、Lac 变化趋势见图 35-23 ~ 图 35-29。

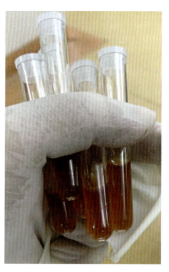

图 35-21　脑脊液外观（D42）

表 35-2　三次腰椎穿刺结果比较

	外观	压力/cmH$_2$O	WBC/ (×10^6/L)	RBC	糖（血糖）/ (mmol/L)	氯/ (mmol/L)	微量总蛋白/ (mg/L)
D36	清亮	230	—	—	5（5.5）	128.5	698
D39	淡黄色	>300	98	3+	1.57（6.8）	113.3	25 395
D42	深黄色	>300	414	4+	1.15（11.9）	108.6	32 369

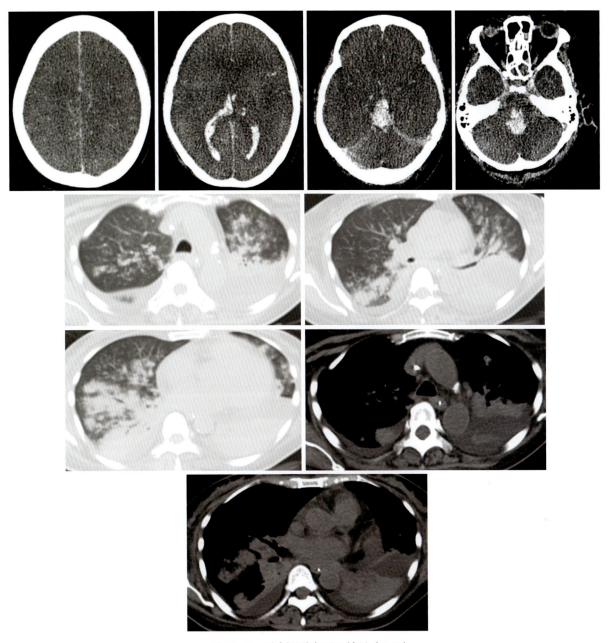

图 35-22　头颅及胸部 CT 结果（D43）

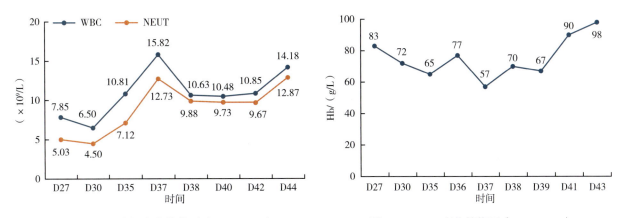

图 35-23　血常规变化趋势图（D27～D44）

图 35-24　Hb 变化趋势图（D27～D43）

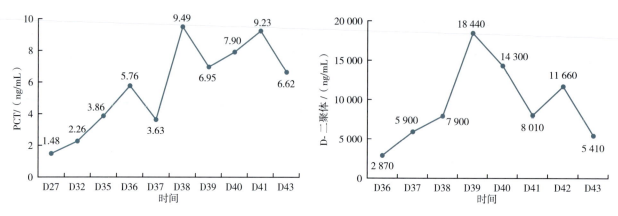

图 35-25　PCT 变化趋势图（D27～D43）　　　　图 35-26　D-二聚体变化趋势图（D36～D43）

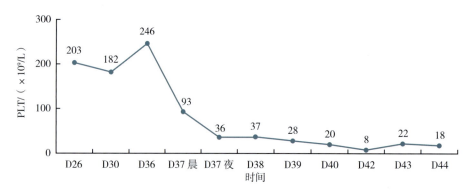

图 35-27　PLT 变化趋势图（D26～D44）

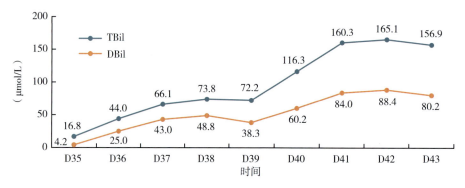

图 35-28　胆红素变化趋势图（D35～D43）

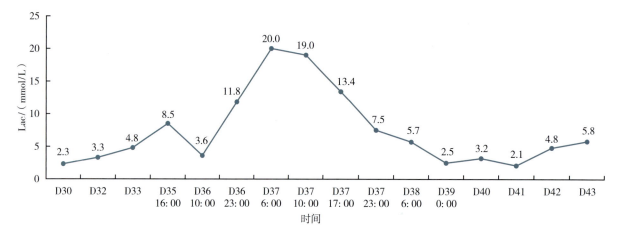

图 35-29　Lac 变化趋势图（D30～D43）

第四阶段小结

患者意识障碍、血小板减少，结合溶血、发热、ADAMTS 13 活性下降、抑制性抗体（+），TTP 诊断成立。但经新鲜冰冻血浆输注、血浆置换等治疗，深昏迷状态无好转，头部 CT 示蛛网膜下腔出血、严重脑水肿，预后极差，家属放弃治疗后宣布死亡。

请您分析：①该患者能否以 TTP 一元论来解释患者的病情发展？②此例 TTP 考虑为原发性还是继发性？若考虑继发性，诱发 TTP 的原因可能是什么？

专家点评

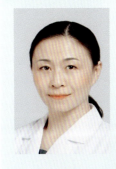

曹　钰　四川大学华西医院急诊科主任，急诊医学研究所执行所长，博士研究
生导师
中华医学会急诊医学分会副主任委员、人文学组组长
中国医师协会急诊医师分会副会长
四川省天府名医、急诊医学学科带头人
四川省医学会急诊医学专业委员会主任委员
四川省医师协会急诊医师分会主任委员

患者因"急性肾衰竭合并感染"入院，经血液净化、抗感染治疗后热峰降低，但随即出现神经症状、乳酸升高、血压下降，D37 后血小板骤降，间接胆红素进行性升高，结合 ADAMTS 13 酶活性降低及抑制性抗体（+），直接、间接 Coombs 试验阴性，诊断考虑血栓性血小板减少性紫癜（TTP）。

但仍有以下疑惑：① TTP 有"五联征"表现，发热、血小板减少、溶血性贫血、神经系统症状和肾脏损害。其中以血小板减少（$<30\times10^9/L$）和微血管病性溶血性贫血（MAHA）对诊断高度特异。患者在 D26 之前虽有发热、血小板减少、贫血和肾损害，但入院时间接胆红素和网织红细胞计数不支持溶血，血小板也未达到"重度降低"水平，抗感染后血小板回升，不支持 TTP 相关血小板减少。肾功能损害不能排除与原有肾病加重或他克莫司肾毒性有关，且肌酐升高程度与 TTP 不符。D36 前的表现不能单纯用 TTP 解释。②病程中未见血涂片对红细胞碎片的观察。③有研究表明，膜性肾病患者血浆中的 ADAMTS 13 表达降低。④ TTP 通常不伴随凝血异常，在 D37 及之后 INR 明显延长。⑤该例患者在重症感染的诱因下，出现进行性血小板减少、低纤维蛋白原血症、凝血指标显著异常，DIC 不能排除。因此，建议考虑诊断 MAHA。患者系中老年，有膜性肾病，即使诊断 TTP，考虑为获得性 TTP。

诱发 TTP 最可能的原因是严重感染，后期血小板降低和间接胆红素升高均伴随感染加重。最后，建议该病例早期完善红细胞形态学检查，寻找 MAHA 直接证据，及时行血浆置换等特异性干预。重度血小板减少状态下，腰椎穿刺检查的获益风险评估需充分斟酌后再实施。

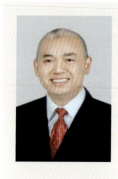

张文武　深圳市宝安区人民医院急诊医学学科带头人
深圳市宝安区人民医院原副院长
中国急诊专科医联体副主席
中国老年保健协会心肺复苏专业委员会副主任委员
中国毒理学会中毒与救治专业委员会副主任委员
中国医师协会急诊医师分会常务委员
深圳市医师协会急救复苏专业委员会主任委员
深圳市社区卫生协会急诊急救专业委员会主任委员

该患者最后阶段（D26 以后）的临床表现诊断为 TTP 应无问题，依据：① ADAMTS 13 活性＜10%，最后有持续性血小板减低；②溶血（有胆红素增高，反复的血红蛋白下降，LDH 异常升高）；③多脏器损害表现脑损害、肝功能受损（胆红素升高并不以间接胆红素为主，而是间接和直接胆红素并重、肝功能相关的酶升高）、心肌损害（肌钙蛋白升高、BNP 升高）。

但是 TTP 是何时启动的，值得推敲。患者在入院 D2～D7 有过血红蛋白反复输注及明显下降过程，且血小板有下降，但有无溶血（胆红素、外周血细胞涂片看看有没破碎红细胞、LDH）、有无失血过程，病史中没有交代清楚。如果当时就有溶血表现，很可能入院时 TTP 就已经被启动过，启动的原因很可能是消化道的感染（患者有呕吐、腹泻表现，且有口服免疫抑制剂，当时肺部没有感染），但感染并不太重，没有血流动力学方面的改变，感染被控制后 TTP 也呈一过性。入院到 D27 期间频繁更换抗生素的依据并不太明确。D27 以后根据血常规、PCT 及血气分析代酸、血乳酸增高、血流动力学明显改变需大剂量血管活性药物维持血压、需要扩容的表现，这时应是发生了严重的全身性感染。虽然血液培养阴性，但脑脊液病原学基因检测却检测到链球菌系列一百多条，且脑脊液性状颜色都不正常，蛋白含量高、糖含量低、细胞含量高，都支持颅内感染，病原菌应是链球菌，最大的可能是通过血流进入颅内。所以患者 D27 以后的表现除 TTP 导致外，还有一个就是严重的感染/感染性休克，感染的部位：一个是血流、一个是颅内，病原菌为链球菌。虽然后来肺部 CT 显示有渗出、实变，培养出解甘露醇罗尔斯顿菌，但血气分析氧合尚可，实变范围并不大，所以罗尔斯顿菌导致的血流动力学改变不太支持。根据罗尔斯顿菌药敏选择的抗生素哌拉西林＋左氧氟沙星，治疗效果并不好，PCT 并没有下降，病情持续得不到控制，没有根据链球菌（选头孢曲松，可联合万古霉素）来选择有点遗憾。显然 D27 后发生的这次血流及颅内感染，再次触发 TTP 的发生，患者出现溶血、血小板持续下降、微循环障碍、严重脑损害，该患者病程中输注过血小板（原则上 TTP 患者是不输血小板的，会加重病情）。如早期的溶血确立，则患者的 TTP 可能有两次启动，早期由轻症消化道感染诱发，后期由严重的血流和颅内感染诱发 TTP。

如上分析，该患者的 TTP 应是继发性的，感染所致可能性最大。

学习心得

回顾病史，该患者基础为膜性肾病、长期服用免疫抑制剂（他克莫司）。此次因肾衰竭、消化道症状住院，住院期间症状反复，感染指标反复升高，后因意识障碍、血压下降转入 ICU，转入后病情迅速进展，出现严重休克、深昏迷、血小板重度减少。从休克、乳酸升高出发，该患者的休克符合分布性休克的特点，但临床表现始终不似重症感染：体温不高，心率不快，PCT 等炎症指标虽有升高但幅度不大，全身未发现明显感染灶。病程后期血小板严重减少，昏迷加深，又不似严重感染所致，因此我们注意到了非感染性疾病，特别是血栓性血小板减少性紫癜（TTP）。

TTP 是一种血管性血友病因子（vWF）裂解酶 ADAMTS 13 活性重度降低引起的血栓性微血管病。ADAMTS 13 是一种能裂解 vWF 的金属蛋白酶。由于 ADAMTS 13 缺乏，血浆内 vWF 不能被正常剪切，超大 vWF 多聚体（ULVWF）累积，血小板异常聚集黏附形成微血栓，导致多器官功能障碍。在获得性 TTP 患者中，ADAMTS 13 活性严重缺乏是由 ADAMTS 13 的抑制因子（抗 ADAMTS 13 的自身抗体）引起的。

微血管病性溶血性贫血（microangiopathic hemolytic anemia，MAHA）和血小板减少是 TTP 的主要特征，在外周血涂片中观察到破碎红细胞（>1%）可证实 MAHA。本例患者未行外周血涂片寻找破碎红细胞略有遗憾，但直接 Coombs 阴性、LDH 升高、间接胆红素升高等均支持 MAHA。中枢神经系统和/或胃肠系统为最常受累器官，但急性肾损伤并不常见。经典的 TTP 五联征包括 MAHA、血小板减少、神经精神症状、发热与肾损害，但出现五联征多为病程晚期。当患者存在 MAHA 和血小板减少，发现 ADAMTS 13 严重缺乏（活性<正常活性10%）且存在 ADAMTS 13 抑制因子（自身抗体）即可确诊获得性 TTP。该患者在病程早期表现为反复消化道症状、低热，曾出现一过性血小板下降，是 TTP 曾启动的表现？还是因肾衰竭、感染等引起？因当时未完善外周血涂片、ADAMTS 13 等检查，目前尚不能明确。在病程晚期，出现血小板减少以及意识障碍、溶血等特征性临床表现，结合 ADAMTS 13 活性和抑制因子（+），诊断 TTP 应无问题。

TTP 可为获得性或遗传性：遗传性 TTP 多由于 *ADAMTS 13* 基因突变引起 ADAMTS 13 减少或缺失，获得性 TTP 多由自身抗体抑制 ADAMTS 13 活性或加速 ADAMTS 的清除所致，可由妊娠、感染、自身免疫性疾病、肿瘤以及药物等因素诱发。感染可能是此例患者 TTP 的诱发因素，此外还需注意药物因素，如该患者曾服用的他克莫司也可诱导 TTP 的发生。

TTP 首选治疗为血浆置换，它的应用将 TTP 的病死率由 90% 降至 15%。血浆置换方案为每天 1 次，置换量至少为 1 倍血浆体积。但在该病例中，尽管我们实施了多次血浆置换联合激素治疗，但患者的深昏迷状态仍无好转，可能与广泛血小板血栓形成、弥漫性脑微循环障碍造成的不可逆脑损伤和 CT 发现的蛛网膜下腔出血有关。如能在出现血小板下降后更早意识到 TTP 的可能性并采取相应治疗措施，可能会改善脑功能结局。

（曾举浩　欧启添）

特别鸣谢

南方医科大学南方医院	陈仲清
珠海市人民医院	贺艳
南方医科大学南方医院	李旭
天津医科大学总医院	柴艳芬
湛江中心人民医院	周宁
广东省人民医院	邓医宇
广东省中医院	郭力恒
上海市普陀区中心医院	潘曙明
河南省人民医院	秦历杰
四川大学华西医院	曹钰
深圳市宝安区人民医院	张文武

病例 36 无形即有形

患者刘××，女性，55岁，因"腰背痛、发热4天，伴神志模糊、气促半天"于2013年1月13日（D1）入院。

一、病史特点

1. 中年女性，急性起病，既往无特殊病史。

2. 患者于4天前无明显诱因出现腰背部疼痛伴发热，外院门诊就诊，诊断为泌尿系结石，予口服中药治疗，效果欠佳，仍反复腰背痛，同时出现发热，体温最高39℃，无畏寒。半天前出现意识模糊，对答欠切题，少尿，CT提示：双肾结石并感染。曾于外院住院治疗，考虑诊断：①泌尿系结石并感染；②感染性休克；③急性肾功能不全；④重症肺炎，给予抗感染、抗休克等治疗（具体不详），病情无好转。今晨始出现气促，予无创机械通气，气促无缓解，转入我院进一步治疗。

3. 体格检查 T 39.5℃，HR 120次/min，R 28次/min，BP 86/52mmHg。神志模糊，急性面容。球结膜水肿，双侧瞳孔直径3mm，对光反射灵敏。呼吸28次/min，双下肺可闻及少许湿啰音。心率120次/min，律齐，未闻及病理性杂音，腹部平软，无压痛、反跳痛，双肾区叩击痛（+）。

4. 辅助检查

血常规：WBC 14.50×10^9/L，RBC 1.77×10^{12}/L，Hb 60g/L，HCT 0.179，PLT 7×10^9/L，NEUT% 94%，NEUT 13.64×10^9/L，LYM 0.43×10^9/L。

尿常规：黄色，微浊，pH 6.5，比重1.005，白细胞反应3+，Pro 0.1g/L，葡萄糖（−），酮体（−），尿胆原34μmol/L，尿胆红素（−），潜血2+，WBC 420.80/μL，RBC 1 064.70/μL。

生化指标：CREA 509.2μmol/L，GLU 5.20mmol/L，BUN 16.41mmol/L，CO_2CP 19.1mmol/L，Na^+ 144.8mmol/L，K^+ 4.70mmol/L，CL^- 107.6mmol/L，Ca^{2+} 1.80mmol/L，Mg^{2+} 0.80mmol/L。ALT 29U/L，AST 117U/L，LDH 281U/L，CK 871U/L，α-HBDH 241U/L，CK-MB 15.4U/L，AMS 75U/L，PCT＞200ng/mL，CRP 96mg/L。

血气分析（面罩吸氧10L/min）：pH 7.30，$PaCO_2$ 30mmHg，PaO_2 63mmHg，Lac 9.5mmol/L。

胸片：考虑心衰，肺水肿，双侧少量胸腔积液，不除外合并双肺感染。

泌尿系B超：①双肾皮质回声增强，双肾多发结石；②右肾缩小，右肾囊肿；③左肾积液，左输尿管上段扩张。

二、初步诊断

①泌尿系结石并感染；②感染性休克；③急性肾功能衰竭；④MODS。

三、诊疗经过

入院后予经口气管插管接呼吸机辅助呼吸，BIPAP模式，PEEP 10cmH₂O。予血流动力学监测，同时予液体复苏和CRRT，D1～D3出入量见表36-1，去甲肾上腺素维持血压，亚胺培南西司他丁钠1.0g q.8h.、替考拉宁400mg q.d.抗感染，予血培养、尿培养、痰培养，以及输同型红细胞、血小板、新鲜冰冻血浆等支持对症治疗。同时行头颅 CT、胸部 CT（图 36-1）。入院经过上述治疗后，D1～D3 体温、WBC、心率、PCT、氧合指数、CREA 变化趋势见图 36-2～图 36-7。

表 36-1 入院后出入量变化（D1～D3）

出入量变化	D1	D2	D3
入量/mL	5 245	3 540	3 904
出量/mL	635（尿量）	2 920（超滤 1 500 尿 1 420）	7 600（超滤 3 000 尿 4 600）
变化/mL	+4 610	+620	−3 696

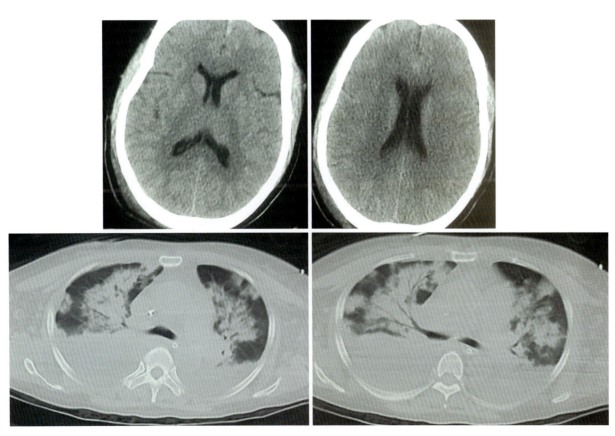

图 36-1 头颅及胸部 CT（D3）

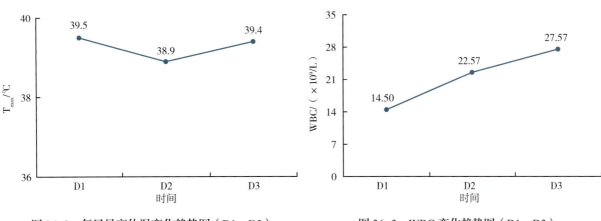

图 36-2 每日最高体温变化趋势图（D1～D3）   图 36-3 WBC 变化趋势图（D1～D3）

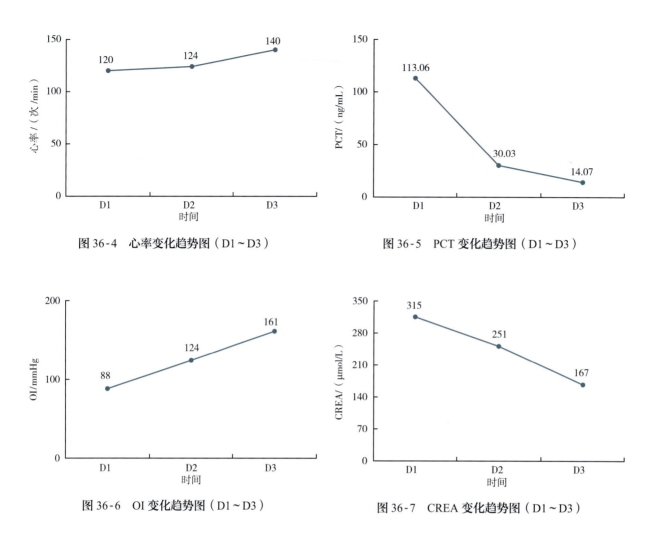

图 36-4　心率变化趋势图（D1～D3）

图 36-5　PCT 变化趋势图（D1～D3）

图 36-6　OI 变化趋势图（D1～D3）

图 36-7　CREA 变化趋势图（D1～D3）

病原学结果：血培养（－），尿培养（－）。

D1～D3 抗感染方案见表 36-2。

表 36-2　抗感染方案（D1～D3）

D1	D2	D3
亚胺培南西司他丁钠 1.0g q.8h.		
替考拉宁 400mg q.d.		

第一阶段小结

患者中年女性，急性起病，诊断泌尿系结石并感染、感染性休克及 MODS 明确，经过 3 天抗感染治疗，患者仍高热，心率增快，白细胞进一步升高，但 PCT 下降，氧合指数改善，尿量增多，肌酐下降。在血培养及尿培养没有找到病原菌的情况下，是否该调整抗生素？对严重脓毒症合并 MODS 患者，神志模糊，球结膜水肿明显，根据目前临床资料能否考虑患者存在脓毒症相关性脑病（sepsis-associated encephalopathy，SAE）？应进一步完善哪些检查？

专家点评

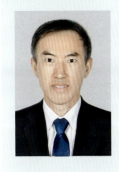

周荣斌　中国人民解放军总医院第七医学中心急诊科原主任，博士研究生导师
中国医师协会急诊医师分会总干事
中国急诊专科医联体秘书长

　　广谱抗生素应用第 3 天，部分临床指标改善，白细胞的下降有一定的滞后性，在无病原学依据的情况下，暂不调整抗生素。

　　患者在感染后出现高热，有昏迷、意识障碍等脑部症状，头颅 CT 示脑室、脑沟变窄，且除外颅内感染、中毒、糖尿病、肝性脑病、肺性脑病，应考虑脓毒症性脑病（急性感染中毒性脑病）。本病是由感染性疾病所致的一种类似脑炎样综合征，可能与毒素、炎症因子的直接作用及细菌或毒素导致的自身免疫、代谢紊乱引起组织缺血、缺氧、脑细胞水肿的继发作用有关。

　　排除诊断很重要，应进一步做脑电图、脑脊液、头颅 MRI 检查，对判定是否存在脓毒症性脑病有一定的诊断意义。脑脊液检查可有压力和蛋白升高，糖和氯化物正常，白细胞计数可有轻度增高或正常，脑脊液中找不到细菌。MRI 表现为脑室、脑沟、脑池变窄或消失，白质与灰质界限模糊不清。

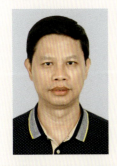

卿国忠　南华大学附属第一医院原急诊部主任/急诊医学专业教研室主任
中华医学会急诊医学分会委员
中华医学会急诊医学分会危重病专家委员会委员
中国医师协会急诊医师分会急诊危重症专业委员会委员
中国医疗保健国际交流促进会急诊医学分会委员
湖南省医学会急诊医学专业委员会副主任委员
湖南省中医药和中西医结合学会急诊医学专业委员会副主任委员
湖南省病理生理学会危重病专业委员会副主任委员

　　诊断：泌尿系结石并感染，严重脓毒症，感染性休克及 MODS 诊断明确，还应考虑 DIC 和毛细血管渗漏综合征（CLS）、脓毒症相关性脑病。

　　1. DIC　有严重脓毒症、感染性休克等原发病的基础，血小板显著降低，应做 DIC 全套进一步确定。

　　2. CLS　脓毒症休克大量补液后血压仍低，又有球结膜水肿、贫血、红细胞压积降低、低蛋白血症，CT 有肺水肿表现，应考虑 ACS。

　　3. 脓毒症相关性脑病　脓毒症相关性脑病的临床表现无特异性，为排除性诊断。患者为严重脓毒症，出现意识改变，脑 CT 排除脑部疾病，应考虑脓毒症相关性脑病。可进一步做脑电图、体感诱发电位、脑脊液等检查。

　　抗感染治疗 3 天，PCT 下降，氧合指数改善，尿量增多，肌酐下降，显示抗炎有效，但氧合指数改善、肌酐下降更可能是 CRRT 的作用，而且患者仍高热，心率增快，白细胞进一步升高，显示感染并未完全控制。

泌尿性感染病原菌大多是 G^- 菌，替考拉宁对 G^- 菌无效，且目前没有 G^+ 菌（特别是 MASA）感染证据，替考拉宁使用指征不明确，故建议停用。

亚胺培南西司他丁钠虽然能广覆盖，但鉴于患者有意识模糊、脓毒症性脑病，而亚胺培南西司他丁钠可引起中枢神经系统的副作用，如肌阵挛、精神障碍，包括幻觉、错乱状态或癫痫发作、感觉异常和脑病等。故建议改用美罗培南加用莫西沙星抗感染治疗。再根据反复的培养结果，适时降阶梯治疗，同时注意并发真菌感染。

进一步计划：①密切监测血常规、血生化、血乳酸、PCT、血气分析、凝血全套；②完善超敏肌钙蛋白，NT-proBNP，反复做血培养、尿培养、痰培养及真菌培养；③完善做 DIC 全套、G 试验、GM 试验；④监测 CVP 或 PICCO 监测指导补液；⑤复查肺部和全腹部 CT，完善头颅 MRI+DWI、脑电图、体感诱发电位、脑脊液检查。

入院后继续亚胺培南西司他丁钠＋替考拉宁抗感染，CRRT 第 3 天后尿量增多，第 4 天停用 CRRT。停镇静药后可唤醒，完成指令动作欠佳，格拉斯哥评分 10 分。球结膜水肿明显，考虑颅内压增高，予腰椎穿刺检查脑脊液压力 $320mmH_2O$，脑脊液常规及生化见表 36-3。

表 36-3 脑脊液常规与生化

常规		生化	
颜色	淡黄色	葡萄糖	4.86mmol/L
透明度	清	氯	125.2mmol/L
潘氏球蛋白定性	阳性	微量蛋白	700mg/L
白细胞计数	$15.00 \times 10^6/L$		
红细胞计数	3+/HPF		
皱缩红细胞	0~5/HPF		

D10 行脑电图检查，提示界限性脑电图，蝶骨电极：阴性。同时行头颅 MRI 检查（图 36-8）。

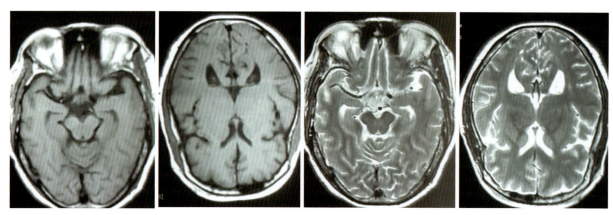

图 36-8 头颅 MRI（D10）
未见明显异常

D12 复查头颅及胸部 CT，与 D3 比较见图 36-9~图 36-12。胸片变化见图 36-13。抗生素使用情况见表 36-4。

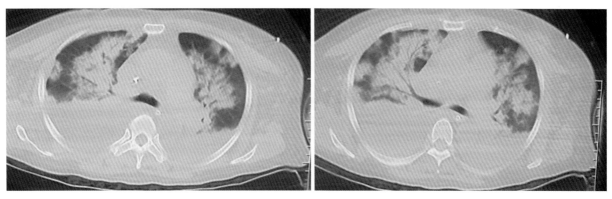

图 36-9 胸部 CT（D3）

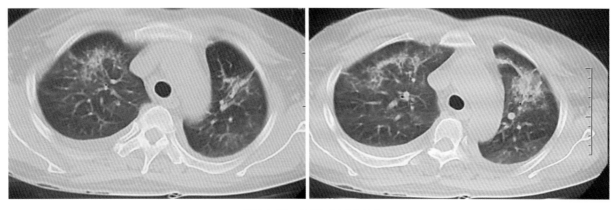

图 36-10 胸部 CT（D12）

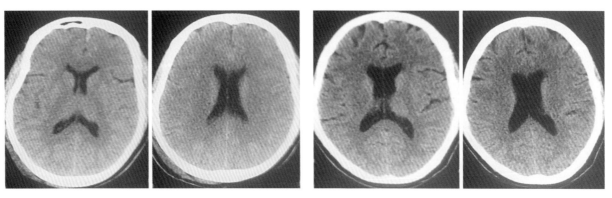

图 36-11 头颅 CT（D3）　　　　　　　　图 36-12 头颅 CT（D12）

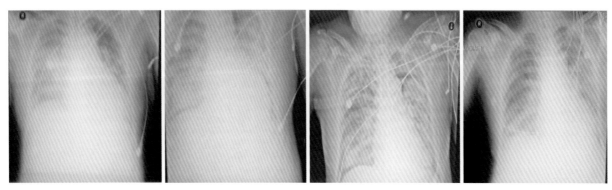

第 1 天　　　　　　第 4 天　　　　　　第 7 天　　　　　　第 10 天

图 36-13 胸片变化

表 36-4　抗生素使用情况（D1～D15）

D1～D10	D11～D15
亚胺培南西司他丁钠 1.0g q.8h.	
替考拉宁 400mg q.d.	头孢哌酮钠舒巴坦钠 3g q.8h.

　　患者经过机械通气、CRRT、抗感染、液体复苏等综合治疗，白细胞下降、PCT下降，肌酐恢复至正常（图 36-14～图 36-16）。于 D9 拔除气管插管，一般情况好，生命体征平稳，无特殊不适，D16 出院。

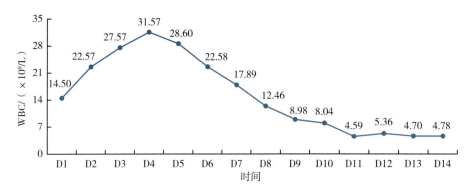

图 36-14　WBC 变化趋势图（D1～D14）

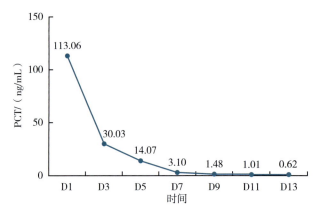

图 36-15　PCT 变化趋势图（D1～D13）

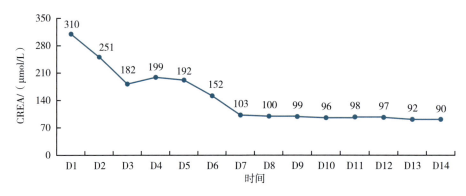

图 36-16　CREA 变化趋势图（D1～D14）

第二阶段小结

本病例为脓毒症休克合并 MODS 患者，球结膜水肿明显，脑脊液压力增高（320mmH$_2$O），D3 与 D12 头颅 CT 比较，脑水肿明显。请问：对一个脓毒症休克患者，如何评估其是否存在脓毒症相关性脑病？脓毒症相关性脑病治疗应注意哪些问题？

专家点评

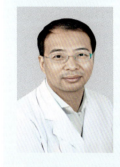

张海涛　　晋城市紧急医疗救援中心主任
中华医学会急诊医学分会院前急救专业专家组成员
中国毒理学会中毒与救治专业委员会委员
中国中西医结合学会灾害医学专业委员会青年委员

临床评估脓毒症休克患者是否存在脓毒症相关性脑病是个难题，在脓毒症患者治疗中出现中枢神经系统症状，除了脓毒症本身的影响，还受到肝肾功能障碍（尤其高氨血症）、休克低灌注、高血糖高渗、低血糖、低氧血症、药物（镇静药、阿片类药物和抗生素等）等的影响，因此有部分学者认为将其笼统称为危重病脑病（critical illness encephalopathy）相对比较客观。在脓毒症患者出现意识状态改变后怀疑脓毒症相关性脑病，应首先除外其他疾病，进行血液检测、神经学检查，根据不同情况选择 CT、MRI、脑电图以及脑脊液等辅助检查。脓毒症相关性脑病患者的脑脊液多数正常，MRI 表现以白质病变为主要特征，同时侵犯灰质和白质的少见。血液检查中神经元特异性烯醇化酶（neuron-specific enolase，NSE）和 S100B 蛋白对诊断脓毒症相关性脑病有一定价值。

脓毒症相关性脑病的治疗无特殊方法，多数属于可逆性大脑后部脑病综合征（posterior reversible encephalopathy syndrome，PRES），治疗脓毒症即可，多数是一个可逆性过程。但有报道称脓毒症相关性脑病患者可能会引起长期的认知功能障碍。在预测预后是否恶化的因子中，格拉斯哥昏迷评分最有价值，15 分死亡率为 16%，8 分以下可高达 63%。

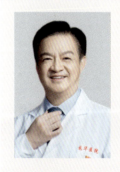

方邦江　　上海中医药大学附属龙华医院急危重症研究所所长，博士研究生导师
教育部"长江学者"
首届国家中医药领军人才"岐黄学者"
国务院政府特殊津贴专家
上海市中医药学会急诊分会主任委员
中华医学会急诊医学分会常务委员
中国中西医结合学会重症医学专业委员会副主任委员
中国医师协会急诊医师分会常务委员

脓毒症相关性脑病需要根据颅外感染和精神状态损害的表现进行诊断。根据病史和检查一般能够发现颅外感染，但血液细菌培养总的阳性率不及 50%，有时难找到感染灶。中枢神经系统

病变可以仅仅表现为注意力和定向力损害、不能书写，严重的病例则有谵妄和昏迷。与器质性脑损伤不同，脑病的神经系统临床表现是对称的，而在肝肾衰竭和内分泌异常所致脑病中出现的扑翼样震颤和多发性肌阵挛在脓毒症相关性脑病中却不常见。

多种精神异常评分量表有助于检出精神状态的变化。精神异常一旦被证实，就应针对神经系统定位体征或癫痫、脑膜炎等可能病因分别进行相关的神经系统检查，如神经系统影像学、脑电图和腰椎穿刺等。脑病的发生不能简单地归因于脓毒症或药物中毒，代谢紊乱也应被系统地纳入考虑范围之内。脓毒症相关性脑病通常是多因素造成的，其再发和持续往往预示着脓毒症尚未被完全控制，临床应充分认识和高度关注。

脓毒症相关性脑病是一个排除性的诊断，面对昏迷或疑似脑病患者，应该在确定诊断之前，尽可能确认是否使用了镇静药，有无缺氧、低血糖等。脓毒症患者经常同时发生肝肾功能障碍，在发病早期往往也存在低氧血症，造成脑病的原因都需要特别处置。在缺乏脓毒症相关性脑病特殊诊断性检查的情况下，对其他脏器功能障碍的处理和支持治疗是唯一可行的鉴别办法。目前，鉴别诊断需要考虑的主要因素包括发热、低血压造成陈旧中枢神经系统病变的恶化、代谢紊乱或药物治疗、肝功能障碍、肾功能障碍、低血糖、颅内器质性病变（如脓肿、血肿）、脑膜炎、营养物质缺乏（如维生素 B_{12}）、渗透压失调、癫痫持续状态、卒中、蛛网膜下腔出血等，最重要的是排除脑脓肿、硬膜下积脓、脑出血、脑梗死和肿瘤等器质性损害。提示有这些可能性时，若条件许可，均应进行脑部影像学检查，如 CT 和 MRI。影像扫描后仍然有疑问时，应做腰椎穿刺进一步确诊。如果怀疑脑膜炎等颅内感染性疾病，做影像检查之前应当开始抗生素治疗。

综上所述，脓毒症性脑病的诊断要点可以概括为：①脓毒症的常见并发症，尤其是严重脓毒症患者，要高度警惕并发脓毒症性脑病的可能性；②出现其他脏器衰竭之前的弥散性大脑功能障碍；③脑电图的检查灵敏度较高；④意识障碍为主要临床表现，脑组织弥漫性损伤致非局灶性软瘫。

目前，脓毒症性脑病仍缺乏特效的治疗措施，本病的预后好坏主要依靠我们对脓毒症本身的治疗是否迅速，而合适、合理、及时地使用抗生素是治疗的关键。最基本的目标是保持足够的脑灌注压，避免低氧血症和低碳酸血症的发生，故该病的治疗措施主要是控制脓毒症，而强化胰岛素治疗、活化蛋白 C 和类固醇激素的确切治疗效果尚需进一步评估。试验性治疗措施，包括针对血脑脊液屏障功能障碍、氧化应激、炎症反应和脑内信号通路干预的临床疗效有待深入探讨。

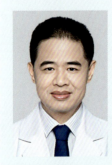

黄　飚　广东省人民医院医学影像科主任医师
中华医学会放射学分会神经组委员
广东省医学会放射学分会神经组副组长

脓毒症相关性脑病的发病机制非常复杂，是炎性和非炎性两种因素共同作用的结果，会导致血脑屏障破坏、神经细胞代谢功能障碍、神经细胞死亡，最终引起脑损伤。神经系统影像学检查最常见的表现是脑肿胀，如本例患者入院第 3 天颅脑 CT 检查表现为脑肿胀，蛛网膜下腔变窄，而治疗后复查 MRI 和 CT，患者脑肿胀消失，蛛网膜下腔恢复正常。脓毒症相关性脑病的其他影像学改变还包括：继发的脑梗死、蛛网膜下腔出血、脑白质损伤及脑室系统扩大等，对于这些脑损伤的显示，MRI 明显优于 CT，但这些改变均是非特异性的，目前影像学检查主要是排他性的，脓毒症相关性脑病的诊断必须结合临床病史。

四、病例随访

出院后患者健康状况良好，意识清晰，定向能力正常，记忆力与计算能力正常，回忆能力和语言能力均恢复到患病前水平。

学习心得

在临床实践中，感染相关的危重症一直是医学领域重点关注的对象。本病例是严重泌尿系感染而导致脓毒症休克，进而继发多器官功能障碍综合征（MODS）、脓毒症相关性脑病，在临床上很常见。

一、病例背景与感染病原菌分析

本病例起始于严重的泌尿系感染。相关资料表明，在我国，泌尿系感染的病原菌构成有着特定的分布规律。最常见的致病菌为肠道革兰氏阴性杆菌，其中大肠埃希菌占据主导地位，在所有致病菌中占比超过 75%。这一现象与大肠埃希菌的生物学特性密切相关，其具备较强的黏附能力，能够轻易黏附于泌尿系统的上皮细胞表面，进而引发感染。同时，大肠埃希菌可产生多种毒力因子，如内毒素、溶血素等，这些毒力因子在感染进程中发挥着关键作用，加剧了组织损伤和炎症反应。除大肠埃希菌外，变形杆菌、克雷伯杆菌、产气杆菌、沙雷杆菌、产碱杆菌、粪链球菌、铜绿假单胞菌和葡萄球菌等也是较为常见的病原菌。变形杆菌具有迁徙生长的特性，能够在泌尿系统内迅速扩散，其产生的脲酶可分解尿素，使尿液碱化，为自身生长创造有利环境。克雷伯杆菌则以其丰富的荚膜结构增强了对宿主免疫防御机制的抵抗能力。不同病原菌的特性差异，使得泌尿系感染的临床表现和治疗策略呈现多样化。

在本病例的诊治过程中，尽管未能成功分离出明确的病原菌，但对病原菌分布规律的了解为抗生素的选择提供了重要依据。临床医生基于常见病原菌谱，选择了能够基本覆盖这些常见病原菌的抗生素，这一决策在一定程度上保障了治疗的有效性。

二、脓毒症休克及 MODS 的继发过程

严重的泌尿系感染一旦失控，极易进展为脓毒症休克。病原菌及其释放的毒素进入血液循环，激活机体的免疫系统，引发过度的炎症反应。炎症介质如肿瘤坏死因子-α（TNF-α）、白细胞介素-6 等大量释放，导致全身血管扩张，血管通透性增加，有效循环血容量急剧减少，进而引发休克。

随着脓毒症休克的持续进展，机体出现缺血缺氧状态，各器官组织灌注不足。在这种情况下，极易继发多器官功能障碍综合征（MODS）。机体的应激反应和炎症介质的瀑布式释放，对心脏、肝脏、肾脏、肺脏等重要器官造成损伤。例如，肾脏在缺血缺氧及炎症介质的双重打击

下，肾小球滤过率下降，肾小管上皮细胞损伤，导致急性肾损伤；肝脏则表现为肝细胞代谢功能障碍，胆汁排泄异常等。

三、脓毒症相关性脑病的诊断与治疗

在本病例的整个诊治过程中，患者出现了颅内压增高、脑水肿明显的症状，综合考虑为脓毒症相关性脑病（SAE）。脓毒症相关性脑病是 ICU 中常见的脑病之一，是指由脓毒症引起的弥漫性脑功能障碍。当合并 SAE 时，脓毒症的死亡率显著攀升，可高达 49%。SAE 的发病机制较为复杂，一方面，休克时脑低灌注致使脑组织缺血缺氧，能量代谢障碍，神经细胞膜电位异常，引发一系列神经功能障碍；另一方面，脓毒症在发病过程中产生的炎症介质可直接透过血脑屏障，对脑组织造成损害，干扰神经递质的合成、释放和代谢，影响神经细胞的正常功能。

SAE 的诊断是一个综合性过程，需要紧密结合患者的病史、临床表现以及脑电生理学、脑脊液、脑 MRI 及 CT 等相关检查。患者通常会出现意识障碍、精神状态改变、谵妄等临床表现。脑电生理学检查可发现脑电图的异常改变，如弥漫性慢波等；脑脊液检查有助于排除其他感染性因素；脑 MRI 及 CT 检查则可观察脑组织的形态学变化，排除脑血管意外等其他原因引起的脑部病变。在诊断过程中，需仔细排除其他原因引起的缺血缺氧性、代谢性脑病，才能明确 SAE 的诊断。

对于 SAE 的治疗，最基本的目标是维持足够的脑灌注压，避免低氧血症及低二氧化碳血症的发生，防止进一步加重脑损害。临床上常通过积极治疗脓毒症本身，控制感染源，合理使用抗生素，以及采取液体复苏、应用血管活性药物等措施来改善循环，保障脑灌注。同时，密切监测颅内压，必要时采取降颅压治疗，如使用甘露醇等脱水剂。此外，一些新的自由基清除剂在预防和治疗早期 SAE 方面的作用仍处于探索阶段。理论上，自由基在 SAE 的发病过程中参与了氧化应激损伤，自由基清除剂有望通过减轻氧化应激，保护神经细胞，改善 SAE 的预后，但目前仍需更多的临床研究来验证其有效性和安全性。

综上所述，本病例所涉及的从泌尿系感染到脓毒症休克及继发 MODS、脓毒症相关性脑病的整个病程，充分展示了感染性危重症的复杂性。通过对这一病例的深入分析，我们在病原菌认识、抗生素选择、疾病进展机制以及相关并发症的诊断和治疗等方面都能获得宝贵的经验，为今后临床实践中更好地应对类似病例提供有力的参考。

（刘新强　王桥生　曾文新）

特别鸣谢

中国人民解放军总医院第七医学中心	周荣斌
南华大学附属第一医院	卿国忠
晋城市紧急医疗救援中心	张海涛
上海中医药大学附属龙华医院	方邦江
广东省人民医院	黄　飚

附录 1 病例诊断结果

中文名	简称	正常值	单位	方法
白细胞计数	WBC	3.5 ~ 9.5	$\times 10^9/L$	血常规分析
中性粒细胞百分比	NEUT%	40.0 ~ 75.0	%	血常规分析
中性粒细胞计数	NEUT	1.8 ~ 6.3	$\times 10^9/L$	血常规分析
淋巴细胞百分比	LYM%	20.0 ~ 50.0	%	血常规分析
淋巴细胞计数	LYM	1.1 ~ 3.2	$\times 10^9/L$	血常规分析
单核细胞百分比	MO%	0 ~ 13.0	%	血常规分析
单核细胞计数	MONO	0.1 ~ 0.6	$\times 10^9/L$	血常规分析
嗜酸性粒细胞百分比	EO%	0 ~ 5.0	%	血常规分析
嗜酸性粒细胞计数	EO	0.020 ~ 0.520	$\times 10^9/L$	血常规分析
嗜碱性粒细胞百分比	BA%	0 ~ 1.0	%	血常规分析
嗜碱性粒细胞计数	BA	0 ~ 0.06	$\times 10^9/L$	血常规分析
红细胞计数	RBC	4.3 ~ 5.8	$\times 10^{12}/L$	血常规分析
平均红细胞体积	MCV	82 ~ 100	fL	血常规分析
血红蛋白	Hb	115 ~ 170	g/L	血常规分析
红细胞比积	HCT	0.350 ~ 0.450		血常规分析
血小板计数	PLT	100 ~ 300	$\times 10^9/L$	血常规分析
网织红细胞百分比	Ret%	0.5 ~ 1.5	%	
比重（尿）	SG	1.015 ~ 1.025		尿常规分析
酸碱度（尿）	pH	5.5 ~ 6.5		尿常规分析
尿胆原（尿）	UBG	阴性		尿常规分析
胆红素（尿）	BIL	阴性		尿常规分析
蛋白（尿）	Pro	阴性		尿常规分析
潜血（尿）	BLD	阴性		尿常规分析
白细胞（尿）	WBC	0 ~ 34	个/μL	尿沉渣定量
红细胞（尿）	RBC	0 ~ 33	个/μL	尿沉渣定量
24 小时尿液白蛋白定量		0 ~ 150.0	mg	免疫比浊法
血浆渗透压		280.0 ~ 310.0	mOsm/L	
脑脊液压力		80.0 ~ 180.0	mmH_2O	
颜色（脑脊液）	Col	无色		
浊度（脑脊液）	TUR	清		
红细胞计数（脑脊液）	RBC	无		镜检法
白细胞计数（脑脊液）	WBC	0 ~ 8.0	$10^6/L$	流式细胞计数
蛋白定性（脑脊液）	Pandy	阴性		手工法
葡萄糖（脑脊液）	GLU	2.5 ~ 4.5	mmol/L	酶法
氯（脑脊液）	Cl	120.0 ~ 132.0	mmol/L	离子选择电极
微量总蛋白（脑脊液）	M-TP（C）	150.0 ~ 450.0	mg/L	化学法

中文名	简称	正常值	单位	方法
肝胆胰肾疾病的实验诊断				
尿素氮	BUN	3.1 ~ 8.8	mmol/L	酶法
肌酐	CREA	41.0 ~ 81.0	μmol/L	酶法
丙氨酸氨基转移酶	ALT	8.0 ~ 40.0	U/L	速率法
天冬氨酸氨基转移酶	AST	5.0 ~ 40.0	U/L	速率法
总蛋白	TP	65.0 ~ 85.0	g/L	化学法
白蛋白	ALB	40.0 ~ 55.0	g/L	化学法
白蛋白/球蛋白	A/G	1.5 ~ 2.5		
胆碱酯酶	CHE	5 000 ~ 12 000	U/L	速率法
碱性磷酸酶	ALP	45.0 ~ 125.0	U/L	
总胆红素	TBiL	5.0 ~ 21.0	μmol/L	化学法
结合胆红素	DBiL	0 ~ 3.4	μmol/L	化学法
血浆氨	AMM	9.0 ~ 30.0	μmol/L	化学法
尿酸	UA	155.0 ~ 357.0	μmol/L	酶法
血淀粉酶	AMS	35.0 ~ 135.0	U/L	速率法
血脂肪酶	LPS	0 ~ 60.0	U/L	酶比色法
尿淀粉酶	AMSU	0 ~ 490.0	U/L	速率法
总胆固醇	TC	0 ~ 6.22	mmol/L	酶法
高密度脂蛋白胆固醇	HDL-C	1.29 ~ 1.55	mmol/L	酶法
低密度脂蛋白胆固醇	LDL-C	0 ~ 4.14	mmol/L	酶法
甘油三酯	TG	0 ~ 1.70	mmol/L	酶法
心脏疾病的实验诊断				
肌酸激酶	CK	40.0 ~ 200.0	U/L	速率法
肌酸激酶同工酶	CK-MB	0 ~ 25.0	U/L	速率法
乳酸脱氢酶	LDH	120.0 ~ 250.0	U/L	速率法
α-羟丁酸脱氢酶	α-HBDH	72.0 ~ 182.0	U/L	速率法
肌红蛋白	MYO	28.0 ~ 72.0	ng/mL	电化学发光法
肌钙蛋白 I	cTnI	0 ~ 0.0175	ng/mL	电化学发光法
肌钙蛋白 T	cTNT	0 ~ 14.0	pg/mL	电化学发光法
左室射血分数	LVEF	54.0 ~ 80.0	%	
N 端 B 型钠尿肽前体	NT-proBNP	0 ~ 125.0	pg/mL	电化学发光法
内分泌疾病的实验诊断				
血糖	GLU	3.3 ~ 6.1	mmol/L	酶法
糖化血红蛋白	HbAlc	4.0 ~ 6.0	%	离子交换高效
胰岛素		17.8 ~ 173	pmol/L	ECLIA 法
C 肽		250.0 ~ 600.0	pmol/L	ECLIA 法
胰岛素原		1.1 ~ 6.9	pmol/L	RIA 法
胰高血糖素		70 ~ 180	ng/L	RIA 法
抗胰岛素自身抗体	IAA	<20	RU/mL	RIA 法
酮体		0 ~ 0.05	mmol/L	分光光度法
β-羟丁酸		0.03 ~ 0.30	mmol/L	酶法
丙酮酸		0.03 ~ 0.10	mmol/L	分光光度法

续表

中文名	简称	正常值	单位	方法
乳酸	Lac	0.6 ~ 2.2	mmol/L	酶法
促甲状腺素	TSH	0.56 ~ 5.91	μIU/mL	化学发光法
游离三碘甲状腺原氨酸	FT_3	3.53 ~ 7.37	pmol/L	化学发光法
游离甲状腺素	FT_4	7.98 ~ 16.02	pmol/L	化学发光法
三碘甲状腺原氨酸	T_3	0.92 ~ 2.38	nmol/L	化学发光法
甲状腺素	T_4	69.71 ~ 163.95	nmol/L	化学发光法
甲状腺球蛋白	TG	3.5 ~ 77.0	ng/mL	化学发光法
抗甲状腺过氧化物酶抗体	TPO-Ab	0 ~ 34.0	IU/mL	化学发光法
抗甲状腺球蛋白抗体	TG-Ab	0 ~ 115.0	IU/mL	化学发光法
抗利尿激素	ADH	0.35 ~ 11.94	ng/L	放射免疫法
血液疾病的实验诊断				
总铁结合力	TIBC	37.6 ~ 69.8	μmol/L	亚铁嗪显色法
铁	Fe	7.8 ~ 32.2	μmol/L	亚铁嗪显色法
不饱和铁		31.0 ~ 51.0	μmol/L	
维生素 B_{12}		133.0 ~ 675.0	pmol/L	化学发光法
铁蛋白	FERR	11 ~ 306.8	ng/mL	化学发光法
叶酸	FOL	>5.9	ng/mL	化学发光法
促红细胞生成素	EPO	2.59 ~ 18.5	U/L	化学发光法
网织红细胞绝对值	RET#	0.024 ~ 0.084	$\times 10^{12}$/L	流式细胞计数
凝血酶原时间	PT	12.0 ~ 14.6	s	凝固法
凝血酶原活动度	PTA	80.0 ~ 120.0	%	计算法
凝血酶原国际标准化比率	INR	0.8 ~ 1.2		计算法
纤维蛋白原	FIB	1.9 ~ 4.0	g/L	凝固法
活化部分凝血活酶时间	APTT	30.0 ~ 45.0	s	凝固法
纤维蛋白降解产物	FDP	0 ~ 5.0	μg/mL	ELISA 法
血友病因子 vWF 裂解酶	ADAMTS13	50.0 ~ 150.0	%	血小板凝聚法
D-二聚体	D-dimer	0 ~ 500.0	ng/mL	免疫比浊法
血气分析项目				
pH		7.35 ~ 7.45		
动脉二氧化碳分压	$PaCO_2$	35.0 ~ 45.0	mmHg	
动脉氧分压	PaO_2	95.0 ~ 100.0	mmHg	
动脉血氧饱和度	SaO_2	95.0 ~ 98.0	%	
二氧化碳结合力	CO_2CP	23.0 ~ 31.0	mmol/L	
标准碳酸氢盐	SB	22.0 ~ 27.0	mmo/L	
实际碳酸氢盐	AB	22.0 ~ 27.0	mmo/L	
剩余碱	BE	0 ± 3.0	mmo/L	
阴离子间隙	AG	8.0 ~ 16.0	mmol/L	
风湿免疫指标				
抗内皮细胞抗体		阴性		
抗中性粒细胞胞质抗体胞质型	c-ANCA	阴性		间接免疫荧光试验
抗中性粒细胞胞质抗体核周型	p-ANCA	阴性		间接免疫荧光试验
抗髓过氧化物酶抗体 IgG	MPO-ANCA	0 ~ 1.5	mg/L	

中文名	简称	正常值	单位	方法
抗蛋白酶 3 抗体 IgG	PR3 - ANCA	0 ~ 2.0	mg/L	
抗肾小球基底膜抗体	anti - GBM	0 ~ 20.0	RU/mL	化学发光法
抗 ENA 抗体 - Sm		阴性		免疫印迹法
抗 ENA 抗体 - SSB		阴性		免疫印迹法
抗 ENA 抗体 - SSA		阴性		免疫印迹法
抗 ENA 抗体 - RNP		阴性		免疫印迹法
抗核抗体		阴性		免疫印迹法
抗双链 DNA 抗体		0 ~ 20.0	U/mL	化学发光法
快速红斑狼疮因子		阴性		免疫印迹法
狼疮抗凝物质标准化比值	LA - TR	0 ~ 1.2		计算法
狼疮抗凝物质筛查时间	LA - S		s	凝固法
狼疮抗凝物质筛查比值	LA - SR	0 ~ 1.2		计算法
狼疮抗凝物质确证时间	LA - C		s	凝固法
狼疮抗凝物质确证比值	LA - CR	0 ~ 1.2		计算法
抗心磷脂抗体 IgA		0 ~ 20.0	APL/mL	
抗心磷脂抗体 IgG		0 ~ 20.0	GPL/mL	
抗心磷脂抗体 IgM		0 ~ 20.0	MPL/mL	
免疫球蛋白 A	IgA	0.9 ~ 3.0	g/L	免疫比浊法
免疫球蛋白 G	IgG	8 ~ 15.0	g/L	免疫比浊法
免疫球蛋白 M	IgM	0.5 ~ 2.5	g/L	免疫比浊法
补体 C_3	C_3	700 ~ 1 400	mg/L	免疫比浊法
补体 C_4	C_4	100 ~ 400	mg/L	免疫比浊法
类风湿因子	RF	0 ~ 30.0	U/mL	散色比浊法
抗链球菌溶血素	ASO	0 ~ 20.0	U/mL	散色比浊法
红细胞沉降率	ESR	0 ~ 28.0	mm/h	
$CD3^+$ T 细胞		69.40 ± 4.86	%	流式细胞术
$CD4^+$ T 细胞		41.17 ± 5.28	%	流式细胞术
$CD8^+$ T 细胞		24.58 ± 4.02	%	流式细胞术
感染指标				
C 反应蛋白	CRP	0 ~ 6.0	mg/L	免疫比浊法
降钙素原	PCT	0 ~ 0.046	ng/mL	化学发光法
白细胞介素 6	IL - 6	0 ~ 7.0	pg/mL	化学发光法
1, 3 - β - D - 葡聚糖试验	G 试验	0 ~ 100.5	pg/mL	动态浊度法
半乳甘露聚糖	GM 试验	0 ~ 0.65	μg/L	
肿瘤指标				
糖类抗原 125	CA125	0 ~ 35	U/mL	电化学发光法
糖类抗原 15 - 3	CA15 - 3	0 ~ 25	U/mL	电化学发光法
糖类抗原 19 - 9	CA19 - 9	0 ~ 27	U/mL	电化学发光法
神经元特异性烯醇化酶	NSE	0 ~ 16.3	ng/mL	电化学发光法
甲胎蛋白	AFP	0 ~ 9.0	μg/L	化学发光法
癌胚抗原	CEA	0 ~ 5.0	μg/L	化学发光法

附录 3 名词对照

absence status epilepticus，ASE   失神发作持续状态

acetylcholine receptor antibody，AChR-Ab   乙酰胆碱受体抗体

acquired immune deficiency syndrome，AIDS   获得性免疫缺陷综合征

acute aortic syndrome，AAS   急性主动脉综合征

acute coronary syndrome，ACS   急性冠脉综合征

acute fibrinous and organizing pneumonia，AFOP   急性纤维素性机化性肺炎

acute gastrointestinal injure，AGI   急性胃肠损伤

acute kidney injury，AKI   急性肾损伤

acute leukemia，AL   急性白血病

acute lupous pneumonitis，ALP   急性狼疮性肺炎

acute myocardial infarction，AMI   急性心肌梗死

acute pulmonary embolism，APE   急性肺栓塞

acute renal failure，ARF   急性肾衰竭

acute respiratory distress syndrome，ARDS   急性呼吸窘迫综合征

adult-onset Still's disease，AOSD   成人 Still 病

allergic bronchopulmonary mycosis，ABPM   变应性支气管肺真菌病

allergic granulomatosis with polyangiitis，AGPA   变应性肉芽肿性血管炎

antineutrophil cytoplasmic antibody，ANCA   抗中性粒细胞胞质抗体

antineutrophil cytoplasmic antibody-associated vasculitides，AAV   ANCA 相关性血管炎

antiphospholipid syndrome，APS   抗磷脂抗体综合征

aortic dissection，AD   主动脉夹层

aortoenteric fistula，AEF   主动脉消化道瘘

arrhythmogenic right ventricular cardiomyopathy，ARVC   致心律失常性右心室心肌病

atrioventricular nodal reentrant tachycardia，AVNRT   房室结内折返性心动过速

atrioventricular reentrant tachycardia，AVRT   房室折返性心动过速

autoimmune Hemolytic Anemia，AIHA   自身免疫性溶血性贫血

bi-level positive airway pressure，BiPAP   双水平式呼吸道正压通气

brain-heart syndrome，BHS   脑心综合征

broncho alveolar lavage fluid，BALF   支气管肺泡灌洗液

capillary leak syndrome，CLS   毛细血管渗漏综合征

carbapenem-resistant Acinetobacter baumannii，CRAB   耐碳青霉烯鲍曼不动杆菌

cardioembolic stroke，CES   心源性栓塞性卒中

catastrophic antiphospholipid syndrome，CAPS   灾难性抗磷脂抗体综合征

cerebral fat embolism，CFE   脑脂肪栓塞

cholinergic urticaria，CU	胆碱能性荨麻疹
chronic granulomatous disease，CGD	慢性肉芽肿病
chronic obstructive pulmonary disease，COPD	慢性阻塞性肺疾病
Churg-Strauss syndrome，CSS	查格 - 施特劳斯综合征
community acquired pneumonia，CAP	社区获得性肺炎
community-acquired methicillin-resistant staphylococcus aureus，CA-MRSA	社区获得性耐甲氧西林金黄色葡萄球菌感染
complete response unconfirmed，CRu	未确定的完全缓解
complex partial status epilepticus，CPSE	复杂部分性发作持续状态
connective tissue disease，CTD	结缔组织病
continuous renal replacement therapy，CRRT	持续肾脏替代治疗
continuous veno-venous hemofiltration，CVVH	连续性静脉 - 静脉血液滤过
contrast transthoracic echocardiography，cTTE	经胸超声心动图声学造影
Coomb's test	抗人球蛋白试验
cryptogenic organizing pneumonia，COP	隐源性机化性肺炎
cyclophosphamide，CTX	环磷酰胺
cytomegalovirus，CMV	巨细胞病毒
damage associated molecular patterns，DAMPs	损伤相关分子模式
deep vein thrombosis，DVT	下肢深静脉血栓
dermatomyositis，DM	皮肌炎
diabetic ketoacidosis，DKA	糖尿病酮症酸中毒
diffuse alveolar hemorrhage，DAH	弥漫性肺泡出血
direct antiglobulin test，DAT	直接抗人球蛋白试验
disseminated intravascular coagulation，DIC	弥散性血管内凝血
eosinophilic granulomatosis with polyangiitis，EGPA	嗜酸性肉芽肿性多血管炎
exercise-induced anaphylaxis，EIAn	运动诱发性过敏
exercise-induced asthma，EIA	运动性哮喘
exertional heat stroke，EHS	劳力型热射病
extracorporeal membrane oxygenation，ECMO	体外膜肺氧合
fat embolism，FE	脂肪栓塞
fat embolism syndrome，FES	脂肪栓塞综合征
fever of unknown origin，FUO	不明原因发热
fiberoptic bronchoscope，FOB	纤维支气管镜
food-dependent exercise-induced anaphylaxis，FDEIA	食物依赖运动诱发性过敏
fraction of inspiration O_2，FiO_2	吸氧浓度
fresh frozen plasma，FFP	新鲜冰冻血浆
fulminant lymphocytic myocarditis，FLM	暴发性淋巴细胞性心肌炎
gastroesophageal reflux disease，GERD	胃食管反流病
giant cell myocarditis，GCM	巨细胞性心肌炎

Glasgow Coma Scale，GCS	格拉斯哥昏迷评分法
glial fibrillary acidic protein，GFAP	胶质纤维酸性蛋白
glomerular basement membrane，GBM	肾小球基底膜
granulomatosis with polyangiitis，GPA	肉芽肿性多血管炎
hemophagocytic lymphohistiocytosis，HLH	噬血细胞性淋巴组织细胞增生症
hemophagocytic syndrome，HPS	噬血细胞综合征
hemorrhagic transformation，HT	脑梗死出血性转化
heparin-induced platelet activation assay，HIPA	肝素诱导血小板活化试验
heparin-induced thrombocytopenia with Thrombosis，HITT	肝素诱导性血小板减少症合并血栓形成
heparin-induced thrombocytopenia，HIT	肝素诱导血小板减少症
hepatopulmonary syndrome，HPS	肝肺综合征
herpes simplex virus，HSV	单纯疱疹病毒
herpes simplex virus encephalitis，HSE	单纯疱疹病毒性脑炎
high-flow nasal cannula oxygen therapy，HFNC	经鼻高流量氧疗
hodgkin lymphoma，HL	霍奇金淋巴瘤
hospital acquired pneumonia，HAP	医院获得性肺炎
human immunodeficiency virus，HIV	人类免疫缺陷病毒
hyperosmolar hyperglycemic state，HHS	高渗性高血糖状态
idiopathic hypereosinophilic syndrome，IHES	特发性嗜酸性粒细胞增多症
idiopathic inflammatory myopathies，IIM	特发性炎性肌病
idiopathic ventricular tachycardia，IVT	特发性室速
infective endocarditis，IE	感染性心内膜炎
inhaled corticosteroids，ICS	吸入型糖皮质激素
insulin resistance index，IRI	胰岛素抵抗指数
interferon-gamma release assay，IGRA	γ-干扰素释放试验
intermediate syndrome，IMS	中间肌无力综合征
international society for human and animal mycology，ISHAM	国际人类与动物真菌学学会
interstitial lung disease，ILD	间质性肺疾病
intramural hematoma，IMH	主动脉壁间血肿
invasive fungal infection，IFI	侵袭性真菌感染
legionella pneumophila，LP	嗜肺军团菌
low molecular weight heparin，LMWH	低分子肝素
magnetic resonance cholangiopancreatography，MRCP	磁共振胰胆管成像
mesenteric artery aneurysm，MAA	肠系膜动脉瘤
metagenomic next-generation sequencing，mNGS	宏基因组新一代测序技术
methicillin-resistant staphylococcus aureus，MRSA	耐甲氧西林金黄色葡萄球菌
methicillin-sensitive staphylococcus aureus，MSSA	甲氧西林敏感的金黄色葡萄球菌

methotrexate，MTX	甲氨蝶呤
microangiopathic hemolytic anemia，MAHA	微血管病性溶血性贫血
microscopic polyangiitis，MPA	显微镜下多血管炎
mitochondrial encephalopathy，lactic acidosis，and stroke-like episodes，MELAS	线粒体脑肌病伴高乳酸血症和脑卒中样发作（MELAS 综合征）
mitogen-activated protein kinase，MAPK	丝裂原活化蛋白激酶
multiple organ dysfunction syndrome，MODS	多器官功能障碍综合征
multiple organ failure，MOF	多器官功能衰竭
myasthenia gravis，MG	重症肌无力
mycoplasma pneumoniae，MP	肺炎支原体
myelodysplastic syndromes，MDS	骨髓增生异常综合征
neurogenic stress cardiomyopathy，NSC	神经源性应激性心肌病
neurogenic pulmonary edema，NPE	神经源性肺水肿
neuron-specific enolase，NSE	神经元特异性烯醇化酶
nonbacterial thrombotic endocarditis，NBTE	非细菌性血栓性心内膜炎
non-hodgkin lymphoma，NHL	非霍奇金淋巴瘤
nonsteroidal anti-inflammatory drugs，NSAIDs	非甾体抗炎药
orthostatic hypotension，OH	直立性低血压
panton-valentine leukocidin，PVL	潘顿 - 瓦伦丁杀白细胞素
paroxysmal nocturnal hemoglobinuria，PNH	阵发性睡眠性血红蛋白尿
paroxysmal supraventricular tachycardia，PSVT	阵发性室上性心动过速
pathogen-associated molecular patterns，PAMPs	病原相关分子模式
pattern recognition receptors，PRRs	模块识别受体
penetrating atherosclerotic ulcer，PAU	穿透性动脉粥样硬化性溃疡
percutaneous coronary intervention，PCl	经皮冠状动脉介入术
percutaneous transluminal coronary angioplasty，PTCA	经皮冠状动脉血管成形术
Pneumocystis Jiroveci pneumonia，PJP	耶氏肺孢子菌肺炎
Pneumocystis Jirovecii，PJ	耶氏肺孢子菌
Pneumocystis Pneumonia，PCP	肺孢子菌肺炎
point-of-care testing，POCT	即时检验
polymyositis，PM	多发性肌炎
positive end-expiratory pressure，PEEP	呼气末正压
posterior reversible encephalopathy syndrome，PRES	可逆性大脑后部脑病综合征
primary immune thrombocytopenia，ITP	原发性免疫性血小板减少症
proton pump inhibitors，PPI	质子泵抑制剂
pulmonary arterial systolic pressure，PASP	肺动脉收缩压
pulmonary arterial wedge pressure，PAWP	肺动脉楔压
pulmonary thromboembolism，PTE	肺血栓栓塞症
pulse indicator continuous cardiac output，PiCCO	脉搏指示连续心输出量

quick sepsis-related organ failure assessment，qSOFA	快速序贯器官衰竭评分
rhabdomyolysis，RM	横纹肌溶解症
secondary aortoenteric fistula，SAEF	继发性主动脉瘤消化道瘘
sepsis-associated encephalopathy，SAE	脓毒症相关性脑病
septic pulmonary embolism，SPE	脓毒性肺栓塞
severe acute pancreatitis，SAP	急性重症胰腺炎
severe acute respiratory syndrome，SARS	严重急性呼吸综合征
severe asthma with fungal sensitation，SAFS	真菌致敏性重症哮喘
severe combined immunodeficiency，SCID	重症联合免疫缺陷病
sheehan syndrome，SS	席汉氏综合征
simple partial status epilepticus，SPSE	单纯部分性发作持续状态
spontaneous intracerebral hemorrhage，SICH	自发性脑出血
streptococcus meningitis syndrome，SMS	链球菌脑膜炎综合征
subarachnoid hemorrhage，SAH	蛛网膜下腔出血
sulfamethoxazole，SMZ	复方磺胺甲噁唑
superior sagittal sinus thrombosis，SSST	上矢状窦血栓形成
supraventricular tachycardia，SVT	室上性心动过速
systemic inflammatory response syndrome，SIRS	全身炎症反应综合征
systemic lupus erythematosus，SLE	系统性红斑狼疮
Takotsubo cardiomyopathy，TTC	应激性心肌病
thrombotic microangiopathy，TMA	血栓性微血管病
thrombotic thrombocytopenic purpura，TTP	血栓性血小板减少性紫癜
tidal volume，VT	潮气量
toxic shock syndrome，TSS	中毒性休克综合征
transesophageal echocardiography，TEE	经食管超声心动图
transthoracic echocardiography，TTE	经胸超声心动图
tricuspid annular plane systolic excursion，TAPSE	三尖瓣环收缩期位移
tricyclic antidepressants，TCAs	三环类抗抑郁药物
trimethoprim，TMP	甲氧苄啶
tubercle bacillus，TB	结核分枝杆菌
tumefactive demyelinating lesions，TDLs	瘤样脱髓鞘病变
usual interstitial pneumonia，UIP	普通型间质性肺炎
vascular endothelial growth factor，VEGF	血管内皮生长因子
venous thromboembolism，VTE	静脉血栓栓塞症
ventilator-associated pneumonia，VAP	呼吸机相关性肺炎
Wegener's granulomatosis，WG	韦氏肉芽肿病
wolff-parkinson-white syndrome，WPW	心脏预激综合征